O SEXO
E A PSIQUE

BRETT KAHR

O SEXO E A PSIQUE

A REVELAÇÃO DE NOSSAS FANTASIAS SECRETAS
NA MAIOR PESQUISA REALIZADA SOBRE O TEMA

Tradução
Lourdes Sette

CIP-BRASIL. CATALOGAÇÃO-NA-FONTE
SINDICATO NACIONAL DOS EDITORES DE LIVROS, RJ.

Kahr, Brett
K18s   O sexo e a psique/Brett Kahr; tradução: Lourdes
Sette. — Rio de Janeiro: Best*Seller*, 2009.

Tradução de: Sex & the psyche
Contém glossário
ISBN 978-85-7684-220-0

1. Fantasias sexuais — Aspectos psicológicos. 2. Sexo (Psicologia). I. Título.

09-0997

CDD: 155.3
CDU: 159.922.1

Texto revisado segundo o novo
Acordo Ortográfico da Língua Portuguesa

Título original
SEX AND THE PSYCHE

Copyright © 2007 by Brett Kahr
Copyright da tradução © 2008 by Editora Best Seller Ltda

Capa: Rafael Nobre
Imagem da capa: Istockphoto
Editoração eletrônica: DFL

Todos os direitos reservados. Proibida a reprodução,
no todo ou em parte, sem autorização prévia por escrito da editora,
sejam quais forem os meios empregados.

Direitos exclusivos de publicação em língua portuguesa para o Brasil
adquiridos pela
EDITORA BEST SELLER LTDA.
Rua Argentina, 171, parte, São Cristóvão
Rio de Janeiro, RJ — 20921-380
que se reserva a propriedade literária desta tradução

Impresso no Brasil

ISBN 978-85-7684-220-0

PEDIDOS PELO REEMBOLSO POSTAL
Caixa postal 23.052
Rio de Janeiro, RJ — 20922-970

Dedicado a Kim
"Metade oração, metade canção" —
nulli secundus

A mente do homem é o que ele é.

> Samuel Pepys

Imagino que todos nós queiramos saber os segredos das outras pessoas para que possamos conviver com os nossos próprios.

> Jonathan Ames, *Wake Up, Sir!* [Acorda, senhor!]

Agradecimentos

Eu não poderia ter escrito este livro sem a cooperação sincera de mais de 19 mil homens e mulheres britânicos anônimos, todos os quais não apenas contribuíram com seu tempo, mas também compartilharam os conteúdos privados de suas mentes com uma franqueza incomum, aos quais estendo meus mais sinceros agradecimentos. Desejo transmitir particularmente meus agradecimentos a todos os bravos participantes da subseção da pesquisa que vieram a Londres, de todas as partes do país, para falar comigo durante longas e exigentes entrevistas de avaliação psicodiagnóstica face a face. Esses encontros, combinados com meu trabalho clínico, tornaram-se o verdadeiro pilar de meu pensamento e formulações de pesquisa, e acredito que muitos desses entrevistados que participaram do Projeto de Pesquisa das Fantasias Sexuais Britânicas ficarão satisfeitos em saber que não só preservei suas identidades, mas também usei seu material de forma respeitosa, no interesse da pesquisa psicológica.

Este livro deve sua gênese inteiramente a uma sugestão muito prática de meu querido amigo e colega Oliver Rathbone, diretor-gerente da Karnac Books, que publicou meus livros clínicos e acadêmicos por muitos anos. Em um almoço crucial, disse a Oliver que desejava me dedicar, em um próximo livro, a explorar com mais profundidade os trabalhos de Sigmund Freud. Oliver quase adormeceu sobre a refeição, mas sempre disposto a me puxar para o século XXI, sugeriu que eu escrevesse um livro sobre a psicologia das fantasias sexuais, com base em meu trabalho como psicoterapeuta conjugal especializado nas dificuldades sexuais de casais. Ele não apenas me forneceu uma oportunidade de pesquisa e escrita inesperadamente rica, mas também, de uma maneira verdadeiramente cavalheiresca, teve a generosidade de me encorajar a levar o manuscrito para outra editora.

Sem a orientação valiosa, o bom humor, o companheirismo e as espetadas ocasionais de Patrick Walsh, indiscutivelmente o melhor, o mais dedicado —

e o mais engraçado — dos agentes literários, estes dados teriam acumulado pocira nos arquivos de meu escritório. Com a habilidade de um psicoterapeuta completo, Patrick conseguiu tolerar minhas inibições, angústias e declarações de excesso de trabalho e até mesmo arranjou tempo em suas férias natalinas para me ajudar a formatar os dados em uma proposta coerente. Eu não conseguiria completar este livro sem seu encorajamento e confiança constantes e sem o apoio alegre de seus colegas incomumente úteis da Conville and Walsh, principalmente Sam North, que foi o primeiro a me apresentar a Patrick e a Susan Armstrong, Kevin Conroy-Scott, Ed Jaspers e, claro, ao eternamente brilhante Jake Smith-Bosanquet, que forneceu bastante apoio prático e psicológico. Em Nova York, a agradabilíssima e esperta Emma Parry, da Fletcher and Parry, desempenhou uma função semelhante e me presenteou com o mais agradável passeio pela Manhattan literária, pelo que a agradeço muito. Ela permaneceu uma fonte imensa de encorajamento. Devo pessoal e profissionalmente muito a Michael Iacovou, a seus colegas e à M. S. Iacovou and Associates, por sua assistência constante em resolver vários problemas contratuais complicados com o profissionalismo e a cordialidade devidos.

Na Penguin Books, a jovem e visionária Helen Conford pilotou este projeto desde o início de sua concepção até a publicação final, ajudando-me a transformar uma confusão gelatinosa de anotações em um texto infinitamente mais organizado com suas intervenções incisivas sobre estrutura, estilo, tom e fluência. Paciente e inteligentíssima, Helen acabou sendo a melhor das parteiras. Ela foi ajudada e auxiliada por uma equipe talentosa de colegas, sobretudo Stefan McGrath, diretor-geral da Penguin Press, Rosie Glaisher, diretora de publicidade, Fiona McMorrough, publicitária, e Sarah Coward, a carinhosa e perspicaz revisora sênior, e seu igualmente vigilante colega Richard Duguid. Agradeço a todos na Penguin Books pela confiança.

Devo também muito às literalmente dezenas de pessoas que ofereceram ajuda valiosa na realização do Projeto de Pesquisa das Fantasias Sexuais Britânicas. Desejo transmitir meus agradecimentos sem paralelo e minha profunda gratidão a Nadhim Zahawi, chefe executivo adjunto, e a toda equipe da YouGov pela ajuda com o projeto dos vários questionários de pesquisa e pelo acesso a seu cadastro aleatório de britânicos e britânicas. Um verdadeiro cavalheiro e um sólido aliado, Nadhim fez inúmeras cortesias e me forneceu não apenas apoio e aconselhamento muito necessários, mas também uma equipe maravilhosa, comandada pela infatigável Sarah Jordan e pelo incisivo Panos Manolopoulos. O calmo e inteligente Joe Twyman, diretor de projetos especiais da YouGov, foi um ótimo consultor estatístico, respondendo a uma grande quantidade de perguntas com louvável paciência. Julia Rogers, a diretora de operações, foi extremamente útil na coordenação dos dados.

O bem-vindo patrocínio a esse projeto cada vez mais monstruoso veio em dinheiro, da Channel Five Broadcasting. O eternamente genial e psicologicamente empático Dan Chambers, o diretor emérito de programação da Five, forneceu o apoio financeiro necessário para administrar a maior parte de meu trabalho, oferecendo-me ainda a oportunidade de criar um documentário para a televisão sobre as fantasias sexuais na hora certa, o que foi valioso como meio de esclarecer meu pensamento sobre esse assunto complexo. Tanto Dan quanto sua colega, Rebecca Cotton, tiveram um papel crucial ao apoiar este projeto, da gestação à conclusão. Na Tiger Aspect Productions, a produtora de televisão que patrocinou as *Fantasias Sexuais Britânicas*, Dunja Noack, se destacou como a melhor produtora-executiva, dirigindo nosso projeto para transmissão com dedicação, perfeccionismo, carinho e jovialidade extraordinários. Georgina Chignell foi quem primeiro trouxe o projeto para Paul Sommers, o chefe de programação factual, e com habilidade imensa tanto Justine Kershaw quanto Peter Grimsdale supervisionaram o programa em sua condição de benignos e encorajadores encarregados do canal. Desejo também estender meus mais sinceros agradecimentos a muitos outros integrantes da equipe de produção, com quem aprendi muito, sobretudo Fred Casella, diretor de produção, assim como Antonia Davies, Elaine Foster, Donal McCusker, Jenny Spearing e meus assistentes de pesquisa Guro Elstad e Christian Young. Estendo também meus agradecimentos imensos a Sara Ramsden, ex-supervisora da Sky One Television, por me ter incluído como consultor em seu documentário nos episódios sobre fantasias sexuais, com o qual aprendi muito.

Meus professores, colegas, amigos e alunos na área da psicoterapia e saúde mental — numerosos demais para serem mencionados aqui como eu gostaria — serviram como o suporte principal de minha vida profissional. Tive o privilégio de aprender muito com tantos que destacar qualquer um seria injusto. No entanto, desejo estender meus agradecimentos em primeiro lugar à minha querida colega e mentora Margot Sunderland, diretora do Centro para Saúde Mental Infantil de Londres, que me forneceu um lar intelectual por muitos anos e cuja generosidade e graciosidade permanecem inigualáveis na comunidade psicoterápica. *Sir* Richard Bowlby, presidente do Centro de Saúde Mental Infantil, e Xenia, *lady* Bowlby, apoiaram meu trabalho generosamente ao longo dos anos, ensinando-me muito sobre a teoria do apego, pela qual continuo agradecido. Graeme Blench, codiretor do Centro para a Saúde Mental Infantil, se destacou como um modelo de encorajamento e solidariedade. Agradeço também à equipe prestativa do escritório do Centro, sobretudo a Ruth Bonner, a administradora mais capaz que existe.

Agradeço muito o apoio generoso que recebi da Clínica de Psicoterapia Winnicott e de seu diretor emérito, Leo Abse, como também de seu diretor encarregado, Eric Koops e dos consignatários, sobretudo lorde Jones, Christine Miqueu-Baz e Cesare Sacerdoti. Por meio de uma providencial bolsa de pesquisa sênior, a Clínica de Psicoterapia Winnicott permitiu-me tirar uma licença de meus trabalhos contínuos como professor.

Meus camaradas no Centro Tavistock para Relacionamentos de Casais, ex-Instituto de Estudos Conjugais Tavistock, me ensinaram a maior parte do que sei sobre a psicologia de relações íntimas. Dr. Christopher Clulow, diretor emérito, me tratou com grande colegialidade ao longo dos anos, e aprendi muito em razão de seu envolvimento apaixonado com a melhoria dos problemas conjugais. Susanna Abse, a nova diretora, e seus diversos colegas, tanto clínicos quanto administrativos, ajudaram-me mais do que imaginam.

Professora Ann Kurth, uma luz decisiva no campo da saúde e da epistemologia sexuais, serviu como a principal consultora de pesquisa no Projeto de Pesquisa das Fantasias Sexuais, guiando-me através das complexidades das pesquisas de larga escala, supervisionando cada etapa do trabalho com inteligência e paixão tremendas. Dr. Avi Shmueli, um colega polimático cujas capacidades abrangem muitas disciplinas clínicas, ofereceu consulta especializada sobre testes e entrevistas psicológicas, tirando um tempo valioso de sua própria pesquisa seminal sobre a teoria do apego e as relações de casais e sobre a psicologia dos casais em divórcio para oferecer assistência sempre que eu precisava.

Dra. Valerie Sinason, psicanalista e psicoterapeuta infantil e querida amiga de longa data, não apenas leu o manuscrito inteiro, mas também apoiou meu trabalho e facilitou meu crescimento profissional ao longo de muitas décadas, compartilhando suas próprias descobertas cruciais sobre o impacto das formas extremas de abuso infantil com generosidade colegial irrestrita. Dra. Estela Welldon, a reitora internacional dos psicoterapeutas forenses, se tornou a primeira, mais importante e influente professora no campo forense. Não posso expressar completamente o quanto de seu pensamento e sabedoria clínica internalizei ao longo dos anos. A professora Susie Orbach e o dr. Joseph Schwartz fizeram tantas contribuições para o desenvolvimento de meu entendimento psicanalítico que eu não saberia dizer que ideias se originaram de meu consultório e quais vêm de nossas conversas profícuas — frequentemente acaloradas — na mesa de jantar.

Pauline Hodson, a diretora de nossa Sociedade de Psicoterapeutas Psicanalíticos de Casais, ofereceu crucial apoio emocional e intelectual durante um período de "exaustão de pesquisador". Lloyd deMause, diretor do Instituto para Psico-história e presidente da Associação Internacional de Psico-história, um dos pesquisadores mais destemidos no campo do abuso infantil, ensinou-me de forma incomparável sobre os maus-tratos infantis, suas causas e prevenção, desde nosso primeiro encontro, em 1981, o que agradeço a ele tremendamente, publicando meus esforços iniciantes nesse campo. O sagaz e intelectualmente generoso David Leevers leu o manuscrito inteiro e fez muitos comentários extremamente inteligentes. Minha boa amiga Margaret Bluman, que serviu como uma fonte valiosa de encorajamento durante todo o processo de escrita.

Outros colegas de profissão que fizeram contribuições úteis ao meu pensamento sobre o assunto da fantasia sexual, da psicopatologia sexual, da traumatologia e de tópicos clínicos relacionados incluem a dra. Stella Acquarone, dr. Bernard Barnett, Margaret Baron, professor David Beisel, professor Rudolph Binion, dr. Thaddeus Birchard, dra. Sandra Bloom, professor George Bonanno, professor Robert Bor, o falecido dr. John Bowlby, dr. Abrahão Brafman, a falecida professora Margaret Brenman-Gibson, Christel Buss-Twachtmann, Donald Campbell, Patricia Coleman, Judy Cooper, Lynne Cudmore, Katy Dearnley, Zack Eleftheriadou, dra. Susanna Isaacs Elmhirst, dra. Laura Etchegoyen, o falecido professor Reuben Fine, a falecida Lucy Freeman, professora Jesse Geller, professor Sander Gilman, o falecido dr. Mervin Glasser, dr. Lawrence Goldie, o falecido professor Melvin Goldstein, professora Jean Goodwin, dr. Elif Gürisik, professora Melinda Guttmann, dr. David Hewison, Stevie Holland, professora Sheila Hollins, Oliver Howell, Oliver James, dra. Cynthia Janus, dr. Samuel Janus, dra. Dorothy Judd, o falecido dr. Melvin Kalfus, Pearl King, professor Robert Langs, a falecida dra. Margaret Little, dra. Joyce McDougall, o falecido professor Ronald Mack, Jeannie Milligan, a falecida Marion Milner, professora Juliet Mitchell, Mary Morgan, Elspeth Morley, dr. Robert Morley, dr. Michael Moskowitz, Anna Motz, o falecido professor William Niederland, Viveka Nyberg, Felicia Olney, professora dr. Uwe Henrik Peters, Jennifer Riddell, o falecido dr. Ismond Rosen, Joanna Rosenthall, professor Peter Rudnytsky, Jane Ryan, o falecido dr. Charles Rycroft, a falecida professora Flora Rheta Schreiber, dr. Allan Schore, dr. Sonu Shamdasani, professor Jerome Singer, professor David Livingstone Smith, professor Herbert Strean, Helen Tarsh, professor Bessel van der Kolk, Susan Vas Dias, Christopher Vincent, dr. Hisako Watanabe, Kate White e dra. Sarah Wynick.

Agradeço também a muitos psicólogos, psiquiatras, sexólogos, psicanalistas e psicoterapeutas com quem nunca estudei, mas cujos trabalhos foram extremamente influentes, tais como o professor Richard Green, o falecido professor Mortimer Ostow, professora Ethel Spector Person e dra. Glenn Wilson, entre muitos outros. Acima de tudo, devo muito ao falecido professor Robert Stoller, a quem tive o prazer de encontrar muito brevemente, em 1983, enquanto ainda cursava a pós-graduação. Sua palestra no memorial Edward Glover, no Royal Free Hospital Medical School, me deixou para sempre impressionado, e lamento que ele tenha falecido tão inesperadamente.

Devo agradecer ainda — por cortesias grandes e pequenas — a Nadia Abisch, Yvonne Anderson, Craig Barbour, Peter Bazalgette, Joe Callaghan, Debbie Catchpole, Robert Crozier, Tess Cuming, Jane Dony, Ben Dowell, Katie Ellis, Elizabeth Hadland, Joanna Hall, Wendy Halsall, Sebastian Harcombe, Nicky Hughes, Venetia Kay, Anita Land, reverendo Beric Livingstone, dr. Ben Maxwell, dra. Caroline Maxwell, George Maxwell, Isobel Maxwell, Jo Ann Miller, John Noel, Lisa Perrin, Penny Potsides, John Priestley, dr. Jonathan Riddell, Anthony Royle, Jonathan Sacerdoti, Paula Stone, Brandon Storey, Dan Welldon e Matthew Williams.

Dr. Brendan MacCarthy, presidente emérito da Sociedade Psicanalítica Britânica, diretor emérito do Centro de Treinamento e Orientação Infantil, da clínica Tavistock e da Clínica de Psicanálise de Londres, e o favorito de meus psicanalistas, que morreu em 22 de dezembro de 2005, alguns dias antes de eu ter completado o primeiro rascunho deste livro. Brendan sabia tudo sobre esse projeto sobre fantasias sexuais e ofereceu muitos conselhos sábios ao longo da pesquisa e no período de sua escrita. Seu trabalho inovador sobre o abuso sexual de crianças muito jovens e o outro sobre o tratamento de sobreviventes de incesto tornaram possível aos psicanalistas clínicos contemporâneos agir mais efetivamente nas "bordas extremas" do campo do trauma. Um homem de força e gentileza, de coragem e benevolência, de rigor e flexibilidade, de entusiasmo e tolerância, de humor e seriedade singulares, ele permanece meu modelo de solidariedade e inspiração, tanto profissional quanto pessoal, e me entristece que ele tenha falecido antes do tempo.

Finalmente, agradeço a Kim, que fez de cada dia um concerto, e a minha família pelo amor constante e por tanto mais — *tacent, satis laudant*.

Brett Kahr
Londres, 30 de outubro de 2006

Sumário

Lista de tabelas — 17
Uma observação sobre cautela e sigilo — 19
Introdução — 23

PARTE UM: A pesquisa

1. Por que fazemos amor com as luzes apagadas? — 39
2. A ciência das impressões digitais psicológicas — 50

PARTE DOIS: Um perfil sexual da Grã-Bretanha

3. Os britânicos na cama — 103
4. Uma introdução à psicologia das fantasias sexuais — 150

PARTE TRÊS: As fantasias

5. Histórias corriqueiras — 193
6. Formações grupais — 213
7. Traição — 231
8. Fantasias com celebridades — 244
9. Orientação sexual — 282
10. Exibicionismo genital — 313
11. Fetichismo, travestismo e outras formas de amor objetal — 329
12. Humilhação e incitação de vergonha — 337

13. Incesto   359
14. Violência sexual extrema   387
15. Adolescentes e crianças   405
16. Necrofilia, bestialidade e extraterrestres   412
17. Fantasias com esposos   420

PARTE QUATRO: As origens da fantasia sexual

18. O sadismo na fantasia normal   431
19. Lutando contra a vergonha e a humilhação   454
20. Um estudo de caso: Paris e os pelos pubianos ruivos   480
21. As raízes traumáticas da fantasia sexual   500
22. Os quatorze significados da fantasia sexual   533
23. As fantasias podem ser desprovidas de trauma?   559

PARTE CINCO: As fantasias sexuais e o mundo externo

24. As fantasias destroem os relacionamentos?   583
25. Normalidade e perversão no quarto e no escritório   604
26. As dez dimensões fundamentais da fantasia sexual   618

Posfácio   633

Glossário   645
Apêndice 1: Um índice temático das preferências de fantasias sexuais britânicas   660
Apêndice 2: O questionário de pesquisa das fantasias sexuais   664

Lista de tabelas

1. As entrevistas-piloto — 85
2. Distribuição da orientação sexual na Grã-Bretanha contemporânea — 104
3. Frequência das relações sexuais na Grã-Bretanha contemporânea — 110
4. Frequência da masturbação na Grã-Bretanha contemporânea — 118
5. Frequência de contato extraconjugal na Grã-Bretanha contemporânea — 124
6. Frequência do uso de pornografia na Grã-Bretanha contemporânea — 130
7. Frequência do orgasmo durante o contato sexual com um companheiro — 138
8. Porcentagem de britânicos que têm ou tiveram infecções sexualmente transmitidas de acordo com autorrelatos em novembro e dezembro de 2004 — 141
9. Memórias autorrelatadas de contato sexual indesejado — 144
10. Resultados da idade autorrelatada do primeiro episódio de contato sexual indesejado — 145
11. Autorrelatos agregados de todos os tipos de abuso (físico, sexual e emocional) — 147
12. Resultados da idade dos autorrelatos do primeiro episódio de abuso físico, sexual ou emocional — 147
13. Fantasias sexuais envolvendo formações grupais — 214
14. Classificação de atividades sexuais preferidas com celebridades — 245

15. Ordem de classificação de celebridades masculinas
com quem os britânicos fantasiam (dados de 2004)   276
16. Ordem de classificação de celebridades femininas com
quem os britânicos fantasiam (dados de 2004)   277
17. Ordem de classificação de celebridades masculinas com
quem os britânicos fantasiam (dados de 2003)   278
18. Ordem de classificação de celebridades femininas com
quem os britânicos fantasiam (dados de 2003)   279
19. Arranjos de convivência sexual na Grã-Bretanha
contemporânea   421
20. Frequência das fantasias com esposos ou parceiros
costumeiros durante o sexo   422
21. Frequência das fantasias com esposos ou parceiros
costumeiros durante a masturbação   423
22. Descrições da função da fantasia sexual   534

Uma observação sobre cautela e sigilo

> Aquele que não consegue suportar as paixões das outras pessoas,
> Não pode controlar as próprias.
>
> Benjamin Franklin, *Poor Richard's Almanack*
> [O almanaque do pobre Richard]

Este livro contém um vasto conteúdo extremamente explícito em termos sexuais — mais de mil fantasias. Algumas, íntimas, reproduzidas nestas páginas, podem chocá-lo; outras podem enojá-lo; várias podem deixá-lo indiferente e anestesiado; algumas podem provocar o sentimento de piedade, desprezo ou superioridade; mas outras, se não muitas delas, podem ser sexualmente estimulantes ou até mesmo levar à excitação completa. É até possível atingir o orgasmo como resultado da leitura de algumas dessas histórias.

Essas fantasias surgem dos recantos internos das mentes de adultos britânicos normais e comuns — homens e mulheres, entre 18 e 90 e tantos anos, aleatoriamente selecionados de cada local, cada grupo social, cada religião e quase toda profissão imaginável, abrangendo de advogados a motoristas de caminhão, de padeiros a executivas, de fazendeiros a operários de fábrica, de médicos a leiteiros, de secretárias a sacerdotes, de superatarefados a desempregados. Embora uma pequeníssima proporção das pessoas anônimas que responderam a esta pesquisa já tenha procurado os serviços de profissionais de saúde mental em um ambiente de ambulatório pelo menos uma vez, nenhum sofria de doença psicótica incapacitante; portanto, essas fantasias não podem ser facilmente descartadas como falas descontroladas e loucas de doentes. Todos os homens e todas as mulheres cujas fantasias aparecem neste livro têm uma vida razoavelmente saudável. Nenhum dos participantes reside em uma prisão ou em uma instituição psiquiátrica. Os autores dessas fantasias vivem em liberdade, na comunidade.

Nenhuma dessas fantasias apareceu antes em forma impressa. Até agora, essas criações originais da mente britânica permaneceram seguramente confinadas nas cabeças dos participantes de minha pesquisa de grande escala. Na verdade, até aqui, aproximadamente 95% dos indivíduos nunca revelaram suas fantasias sexuais para outra pessoa, até mesmo para seus parceiros de longa data — dentro ou fora do casamento — ou para seus amigos mais íntimos.

Alguns dos participantes deste projeto de pesquisa submeteram suas fantasias por escrito, enquanto outros usaram pequenos gravadores; sendo esses diferentes métodos de coleta de dados responsáveis, em grande medida, pela ampla gama de variação estilística nas próprias fantasias. Todas as fantasias aparecem em sua forma original, exceto no caso dos que submeteram suas fantasias por escrito, em que corrigi alguns erros de grafia que poderiam atrapalhar a experiência da leitura e, da mesma forma, inseri criteriosamente, vez ou outra, algumas vírgulas e ponto e vírgulas apenas para facilitar o fluxo das frases. Apesar disso, me empenhei para preservar a linguagem precisa usada pelos próprios autores.

Uma mudança notável foi feita em todos os textos: alterei os nomes e endereços dos voluntários para manter suas identidades em sigilo. As fantasias extremamente francas e diretas apresentadas neste livro aparecem com a permissão escrita dos homens e mulheres britânicos que as geraram. Cada um dos muitos milhares de participantes da pesquisa assinou um acordo, preparado por um ou mais advogados especialistas, que me autorizava a publicar suas fantasias, contanto que eu não revelasse qualquer informação biográfica que pudesse prontamente, ou de forma razoável, identificá-los. Por exemplo, eu não seria autorizado a escrever: "Essa fantasia é uma cortesia da sra. Jane Maria Bloggs, uma contadora de 51 anos e mãe de duas crianças, que vive na Old Rectory, na High Street, em Coventry, Warwickshire." Na maioria dos casos, nunca soube os verdadeiros nomes dos autores, sobretudo das mulheres e dos homens que responderam a um questionário detalhado, informatizado, que garantia o anonimato. No que se refere aos adultos que entrevistei face a face, muitos deles podem ter me revelado seus verdadeiros nomes quando os conheci e, nesses casos, certamente, alterei as identidades pela simples razão de que, nesse momento, ainda tratamos as fantasias sexuais — sobretudo as de masturbação privada — como um assunto relativamente tabu em nosso discurso cultural e, portanto, mantenho o compromisso de preservar o sigilo daqueles que compartilharam comigo seus pensamentos mais íntimos como parte de um projeto de pesquisa psicológica. Alguns dos participantes desse estudo de entrevistas preferiram se apresentar com pseudônimos.

Como um psicoterapeuta registrado e com muitos anos de prática clínica em tempo integral, trabalhei com um enorme contingente de indivíduos que me confiaram suas histórias mais particulares. Pacientes e clientes, submetidos à psicoterapia, *exigem* e *merecem* sigilo pleno quando buscam assistência psicoterápica, para que possam revelar por inteiro suas histórias frequentemente problemáticas, sem medo de represália ou exposição pública. Pode haver ocasiões em que os clientes compartilhem algumas informações extremamente perturbadoras que ameacem suas próprias vidas ou a vida de outros, e, em tais circunstâncias, o sigilo deve ser estendido para proteger todas as partes envolvidas. Por exemplo, se um paciente me informa sobre um plano bem elaborado para matar o presidente, meu código de ética profissional exige que eu informe essa questão às autoridades apropriadas. Felizmente, em mais de duas décadas de trabalho clínico, nunca precisei romper o sigilo dessa forma. Com o intuito de reconhecer a importância da privacidade, sobretudo nessa época de ampla cobertura das tevês de canal fechado e da internet, evitei usar qualquer fantasia sexual *detalhada* dos pacientes e clientes com quem trabalho ou tenha trabalhado na psicoterapia formal.

O consultório tem, claro, servido como um laboratório indispensável no qual aprendi as formas e os mecanismos da fantasia sexual, mas em consequência da rigidez do sigilo clínico — o próprio fundamento que permite que as revelações mais secretas surjam nas sessões psicanalíticas — as fantasias sexuais de meus pacientes devem permanecer uma questão privada. Portanto, excetuando as vinhetas breves e não identificáveis, todas as histórias que se seguem são originárias não de meu trabalho clínico, mas do de pesquisa com indivíduos que consentiram com a publicação de suas fantasias e que me permitiram conduzir consultas de pesquisa psicodiagnósticas intensas, com a condição compreensível de que eu não revelaria seus nomes ou endereços.

Introdução

A luxúria descuidada provoca uma coragem desesperada,
Plantando o esquecimento, superando a razão.
                William Shakespeare, *Vênus e Adonis*

Há mais de vinte anos trabalho como psicoterapeuta. Em outras palavras, sou mais um entre dezenas de milhares de colegas que trabalham com saúde mental na Grã-Bretanha, que dedica horas de sua vida ao tratamento de pessoas que sofrem ou lutam contra uma gama ampla de problemas psicológicos. Concluí treinamentos e aprendizado prolongados que incluíram anos de estudo universitário em teoria clínica e métodos de pesquisa; longos períodos de trabalho em hospitais psiquiátricos e ambientes de saúde mental na comunidade; anos de trabalho psicoterápico supervisionado, e ainda passei anos sob análise intensiva — tudo isso para me preparar para exercer a profissão.

Possuo um modesto consultório numa ruela escondida de Londres, com um divã e várias cadeiras aconchegantes. Chego lá bem cedo, às 6h45, a tempo de abrir as janelas, deixar entrar uma rajada de vento fresco e afofar as almofadas; em seguida, ao longo do dia, que começa às 7h, mulheres e homens de todas as idades, tipos e raças vêm para suas consultas particulares a fim de discutirem suas preocupações mais íntimas. Frequentemente, as pessoas explodem em lágrimas quando revelam seus segredos mais vergonhosos e enfrentam suas decisões mais difíceis. Alguns sofrem de doença mental extrema, enquanto outros vivem muito bem em suas vidas *públicas*, mantendo família e emprego, mas podem, em suas vidas *particulares,* ser viciados em cocaína ou preferir sexo com prostitutas. Alguns desses corajosos indivíduos abrigam segredos dolorosos, mantidos bem escondidos de seus maridos, mulheres ou companheiros. Muitos possuem segredos que escondem até de si próprios.

Invariavelmente, os problemas apresentados envolvem, de alguma forma, a sexualidade. Às 7h, em um dia da semana, posso encontrar a "sra. Smith", que admite que ela e o marido não têm relações sexuais um com o outro há *trinta* anos. Isso pode parecer chocante, mas na minha linha de trabalho, ouço, com muita frequência, tais histórias de anestesia sexual em relacionamentos e casamentos duradouros. Todas as amigas da sra. Smith acreditam que ela e o marido têm um casamento perfeito, mas, na verdade, ela o odeia por sua infidelidade constante, e agora que as crianças finalmente saíram de casa, ela quer o divórcio. Uma noite, a sra. Smith acorda atormentada porque se casou quando ainda era adolescente, saindo diretamente da casa dos pais; portanto, nunca viveu sozinha em toda a sua vida. Pensar em se divorciar de seu marido paquerador não lhe causa alívio ou expectativa, mas, ao contrário, lhe traz medo. Agarrando maços de lenços de papel de uma caixa colocada discretamente na prateleira inferior de minha estante, a apenas poucos centímetros da cadeira do paciente, a sra. Smith me implora que lhe diga o que fazer. Meu coração se aperta ao saber que não posso e jamais daria tal conselho impositivo a ela. Nós dois sabemos que precisaremos explorar seu dilema ao longo de um período de tempo até encontrar a solução correta, porque, embora ela odeie o marido e queira deixá-lo, ela também ainda conserva um forte vínculo com ele e sente como se não pudesse viver sem sua presença.

A sra. Smith vai embora às 7h50. Na verdade, atendo todos os meus pacientes e clientes individuais por exatamente cinquenta minutos, uma prática desenvolvida em Viena, na década de 1920, quando Sigmund Freud, o fundador da psicanálise, decidiu reduzir o tempo das sessões de 60 para 50 minutos, para acomodar mais um estagiário de psiquiatria americano que fora à Áustria especificamente para aprender o novo método do professor Freud de alívio dos sofrimentos psicológicos. Essa prática da "hora de cinquenta minutos" se disseminou pelo mundo inteiro no último século, e devo confessar que 50 minutos parece perfeito — um período de tempo suficientemente longo no qual a história do paciente pode ser explorada e examinada em profundidade, sem que nem o paciente nem o psicoterapeuta se torne sobrecarregado ou exausto.

Entre 7h50 e 7h59, tenho um intervalo breve, de apenas nove minutos, antes da chegada de meu próximo cliente, no qual reflito um pouco, verifico as mensagens na secretária eletrônica e, às vezes, bebo um gole de água ou como um pedaço de maçã. Por iniciar muito cedo, raramente tenho tempo suficiente para tomar um café da manhã adequado, mas, depois de muitos anos nessa rotina, meu corpo parece ter se ajustado a esses arranjos fisiológicos; na verdade, embora goste de comer, pensar em um café da manhã inglês completo, antes do trabalho, me deixa um pouco enjoado. Os psicoterapeutas começam a trabalhar com pacientes muito cedo para que estes possam ser consultados antes de iniciarem seus próprios dias de trabalho. Surpreendentemente, 7h e 8h são horários muito solicitados e, embora alguns possam estranhar, acho muito natural estar sentado em meu consultório às 6h45 da manhã, me preparando para o toque da campainha, depois de ter revisto minhas anotações e ligado o aquecimento — ou, nos raros dias de calor do verão britânico, o ventilador.

Às 8h em ponto, a campainha soa novamente e, dessa vez, o "sr. Jones", socialmente desajeitado e de fala macia, entra no consultório. Ao contrário da sra. Smith, que senta na cadeira de couro à minha frente, o sr. Jones comparece várias vezes por semana e prefere deitar no divã, exatamente como os pacientes de Freud faziam há cem anos. Ele acha que pode falar comigo mais francamente e com maior concentração se estiver reclinado sem me encarar. Sento atrás do divã, em uma cadeira de couro vermelha, e escuto. Diferentemente da sra. Smith, que acaba de celebrar seu 35º aniversário de casamento, o sr. Jones nunca se casou; na verdade, ele nunca sequer teve uma namorada, nem um namorado. O sr. Jones se denomina "o único virgem de 50 anos de Londres" — ele nunca fez sexo, nem mesmo beijou ou apalpou alguém. A vida erótica do sr. Jones gira exclusivamente em torno de sua masturbação diária. Ele já me explicou diversas vezes que prefere a masturbação ao sexo com outra pessoa, mas às vezes, quando se sente mais vulnerável, ele acrescenta: "Mas, claro, por ser virgem, não tenho como saber, não é?" Enquanto se masturba, ele invariavelmente fantasia, mas a despeito das tentativas sutis de minha parte para extrair o conteúdo dessas fantasias, o sr. Jones não me conta nada. Sempre especulei se suas fantasias, caso colocadas em prática, o levariam à cadeia. Ao contrário, o sr. Jones vive em um tipo diferente de prisão — a mental, dentro de sua cabeça —, atormentado, solitário e cheio de vergonha. Suas dificuldades em se relacionar comigo de forma aberta, descontraída e comprometida podem ser indicativas de sua luta interpessoal mais ampla, já que todos os seus colegas de trabalho o evitam e ele nunca recebe um único convite para almoçar, ir a festas, tomar drinques ou participar de outros eventos sociais.

Embora eu tenha mudado os nomes da "sra. Smith" e do "sr. Jones", não inventei suas histórias. Na verdade, a sra. Smith e o sr. Jones ficariam surpresos ao perceberem que atendi muitos outros pacientes ao longo dos anos que apresentaram exatamente os mesmos tipos de conflitos relativos à intimidade e à sexualidade. As pessoas frequentemente brincam que os "psis" têm obsessão por sexo — isso pode ser verdade, talvez, mas se for verdade que falamos em sexo e pensamos em sexo mais do que os higienistas dentais[1] ou os guardas de trânsito, não podemos ser culpados, porque ouvimos sobre sexo, *sobretudo sexo que não deu certo*, em nossos consultórios particulares ou nas clínicas de saúde, diariamente.

Apesar de minha sessão com o sr. Jones terminar às 8h50, ele costuma levar dois ou três minutos para vestir o casaco, demonstrando dolorosamente para mim como se tornou deprimido e sobrecarregado ao longo dos anos, tanto que até mesmo o simples ato de vestir uma peça de roupa exige tempo e esforço demais. Às 8h53, o sr. Jones se arrasta para fora do consultório, e eu verifico minhas mensagens na secretária eletrônica mais uma vez. Às 8h59, finalmente termino de comer minha maçã, a tempo para a consulta das 9h, e assim prossigo até a última, às 18h35, o que significa que não saio do consultó-

---

[1] Na odontologia inglesa, trata-se do especialista diplomado que faz a limpeza dentária, tira radiografias etc., sob a supervisão do dentista. (*N. da T*)

rio muito antes das 19h30. Claro, tenho intervalos durante o dia e vario meu cronograma de consultas em meu consultório particular com outros compromissos, como dar aulas e palestras, assim como o trabalho em uma clínica psiquiátrica local. No entanto, a maior parte de meu tempo é passada em meu consultório, ouvindo histórias.

Não tento ouvir da forma usual, mas, ao contrário, com meu "terceiro ouvido" — um termo introduzido por um dos discípulos mais criativos de Sigmund Freud, o psicanalista vienense dr. Theodor Reik, que considerava que *qualquer um* consegue escutar com *dois* ouvidos, mas que os psicoterapeutas precisam ouvir com *três*, concentrando-se não apenas no que o paciente diz, mas também no que ele não diz, tentando sempre decifrar os significados secretos dos dilemas dos pacientes, que permanecem obscuros até mesmo para o próprio paciente.

Por exemplo, consideremos o caso do "sr. Fitch", que invariavelmente gasta os primeiros 15 minutos de suas sessões semanais de psicoterapia reclamando "daquele bastardo do Gunderson", um colega muito bem-sucedido que acabou de receber um aumento de salário substancial, um bônus natalino gigantesco e um tapinha nas costas do chefe do sr. Fitch, o intimidador Diretor Financeiro. Fitch está tão confuso ao criticar, repetitiva e compulsivamente, o bastardo do Gunderson que não consegue reconhecer sua própria inveja, seus próprios sentimentos de inadequação e sua própria experiência de fracasso, que, na verdade, têm pouco ou nada a ver com Gunderson. O pobre sr. Gunderson se torna meramente o veículo por meio do qual o sr. Fitch descarrega seu próprio ódio não diluído. No entanto, ao gastar todo seu tempo atacando Gunderson, o sr. Fitch protege tanto seu sentimento consciente de autoestima como as partes frágeis de sua mente, que, assim, não precisam enfrentar a dolorosa realidade de que, por várias razões, ele não realizou seus desejos nem recebeu a adulação que almejava. Ao ouvir com o "terceiro ouvido", me empenho em ajudar o sr. Fitch a se ouvir. Ele gasta tanto tempo reclamando de forma impensada que não consegue se ouvir de forma alguma; e, portanto, me torno, em parte, um espelho para sua alma, e juntos, por meio de uma conversa amena e prolongada, tentamos entender mais e mais sobre a forma em que o insuspeitado

Gunderson se tornou a reencarnação do irmão mais velho de Fitch, "Howard", outro "bastardo", que obteve notas escolares muito mais altas, conquistou a menina linda que morava na casa ao lado e agora trabalha como um glamoroso diretor de televisão. Mais tarde, à medida que as semanas e os meses de trabalho psicoterapêutico se desenrolam, o sr. Fitch descobre que, a bem da verdade, Gunderson pode ser "legal — um tipo decente, no fundo", e que, por meio da identificação com as capacidades criativas de Gunderson, Fitch poderia aprender a internalizar alguns dos talentos de seu arquirrival, em vez de vê-lo como a reencarnação do demônio. Para nossa alegria mútua, o sr. Fitch paulatinamente começa a demonstrar uma criatividade principiante e, mais tarde, também finalmente recebe um tapinha nas costas, na época do bônus de fim de ano, por uma iniciativa inovadora e inteligente em seu trabalho.

Durante grande parte de minha carreira, trabalhei principalmente com pessoas, como a sra. Smith, o sr. Jones e o sr. Fitch, em atendimento individual, mas algum tempo atrás decidi fazer mais cinco anos de pós-graduação especializada em psicoterapia de casais. Essa evolução derivou do meu trabalho com adultos jovens, de ambos os sexos, que sofreram danos cerebrais e que precisavam ser cuidados por seus pais idosos. De vez em quando, eu promovia encontros com os pais idosos, dos quais mais de 80% tinham casamentos extremamente tensos. O fardo de cuidar de uma criança portadora de necessidades especiais é frequentemente desgastante; e eu me sentia altamente despreparado, sem saber como apoiar, da melhor maneira possível, esses pais em seus problemas matrimoniais, enquanto também os ajudava em sua tarefa de criação. Além disso, ficava cada vez mais claro para mim que muitos de meus pacientes sem deficiências também sofriam com casamentos difíceis, e eu queria melhorar minha capacidade de ajudar.

Apesar de estar empregado como psicoterapeuta, na época, trabalhando exclusivamente com indivíduos, consegui conciliar as enormes exigências do curso de pós-graduação e, por fim, me formei como psicoterapeuta conjugal — um braço altamente especializado do trabalho com saúde mental —, me unindo, portanto, à minúscula banda de apenas trinta e poucos outros colegas na Grã-Bretanha que completaram esse treinamento abrangente (e, às vezes, cansativo). Embora recebesse meu diploma em Psicoterapia Conjugal, qualquer graduando novo no campo recebe um diploma em Psicoterapia de Casais. Em função de agora trabalharmos com um número cada vez maior de pessoas que moram juntas sem nunca terem trocado alianças, meus colegas e eu decidimos que o conceito de psicoterapia conjugal parecia de alguma forma desatualizado, e que o termo psicoterapia de casais reflete melhor a realidade. Encontramos-nos também trabalhando com mais casais de gays e lésbicas, e embora muitos se considerem casados, outros preferem se descrever como sendo um casal compromissado. Portanto, embora eu tenha um registro profissional oficial como um psicoterapeuta de casais, frequentemente esqueço e me refiro a mim mesmo pelo termo mais antigo de psicoterapeuta conjugal, uma vez que já tratei a maioria de meus clientes casais sob essa rubrica que alguns consideram antiquada.

Trabalhar com casais me deixou ainda mais preocupado com as questões sexuais do que antes. Um paciente individual pode gastar todos os cinquenta minutos da sessão me contando o quanto odeia seu chefe diabólico e persecutório ou pode se lançar em um monólogo sobre os horrores de seus filhos adolescentes. No entanto, com casais, as pessoas que me procuram porque não podem mais viver juntas sob o mesmo teto ou compartilhar a mesma cama não podem contornar a questão da sexualidade. Tenho visto dezenas e dezenas de casais no meu consultório e teria de pensar muito para me lembrar de um que tenha se apresentado para fazer psicoterapia de casais com uma vida sexual saudável. De uma forma que talvez não apreciemos plenamente, o sexo pode ser o barômetro mais sensível da solidez do relacionamento entre marido e mulher ou entre dois amantes; e quando os demônios da infidelidade, da negligência ou de outras formas de crueldade ingressam na relação, a vida sexual é afetada. Muitos parceiros se desesperam e lançam mão de roupas íntimas minúsculas, velas aromáticas, óleos de banho importados e outras coisas semelhantes, num esforço esperançoso de reacender a paixão na cama, mas como qualquer terapeuta de casal sabe, a excitação sexual verdadeira somente retorna após ambos os esposos discutirem as múltiplas queixas que se acumularam ao longo do tempo; e, com frequência, esse processo de cura ocorre apenas sob a orientação de um profissional de saúde mental. Conforme um de meus pacientes matrimoniais observou anos atrás: "São precisos dois para desfazer um casamento, e três para consertá-lo."

Agora atingi um ponto em minha carreira em que nada que um casal me relate pode me surpreender ou chocar, porque descobri que quando casamentos ou relacionamentos começam a se desintegrar, eles tendem a fazê-lo de formas bastante previsíveis. Observe as seguintes pessoas da vida real, típicas dos casos de um psicólogo de casais. Por causa do sigilo, alterei, claro, os sobrenomes dos casais.

- "Sr. e sra. Aronson" pararam de fazer sexo após o nascimento de sua primeira filha, porque a sra. Aronson passa tanto tempo amamentando a pequena Alison que não consegue suportar a ideia de seu marido tocar os bicos de seus seios doloridos. O sr. Aronson contou que sente ciúmes da própria filha, muito embora ele saiba que já teve um acesso muito mais íntimo e adulto ao corpo de sua mulher. A intimidade que surgiu entre a sra. Aronson e sua filha lembrou-o, inconscientemente, de seus próprios sentimentos de exclusão na infância, após o nascimento de sua irmã mais nova.

- "Sr. e sra. Bentley" pararam de fazer sexo porque o sr. Bentley começou a ter um caso com Berenice, a irmã de sua mulher. O segredo finalmente veio à tona, e a sra. Bentley agora ameaça se divorciar. Durante a psicoterapia, fica cada vez mais evidente que o sr. Bentley foi para a cama com sua cunhada não por causa de uma atração sexual primária por Berenice, mas, em grande medida, como um meio calculado de se vingar da mulher, que ele passou a considerar crescentemente narcisista e castradora, que não mais dispensava amor e afeição a ele, como havia feito com tanto prazer durante o namoro.

- "Sr. e sra. Cameron" não mantêm mais relações sexuais porque a sra. Cameron começou recentemente a ser perseguida por memórias de abuso sexual sofrido na infância nas mãos de seu pai e, agora, já adulta, não consegue suportar ver o corpo nu do sr. Cameron, sobretudo seu pênis, já que acredita que tanto o sr. Cameron quanto seu pai têm genitália de aparência idêntica.

- "Sr. Dean" e "sr. Drummond", um casal homossexual, pararam de fazer sexo porque o sr. Drummond se tornou obcecado por filmes de uma certa "estrela" pornográfica gay e passa todo o tempo livre se masturbando enquanto assiste a vídeos gays, tanto que ele não consegue mais suportar ser tocado pelo sr. Dean. O sr. Drummond aprecia pornografia homossexual extremamente sadomasoquista e tem um medo enorme de que seu companheiro, sr. Dean, fique horrorizado se souber da verdade. Recentemente, sr. Dean descobriu o estoque de pornografia do sr. Drummond, e isso precipitou uma grande briga conjugal e uma recomendação para fazerem psicoterapia de casais.

Esses quatro casos representam apenas uma porção ínfima das várias formas nas quais os relacionamentos sexuais podem ser atacados por mudanças e transições, às vezes por traumas e, outras vezes, ainda, por *fantasias*, que podem com frequência exercer um impacto negativo sobre a situação do casal.

Quando reclamamos a respeito da vida para nossos amigos e familiares, frequentemente lamentamos a conta do cartão de crédito, a incompetência de nossos colegas de trabalho ou a situação política, mas quando visitamos o psicoterapeuta, os tormentos se tornam infinitamente mais íntimos. Passo meus dias de trabalho ouvindo homens e mulheres adultos, e também adolescentes pós-púberes, que lutam com problemas que consideram tão constrangedores que mal conseguem articulá-los. Essas pessoas, iguais a mim e a você, vêm falar sobre sua incapacidade para conseguir uma ereção; ou a repulsa ao sexo oral; ou a necessidade desesperada de fazer sexo, pelo menos, cinco vezes por dia e nada mais; ou o medo da penetração vaginal; ou o ódio dos pelos de seu corpo; ou seja lá o que for, são preocupações e angústias sexuais que transformam suas mentes, antes saudáveis, em calabouços de desespero.

Meus pacientes não falam apenas sobre suas dificuldades em negociar os aspectos práticos da anatomia sexual (por exemplo,

"Acariciei o clitóris dela a noite inteira e ainda assim ela não conseguiu gozar" ou "Ele ejaculou sobre meu rosto todo e eu mal conseguia esperar para lavar tudo aquilo"), mas alguns dos pacientes mais corajosos em meu consultório também falam para mim sobre seus medos mais íntimos e sobre suas fantasias sexuais mais secretas, aqueles cenários que passam por nossas cabeças de um modo muitas vezes espontâneo e inesperado.

Os medos sexuais são frequentemente muito básicos. Nunca esquecerei a "srta. Stein", uma mulher extremamente atraente, de 28 anos, que se portava com o jeito sensual de Nicole Kidman. Só de olhá-la naturalmente se presumiria que a srta. Stein tinha uma vida sexual satisfatória. No entanto, apesar do fato de inúmeros homens a paquerarem diariamente, essa jovem declarou um dia que não suportava ser tocada e considerava o contato físico odioso. A srta. Stein não se lembrava de ter sofrido abusos sexuais na infância; em vez disso, ela acredita que seu ódio de até mesmo receber carinhos remonta a memórias de sua mãe autoritária; e, na vida adulta, ela consegue sentir-se psicologicamente segura apenas evitando por completo a intimidade física.

As fantasias sexuais, ao contrário, podem servir não apenas como uma fonte de profundo prazer, mas também como a causa de grande vergonha. Frequentemente, nossas fantasias geram, ao mesmo tempo, excitação e repulsa, e isso causa muita confusão. Como psicoterapeuta, escuto meus clientes relatarem um número considerável de fantasias sexuais, que muitas vezes os ajudam a atingir um orgasmo estonteante, mas em muitos outros casos, as fantasias causam desespero. Após aproximadamente 25 anos de prática clínica, às vezes acredito já ter ouvido toda e qualquer fantasia imaginável, até, claro, o próximo paciente chegar e revelar uma fantasia erótica nunca antes ouvida por mim. Ao longo de meu dia de trabalho, meus pacientes confiam a mim uma autêntica cornucópia de fantasias sexuais, concebidas nas profundezas de suas mentes, que, às vezes, estimulam o prazer, porém, com maior frequência, criam um senso acurado de autorrepugnância e repulsa.

- Quando a "sra. Elphinstone" se masturba, ela pensa em seu irmão mais velho e também em seu sobrinho de 17 anos, "Claude", porque ambos possuem peitos peludos, que ela adora. Ela não suporta pensar em seu marido, o "sr. Elphinstone", de peito liso, que tem o corpo de uma "galinha esquelética". A sra. Elphinstone, uma católica devota, acredita que irá para o inferno por ter esses pensamentos, mas no momento em que seus dedos penetram sua vagina durante a masturbação, pensamentos com o irmão e o sobrinho de peitos peludos irrompem em sua mente, causando, ao mesmo tempo, prazer e dor. De acordo com a sra. Elphinstone: "Eu sei que deveria ter uma atitude descontraída com relação a essas coisas — estamos no século XXI, afinal —, mas sinto-me extremamente suja e me considero perversa. Quero dizer, não seria tão ruim se eu desejasse um pedreiro de peito peludo, mas por que meu irmão e meu sobrinho? Você acha que sou louca?"

- Quando o "sr. Franciosi" penetra sua mulher, ele pensa em uma colega de trabalho de 19 anos. Uma vez, quando a viu debruçada sobre a máquina de fotocópia, ele vislumbrou suas calcinhas e teve uma ereção instantânea. "É clássico, eu sei", confessou o sr. Franciosi, "mas fiquei tão excitado que tive de fugir para o banheiro para cuidar daquilo imediatamente". Agora, durante o ato sexual com a "sra. Franciosi", ele não pensa em outra coisa a não ser em "uma boa trepada com essa garota, por trás, sobre a máquina de fotocópia". O sr. Franciosi, um marido fiel por 19 anos, cai em lágrimas, explicando-me que, embora ele nunca tenha traído a mulher, *e nunca o faria*, a jovem do escritório começou a atormentá-lo profundamente, e, muitas vezes, ele não consegue se concentrar em suas atividades profissionais. Ele também acredita que se tornou "mentalmente infiel" com relação à sra. Franciosi, sobretudo por agora confiar exclusivamente na imagem mental de sua colega hierarquicamente inferior para obter uma ereção quando vai para a cama com a mulher.

- Quando o "sr. Grigoriev" deixa seu escritório em Islington, ao norte de Londres, muitas vezes ele se dirige a uma loja de pornografia nas proximidades de King's Cross para conferir a mais recente seleção de DVDs, vídeos e revistas gays. Ele sempre faz suas compras furtivas com dinheiro, uma vez que não quer deixar que qualquer prova de suas preferências em termos de divertimento apareça na conta de seu cartão de crédito, por medo de que a mulher, a "sra. Grigoriev", descubra sua paixão por filmes de fetichismo homossexual e penetração anal. O sr. Grigoriev odeia fazer sexo com a mulher e, agora, após oito anos de casamento, que, apesar de tudo, lhes deu duas lindas crianças, ele me conta: "Fiz minha cama, literalmente falando, e agora preciso deitar nela. Além disso, eu nunca, jamais, em qualquer circunstância, deixaria meus filhos." Após dois ou três anos iniciais de sexo relativamente bom com a sra. Grigoriev, o entusiasmo começou a desaparecer, e sua antiga compulsão homossexual, presente desde a metade de sua adolescência, começou a habitar sua mente. Agora, sempre que fantasia, o sr. Grigoriev se masturba ao assistir as cenas dos vídeos e revistas comprados por ele em King's Cross, os quais mantém escondidos em uma caixa de artigos de jardinagem e pesticidas na garagem suja de sua casa, onde sua mulher nunca entra. Quando veio me ver numa sexta-feira, 8 de julho de 2005, apenas um dia depois da terrível explosão terrorista que ocorreu perto de estação de King's Cross, o sr. Grigoriev emitiu um lamento agonizante: "Jesus Cristo, passo por King's Cross duas vezes por mês para comprar essa imundície... essa imundície que está estragando meu casamento. Se eu estivesse em King's Cross um pouco antes, poderia ter ido pelos ares, e para quê? Para pegar alguma pornografia nojenta?"

Como já falei, escuto um grande número de fantasias sexuais em meu trabalho clínico e desconfio de que essas fantasias possam ser muito diferentes das que compartilhamos com nossos amigos ou parceiros sexuais. Nessa época de aparente esclarecimento sexual, realmente não custa nada admitir, em público, nossas paixões por estrelas de cinema ou cantores populares. Você se lembra daquele episódio de *Sex and the city*, no qual as jovens protagonistas comparam suas fantasias sexuais? Uma das jovens pede às outras que nomeiem suas melhores fantasias, e todas respondem, simultaneamente: "Russell Crowe." Hoje em dia, admitir uma fantasia com Russell Crowe quase não constitui um grande risco — muitas mulheres (e talvez alguns homens também) achariam o ator australiano muito atraente. Tendo a me referir a esse tipo de confissão como uma "fantasia de boteco", o tipo que não hesitaríamos em compartilhar com nossos contemporâneos em um ambiente social. No entanto, quando ouço fantasias no meu consultório, tendo a aprender algo muito mais privado, muito mais vergonhoso, muito mais insidioso, tal como no caso da mulher que ficou excitada com Russell Crowe, mas apenas com a ideia de ser estuprada por ele até sangrar — algo que ela certamente não divulgaria às amigas no estilo *Sex and the city*.

Muitas fantasias geram um enorme êxtase, porém, muitas provocam dor e desespero. As fantasias que reportei até o momento, entretanto, representam apenas a ponta do iceberg, porque, embora eu ouça muitas fantasias sexuais diferentes, a maioria de meus pacientes, e a maioria dos pacientes tratados por meus colegas, nunca reportou uma fantasia sexual. Como observou um de meus pacientes: "Você nunca ouvirá meus pensamentos masturbatórios, porque eles são simplesmente horríveis demais para serem compartilhados, e você perderia todo o respeito por mim."

Tenho pesquisado a questão das fantasias sexuais por vários anos e coletado dados sobre mais de 19 mil fantasias sexuais de britânicos, muitas delas por intermédio de entrevistas face a face e ainda mais por meio do preenchimento de abrangentes questionários anônimos, sem mencionar todos os dados que acumulei em meu consultório clínico. Nos próximos capítulos, proponho explorar o terreno das fantasias sexuais, de forma parecida com a de um antropólogo que esbarra por acaso em uma tribo distante e relativamente isolada, na esperança de que, por meio dos registros de minha jornada clínica e da pesquisa no mundo das fantasias sexuais, seremos todos capazes de chegar a uma ideia melhor do que constitui a sexualidade humana considerada normal, que aspectos da sexualidade humana requerem ajuda e apoio profissionais e quais exigem confinamento. Podemos descobrir que nossas fantasias produzem sofrimento em certos momentos, prazer em outros, que elas podem constituir prazeres ocasionais ou vícios sérios. Porém, ainda não temos uma ideia suficientemente clara se nossas fantasias podem ser boas para nós; elas podem, na verdade, levar a orgasmos mais potentes, mas, se pensamos na srta.

Kidman ou no sr. Crowe durante o processo, isso pode indicar que nosso relacionamento doméstico está com problemas? Essas representam apenas algumas das muitas questões complexas provocadas por este estudo.

Muito me surpreende muito o fato de eu estar escrevendo um livro sobre a psicologia secreta das fantasias sexuais. Nunca imaginei que esse assunto se tornaria o foco de minha pesquisa, mas, após aproximadamente 25 anos de trabalho clínico com indivíduos saudáveis e atormentados, não poderia mais evitá-lo. Ele invadiu meu consultório, mais explicitamente meu trabalho com casais que vivem juntos há muito tempo, e passei os últimos anos de minha vida profissional buscando entender o significado secreto do mundo subterrâneo de nossas fantasias sexuais, uma arena da mente que tendemos a manter escondida de nossos esposos, parceiros, amigos, confessores, e até mesmo, de vez em quando, de nós mesmos.

PARTE UM

A pesquisa

Uma vez que estamos destinados a viver a vida no cárcere de nossa mente, nosso dever primordial é mobiliá-lo bem.

Peter Ustinov, *Photo Finish*

1

Por que fazemos amor com as luzes apagadas?

Si dipinge col cervello et non com le mani.
(Uma pintura se faz com o cérebro, não com as mãos.)

Michelangelo Buonarroti

Jasper e o DVD alemão

"Jasper" leva uma vida extremamente invejável. Um banqueiro de investimentos de 29 anos, que ganha um salário generoso, além de um bônus anual igualmente impressionante, Jasper vive em uma cobertura luxuosa no bairro de Docklands, em Londres, com vista para o rio Tâmisa. Vigorosamente belo, com um corpo de atleta e medindo 1,80m, esse playboy, formado pela Universidade de Cambridge, namorou, durante toda a vida, algumas das mulheres verdadeiramente mais deslumbrantes. Depois de experimentar uma infinidade de belíssimas namoradas, várias das quais desejavam casar com ele, Jasper finalmente iniciou um relacionamento muito satisfatório com "Lucy", de 24 anos, modelo e atriz. Incrivelmente bonita, com um corpo curvilíneo, Lucy simplesmente adora Jasper, não apenas por causa de seus dotes físicos satisfatórios e por sua personalidade atraente, mas também porque Jasper é o primeiro homem capaz de fazê-la chegar ao orgasmo sempre que fazem amor. Seus elogios constantes a Jasper e sua avaliação efusiva das técnicas sexuais dele o agradam enormemente, e toda manhã, depois de deixar o apartamento de Lucy e rumar para seu escritório luxuoso no centro finaceiro de Londres, ele se deleita com sua boa sorte e seus muitos privilégios.

Ele passa a maioria de suas noites com Lucy, desfrutando de caros jantares românticos a dois, em Kensington, ou indo a boates com seus muitos amigos; no entanto, antes de sair para uma noitada de prazer com Lucy, Jasper sempre realiza uma rotina muito rígida e extremamente previsível. Às 18h, ou aproximadamente nesse horário, ele organiza, de forma meticulosa, os papéis sobre a mesa cromada, se despede da secretária e, em seguida, faz ginástica por 45 minutos na academia local — na maior parte desse tempo, ele corre na esteira a uma velocidade impressionante. Depois disso, ele toma uma chuveirada e volta para casa, em Docklands, antes de pegar Lucy às 20h30 — o horário de seus encontros. No entanto, embora vestido e pronto para a noite com Lucy, Jasper ainda tem uma atividade para realizar antes de sair para curtir a vida noturna londrina com sua namorada estonteante e invejável. Na verdade, Jasper precisa realizar um *ritual secreto*, sobre o qual ele parece ter pouco controle.

Depois de voltar da ginástica, de banho recém-tomado, Jasper tranca bem a porta de seu apartamento e se assegura de que as venezianas de metal, operadas eletronicamente e que circundam as janelas de sua cobertura, foram fechadas de maneira apropriada. A seguir, ele se serve de uma dose dupla de bebida — um uísque escocês puro malte Glenlivet, ou alguma outra marca igualmente cara — e a bebe devagar, enquanto diminui a intensidade das luzes de sua grande sala de estar com a ajuda de um controle remoto. Em seguida, Jasper se certifica de ter abaixado o volume da secretária eletrônica e de ter desligado o telefone celular. Tendo criado o clima com imenso cuidado e precisão, Jasper vai à cozinha e abre o armário com frente de mármore falso e que contém latas grandes de açúcar, farinha e outros ingredientes de cozinha. Da lata de "café", Jasper retira uma sacola de plástico na qual escondera três DVDs, comprados durante uma recente viagem de negócios a Berlim. Agarrado a seu tesouro oculto, ele volta para a sala de estar e empoleira-se na frente de seu caríssimo home theater, um presente de alguns clientes japoneses milionários.

Fortificado pelo uísque e seguro de ter trancado as portas e cerrado as venezianas, Jasper insere um dos discos alemães no aparelho e começa a abrir o fecho ecler das calças de seu terno de grife de seda prateado, arriando-as até os calcanhares, juntamente com as cuecas Umbro. Enquanto o DVD gira para atingir a posição de iniciar, Jasper afunda novamente no sofá estilo Chesterfield e começa a se masturbar. Um texto, escrito em alemão, aparece na tela da televisão: *Boxen-Frauen* (Mulheres boxeadoras). Satisfeito pela sensação de bem-estar físico resultante da prática recente de exercícios na academia, e agora ligeiramente alto pela bebida, Jasper pode sentir todo o estresse e tensão de seu trabalho começar a deixar seu corpo, enquanto observa com concentração intensa a tela. Depois dos créditos de abertura, enfatizado com música sintetizada de baixa qualidade, duas peitudas de cabelos longos aparecem na tela, uma loura e outra morena, ambas em torno dos 20 anos e vestidas em minúsculos uniformes de boxe, em seda brilhante, com luvas de boxe de couro bem gastas. Através do tecido da parte de cima, Jasper consegue, com dificuldade, perceber os contornos de seus mamilos. Um juiz apita e imediatamente as duas mulheres começam a dançar, no estilo Muhammad Ali, desferindo socos bem colocados nos capacetes uma da outra.

A própria visão das luvas de boxe causa em Jasper uma ereção imediata e, enquanto agarra com firmeza seu pênis cada vez mais ereto, afasta um pensamento perturbador de sua mente: "Nunca fico tão excitado desse jeito, tão rapidamente, com Lucy." Logo o filme o domina por inteiro, e Jasper começa a se imaginar na primeira fila da arena de boxe, olhando as gotas de suor se formando nas testas de suas *Fräuleins* boxeadoras, as quais denominou de Helga e Ulla, em homenagem a duas mulheres fisicamente impressionantes que conheceu enquanto bebia sozinho em um bar de hotel durante sua mais recente viagem de negócios à Alemanha. Enquanto o filme se desenrola, a atividade masturbatória de Jasper alcança um ritmo febril e ele atinge o clímax, logo após dez minutos, o qual descreve como "a punheta mais poderosa de sua vida". Conforme Jasper diz: "A explosão é tão intensa que ainda consigo sentir uma sensação de formigamento na cabeça de meu pênis por, pelo menos, mais vinte minutos."

. Após alguns goles adicionais de malte Glenlivet e de um banho de chuveiro bem rápido — o terceiro do dia —, Jasper se veste com roupas mais informais e encontra Lucy na cidade para jantarem. Em geral, ele "mata" uma garrafa inteira de vinho vintage durante a refeição — Lucy não bebe, para sua decepção — e, depois do jantar, o casal vai para o apartamento de Lucy para fazerem sexo. Lucy fica excitada muito facilmente, e Jasper consegue fazê-la gozar nos primeiros cinco minutos de sexo, simplesmente ao massagear seus genitais com um lubrificante que Lucy mantém na mesinha de cabeceira. Embora Jasper goste do rosto eminentemente fotogênico de Lucy, ele sempre insiste em apagar as luzes do quarto, porque isso o ajuda a pensar em Helga e Ulla, as boxeadoras de Berlim. Invocar a imagem mental dessas jovens ajuda Jasper a se tornar imediatamente tumescido, tanto que ele rapidamente coloca uma camisinha e começa a penetrar a namorada. Quando Lucy grita o nome de Jasper, frequentemente sussurrando que ela o ama, Jasper a cala gentilmente, porque a voz de Lucy interfere na trilha sonora particular de seus pensamentos secretos. No entanto, com as luzes apagadas e Lucy emudecida, Jasper consegue se transportar para seu cinema mental.

Quando reencena as cenas do DVD em sua mente, Jasper se imagina não na cama de Lucy entre lençóis de seda, mas em um ringue de boxe alemão lotado e barulhento. Depois de muita prática, Jasper aprendeu a coordenar seus movimentos pélvicos com os socos de Helga e Ulla e a atingir, por fim, seu segundo orgasmo do dia. No entanto, ele suspira para si mesmo com a percepção de que não obteve tanta satisfação física com o orgasmo *coital* na cama de Lucy quanto com o orgasmo *masturbatório* várias horas antes, na inviolabilidade de sua própria sala de estar. Após dois clímaxes sexuais, um copo de uísque e uma garrafa de vinho, Jasper cai num sono profundo, com Lucy aninhada em seus braços. Ele cochila bem durante várias horas, mas frequentemente acorda durante a noite, coberto de suor e gritando. Lucy o consola acariciando seu cabelo e, dentro de poucos minutos, Jasper cai de novo no sono até que o relógio toca para acordá-lo às 6h15, na manhã seguinte.

Enquanto dirige seu carro esporte verde-escuro para o trabalho, no meio do tráfego intenso, Jasper reflete sobre sua vida. Em geral, ele se sente no auge: saúde perfeita, apartamento impressionante, namorada estupenda, emprego poderoso, muitos amigos e dinheiro a rodo. Ele sabe que muitos de seus colegas de universidade invejam sua boa sorte. E, no entanto, Jasper sente uma dor profunda no estômago —

não uma dor física, mas ao contrário, uma sensação de desconforto enjoativo que, às vezes, beira a náusea — a própria dor que o faz acordar suando e gritando no meio da noite. Isso porque, apesar do sucesso material, Jasper internamente sofre de um profundo sentimento de vergonha e de culpa por causa de sua fantasia sexual secreta.

Ainda a caminho do escritório, Jasper pausa para pegar um frappuccino, em sua loja de café predileta, que ele toma no carro. Com a emissora Magic FM retumbando ao fundo, o enjoo em seu estômago se intensifica, enquanto ele se faz algumas perguntas muito desconfortáveis com relação às suas fantasias sexuais com as mulheres boxeadoras, Helga e Ulla. Jasper se pergunta: "Será que sou algum tipo de perverso por me sentir excitado com mulheres batendo umas nas outras?" Em seu cotidiano, Jasper detesta qualquer tipo de violência. Ele jamais bateu em qualquer de suas namoradas e nunca o faria; mesmo quando criança, nunca se envolveu em brigas. No entanto, em suas fantasias, ele gosta profundamente da ideia de socos vigorosos e do efeito de dor. Na verdade, quanto mais fortemente Helga e Ulla se agridem, mais excitado Jasper fica.

Ele se preocupa mais ainda quando lembra das poucas ocasiões em que tentou de fato penetrar Lucy sem pensar nas boxeadoras peitudas. Porém, sempre que abandonava suas fantasias, ficava completamente flácido. Essa ideia o deixa apavorado, e ele se pergunta, com frequência, sobre a possibilidade de ser, na melhor das hipóteses, moderadamente *perverso* ou, na pior delas, totalmente *insano*.

Quando o carro de Jasper faz a curva perto da catedral de St. Paul, outro pensamento perturbador invade sua cabeça já superlotada: "Já que só consigo me excitar pensando no cenário de boxe, isso significa que eu não amo Lucy *de verdade*? Estarei sendo cruel com ela ao pensar em outras mulheres? Eu deveria realmente me casar com ela? Tudo isso se tornará um desastre?" Ele também se pergunta se Lucy o abandonaria caso descobrisse o conteúdo secreto de sua lata de "café", sem falar no que se passa em sua mente.

O trabalho acaba representando uma grande trégua no incômodo monólogo interno de Jasper e, embora se pegue apreciando algumas colegas de trabalho com saias curtas — imaginando-as em um ringue de boxe —, o circuito sem fim das frenéticas chamadas telefônicas e o fluxo de e-mails e faxes o ajudam a banir de sua consciência complicados pensamentos sexuais. No entanto, às 18h seu ritual imutável recomeça, desde o momento em que Jasper vai para a academia praticar outro assalto à esteira até sua sessão furtiva de masturbação em casa com o DVD alemão. Quando o sentimento de vergonha e de asco começa a borbulhar em seus pensamentos, Jasper agarra o controle remoto e desliga o DVD, dizendo a si mesmo que, dessa vez, ele pensará em Lucy e em ninguém mais. Embora considere Lucy fisicamente atraente, goste de tocá-la e de sentir seu cheiro, seu pênis não ficará suficientemente rígido, apesar de muita autoestimulação frenética. Finalmente, com um alívio profundo em seu rosto, ele liga o DVD mais uma vez, e com o tremor desesperado de um viciado em heroína que acaba de injetar a agulha depois de um longo recesso, Jasper se delicia com os socos de Helga e Ulla, que facilitam seu orgasmo.

Mais tarde, naquela noite, depois do jantar com Lucy e alguns amigos, o casal faz sexo mais uma vez. Jasper percebe agora que a dependência das imagens mentais privadas de suas boxeadoras alemãs atingiu a dimensão de uma doença compulsiva, pois ele simplesmente não consegue penetrar Lucy sem pensar em suas "outras garotas".

À medida que o tempo passa, Jasper e Lucy se tornam cada vez mais ligados um ao outro, e Lucy sugere que morem juntos, recomendando que ele venda seu apartamento, pois fica mais longe do centro da cidade. Esse pensamento aterroriza Jasper, pois, embora aprecie a ideia de que um dia poderiam casar e ter filhos, imediatamente começa a se preocupar com a possibilidade de viverem juntos, pois seria muito mais difícil entregar-se à sua inclinação secreta para a masturbação. E Jasper não consegue deixar de se preocupar em como esconderia sua coleção de pornografia, caso ele e Lucy dividissem um apartamento ou uma casa.

Certa vez, Lucy telefonou para Jasper no meio de sua sessão de DVD. Nessa ocasião específica, ele esquecera de silenciar a secretária eletrônica e, portanto, para sua grande contrariedade, ouviu a voz de Lucy invadindo sua sala de estar: "Jasper, querido, você está em casa? Você não atende o celular. Estava querendo saber se poderíamos nos encontrar uma hora mais cedo do que de costume, já que tenho uma sessão de fotografia muito importante amanhã e preciso dormir cedo." Embora pudesse facilmente se atirar para dentro de seu carro para atender ao pedido de sua amada, Jasper permaneceu grudado no sofá e continuou a se masturbar. Essa falha em responder ao pedido razoável de Lucy lhe causou o maior sentimento de culpa de todos, sabendo que ele precisava atingir o orgasmo com duas anônimas boxeadoras alemãs, feitas de celulose, em vez de atender à namorada extremamente dedicada. Novamente, Jasper suspeita de que ele possa ter um vício clínico sério.

As fantasias intensamente aprazíveis de Jasper começaram a deixá-lo perplexo e cada vez mais consternado. A maioria de seus amigos mais íntimos gosta de se gabar de suas façanhas sexuais ostensivamente "normais", penetrando suas namoradas de forma convencional. Jasper tem certeza de que nenhum deles teria uma coleção secreta de pornografia aparentemente bizarra. Certa vez, ele perguntou a seu melhor amigo Dominick se já tinha usado pornografia e, para o horror de Jasper, Dominick simplesmente o desprezou ao responder: "Só quando estou muito a perigo, cara." Jasper sorriu com a observação de Dominick, como se dissesse "Sim, claro, eu também", mas, no íntimo, se sentiu muito perturbado, muito anormal.

Jasper também começou a se perguntar por que diabos achava o boxe tão erótico — afinal, "Minha mãe não foi uma boxeadora, ou coisa desse tipo". Jasper gostaria muito de falar com alguém sobre sua situação, mas ele sabe que Lucy ficaria extremamente decepcionada se descobrisse seu segredo pornográfico; e, embora tenha muitos amigos, ele simplesmente não consegue confiar que algum seja sensível o suficiente para ouvir sua história sem fazer graça a respeito. Desesperado, Jasper me telefona — um psicoterapeuta — para pedir ajuda, convencido de que é, de fato, extremamente depravado.

Como profissional de saúde mental praticante, me entristece muito saber que Jasper tenha tanta vergonha e sofra tanto com seu mundo interno, dominado por tal fantasia sexual complexa. Em toda minha carreira, encontrei muitos Jaspers, cada um convencido de que ele ou ela eram as únicas pessoas "perversas" que apreciavam tais fantasias peculiares, sinistras e singulares. Não quero dizer com isso que as fantasias de Jasper deveriam ser prontamente diagnosticadas como "perturbadas", e também não desejo dizer que poderiam ser "saudáveis", em parte porque os cientistas sociais, assim como os psicólogos, realmente não estudaram as fantasias sexuais de uma forma tão profunda quanto se imagina. Portanto, pronunciamentos definitivos a respeito da saúde ou da doença relativa de nossas fantasias sexuais parecem prematuros.

Questões penetrantes

A situação de Jasper dá margem a uma série de questões importantes:

- O que é fantasia sexual?
- O que constitui uma fantasia sexual "normal"?
- Antes de mais nada, por que temos fantasias sexuais?
- A que propósito ou propósitos servem nossas fantasias sexuais?
- Todo mundo tem fantasias sexuais?
- Deveríamos nos preocupar se nunca tivemos alguma fantasia?
- Deveríamos compartilhar nossas fantasias com os parceiros?
- Deveríamos compartilhar nossas fantasias com os amigos?
- Seria recomendável colocar em prática nossas fantasias sexuais com nossos amantes?
- Nossas fantasias podem ser prejudiciais ou perigosas?
- Se fantasiamos com sexo "convencional", isso significa que somos chatos?
- Se temos fantasias muito estranhas, isso significa que estamos mentalmente desequilibrados?
- Se fantasiamos com nossos parceiros durante o sexo ou durante a masturbação, isso significa que temos um relacionamento bom?
- Se fantasiamos com outros, que não nossos parceiros, durante o sexo ou a masturbação, isso significa que nosso relacionamento pode estar com problemas?
- Se fantasiamos algo "ilegal", isso significa que corremos o risco de colocá-lo em prática?
- Nossas fantasias representam apenas um pouco de divertimento privado, ou elas têm mais implicações profundas na forma em que vivemos nossas vidas?
- Como podemos explicar a gama de fantasias experimentadas pelos seres humanos? Em outras palavras, por que algumas

pessoas preferem beijos e aconchego enquanto outras apreciam o efeito da dor física agonizante?
- É possível trocarmos de fantasias?
- Com que frequência mentimos sobre nossas fantasias sexuais?
- Nossas fantasias sexuais diferem de nossos devaneios ou de nossos sonhos?
- Existe uma diferença entre as fantasias que temos durante o sexo com um parceiro e aquelas a que nos entregamos durante a masturbação?
- Controlamos nossas fantasias ou nossas fantasias nos controlam?

As fantasias sexuais — nossos pensamentos secretos — podem nos trazer um prazer imenso, mas podem também atormentar nossas mentes, causando angústia, vergonha, culpa, repulsa ou confusão. Embora muitos afirmem apreciar suas fantasias irrestritamente, tanto com base em meus anos de trabalho como psicoterapeuta especializado em dificuldades sexuais quanto como resultado de ter realizado esse projeto de pesquisa em larga escala sobre a psicologia das fantasias sexuais, cheguei à conclusão de que uma maioria significativa dos adultos mantém uma relação bastante desconfortável com suas fantasias sexuais particulares, apesar do fato de que a maioria das fantasias culmine em orgasmo. Passei a me referir a essa tensão na psicologia humana como o "Paradoxo Masturbatório", ou seja, o fato de que, como resultado de nossas fantasias, experimentamos, paradoxalmente, prazer em nossos genitais e corpos, mas, com frequência e simultaneamente, inquietação em nossas mentes.

Suspeito de que, assim como Jasper, muitos homens e mulheres preferem fazer amor com as luzes apagadas não apenas porque a escuridão esconderá nossa flacidez e o que muitos de nós consideram suas imperfeições corporais, mas também porque um quarto escuro permite ao mundo da fantasia ganhar vida. Afinal, quando vamos ao cinema ou ao teatro, esperamos que as luzes sejam apagadas para que possamos focar mais de perto a tela ou o palco. Portanto, também no quarto muitas pessoas preferem fazer amor com as luzes apagadas para que o "cinema secreto" de nossas mentes possa se revelar por completo, sem interrupções.

Em seus quartos, não apenas muitos britânicos precisam se tornar técnicos de iluminação amadores, mas também parece que muitos de nós tentam se tornar engenheiros de som, controlando o volume dos gemidos e suspiros. Uma vez, entrevistei uma mulher de meia-idade que reclamava que seu marido insistia que ela permanecesse completamente estática durante o sexo e exigia que mantivesse a boca firmemente fechada. Se conseguisse permanecer totalmente quieta, o marido conseguia obter uma ereção impressionante e penetrá-la totalmente. Mas se ela emitisse sequer um pio, até mesmo um suspiro pré-orgásmico, então o marido ficava instantaneamente flácido. Embora essa mulher gostasse de sexo, ela se sentia frustrada por seu marido não lhe permitir falar. Nunca entrevistei o marido e, portanto, não posso ter certeza da razão de ele insistir em que sua mulher mantivesse a boca fechada, mas suspeito fortemente de que ele tivesse ereção apenas quando podia se entregar à fantasia sexual específica que realmente o excitava — uma que talvez não envolvesse sua mulher —, e, se ousasse falar, ela interrompia a fantasia e, portanto, o abalava.

Outro paciente gostava de colocar meias-calças enroladas na boca de sua namorada e depois colar fita adesiva em seus lábios para silenciá-la durante o ato sexual. Embora a namorada consentisse nessa atividade que pode ser interpretada como sadomasoquista, o paciente explicou que se ela não "calasse a porra da boca" ele não conseguia ouvir a "trilha sonora" em sua cabeça — uma trilha sonora cruel em que ele ouvia vozes exclamando os vários abusos que gostaria de infligir em sua amante, sendo essa a sua motivação, em parte, para buscar tratamento psicoterápico.

Um outro paciente, ainda, embora um homem mais gentil e carinhoso, quase sempre reclamava com sua mulher se ela falasse durante o ato sexual. Embora ele a amasse intensamente, esse cavalheiro me contou que, depois de vinte anos de casamento, a visão dos seios e do bumbum caídos da esposa começaram a repeli-lo, e ele preferia pensar na secretária de seu escritório, de vinte e poucos anos. Fantasiar com essa jovem permitia ao marido atingir uma ereção que ele então usaria para penetrar a esposa com bastante sucesso, permitindo que ela atingisse o orgasmo. Porém, se a esposa falasse qualquer coisa, suas vocalizações estragavam a fantasia, e era essa a razão de sua insistência em que ela permanecesse em silêncio.

Certamente não desejo insinuar que cada vez que fazemos amor com as luzes apagadas, e sem nenhum barulho ao fundo, o fazemos para nos entregar a alguma fantasia particular subversiva, mas parece que, em muitos casos, o fazemos justamente por isso.

Essas histórias breves — apenas três entre várias centenas que encontrei na minha prática clínica ao longo dos anos — nos forçam a abordar uma questão dolorosa: *quem habita sua cabeça?* Na maioria dos exemplos, não sabemos o nome da pessoa que está em nossa *cama*, mas nosso companheiro terá ainda menos certeza quanto ao nome da pessoa que habita nossa *cabeça*.

Nos capítulos seguintes, explorarei esses problemas e essas questões intrigantes sobre as fantasias sexuais em maiores detalhes, e espero fornecer algumas respostas a essas perguntas tão complexas. Bem-vindos ao mundo instigante e, muitas vezes, tabu das fantasias sexuais.

2

A ciência das impressões digitais psicológicas

> Essa é a essência da ciência: faça uma pergunta impertinente e você estará a caminho de uma resposta pertinente.
> Jacob Bronowski, *The Ascent of Man* [A ascensão do homem]

O pé quebrado de David Beckham e outros fantasmas secretos

Imagine que você passou toda a infância completamente obcecado por futebol e que, mais do que qualquer coisa no mundo, deseja poder ser George Best ou David Beckham. Você treina e treina até que os dedos do pé doem, você forra as paredes de seu quarto com pôsteres e com outros suvenires e conta os dias para seu pai levá-lo para ver a seleção jogar. No carro, no caminho para casa, você tem um devaneio e imagina que o locutor do estádio começa a falar: "Senhoras e senhores, lamentamos informar que o sr. Beckham quebrou o pé. Mas não temam, em seu lugar temos Jamie Greene, 10 anos, de Huddersfield, a mais jovem estrela do futebol da Grã-Bretanha." A multidão vibra e, em sua fantasia, você é o melhor em campo, marcando vários gols e sorrindo em êxtase enquanto os companheiros de equipe o suspendem nos ombros e o carregam triunfantemente para as arquibancadas. Ao deitar na cama, naquela noite, você revive a fantasia e cai em um sono tranquilo. Quantos de nós não nos deliciamos ao nos imaginarmos como jogadores de futebol, estrelas de cinema, maestros, deuses do rock ou grandes amantes quando crianças ou, a bem da verdade, quando adultos?

Como poderíamos definir melhor uma fantasia? E qual seria a diferença entre uma fantasia *comum* e uma fantasia *sexual*?

Os psicanalistas e os psicólogos do desenvolvimento há muito especulam que a capacidade para gerar pensamentos particulares e internos começa, pelo menos, no nascimento e talvez mesmo algumas semanas antes, durante o terceiro trimestre de gravidez. Se estudarmos um bebê humano cuidadosamente, podemos aprender muito sobre suas fantasias não verbalizadas. Por exemplo, se um bebê começa a balbuciar, como muitos costumam fazer, e depois uma mãe amorosa o aproxima do seio, acalmando-o e satisfazendo o desejo dele por leite, podemos, com razão, inferir que o bebê abriga uma fantasia de leite, ou de algum tipo de alimento que, em ocasiões anteriores, magicamente acabou com a dor no seu estômago? Os psicanalistas freudianos, como eu, argumentariam que, até mesmo nessa idade tão tenra, nossas mentes contêm uma grande quantidade de pensamentos e desejos, a maioria dos quais nunca compartilhamos com outros, e muitos dos quais não compreendemos completamente.

Quando passamos da fase de bebê para a primeira infância, nossas fantasias giram cada vez menos em torno da alimentação real, no seio ou por mamadeiras, que nos mantêm vivos; em vez disso, as fantasias começam a se desenvolver em transformações mais simbólicas dos primeiros objetos de amor. Por exemplo, um menininho pode ansiar desesperadamente por um certo brinquedo como presente de aniversário ou Natal, esperando com ansiedade que sua mãe ou pai saiba desse forte desejo ou fantasia e tome as providências adequadas. Quando ficamos mais velhos, não apenas desejamos objetos concretos e externos, como um urso de pelúcia, uma boneca Barbie ou um tanque de brinquedo, mas ansiamos também por novas identidades. Menininhos podem desejar de todo coração se tornar Harry Potter, voando em um cabo de vassoura e realizando truques de mágica rudimentares; já as menininhas podem pular para cima e para baixo com uma escova de cabelo em suas mãos, fingindo ser estrelas da música pop, ansiando para se tornarem Britney Spears.

À medida que ficamos ainda mais velhos, nossas fantasias se desenvolvem de formas ainda mais complexas. Um rapaz de 17 anos, profundamente imerso na agonia dos exames escolares, pode fantasiar que obterá resultados suficientemente satisfatórios a ponto de ganhar uma vaga em uma universidade tradicional e prestigiosa; enquanto sua irmã de 18 anos, recém-chegada de uma temporada de verão em um treinamento intensivo de tênis, pode abrigar uma fantasia persistente de se tornar a próxima Martina Navratilova ou Venus Williams. Na véspera de nosso casamento, podemos fantasiar que nosso amor durará para sempre e que teremos duas crianças adoráveis, um menino e uma menina. Podemos fantasiar em nos tornarmos presidentes de empresas ou multimilionários, ou simplesmente famosos. Quaisquer que sejam nossas fantasias, cada ser humano sensível se envolve no processo de criar fantasias — com frequência, milhões delas não verbalizadas —, durante todo o percurso da vida.

Considero completamente normal a capacidade de fantasiar. Na verdade, ficaria extremamente preocupado se encontrasse um paciente que não conseguisse fantasiar, já que isso poderia indicar um empobrecimento do funcionamento da vida mental, tão característico das mais severas variedades de doença mental. Uma das descrições mais vívidas do fantasiar pode ser encontrada no clássico romance francês do século XIX, *Madame Bovary*, escrito por um Gustave Flaubert observador e contador de histórias. A jovem heroína, Emma Rouault, mais tarde Emma Bovary, foi criada em uma fazenda ultraprovinciana, perto da vila francesa de Caux, um lugar desolado do qual ansiava escapar. Como uma colegial, se deliciou com as histórias que ouvira de uma velha empregada que visitava seu convento e com os "longos capítulos" dos livros que lera em segredo. De acordo com Flaubert,

> Eram somente amores, amantes, senhoras perseguidas que desmaiavam em pavilhões solitários, postilhões assassinados em todas as pousadas, cavalos que eram mortos em todas as páginas, florestas sombrias, tumultos do coração, promessas, soluços, lágrimas e beijos, barcos ao luar, rouxinóis nos arvoredos, *cavalheiros* corajosos como leões, doces como cordeiros, virtuosos como ninguém pode

ser, sempre bem-vestidos e sensíveis. Durante seis meses, aos 15 anos, Emma mergulhou, pois, as mãos naquele pó dos velhos gabinetes de leitura. Com Walter Scott, mais tarde, apaixonou-se por coisas históricas, sonhou com arcas, salas da guarda e menestréis. Teria desejado viver em algum velho solar como aquelas castelãs de longos corpetes que, sob o trifólio das ogivas, passavam seus dias com o cotovelo apoiado na pedra e o queixo na mão a olhar um cavaleiro de pluma branca, vindo do fundo dos campos galopando um cavalo negro.[2]

Sem nenhum CD, DVD, iPod, Palm Pilot, MP3, e-mails, fax, nenhuma banda larga ou outra parafernália tecnológica para preocupá-la, alguém pode condenar Emma Bovary por se perder ao pensar em lendas históricas, como se ela tivesse se tornado um personagem de Sir Walter Scott, em *Ivanhoé*, entregando-se ao que Gustave Flaubert chamou, tão tentadoramente, de "fantasmagoria secreta" de Emma? Claro, distrações tecnológicas não impedirão a fantasia; em muitos casos, DVDs as inflamarão, como vimos no caso de Jasper, descrito no capítulo anterior. Porém, a paisagem desolada da vida de Emma, tanto externa quanto interna, certamente contribuiu para sua atração pela fantasia.

No caso de madame Bovary, vemos com muita clareza o caminho em que a fantasia fornece prazer consciente, uma fuga das restrições da realidade corriqueira. Tanto Jamie Greene, de Huddersfield, 10 anos, desesperado para ser David Beckham, quanto Emma Rouault, 15 anos, ansiando por se tornar a heroína de uma história de aventura gótica, todos fantasiamos, e o fazemos regularmente. Às vezes, nos referimos às nossas fantasias como "devaneios" e sabemos — como resultado das pesquisas realizadas por psicólogos acadêmicos de destaque, como o professor Jerome Singer, que foi, por muitos anos, professor de psicologia da Universidade de Yale, em New Haven, Connecticut — que o ser humano médio devaneia copiosamente, sendo essa uma característica normal da vida psicológica. Na pesqui-

---

[2] Tradução de Fúlvia Moretto, São Paulo: Nova Alexandria, 2007, p. 46. (*N. da T.*)

sa original do professor Singer, ele observou que os devaneios comuns podem incluir quaisquer um dos seguintes itens:

- Planejo como aumentar minha renda no ano que vem.
- Tenho meu próprio iate e planejo um cruzeiro pelo litoral oriental.
- De repente descubro que posso voar, para surpresa dos transeuntes.
- Vejo-me nos braços de uma pessoa terna e amorosa que satisfaz todas as minhas necessidades.
- Imagino um bombardeio atômico na cidade em que vivo.

A pesquisa fundamental de Singer nesse campo, com participantes americanos, revelou que, embora a maioria de nós devaneie com grande frequência, as diferenças entre subgrupos podem, não obstante, ser detectadas; por exemplo, aqueles que vivem em cidades tumultuadas relataram devaneios mais frequentemente do que aqueles que cresceram em ambientes suburbanos. Pode haver também diferenças culturais, conforme indicado por um dos estudos anteriores de Singer que demonstrou altas taxas de devaneios entre os afro-americanos e os judeus, comparado com os anglo-saxônicos. Pergunto-me se as pessoas de grupos minoritários tradicionalmente oprimidos fantasiam com maior liberdade e igualdade, enquanto aqueles que nasceram nos grupos majoritários sentem que isso já existe. Sejam quais forem as diferenças e as variações individuais, a rica literatura de pesquisa indica que a maioria de nós devaneia com muita intensidade, entregando-se a fantasias diurnas de todas as variedades concebíveis.

Mas não apenas nos deliciamos com as fantasias ou com os devaneios *conscientes*, como também temos outro conjunto de fantasias em nossas mentes — as fantasias *inconscientes*. Como podemos ter uma fantasia se ela permanece fora de nossa consciência? Esse conceito foi desenvolvido a partir do trabalho de Freud, que observou, com base em muitas décadas de prática clínica, trabalhando tanto com neuróticos relativamente estáveis quanto com os altamente neuróticos e com indivíduos psicóticos, que muito de nossa vida mental permanece enterrada na porção inconsciente da mente. Freud postulou que, muito embora não possamos estar conscientes das profundezas subterrâneas secretas de nossa função mental, a mente inconsciente ainda assim exerce influência, da mesma forma que um iceberg, uma pequena porção que se sobressai acima do nível da água em plena visão, mas a maior parte permanece escondida sob o oceano, e, não obstante, exerce um impacto frequentemente devastador, como os passageiros do *Titanic* tragicamente descobriram em 1912.

Um de meus pacientes, um cavalheiro de 61 anos, chamado "sr. Hildebrand", sofre de uma fantasia inconsciente de autodestruição, mas infelizmente não sabe disso. No nível consciente, o sr. Hildebrand lamenta o fato de ter tido três esposas, cada uma das quais iniciou um processo de divórcio, de ter perdido duas pequenas fortunas por causa de investimentos infelizes e de a maior parte de seus amigos, assim como seus cinco filhos, ter parado de falar com ele. Conscientemente, o sr. Hildebrand busca estabilidade, solidez e criatividade em sua vida, mas, de alguma forma por ele ignorada, encontra um modo de sabotar e, por fim, destruir toda a bondade de sua vida. Quando começou a fazer análise comigo, há muitos anos, ele se considerava simplesmente "azarado" e uma vítima da traição de suas "ex-mulheres diabólicas", da "porra" do chefe e dos "ingratos" dos filhos. Ele não conseguia enfrentar a possibilidade de ter, de alguma forma, contribuído para esse cenário tão desafortunado. Felizmente, após anos de um dedicado e prolongado trabalho terapêutico de ambas as partes, o sr. Hildebrand começou a agir de forma mais produtiva e menos selvagem, tanto na vida pessoal quanto profissional. Mas o impacto dos primeiros anos de autoataques sadomasoquistas o deixaram ferido e em uma posição muito menos segura na vida do que muitos contemporâneos.

O sr. Hildebrand cresceu em um ambiente profundamente punitivo e com uma mãe extremamente competitiva, que o minava a todo o instante, insistindo no fato de que ele não fazia nada direito. Quando, ao desenhar, ele não conseguiu manter o lápis de cera dentro das linhas do desenho, a mãe o fez sentir-se inútil, gritando sempre que qualquer pedacinho de cera caía sobre a mesa de madeira polida. Quando ele não conseguiu atingir 100% em um teste de soletração, ela gritou também, projetando a própria frustração e inadequação em seu minúsculo filho. Apesar de suas capacidades concretas e de seu alto grau de inteligência, ele, por fim, desenvolveu uma ideia em seu inconsciente, o que os psicanalistas descreveriam de uma fantasia "inconsciente": "Sou burro, um fracasso inútil e tudo que faço na vida será apenas lixo." Em função da natureza apavorante desse pensamento destrutivo, ele reprimiu essa constelação mental, mas ela ainda exerce um influência determinante no desenvolvimento de sua personalidade, apesar de manter-se inconsciente.

Portanto, nossas fantasias ou devaneios podem ser conscientes ou inconscientes. Elas podem ser irrestritamente prazerosas, tais como as de Jamie Greene, 10 anos, de se tornar um novo David Beckham; elas podem ser escapistas, como as de Emma Rouault, a futura madame Bovary; ou podem ser destrutivas, como descobriu o sr. Hildebrand, para sua grande tristeza.

No entanto, onde nossas fantasias sexuais se encaixam nesse quadro da mente humana? E como exatamente definimos uma fantasia sexual, afinal?

Para os objetivos deste estudo, desejo definir uma fantasia sexual, sobretudo, como um pensamento ou um conjunto de pensamentos conscientes, que contém uma descrição de um ato ou atos sexuais, imagens sexuais e linguagem frequentemente sexual, e que, em muitos casos, produz sensações prazerosas que variam do prazer mental à estimulação física na genitália. Em muitos exemplos, abrange desde a excitação dos mamilos em homens e mulheres à emissão parcial ou completa de fluidos da vagina ou do pênis. Em meu trabalho psicoterápico, encontrei muitos casos em que certa fantasia sexual fazia com que alguém ficasse ao mesmo tempo estimulado e horrorizado e excitado e inibido, ilustrando assim o que certa vez denominei paradoxo masturbatório, uma vez que muitas das nossas atitudes mais conflitantes e de sentimentos mais ambivalentes para com as nossas fantasias sexuais emergem quando nos masturbamos sozinhos.

Uma fantasia sexual pode ocorrer como um pensamento muito breve e fugaz, que dura alguns segundos ou até menos; por exemplo, estamos andando pela rua, olhando para uma mulher atraente no meio da multidão e pensamos: "Nossa, imagine como ela deve ser nua" ou "Imagine como ele seria na cama". Mas uma fantasia sexual pode durar por um prazo maior — pode ser uma narrativa intrincada e complicada, que continua por cinco ou trinta minutos, ou até mesmo por mais tempo, acompanhada pela masturbação, que muito frequentemente resulta em orgasmo. Da mesma forma, uma fantasia sexual pode ocorrer em nossas mentes durante as preliminares ou no meio do ato sexual com outra pessoa. Em alguns exemplos, teremos uma fantasia sexual específica em uma única ocasião, mas, para a maioria dos homens e mulheres adultos, a mesma fantasia sexual ou conjunto de fantasias pode ser reincidente.

As fantasias sexuais podem ocorrer a qualquer momento do dia ou da noite, em qualquer lugar, em qualquer estado de consciência, estejamos totalmente sóbrios, ligeiramente inebriados após o consumo de uma garrafa de cerveja ou chapados por maconha ou cocaína. Ao contrário do persistente estereótipo vitoriano, as mulheres fantasiam tanto quanto os homens.

Nossas fantasias podem ser extremamente simples, diretas e descomplicadas, e, caso fossem classificadas por um censor de filmes, poderiam ser consideradas bem apropriadas para uma plateia geral; por exemplo, podemos ter uma fantasia em que abraçamos nosso companheiro de longa data, compartilhando um beijo amoroso e ardente. Outras fantasias razoavelmente descomplicadas podem ser muito mais explícitas, como bolinar os genitais de outra pessoa, ou fazer amor. Em contrapartida, algumas pessoas relatam fantasias infinitamente mais complexas, que envolvem uma gama ampla de personagens encenando cenas intrincadas, as quais algumas pessoas poderiam considerar "sujas" ou "perversas". Por exemplo, um dos participantes de minha pesquisa relatou que sua fantasia sexual favorita envolve a rainha e a ex-primeira-ministra Margaret Thatcher. Na fantasia desse entrevistado, ele amarrava a rainha e a baronesa Thatcher com cordas e, em seguida, fazia amor com uma e depois com a outra.

As fantasias sexuais podem ser descritas como extremamente personalizadas. Alguns leitores podem considerar a fantasia sobre a rainha e a ex-primeira-ministra profundamente excitante; outros, considerá-la profundamente inquietante; e outros ainda podem simplesmente desdenhar uma fantasia que pode diferir enormemente de suas próprias. Os antigos romanos entoavam, frequentemente, *de gustibus non est disputandum* (literalmente, "Gosto não se disputa"), uma frase que em tradução livre significa "Gosto não se discute". Ao avançarmos em nossa investigação da psicologia das fantasias sexuais, começaremos, no entanto, a descobrir que, embora não possamos entender facilmente o desejo de uma outra pessoa por Margaret Thatcher — sobretudo se nós, por exemplo, desejamos a Jennifer Lopez —, verificamos que nossas preferências eróticas talvez não sejam tão acidentais ou aleatórias como presumimos, e quem sabe agora, afinal, possamos obter conhecimento psicológico clínico suficiente para dar conta, no todo, dos nossos próprios gostos sexuais.

Muitas de nossas fantasias sexuais, assim como muitos de nossos devaneios, são conscientes. Em outras palavras, sabemos exatamente que fantasias gostamos na privacidade de nosso quarto — escolhamos compartilhá-las ou não. Porém, desconhecidas para muitos de nós, também acolhemos fantasias sexuais secretas, ideias e pensamentos inconscientes, que giram nas profundezas de nossa mente e que podem não se manifestar por muitos anos, se é que isso possa ocorrer. Considere o caso do "sr. Illingsworth", um corretor de ações, de 46 anos, que veio ao meu consultório por causa de suas dificuldades em largar o álcool. Antes de chegar aos 40 anos, o sr. Illingsworth tinha uma mulher com quem fazia "sexo baunilha", o termo coloquial para relações sexuais convencionais, sem muita elaboração. Ele levava uma vida essencialmente calma, de classe média conservadora. No entanto, à medida que os anos passaram, ele se tornou cada vez mais enfadado e, finalmente, deprimido, um estado psicológico que tentou amenizar, sem sucesso, por meio do uso excessivo da bebida. Por fim, a mulher do sr. Illingsworth saiu de casa, incapaz de tolerar o crescente abuso verbal e seu estado alcoólico frequente. Em seis meses, o sr. Illingsworth começara a frequentar um clube sadomasoquista em Londres, onde observava homens e mulheres batendo uns nos outros com remos de madeira e bastões de metal. Embora nunca tivesse praticado qualquer forma de sadomasoquismo antes, o sr. Illingsworth me disse que ficava instantaneamente excitado e, em poucas semanas, se tornara um frequentador assíduo desse clube, tornando-se logo extremamente proficiente na arte de bater em seus novos companheiros, desfrutando do orgasmo mais explosivo que já experimentara toda sua vida matrimonial.

Eu afirmaria que o sr. Illingsworth havia, nesse ponto, entrado no domínio da perversão sexual. Sem dúvida, o termo "perversão" frequentemente causa irritação, e muitos consideram esse rótulo fora de moda e presunçoso. Porém, no discurso psicanalítico contemporâneo, os profissionais de saúde mental usam o diagnóstico de "perversão" de um modo muito específico. Definimos perversão como o desejo de causar dano a si mesmo ou a outro, um desejo tão forte que também provoca prazer sexual no perpetrador. O sr. Illingsworth acabou desenvolvendo uma perversão sexual sadomasoquista de porte expressivo, que ele praticava compulsivamente, ameaçando tanto seus "companheiros" quanto a si próprio, em termos físico, psicológico e talvez legal.

A intensificação da perversão sexual do sr. Illingsworth surpreendeu-o muito. Como ele explicou durante o decorrer de nossa entrevista, "eu nunca soube que tinha esses sentimentos dentro de mim. Eles simplesmente vieram... Senti-me como se tivesse voltado para casa. Encontrei a nave mãe!".

Suspeito que o sr. Illingsworth sempre sofreu de uma estrutura mental sadomasoquista e que sempre teve fantasias sexuais sadomasoquistas inconscientes. No entanto, até este ponto, elas tinham permanecido afastadas da consciência; mas agora, com o despertar desinibidor da partida de sua mulher, tinham se tornado conscientes e, portanto, mais facilmente disponíveis. Logo, as fantasias sexuais podem existir, simultaneamente, em vários níveis diferentes de consciência, algumas das quais nós conhecemos, mas outras permanecem mais escondidas, frequentemente por décadas.

Durante minha pesquisa sobre fantasias sexuais, entendi que muitos indivíduos, senão a maioria, têm dois conjuntos diferentes de fantasias sexuais conscientes: aquelas que revelamos aos nossos amigos e as que compartilhamos, frequentemente com profunda relutância, apenas com os confidentes ou os companheiros, se tanto. Por exemplo, em um bar, podemos comparar observações com nossos amigos e descobrir, sem grande surpresa, que cinco homens heterossexuais junto ao balcão admitem que consideram a atriz hollywoodiana Sharon Stone excitante, ou que cinco mulheres heterossexuais em um bar confessarão que Brad Pitt as deixa babando. Em certo nível, a vibração erótica gerada por tais estrelas de cinema icônicas nos oferece uma indicação de que muitas pessoas podem compartilhar fantasias sexuais. Porém, essas fantasias representam ao que já me referi como sendo "fantasias de bar" — aquelas simples e seguras que todos podem desfrutar sem revelar nada mais íntimo sobre o eu sexual particular. Eu apostaria bastante dinheiro em que, quando cada um dos inebriados frequentadores de bar volta para casa, para seu parceiro, à noite, ou para sua sessão-solo de masturbação, Sharon Stone e Brad Pitt podem fazer uma breve aparição, mas, de acordo com minha experiência clínica e minha pesquisa, quando a empolgação do bar se dissipa, vemos que alguma outra pessoa e, frequentemente, *algo* mais, predominará em nossas mentes. As fantasias mais elaboradas e induzidoras do prazer ocorrem não durante as conversas de bar, mas durante o ato sexual, sobretudo durante a masturbação, quando não temos o parceiro para nos distrair de nossos cenários sexuais mais particulares. Muitas pessoas acreditam que essas fantasias sexuais masturbatórias não podem ser pensadas na presença do parceiro, assim como o sr. Illingsworth não ousaria se entregar às suas fantasias sadomasoquistas com sua mulher, por medo de denegrir seu leito conjugal.

Em minhas pesquisas, descobri que cada um de nós abriga uma ou mais fantasias extremamente detalhadas e, às vezes, mais perturbadoras, que nunca revelaríamos em um bar, à mesa do café ou até mesmo no divã do psicanalista. Os profissionais que trabalham na linha de Anna Freud, a filha de Sigmund Freud que se especializou no tratamento psicológico de crianças perturbadas, já desenvolveram um termo para descrever essa fantasia singular: a "fantasia central de masturbação". Essa fantasia específica pode ser definida como uma fantasia erótica primordial para a qual retornamos sempre e que, de acordo com muitos psicólogos e psicanalistas freudianos ortodoxos e modernos, fornece a própria chave de nossas vidas psicológicas. De fato, alguns de nós retornamos repetidamente à mesma fantasia, que nunca varia; outros utilizam uma gama mais ampla de fantasias diferentes; e outros ainda utilizam a mesma estrutura (por exemplo, dominação, submissão, humilhação, dor etc.), mas variam os detalhes, de modo que uma noite uma pessoa específica possa fantasiar ser abusada por uma professora e, na seguinte, pelo patrão, no trabalho.

Nossas vidas de fantasia podem ser fixas e rígidas, ou mais fluidas e plásticas. A maioria de nós admitirá ter uma vida de fantasia que fica em algum lugar entre esses dois polos, ao longo de um contínuo.

Muitas pessoas compartilham suas fantasias sexuais, relatando-as para o melhor amigo, para a mulher ou marido, para a namorada ou o namorado, ou mesmo para o psicoterapeuta; enquanto outras pessoas, ao contrário, articulam suas fantasias masturbatórias centrais apenas com uma prostituta, ou com um estranho anônimo em uma sala de bate-papo na internet; e ainda outras pessoas vão para o túmulo sem nunca terem articulado uma única palavra a respeito de sua vida de fantasias secretas e subterrâneas. Alguns indivíduos restringem suas fantasias ao quarto, reservando-as ao ato sexual com o parceiro ou a uma sessão de masturbação; outras envidarão grandes esforços para colocá-las em prática vestindo fantasias, utilizando apetrechos e parafernália diversificada, frequentemente em lugares públicos ou semipúblicos, como clubes eróticos, festas particulares, becos ou locais frequentados por prostitutas.

Nossas fantasias podem ser muito previsíveis, tais como fazer amor com a própria mulher; contudo, na maioria dos casos, elas envolvem pessoas, animais ou objetos com os quais não temos nenhum vínculo verdadeiro com o mundo externo. Às vezes, até nós mesmos nos chocamos com elas. Uma das participantes de minha pesquisa, uma judia idosa cujos pais faleceram em 1942 durante o Holocausto, me contou, muito envergonhada, que sempre que se masturba imagina um grupo de oficiais da SS, com botas de couro e outros símbolos nazistas, forçando-a a tirar toda a roupa, antes de a amarrarem na mesa do dr. Josef Mengele para se submeter a exames de natureza fatal. Essa fantasia — que podemos considerar horrível e totalmente ilógica — também produz um orgasmo explosivo; no entanto, este é um outro exemplo de paradoxo masturbatório dominante. Essa senhora não tinha nenhuma ideia da razão pela qual os homens que assassinaram seus pais se tornariam os objetos de desejo de sua vida de fantasia sexual secreta; e até recentemente, tais fantasias aparentemente deixariam perplexos tanto os especialistas em saúde mental quanto os sexólogos clínicos.

Certas fantasias podem ser muito previsíveis, como é o caso típico do homem de meia-idade que fantasia apenas com louras estonteantes, como Marilyn Monroe. Outras nos deixam muito mais perplexos e são menos imediatamente compreensíveis, como é o caso da mulher que entrevistei que só faz sexo com homens, mas durante a masturbação imagina estar apenas com mulheres. Apesar de se entregar a essas cenas eróticas copiosas com outras mulheres, essa senhora me contou enfaticamente que ela nunca, *jamais*, dormiria com uma.

Nossas fantasias se originam de fontes muito diversas. Muitos de nós criam fantasias dentro da cabeça; em outras palavras, nós mesmos as construímos, a partir de impressões e experiências anteriores. Porém, outras pessoas dependem principalmente das fantasias contadas pelos parceiros, ou daquelas com que nos deparamos em um filme, uma revista, na internet, ou em quaisquer das miríades de outros tipos de pornografia tão facilmente disponíveis, sobretudo se essas fantasias evocavam os primeiros eventos infantis.

Certas pessoas utilizam as fantasias sexuais como um acréscimo temperado às suas vidas sexuais; mas para outras, envolver-se na estimulação de fantasias pode ser a única fonte de gratificação sexual. Mais adiante, abordarei um dos achados de meu projeto de pesquisa: na Grã-Bretanha atual, literalmente milhões de pessoas não têm nenhum contato sexual com outro ser humano e, portanto, dependem exclusivamente das fantasias sexuais, durante a masturbação, como sua *única* fonte de prazer erótico.

Alguns homens e mulheres não se envolvem em atividades sexuais porque não conseguem encontrar um companheiro disposto; outros temem o contato sexual por causa do risco crescente de contrair uma doença sexualmente transmissível; e ainda outros temem tanto a intimidade psicológica ao ponto de a busca por contato físico se tornar a menor das preocupações. "Troy", um homem de 51 anos que entrevistei, me contou que desfrutou de muito sexo nos dias de liberdade das décadas de 1970 e 1980, mas, assim que a Aids se tornou uma presença fatal, se absteve de toda atividade sexual e, desde 1987, teve apenas duas relações sexuais, ambas muito insatisfatórias, cheias do temor de se infectar, apesar do uso de preservativos. Na verdade, Troy se tornou tão aterrorizado com a Aids que, secundariamente, desenvolveu uma profunda fobia de intimidade psicológica também, e hoje permanece solteiro, tendo que se masturbar três ou quatro vezes ao dia para obter alívio sexual. Portanto, para Troy, e para milhões de outros cidadãos, as imagens secretas das fantasias sexuais constituem o centro vital de sua vida erótica.

Antes de concluir esta seção sobre a gama e o escopo das fantasias sexuais, desejo lembrar aos leitores de que a grande maioria das fantasias sexuais, sejam isoladas na privacidade das mentes ou praticadas teatralmente na privacidade dos quartos, permanecem razoavelmente seguras e encapsuladas, afetando ninguém mais além de nós mesmos e de nossos parceiros. Porém, às vezes, aquelas que são mais profundas irrompem de uma forma criminal, exercendo uma influência deletéria ou fatal sobre várias vítimas. Por ter trabalhado clinicamente por muitos anos no ramo de saúde mental, conhecido como "psicoterapia forense", tratando pacientes perigosos, como pedófilos e estupradores, sei que muitos desses indivíduos passaram períodos extensos usando pornografia pedófila antes de progredirem para a prática real de crimes de pedofilia. Outras pessoas, no entanto, conseguiram confinar seus impulsos pedófilos a práticas masturbatórias, nunca tendo colocado sequer a mão em uma criança de forma inapropriada. Alguns podem afirmar, com razão, que a masturbação que utiliza pornografia pedófila constitui por si mesma uma atividade criminal, na medida em que alimenta a indústria subterrânea de pornografia infantil. Logo, algumas fantasias sexuais, se colocadas em prática, seriam ilegais e extremamente perigosas; e muitas se tornam o ponto de partida de uma "carreira" subsequente como pedófilo ou estuprador. Deve-se enfatizar, no entanto, que há uma enorme diferença entre fantasia e ação, na maioria dos casos. As fantasias sexuais podem se tornar os maiores prazeres privados, mas se não forem controladas, tendem, em certos casos, a danificar os corpos e as mentes de vítimas inocentes, às vezes por toda a vida.

Em resumo, considero nossas fantasias sexuais atividades completamente comuns, que se desenvolvem na infância a partir de nossas primeiras capacidades de fantasiar e se tornam cada vez mais sexualizadas enquanto progredimos pelo ciclo da vida. Embora possamos, às vezes, gostar da mesma fantasia do amigo, cada um de nós, assim como um artista, a *transforma* em nossa própria tela privada, cada qual excitando-se por características específicas. Três diferentes homens adultos, todos se masturbando com a estrela de TV Jennifer Aniston, por exemplo, podem usar a imagem da srta. Aniston de formas muito diferentes. Um tipo pode se masturbar enquanto imagina ter relações sexuais com ela; outro pode atingir o orgasmo com a ideia de roubá-la de seu ex-marido, o ator Brad Pitt; enquanto o terceiro cavalheiro pode utilizar a srta. Aniston como uma participante no próprio ritual privado de masturbação sadomasoquista. Logo, a mera reivindicação de que "Eu tenho uma fantasia com Jennifer Aniston" nos diz muito pouco sobre a psicologia sexual secreta de alguém. Para aprender sobre nossa natureza mais verdadeira e íntima, devemos pesquisar o assunto mais profundamente, desenvolvendo um quadro mais profundo de nossa fantasmagoria secreta, ou do que denomino "impressões digitais psicológicas" particulares, que diferenciam uma mente da outra.

Os *"sexpecialistas"*

Antes de relatar meu projeto de pesquisa formal sobre a psicologia das fantasias sexuais, desejo contextualizar este trabalho em uma perspectiva histórica, para pagar tributo aos intrépidos investigadores sexológicos que fizeram contribuições pioneiras nesse campo e para explicitar as bases que fundamentam este trabalho. O número de pioneiros verdadeiramente sérios no estudo de fantasias sexuais pode ser contado nos dedos de uma única mão, pois, apesar do fato de que vivemos em uma era sexualizada, ainda sabemos muito menos sobre as origens das preferências sexuais, sobre a saúde ou a patologia de certas atividades sexuais e sobre as fontes do verdadeiro prazer sexual do que ousariam admitir aqueles que se ocupam da posição de "especialistas".

A disciplina dos estudos da fantasia sexual emergiu de maneira um tanto relutante, permanecendo um assunto extremamente evitado durante muitos séculos. O dr. Heinrich van Kaan, médico alemão da metade do século XIX, que se especializou no tratamento de "insanos", publicou em 1844, o livro *Psychopathia Sexualis*, sobre a patologia mental da sexualidade humana. Heinrich expressou principalmente enorme preocupação com os riscos da masturbação, um ponto de vista compartilhado com muitos médicos naquela época. Porém, diferentemente de outros médicos, que eram contrários à masturbação por causa da lassidão que supostamente se desenvolveria como resultado do desperdício de esperma, Van Kaan se preocupava especificamente com a masturbação por considerá-la uma perversão sexual perigosa, que poderia levar à degeneração da mente, sobretudo porque a masturbação frequentemente seria acompanhada por uma fantasia, na qual a mente poderia vagar sem restrições, ou mesmo se tornar completamente insana. Pergunto-me quantos milhões de homens e mulheres sofreram de extrema angústia como resultado da pedagogia mental do respeitado Van Kaan. Agora sabemos, claro, que as fantasias sexuais constituem um componente normal e universal da psicologia humana; mas, nos tempos repressivos e restritos de Van Kaan, quando até mesmo as pernas dos pianos eram cobertas com pequenos panos, a ideia de que nossas mentes poderiam abrigar pensamentos sexuais vívidos a qualquer hora da noite ou do dia acabou sendo problemática demais e, por isso, Van Kaan e seus colegas psiquiatras condenaram a sexualidade comum ao tachá-la de perversa.

Psychopathia Sexualis, do dr. Heinrich, parece ter sido aprovado como um título atraente, uma vez que, em 1886, 42 anos após sua publicação, um psiquiatra austríaco de ascendência nobre, professor Richard von Krafft-Ebing, produziu um tomo ainda mais influente com o mesmo nome, mas com o subtítulo de *Eine Klinisch-forenische Studie* (Um estudo clínico-forense). Felizmente, o professor Von Krafft-Ebing advogava um ponto de vista um tanto mais liberal e tolerante sobre a psicologia sexual humana do que Van Kaan e seus seguidores da metade do século, e, como resultado, muitos homens e mulheres austríacos atormentados consultaram Krafft-Ebing sobre suas fantasias privadas e, muitas vezes, angustiantes. Em um caso célebre, relatado em 1890, Krafft-Ebing discutiu a situação de um cavalheiro de Berlim que se entregava a verdadeiras "orgias de fantasia", que, em geral, envolviam ser espancado e humilhado. Um paciente articulado, o berlinense explicou a Krafft-Ebing que se tornara consciente de suas fantasias de espancamento masoquistas — sobretudo o desejo de ser aprisionado, açoitado, chutado e torturado por uma mulher — já na infância. Esse homem também ajudou Krafft-Ebing e investigadores posteriores a entenderem que, quando realmente colocava em prática suas fantasias de espancamento com a ajuda de uma prostituta, ele considerava a experiência muito pouco satisfatória. O paciente de Berlim explicou que obtinha mais prazer da *fantasia* do que da *realidade*, um fenômeno que os psicoterapeutas contemporâneos encontram cotidianamente na prática clínica. Como um de meus pacientes admitiu: "Às vezes, as trepadas mentais são melhores que as reais."

Krafft-Ebing se referiu às fantasias sexuais pelo termo estranho de "onanismo físico", no qual a palavra "físico" se refere à mente e "onanismo", o termo médico amplamente utilizado no século XIX, se refere à masturbação, um nome derivado de Onã, uma figura do Velho Testamento, que espalhava sua semente pela terra. Ao introduzir o termo "onanismo físico", Krafft-Ebing inconscientemente lançou a disciplina do estudo das fantasias sexuais, ajudando-nos a entender que a masturbação não pode ser descrita apenas como as carícias na própria genitália, mas, ao contrário, que a masturbação pode acontecer e, frequentemente acontece, dentro dos contornos da própria mente do sujeito. Em 1903, em uma edição atualizada de seu formidável compêndio sobre a perversão sexual, o professor Von Krafft-Ebing observou que o onanismo físico (fantasias masturbatórias) se manifesta de forma destacada na vida dos masoquistas. Ele também observou que os homossexuais masculinos usavam fantasias com outros homens para se excitarem com mulheres, em um momento na história em que o sexo físico entre homens poderia resultar em um processo penal. Portanto, dos escritos sexológicos pioneiros de Richard von Krafft-Ebing, os médicos e outros cientistas começaram a aprender mais sobre a existência generalizada das fantasias sexuais. No entanto, elas existiam apenas entre os considerados doentes, ou, em última hipótese, ligeiramente neuróticos. Entretanto, poderiam esses homens prussianos e austríacos nos ensinar algo sobre as fantasias sexuais entre indivíduos adultos comuns, "normais"?

Durante o período em que Krafft-Ebing foi o mais destacado psiquiatra de Viena, um jovem colega, de mente brilhante, começou a participar de conferências profissionais, na esperança de apresentar seus achados explosivos sobre as origens da doença neurótica. Dr. Sigmund Freud, um judeu, se formou em medicina pela Universidade de Viena, em 1886, no mesmo ano em que Krafft-Ebing publicou a primeira edição de seu clássico *Psychopathia Sexualis*. Ao longo dos anos, Freud viria a comprar, pelo menos, quatro edições diferentes do livro de Krafft-Ebing. Uma delas ainda contém as anotações a lápis de Freud, sugerindo que sua leitura foi muito cuidadosa. No entanto, embora reconhecesse sua dívida em relação ao aristocrático Krafft-Ebing, Freud expandiu nosso entendimento sobre sexualidade e fantasias sexuais de uma forma radicalmente diferente. Krafft-Ebing permaneceu um tanto indiferente às ideias de Freud sobre o relacionamento entre as primeiras experiências sexuais e a doença neurótica, e quando Freud apresentou um trabalho científico sobre a gênese da doença histérica à Sociedade de Psiquiatria e Neurologia de Viena, em 1896, Krafft-Ebing foi o presidente da mesa e condenou o trabalho de Freud como "um conto de fadas científico", uma observação que levou Freud a responder, em particular, "Eles que vão para o inferno".

Ferido pela recusa de Krafft-Ebing, porém não intimidado, Freud continuou a realizar suas pesquisas clínicas e sexológicas e, ao final, veio a merecer nossa apreciação como o homem que fez mais do que qualquer outro para normalizar os conteúdos da mente humana, afirmando enfaticamente que toda pessoa, independentemente do quanto "normal" ou "anormal" seja, luta com fortes impulsos eróticos e desejos violentos e poderosos. Em seu trabalho pioneiro, publicado em 1905, *Três ensaios sobre a teoria da sexualidade,* Freud observou que a assim chamada sexualidade "perversa" (seja chupar, lamber ou bater) deriva de nossas primeiras experiências infantis no seio materno e que a maioria de nós não confina nossas atividades sexuais ao ato heterossexual e genital com o objetivo único de procriação. Em outras palavras, do ponto de vista científico, Freud colocou as preliminares no mapa como uma característica da vida erótica aceitável e, de fato, inescapável.

Partindo das pesquisas de Krafft-Ebing sobre a psicopatologia sexual, Freud ampliou o campo ainda mais ao explorar as origens secretas das fantasias sexuais e ao examinar com mais profundidade o papel que elas desempenham em nossa vida mais ampla. Krafft-Ebing tentou levantar o véu que cobria o segredo do estudo da sexualidade, mas ainda considerava grande parte do funcionamento sexual humano degenerado. Freud, pelo contrário, nos ajudou a apreciar a própria normalidade da sexualidade, seja o nosso envolvimento em atividades sexuais com fins procriativos ou não.

Ao se aprofundar em seu projeto de pesquisa sexual particular, Freud fez duas descobertas: as fantasias sexuais servem como realização de desejos primitivos e intoleráveis e também protegem a mente de pensamentos frequentemente ainda mais desconfortáveis. As fantasias sexuais não podem ser descartadas como o prelúdio para uma "punheta rápida" ou um orgasmo de tirar o fôlego; pelo contrário, Freud considerava as fantasias sexuais um produto mental que realiza uma função importante na mente humana.

Em 1895, Freud descreveu o caso de uma jovem cantora cujo nome fictício no estudo de caso era "Frau P.J.", uma recém-casada cujo marido trabalhava como caixeiro-viajante. Um dia, depois da partida de Herr J. em uma viagem de negócios, a jovem cantora de ópera começou a cantar o famoso "Séguidille" da ópera de 1875 de Georges Bizet, *Carmen*. Para sua grande surpresa, de repente, Frau P.J. sentiu seu corpo ser tomado por uma sensação estranha e, durante o ensaio da canção alegre em tempo rápido, experimentou um orgasmo. Bem, perguntei a várias cantoras de ópera se a partitura de *Carmen* alguma vez as induzira ao orgasmo e, embora muitas delas descrevessem a música como sedutora, excitante e até mesmo orgástica, nenhuma atingiu o clímax verdadeiro com ela. Aflita, Frau P.J. visitou o consultório de Freud, sem dúvida alguma angustiada por essa reação incomum. Sempre agindo como um superdetetive, Freud usou suas habilidades de investigador e logo descobriu a razão para o orgasmo inesperado da jovem cantora.

Para os não familiarizados com o libreto de "Séguidille" de *Carmen*, a ária fornece à protagonista uma oportunidade à imaginação, ao cantar as alegrias de voltar a se juntar a seu amante. Na transição, ou na seção de contraste para com a melodia principal, Carmen explica:

> *Oui, mais toute seule on s'ennuie,*
> *Et les vrais plaisirs sont à deux;*
> *Donc, pour me tenir compagnie,*
> *J'emmènerai mon amoureux!*
>
> (Mas sozinho, o que se pode fazer?
> A verdadeira alegria começa com dois;
> E, portanto, para me fazer companhia,
> Levarei meu amante comigo!)

Freud logo percebeu que o libreto envolve uma jovem que deseja desesperadamente fazer parte de um casal, gritando que "A verdadeira alegria começa com dois", e que para "me fazer companhia/levarei meu amante comigo!" Por meio da letra da canção, Carmen reduz a dor da perda e da separação ao fantasiar uma união com um amante. A esse respeito, a situação ficcional de Carmen espelhava o predicamento da vida real da recém-casada *Hausfrau* vienense, uma senhora deixada pelo marido que sai em viagem e com quem ela desejava se reunir.

É claro que muitos maridos deixam suas mulheres ao embarcar em viagens de negócios, mas a maioria delas raramente atinge o orgasmo enquanto canta fragmentos de ópera francesa do século XIX. Devemos lembrar, no entanto, que Freud tratou Frau P.J. na década de 1890, no auge da repressão sexual vitoriana. Muito provavelmente, Frau P.J. casou virgem e, caso verdade, teria tido suas primeiras experiências abertamente sexuais apenas muito recentemente, nos primeiros três meses de seu casamento, antes de seu marido desaparecer em uma viagem de negócios. Portanto, Frau P.J. tinha acabado de começar a desfrutar do ato sexual, e logo experimentou uma grande privação e perda sexual três meses depois. Embora Freud escrevesse em um estilo cavalheiresco em seu estudo de caso, ele insinuava, muito claramente, que Frau P.J. devia estar "a perigo" pela falta de sexo com o marido e, em sua frustração aguda, a mera referência à vendedora de cigarros espanhola, como Carmen, que desejava um homem, provou ser o suficiente para Frau P.J. ter paroxismos de êxtase sexual. Portanto, de acordo com Freud, as fantasias sexuais resultam, pelo menos em parte, da insatisfação sexual, servindo a fantasia como um meio de satisfazer um desejo frustrado.

Porém, a fantasia sexual de ânsia e o orgasmo consequente, ocorrido durante o "Séguidille" de Carmen, não apenas gratificaram o desejo sexual de Frau P.J.; além disso, a fantasia e o orgasmo também desempenharam uma função defensiva, permitindo o que ela desfrutasse de pensamentos de reunião feliz com o marido, em vez de pensar que o viajante poderia ter um caso extraconjugal com uma jovem *Fräulein*, em Breslau, Bucharst ou Salzburg, ou até mesmo não retornar para casa.

À medida que Freud continuava a obter mais experiência clínica psicanalítica com seus pacientes particulares, mais se conscientizava de que nossa vida de fantasia nem sempre se desenrola de forma previsível. Com o tratamento de Frau P.J., ele já aprendera que a excitação e o orgasmo podiam ocorrer no mais aparentemente improvável dos lugares; por exemplo, sentado ao piano em uma sala de visitas burguesa em Viena. Até 1899, Freud aprendera tanto sobre as vicissitudes da vida sexual humana que escrevera para um colega médico simpatizante dizendo: "Estou me acostumando com a ideia de considerar cada ato sexual como um processo no qual quatro pessoas estão envolvidas." Mas o que Freud queria dizer com essa noção um tanto provocadora de que cada ato sexual realmente envolve quatro pessoas?

Anteriormente, nessa carta, Freud escrevera sobre a bissexualidade, um assunto que o fascinava enormemente e, embora não o tenha elaborado em grandes detalhes, suspeito de que suas observações sobre o sexo exigir quatro pessoas podem ser uma referência condensada à sua ideia de que, quando um homem e uma mulher fazem amor, cada uma das mentes contém partes componentes masculinas e femininas. Porém, Freud pode também ter sugerido que quando uma pessoa realiza um ato sexual, ele ou ela terá uma fantasia com alguma outra pessoa; logo, quando o sr. e a sra. Smith fazem sexo, ele pode estar pensando em outra mulher e ela em outro homem; portanto a cama se torna cada vez mais lotada, com quatro pessoas em vez de duas. Como um profissional de saúde mental muito experiente, Freud teria tomado conhecimento não apenas de casos extraconjugais entre seus pacientes, mas também do que denominei "caso intraconjugal", ou seja, aqueles pensamentos sexuais particulares que permitem a todos nós mentir para nosso parceiro, mesmo enquanto fazemos amor com ele.

À medida que seu trabalho progredia, Freud especulou que o conteúdo de nossas vidas de fantasia se origina nas experiências reais que ocorreram em nossos primeiros anos de desenvolvimento. Para Freud, e para os freudianos modernos, como eu, a escolha de nossos objetos de fantasia deriva, em grande parte, de nossos primeiros "amores" da infância, sobretudo de nossos pais ou das pessoas que cuidaram de nós. Freud também observou que, embora as fantasias sexuais se tornem variações de experiências infantis, nem sempre elas espelham a experiência infantil original ponto a ponto. Por exemplo, "Kelvin", entrevistado em meu projeto de pesquisa, me contou que aprendera a se masturbar em um armário escuro na casa dos pais. Ele se escondia lá para que seus pais "autoritários" não o descobrissem se masturbando no quarto. Nascido numa família do interior que vivia próximo a uma charneca pantanosa, a mãe de Kelvin mantinha vários tipos de botas de borracha no armário e, quando Kelvin atingia o orgasmo, ele empurrava seu corpo contra as duras botas de borracha para ter mais fricção física. Anos mais tarde, Kelvin já adulto e vivendo sozinho, as memórias excitantes de se deleitar com o secreto prazer masturbatório no armário retornaram, e em suas fantasias sexuais ele sempre imaginava suas amantes vestindo botas de borracha de cano alto. Essa imagem fornece uma indicação da noção de Freud de que nos agarramos a uma parte da experiência infantil e depois a desenvolvemos, a transformamos ou mesmo a encenamos, de modo que essa experiência se torna a própria base das fantasias e excitações sexuais na vida posterior. A fantasia de Kelvin não teria surpreendido Sigmund Freud de forma alguma, pois ele reconheceu, desde 1905, que as fantasias eróticas podem assumir qualquer formato e observou que os devaneios eróticos se expressam em "infinitas variedades".

Após mais de 20 anos de prática psicológica, Freud não mais escrevia com a curiosidade perplexa do cientista clínico novato, tateando seu caminho através de novas e duras descobertas incomuns. Em 1908, o pai da psicanálise apresentou uma avaliação um tanto ríspida da fantasia sexual. Ela não apenas realizava os desejos secretos e protegia a mente de outros pensamentos desconfortáveis, e não se desenvolvia somente a partir de experiências infantis, mas agora ele observava também que ela indicava a presença de perturbação mental. Em seu pequeno ensaio sobre "Escritores criativos e devaneios", Freud opina: "Podemos partir da tese de que a pessoa feliz nunca fantasia, somente a insatisfeita. As forças motivadoras das fantasias são os desejos insatisfeitos, e toda fantasia é a realização de um desejo, uma correção da realidade insatisfatória." Nesse mesmo artigo, Freud também observou que nossas fantasias não apenas dão prazer, mas também provocam sofrimento, destacando que:

> O adulto, ao contrário, envergonha-se de suas fantasias, escondendo-as das outras pessoas. Acalenta-as como seu bem mais íntimo e, em geral, preferiria confessar suas faltas do que confiá-las a outro. Pode acontecer, consequentemente, que acredite ser a única pessoa a inventar tais fantasias, ignorando que criações desse tipo são bem comuns nas outras pessoas.

A esse respeito, Freud tenta desconfortavelmente se equilibrar entre duas posições, observando que as fantasias sexuais ocorrem em todas as mentes e nos causam vergonha e angústia; mas, mesmo que fantasias possam resultar em frustrações, todos nós as apreciamos, embora frequentemente soframos um sentimento de isolamento e acreditemos que somos os únicos a ter tais pensamentos sexuais privados pouco usuais.

Embora algumas pessoas pareçam de fato ter uma vida de fantasia sexual franca e descomplicada, sonhando com relações sexuais amorosas com os parceiros de longa data, a grande maioria das mulheres e dos homens britânicos parece ter um conjunto bem diverso de fantasias, muitas das quais geram não apenas prazer, mas também dor. Um pouco antes de sua morte, em 1939, Freud descreveu um caso, publicado postumamente, de um paciente masculino que sofria de impotência psicológica; esse indivíduo simplesmente não conseguia ter uma ereção durante as relações sexuais. No entanto, quando se masturbava sozinho, o paciente invocava uma fantasia de ter relações sexuais com sua mãe *e* seu pai, e essa fantasia tão vívida facilitava a rigidez. Suspeito que esse paciente masculino deva ter se enrubescido consideravelmente antes de revelar sua fantasia masturbatória privada ao professor Freud. No entanto, para mostrar uma atitude mais positiva, Freud procurou oferecer um ambiente tranquilo e confidencial no qual tais confissões sexuais pudessem ocorrer. Além disso, quando um paciente fica tão perturbado por um sintoma sexual, ele ou ela frequentemente irá às últimas consequências para encontrar o tratamento, uma vez que muitas dificuldades sexuais dessa natureza podem destruir um casamento ou um relacionamento familiar.

Embora Freud não forneça muitos detalhes a respeito desse caso específico, a fantasia de ter relações com os próprios pais suscita muitas questões. Por que o paciente ficaria excitado ao pensar em sua mãe e em seu pai idosos, em vez de em sua mais formosa companheira? Ele poderia simplesmente ser apenas um perverso incestuoso, ou esse paciente permitiu que sua censura mental se afrouxasse o suficiente para oferecer a Freud uma percepção das origens de nossas atrações eróticas na vida adulta? Talvez, como Freud postulou, nossos pais sejam nossos primeiros amores de fantasia por terem sido as pessoas com mais acesso aos nossos corpos ao nos alimentarem, embalarem, banharem e trocarem nossas fraldas. As excitações prazerosas que experimentamos na infância são reprimidas, mas, de acordo com Freud, elas também permanecem presentes para sempre nas regiões inconscientes de nossa mente e continuam a operar de forma poderosa e subterrânea durante o resto de nossas vidas adultas. Um estudo cuidadoso das observações clínicas de Freud nos força a confrontar uma questão crucial: suas descobertas se referem apenas aos membros mais perturbados de nossa população ou elas também são relevantes para o entendimento da psicologia de homens e mulheres razoavelmente saudáveis, do ponto de vista mental, em todos os lugares?

Embora o estudo das fantasias sexuais nunca tenha se tornado um foco predominante na substancial carreira de pesquisa de Freud, ele forneceu aos psicólogos, psicoterapeutas, psicanalistas e sexologistas modernos as ferramentas essenciais de que precisávamos para começar nossa jornada de entendimentos subsequentes. Freud ocupa a posição mais edificante nos estudos da sexualidade humana, não apenas porque superou a terrível resistência de seus colegas — a maioria o encarava com suspeita e escárnio por ele falar tão francamente sobre o sexo humano e suas muitas vicissitudes em um momento na história em que até mesmo os médicos consideravam o sexo não apenas uma questão completamente privada, mas também vergonhosa.

Menos de nove anos após a morte de Sigmund Freud, em 1939, ocorreu outra revolução na história da sexologia humana quando o professor Alfred Charles Kinsey — entomologista e zoologista da Universidade de Indiana, de maneiras suaves e gravata-borboleta, que dedicara a maior parte de suas energias profissionais ao estudo científico de vespas — chocou a América com a publicação de seu best-seller instantâneo *Sexual Behavior in the Human Male* (Comportamento sexual no macho humano), a mais abrangente e franca pesquisa das *práticas* sexuais já realizada. O livro de Alfred Kinsey, em coautoria com seus associados pesquisadores Wardell Pomeroy e Clyde Martin, se tornou uma preocupação tão grande entre os círculos de boatos nos Estados Unidos que, cinco semanas após sua publicação, atingiu o topo da lista dos mais vendidos — cerca de 100 mil cópias em pouco mais de dois meses. Tempos depois, em dezembro de 1948, o compositor da Broadway Cole Porter imortalizaria Kinsey nas letras da música *Too Darn Hot*, abertura do segundo ato de seu famoso musical *Kiss Me, Kate*.

Kinsey escandalizou uma nação que ainda se recuperava da Segunda Guerra Mundial não apenas por conduzir o maior e mais íntimo estudo sobre a sexualidade humana, mas também por revelar que, sob a fachada conservadora de uma nação criada com os filmes açucarados de Shirley Temple e sob a adulação ao presidente Franklin Delano Roosevelt, incapacitado pela pólio, se escondia uma sexualidade secreta e subterrânea.

Não era possível descartar a publicação original do professor Kinsey, cerca de 804 páginas no total, como o trabalho de um pornógrafo reprimido. Ele e seus colegas pesquisadores passaram anos percorrendo a nação para entrevistar cerca de 12 mil americanos face a face, em repúblicas universitárias, jovens em escolas do ensino médio, residentes de pensões, grupos de ativistas antiguerra, executivos, delinquentes, prisioneiros, caroneiros, pacientes psiquiátricos e mesmo o elenco da produção da Broadway da peça de Tennessee Williams *Um bonde chamado desejo* — portanto, em algumas dessas entrevistas talvez tenhamos uma história sexual anônima de Marlon Brando. Kinsey passou grande parte do tempo treinando os entrevistadores que conduziriam uma avaliação franca e padronizada dos participantes da pesquisa, homens "brancos" e "negros", "heterossexuais" e "homossexuais", desde Michigan até Manhattan e outros pontos além, perguntando-lhes, em média, entre 300 e 521 questões que cobriam tudo, do estado civil a uma descrição detalhada das técnicas de masturbação, e assim por diante. Por fim, Kinsey obteve histórias sexuais completas de grupos ocupacionais tão diversos quanto contrabandistas de bebidas alcoólicas, pastores, fazendeiros, apostadores profissionais, prostitutos, "vagabundos", cafetões, carcerários, psiquiatras, professores de escolas públicas, ladrões, assaltantes e assistentes sociais, além de escriturários, professores universitários, advogados, médicos e policiais.

As descobertas que acabaram sendo mais alarmantes na época incluíam o fato de que quase todos os homens se masturbavam, embora poucos tivessem alguma vez na vida admitido esse fato para alguém, e que porcentagens extremamente altas de homens tinham se envolvido em sexo pré-nupcial, homossexual e extraconjugal. Embora muitos desses dados não surpreendam uma plateia do século XXI (exceto talvez a alta taxa de experiências ou experimentações homossexuais por homens com uma orientação geral heterossexual), Kinsey tinha acionado uma bomba-relógio; e em função do próprio tamanho de sua amostra de pesquisa e do rigor com que coletara e gravara esses dados, suas descobertas não podiam ser ignoradas. Em 1953, surgiu um outro volume — intitulado *Sexual Behavior in the Female Human* (Comportamento sexual na fêmea humana) e escrito, em conjunto, por Kinsey, Pomeroy e Martin, com a ajuda do antropólogo Paul Gebhard e de nove outros pesquisadores — que revelava material igualmente explosivo, destruindo o mito da dona de casa da década de 1950 como uma quase virgem de cabelo bufante e vestida de tafetá, que só praticara sexo duas ou três vezes, na posição papai e mamãe e estritamente para fins procriativos.

Precisaríamos dos serviços de um historiador social das atitudes americanas para explorar os efeitos completos da ogiva explosiva de Kinsey sobre o desenvolvimento da sexualidade na América, na Grã-Bretanha e em outros países, mas todos os sexólogos e profissionais de saúde mental concordariam que Kinsey exerceu um impacto monumental, sobretudo na remoção do véu de proteção que tanto encobria a sexualidade humana, reduzindo, portanto, o volume incalculável de vergonha e culpa sentida pela maioria dos cidadãos do meio do século a respeito da masturbação e da homossexualidade.

Embora Kinsey tivesse prestado uma enorme contribuição ao estudo da sexualidade humana, sem paralelo e, provavelmente, incomparável em nossa época, seu estudo foi concentrado quase exclusivamente no comportamento real e externo. Em outras palavras, ele trouxe à tona informações sobre *o que* fazemos na cama (isto é, *que* atos sexuais apreciamos, *com que frequência* e *com quem*). Embora profundamente favorável à psicanálise freudiana, Kinsey não recebeu treinamento em psicologia moderna e, portanto, tratou o ser humano de forma muito parecida com as vespas — um sujeito cujo comportamento era capaz de ser estudado visualmente. Ele nos forneceu muito pouca informação sobre os conteúdos da mente humana durante o sexo, ou sobre as causas das atividades ou preferências sexuais, ou sobre as reações psicológicas a várias experiências sexuais. Deixou o campo da fantasia sexual para seus colegas nas comunidades psicoterapêutica e psicanalítica. Na verdade, nas 804 páginas sobre a sexualidade masculina, encontra-se apenas um pequeno parágrafo sobre a fantasia sexual, no qual ele observa que as fantasias e o comportamento podem corresponder um ao outro perfeitamente (por exemplo, como no caso de um homem heterossexual fazendo sexo enquanto fantasia sobre sexo heterossexual), ou, alternativamente, a realidade comportamental e a fantasia intrapsíquica podem ser mais diferentes (por exemplo, um homem heterossexual fazendo sexo heterossexual enquanto fantasia com animais de fazenda). Da mesma forma, em seu volume sobre a sexualidade masculina, Kinsey, em uma sentença descartável, apontou que, embora as fantasias frequentemente acompanhem a masturbação, elas às vezes não se tornam conscientes até um ano ou mais após o macho em questão ter começado a praticar a autoestimulação.

Após a destacada realização de Alfred Kinsey e de sua equipe de pesquisa (muitos dos quais não receberam o crédito apropriado que mereciam como soldados viajantes de Kinsey), a paisagem explícita da sexualidade ocidental não poderia mais permanecer tão reprimida. Na verdade, seu trabalho abriu a porta para o desenvolvimento de um diálogo mais franco em torno da sexualidade, o qual atingiu seu ápice durante a revolução da década de 1960, quando as interações sexuais puderam ser exploradas e apreciadas com um senso de novidade renovado, não apenas pelos homens, mas também, talvez especialmente, pelas mulheres, muitas das quais nunca haviam experimentado previamente um orgasmo, nem mesmo tomado conhecimento dessa possibilidade.

Na década de 1970, a fase de Heinrich van Kaan e Richard von Krafft-Ebing já estava em decadência e o progressivismo mais humanista e liberal de Sigmund Freud e Alfred Kinsey predominava, abrindo as comportas para muitos outros pesquisadores sérios, sobretudo a escritora americana Nancy Friday. Ela nunca estudara psicologia (embora fosse extremamente simpatizante das ideias psicanalíticas), mas causou mais uma explosão, em 1973, com a publicação de seu influente livro *Meu jardim secreto*, que não foi apenas uma grande contribuição para o estudo da mente feminina, mas também um tratado protofeminista que documentava, em detalhes gráficos, que as mulheres podiam ser tão sexuais quanto seus congêneres masculinos e que havia uma paisagem ardente, criativa, hedonista e, frequentemente, culpada por trás da dona de casa comum. O trabalho de Friday revelou que muitas mulheres americanas da década de 1970 fantasiavam com sexo explícito, incessantemente, o dia inteiro; algumas com praias refrescadas por brisas suaves e outras com estupros por homens embrutecidos ou por animais. Três compêndios posteriores coletados por Nancy Friday apareceram entre 1975 e 1991, *Forbidden Flowers* [Flores proibidas], *O homem e o amor — As fan-*

tasias sexuais masculinas: o triunfo do amor sobre a raiva e *Mulheres por cima*, cada um mais revelador do que seu antecessor, estabelecendo, portanto, a disciplina do estudo das fantasias sexuais como uma área legítima de investigação clínica, acadêmica e cultural, gerando uma literatura vigorosa de estudos de casos psicoterapêuticos, estudos psicológicos experimentais, assim como incontáveis volumes de literatura erótica publicados. Como a própria Friday apontou, com a modéstia que lhe é característica, talvez uma das maiores descobertas de seu trabalho seja o reconhecimento de que quase todos os homens e mulheres adultos têm uma vida de fantasia sexual privada e, se há os que podem achar suas próprias fantasias obscenas, sujas, atormentadoras ou bizarras, há também outros saudáveis e sensíveis que apreciam as mesmas fantasias. Como Friday relatou:

> Desde a publicação de *Meu jardim secreto* nos Estados Unidos, recebi milhares de cartas de mulheres que se assemelham muito às respostas das mulheres da Grã-Bretanha em minhas viagens de pesquisa por lá: "Nunca ouvi outras mulheres expressarem pensamentos como esses. Eu pensava que era algum tipo de aberração ou perversão por ter ideias tão sexualmente 'erradas'. Agora, sinto que posso aceitar a mim mesma. Graças a Deus, não estou sozinha."

O projeto de pesquisa das fantasias sexuais britânicas

Comecei o trabalho psicoterapêutico com pacientes em 1982, como um jovem estagiário sob supervisão. Desde então, tratei várias centenas de indivíduos e casais com psicoterapias de curto, médio e longo prazos. Além disso, realizei mais de três mil entrevistas de avaliação — consultas introdutórias, projetadas para certificar a compatibilidade do paciente com um tipo específico de intervenção psicológica. Na maioria dos casos, os pacientes que passavam por entrevistas de avaliação eram encaminhados a colegas, a grupos psicoterapêuticos ou a outros tipos de serviços psicológicos. Embora eu tenha acumulado muita experiência clínica, ouvindo histórias de abuso, luto, perversão, até mesmo assassinato, tive, ao longo de décadas, muitos poucos pacientes psicoterápicos que me confiaram detalhes completos e íntimos de sua vida de fantasia sexual. Isso não é incomum nos diários de anotações dos profissionais de saúde mental.

Meus colegas relataram uma lacuna semelhante em seus trabalhos com pacientes psicoterápicos. Desde que iniciei meu projeto de pesquisa das fantasias sexuais, comecei a fazer enquetes com colegas em conferências e encontros sobre saúde mental, e posso relatar que pouco mais de 5% deles tiveram a experiência de ouvir pacientes ou clientes discutindo fantasias masturbatórias ou de coito, em parte por causa da vergonha persistente do conteúdo de nossas fantasias — que frequentemente viola nosso próprio sentido de eu. Por exemplo, nos poucos casos em que ouvi fantasias sexuais, durante os primeiros anos de minha vida profissional, encontrei os seguintes tipos de situações problemáticas:

- um profissional da área médica cujas fantasias masturbatórias envolviam a realização de cirurgia sádica em mulheres jovens.
- um homem casado, que se dizia heterossexual, pai de três crianças, cuja vida de fantasia, no entanto, envolvia ser urinado por homens homossexuais.
- um assistente social que reunia fantasias masturbatórias pedófilas, embora nunca tivesse colocado em prática tais fantasias.
- uma escritora romântica bem-sucedida que fantasiava fazer sexo com animais e não com seres humanos. Ela se sentia fraudulenta ao escrever romances "folhetinescos" sobre contos de fadas quando sua própria vida psicológica revolvia ao redor da bestialidade.

Claramente, pode-se imaginar os dilemas internos e as angústias pessoais com os quais esses indivíduos precisavam lidar. Seria surpreendente pensar que cada um deles — homens e mulheres — precisou de muito tempo e muita coragem para articular as próprias fantasias que ameaçavam aniquilar seu sentido de identidade? É possível viver como alguém que combate doenças e que simultaneamente obtém prazer orgástico ao pensar em cortar corpos femininos com seus próprios instrumentos cirúrgicos — uma verdadeira Florence Nightingale durante o dia e Sweeney Todd à noite?

Uma de minhas colegas da área de psicoterapia conjugal, Elspeth Morley, da Sociedade de Psicoterapeutas Psicanalistas de Casais, ofereceu uma explicação útil e convincente sobre a razão pela qual os trabalhadores psicoterapêuticos raramente tomam conhecimento das fantasias de seus pacientes, sobretudo suas fantasias masturbatórias mais privadas e verdadeiras, em oposição às fantasias de bar. A sra. Morley sugeriu que, a não ser que os pacientes se exponham e arrisquem compartilhar uma fantasia profundamente embaraçosa e potencialmente humilhante nas primeiras etapas da terapia, muitos frequentemente ficarão inibidos demais para revelar tal material de fantasia em uma etapa posterior, sobretudo após o relacionamento profissional entre o psicoterapeuta e o cliente se tornar cada vez mais bem-estabelecido. Em outras palavras, muitas pessoas achariam mais fácil revelar essas fantasias a prostitutas anônimas, ou a um conhecido em uma sala de bate-papo na internet, em vez de a alguém com quem eles se encontram regularmente, possivelmente várias vezes por semana, ao longo de vários anos. A esse respeito, como psicoterapeutas, nos encontramos em uma posição semelhante àquela de um parceiro conjugal de longa data, sendo frequentemente o último a saber.

Fui forçado a admitir que, embora grande parte de meu trabalho psicoterápico pudesse ser descrito como "profundo", pois frequentemente gasto meses, se não anos, com pacientes reconstruindo traumas infantis de abuso, negligência e outras formas de crueldade, o centro sexual mais privado de meus clientes permanecia, na maioria dos casos, incomunicável. Pode ser, claro, que muitos dos pacientes que compareciam às sessões não tivessem nenhuma fantasia sexual, ou talvez nenhuma vergonhosa que não pudesse ser facilmente descrita; mas percebi — por meio do cirurgião que fantasiava picar corpos femininos e pelo pai de três crianças, predominantemente heterossexual, que fantasiava com a urinação homossexual — como esse assunto pode se tornar muito complicado e como pode ser profundamente difícil para as pessoas terem até mesmo uma conversa profissional íntima sobre essas questões.

Seria justificável, é claro, questionarmos esse material; talvez, como pode ser o caso com muitos profissionais de saúde mental, minha visão tenha se distorcido ao ouvir as confissões de alguns indivíduos muito doentes, do ponto de vista emocional, ao longo de muitos anos. Indubitavelmente, os psicoterapeutas ouvem o lado mais tenebroso da vida com mais frequência que os profissionais em outros campos. Não consigo me lembrar de um dia de trabalho, nos últimos anos, em que *não* tenha ouvido sobre abuso sexual infantil, infidelidade e morte, muitas vezes em uma única sessão de cinquenta minutos. Porém, apesar disso, devo enfatizar que a grande maioria dos indivíduos que vieram me consultar ao longo desses anos não poderia ser descrita como sendo composta de loucos. Trabalhei, claro, com pessoas que foram diagnosticadas como esquizofrênicas, com desordem da afetividade e com outras formas de psicoses, assim como quem luta com a desordem limítrofe da personalidade, sem mencionar pacientes forenses que infringem a lei. Porém, a maioria de meus casos clínicos consistia, e continua a consistir, em homens e mulheres estáveis, criativos, humanos e decentes que, não obstante, apresentam certa angústia, inibição ou tormento em suas vidas emocionais e que têm a coragem e a inteligência para fazerem psicoterapia, em vez de se sentarem e remoerem improdutivamente como fazem muitas pessoas. Portanto, eu relutaria em descartar as fantasias sexuais que ouvi ao longo de anos como sendo produtos de mentes "perturbadas", pois isso não reflete de forma alguma a realidade clínica.

Apesar das dificuldades em acessar dados de fantasia sexual autênticos, profundos e honestos, tais materiais continuaram a fazer parte da minha prática, sobretudo durante a última década, em virtude, em parte, da cada vez mais divulgada disponibilidade e popularização da pornografia na internet. Como alguém que divide o tempo entre o trabalho personalizado como um "psicoterapeuta individual" e como uma das poucas pessoas na Grã-Bretanha que também trabalha como um "psicoterapeuta de casais" ou "psicoterapeuta conjugal", não pude deixar de ouvir histórias sobre a pornografia e o vício em sexo na internet, sobretudo entre casais que vieram me consultar por causa de casamentos ou relacionamentos que corriam sério risco.

No entanto, muito embora eu começasse a tomar conhecimento de um número cada vez maior de casos de pornografia na internet, tanto na prática clínica quanto nas práticas de meus colegas psicoterapeutas conjugais — uma forma interessante de aprender sobre as complexidades das fantasias sexuais ocultas —, percebi, durante a década de 1990, que meus colegas e eu sabíamos relativamente pouco sobre as fantasias e os potenciais perigos da pornografia na internet. Os maridos consideravam seu uso como "apenas um pouco de diversão", e as mulheres, invariavelmente, ficavam completamente devastadas ao saberem sobre a vida de fantasia secreta de seus maridos na internet. Em 2002, aprendi que o campo das fantasias sexuais não poderia ser ignorado e resolvi examinar esse aspecto negligenciado da psicologia humana em maiores detalhes, começando por um estudo em grande escala: o Projeto de Pesquisa das Fantasias Sexuais Britânicas. Inspirado pelas descobertas psicológicas de Sigmund Freud, pelo rigor metodológico em grande escala de Alfred Kinsey e pela corajosa disseminação pública de Nancy Friday, decidi que tentaria realizar minha própria pesquisa, um "Kinsey mental", para que eu pudesse começar a responder a algumas questões básicas.

Por exemplo, gostaria de saber algo mais sobre o usuário típico de pornografia na internet. Será que todos os homens modernos a usam para satisfazer suas fantasias sexuais, assim como, durante a adolescência, quase todos os garotos obtêm uma cópia da *Playboy* ou *Penthouse*, por exemplo? O comportamento de um viciado em pornografia na internet poderia ser descrito como comum e "normal", algo com o qual os companheiros teriam simplesmente que "lidar", ou ele representa algo muito mais sinistro? Vi um número crescente de casos de homens que gostavam de ver imagens de violência contra mulheres na internet e que lhes causavam excitação. Perguntei-me se esses indivíduos deveriam ser *tolerados* ou se deveriam ser *tratados*. Esses homens constituem uma ameaça às mulheres na vida real? Eles deveriam, portanto, ser encarcerados? Esses casos destacavam muitas questões morais, éticas, profissionais e mesmo criminais, a respeito das quais meus colegas e eu nos sentimos fortemente pressionados a apresentar respostas pensadas e convincentes.

Baseado, em particular, na metodologia de Kinsey, continuei conduzindo várias entrevistas-piloto, face a face, com voluntários, para esclarecer se alguém realmente me contaria, com detalhes suficientes, o conteúdo de suas fantasias sexuais e o papel delas em suas vidas. Decidi que não usaria e não poderia usar quaisquer dos meus pacientes em psicoterapia como entrevistados, porque conduzir uma entrevista de pesquisa em meio a um tratamento terapêutico poderia causar uma interferência indesejável. O psicoterapeuta treinado nunca dita o que um paciente deve discutir em nenhuma ocasião e, se eu interrompesse a sessão para solicitar uma entrevista formal sobre fantasias sexuais, isso criaria dificuldades indesejadas. Portanto, sabia que era preciso encontrar indivíduos "reais" em meio ao público, pessoas comuns que nunca tiveram nenhum tipo de experiência com a psicoterapia, aconselhamento ou outro serviço de saúde mental que pudessem falar comigo sobre suas fantasias sexuais, ajudando-me a entender mais sobre as origens, a estrutura e a função de sua vida masturbatória privada e de suas fantasias durante o ato sexual.

Porém, onde eu encontraria tais pessoas? Tinha dúvidas sobre afixar cartazes em quadros de avisos ou publicar anúncios em jornais e revistas. Afinal, por esse meio, eu não tinha a menor ideia do tipo de pessoa que poderia surgir.

Um jantar oportuno forneceu o incentivo. Enquanto jantava com alguns amigos e profissionais da área médica, comentei meu plano de realizar uma pesquisa sobre a psicologia das fantasias sexuais, mas que ainda não tinha ido muito além de estudar a relevante literatura profissional publicada em grande profundidade e de ter discutido bastante o assunto com colegas psicoterapeutas, por anos a fio. Um dos convidados, sr. Dan Chambers, executivo na área de comunicação, formado em psicologia experimental e que patrocinara um número considerável de documentários científicos sérios, se ofereceu para me ajudar. Após uma série de encontros, ele me repassou uma pequena quantia para que eu pudesse fazer um pagamento simbólico ao grupo de homens e mulheres, aleatoriamente escolhidos, que viessem a participar de minhas entrevistas-piloto. O sr. Chambers não ofereceu o dinheiro por bondade, apenas; acreditava que tal pesquisa pudesse, em última hipótese, ser suficientemente interessante para servir como base de um documentário científico na TV. Eu sabia que, com minha experiência apenas de psicoterapia, em consultório, necessitaria da ajuda de uma equipe de pesquisadores, e a perspectiva de colaborar com os produtores de um documentário de televisão parecia uma solução potencialmente criativa para o fardo administrativo de conduzir um estudo em grande escala.

Para encontrar voluntários dispostos a participar da pesquisa, resolvi que seria melhor se eu pudesse usar os serviços de uma empresa de pesquisa de opinião pública nacional respeitável — uma organização que consultasse as pessoas regularmente para verificar suas opiniões sobre um grande número de assuntos —, que poderia ajudar a localizar potenciais voluntários. Ao selecionar uma empresa de pesquisa, eu garantia, portanto, que seria capaz de ter acesso a uma amostra aleatória de homens e mulheres adultos em toda a Grã-Bretanha, obtendo, então, um conjunto de respostas mais representativo.

Após avaliar várias empresas de pesquisa, decidi optar pela YouGov, uma organização fundada em 2000 que se especializa em coletar as opiniões do público geral sobre partidos políticos. A YouGov envia questionários a uma seleção aleatória de britânicos para avaliar quantos planejam votar no Partido Trabalhista, no Conservador e quantos no Liberal Democrata nas próximas eleições nacionais — informações indispensáveis para os políticos e seus assessores. A YouGov fornece dados extremamente confiáveis e, em vários casos, notáveis: suas previsões finais foram confirmadas na noite da eleição, tendo produzido resultados altamente precisos na eleição geral de 2001, na disputa pela liderança do Partido Conservador neste ano, na eleição do Parlamento Escocês de 2003, sem mencionar várias eleições nos municípios de Londres, entre outros. O sr. Nadhim Zahawi, um dos diretores da YouGov, captou imediatamente a importância potencial de um projeto de pesquisa sobre fantasias sexuais, e ele e seus colegas concordaram em trabalhar comigo em uma pesquisa plurianual.

Em 2003, a equipe técnica da YouGov enviou um e-mail a 3.617 indivíduos de seu amplo cadastro, com aproximadamente 55 mil homens e mulheres britânicos, todos cidadãos com direito a voto, com 18 anos de idade ou mais, para investigar quais estariam dispostos a ir até Londres para falar com um psicoterapeuta registrado, em que um pequeno valor seria oferecido para cobrir as despesas de viagem. Suspeito de que poderia ter dispensado o pagamento, mas sabia que queria conduzir as entrevistas psicodiagnósticas com bastante intensidade e minúcia, e que isso exigiria longas horas de entrevistas; portanto, queria reembolsar os que participassem com seu tempo, como forma de demonstrar respeito e gratidão.

Dos potenciais participantes, 22% ofereceram seus serviços, num total de 795 pessoas — muito mais do que eu podia esperar encontrar.

Resolvi começar com um número menor de entrevistas-piloto — dez ao todo —, dividido igualmente entre homens e mulheres, escolhidos por ordem de registro. Entrevistei meus dez indivíduos-piloto, residentes nas cercanias de Londres, na seguinte ordem:

Tabela 1 — As entrevistas-piloto

Número da entrevista	Sexo	Idade
01	Masculino	51
02	Feminino	26
03	Masculino	23
04	Masculino	24
05	Feminino	54
06	Masculino	64
07	Masculino	41
08	Feminino	62
09	Feminino	44
10	Feminino	31

A entrevista-piloto em uma pesquisa clínica pode ser comparada com o test drive de um carro novo, sendo que, nas pesquisas na área de ciências sociais, ela serve a uma função importante, ou seja, permitir ao pesquisador confirmar se os dados obtidos são suficientemente interessantes para justificar um projeto de pesquisa ainda mais extenso e caro em algum momento no futuro. Como parte do esquema de entrevista-piloto, me encontrei com um pequeno grupo de adultos voluntários e, após explicar a natureza de minha pesquisa, perguntei se eles se sentiriam confortáveis para discutir suas histórias sexuais comigo, enfocando não apenas seus comportamentos sexuais reais, mas também a vida de fantasia sexual. Para minha grande surpresa, e enorme prazer, descobri que não apenas era capaz de abordar as questões potencialmente constrangedoras de maneira calma e não invasiva, mas também que os próprios participantes conseguiram superar suas barreiras e inibições, e, consequentemente, relatar as biografias sexuais com sucesso em consideráveis detalhes.

Realizei todas as entrevistas-piloto em um escritório de um edifício neutro na área central de Londres. Ofereci a cada potencial entrevistado um tempo, explicando antecipadamente que a entrevista duraria aproximadamente cinco horas e que ela cobriria alguns tópicos muito delicados, incluindo as fantasias sexuais. Eles também foram informados de que a entrevista seria conduzida por um homem, e não uma mulher, e que este era um psicoterapeuta oficialmente registrado. Confirmei também que um modesto pagamento — 50 libras mais despesas de transporte — seria oferecido como forma de agradecimento pela participação. Ao chegarem nas horas marcadas, eu lhes pedia que lessem e depois assinassem um formulário de autorização, preparado por um advogado, em que confirmavam, por escrito, que conheciam plenamente a natureza da entrevista, que ela conteria questões delicadas sobre assuntos sexuais e que as descobertas poderiam ser publicadas posteriormente de forma confidencial e anônima. Todos os dez participantes leram o formulário de consentimento com cuidado e o assinaram.

Então convidei separadamente cada entrevistado a entrar no escritório; havia dois sofás confortáveis, assim como uma mesa com uma caixa de lenços de papel, uma seleção de bebidas (água gelada, refrigerantes etc.) e também uma variedade de frutas frescas. Solicitei que se sentassem e expliquei que a entrevista seria gravada, mas que cada fita seria marcada com um código especial, no lugar do nome do entrevistado e que, além de mim, apenas uma secretária, experiente em digitação e de total confiança, ouviria o conteúdo da fita. Prometi que, quando a secretária tivesse feito a transcrição da entrevista da fita e eu tivesse completado minha análise dos dados, a gravação seria destruída. Depois, perguntei se ainda desejavam continuar. Uma vez mais, todos os possíveis entrevistados concordaram com os termos e condições.

Comecei a entrevista confirmando meu nome, minhas credenciais e qualificações e mencionei meu registro nacional e o sindicato ao qual pertenço. Como nenhum dos potenciais entrevistados sabia nada sobre mim, era essencial, portanto, afirmar minha seriedade como pesquisador. Depois disso, expliquei a razão de meu estudo de entrevistas, observando que, como um psicoterapeuta conjugal, frequentemente encontro casais que abrigam fantasias sexuais incompatíveis e que, surpreendentemente, os profissionais de saúde mental não entendem tanto sobre a natureza das fantasias sexuais quanto desejam; por essa razão, um estudo de entrevistas desse tipo nos ajudaria a desenvolver um entendimento maior da psicologia da sexualidade. Garanti novamente aos entrevistados que teríamos uma longa conversa que não conteria questões enganosas e expliquei a eles que daria a resposta para cada uma das questões que eu faria.

Após discutir com uma equipe de saúde mental e contar com a colaboração de um colega acadêmico sênior do campo da saúde e da epidemiologia sexual, preparei a estrutura da entrevista. Eu faria algumas perguntas sobre áreas mais gerais da vida do entrevistado, conduzindo o que os pesquisadores chamam de "entrevista semiestruturada", que difere de uma conversa solta e com associação livre ou de uma entrevista estritamente estruturada (tal como a realizada por Alfred Kinsey e seus associados). Como clínico, sei que fazer perguntas diretas, paradoxalmente, pode alienar os entrevistados e mesmo bloquear uma linha de pensamento, mas fazer poucas perguntas e mais amplas encoraja indiretamente a outra pessoa a vaguear mais livremente, oferecendo, com frequência, material inesperadamente edificante. Por exemplo, se eu fizesse uma pergunta fechada, como "Alguma vez você já fez sexo em um sábado à noite entre 22h e 23h?", o entrevistado responderia, provavelmente, com um simples "sim" ou "não", fechando a porta, portanto, ao potencial para uma conversa mais rica. No entanto, se eu fizesse um pedido mais aberto, talvez, "Conte-me sobre sua vida sexual, se você não se importa", ele forneceria ao entrevistado uma tela em branco, permitindo-lhe falar mais extensamente.

Dividi a entrevista semiestruturada em cinco seções, cada uma com duração de aproximadamente uma hora.

1. Vida atual
2. História familiar
3. História da infância
4. História do comportamento sexual
5. História das fantasias sexuais

Na primeira hora, começávamos bem tranquilamente. Eu pedia ao entrevistado que me contasse algo sobre sua vida atual, encorajando-o a "pintar um quadro para mim" da vida como ela é. Com esse simples convite, logo aprendi mais do que imaginava aprender — abrangia desde o que a pessoa comia no café da manhã às suas condições de vida, seu emprego, seus passatempos e interesses, amizades, atrações e aversões específicas, e muito mais. Essa primeira hora de entrevista servia a duas funções muito importantes: em primeiro lugar, me fornecer algum material biográfico básico. Porém, adicionalmente, essa hora, na verdade, servia para quebrar o gelo ou fazer um aquecimento para o resto da entrevista, que, como eu sabia, se tornaria infinitamente mais íntima e reveladora enquanto progredisse. Ao falar durante uma hora inteira sobre os assuntos mais cotidianos, como filmes favoritos, um clima mais confiante de conversa desenvolvia-se entre mim e o entrevistado, criando a base sobre a qual podíamos construir ao longo da entrevista.

Nas segunda e terceira horas, a entrevista se tornava cada vez mais pessoal, enquanto eu perguntava primeiro sobre a biografia detalhada dos pais e dos avós. Esse tipo de informação provou ser crítica para a psicoterapia, nos permitindo saber mais sobre as dificuldades e os traumas com os quais seus antepassados tiveram que lutar. Esses dados nos ajudam a avaliar mais profundamente o tipo de clima emocional em que o entrevistado se desenvolveu. Por exemplo, se descobríssemos que logo aos seis meses de vida a mãe da mãe do entrevistado morrera de um ataque cardíaco fulminante, isso nos levaria a pensar de imediato sobre o estado psicológico da mãe e se ela teve uma reação aguda de luto na época do nascimento do entrevistado, potencialmente criando, portanto, uma distância emocional entre o bebê e sua mãe, esse seria um quadro que poderia contribuir para sua alienação sexual extremada das mulheres durante a vida adulta.

Não apenas trouxe à tona informações sobre pais e avôs do entrevistado, mas também usei as horas intermediárias de nossa conversa para obter uma história do desenvolvimento completo da própria vida do participante, cobrindo áreas como: detalhes do parto e qualquer complicação ocorrida; amamentação ao seio e com mamadeiras; treinamento de esfíncteres; nascimento de irmãos; primeiros lutos; disciplina e punição; maturidade física e desenvolvimento; primeiras experiências escolares; e assim por diante. Não deixei nenhum assunto intocado em minha tentativa de reconstruir um quadro o mais completo possível dos anos de formação do entrevistado no tempo disponível.

Após completar três horas de entrevista, começamos então a examinar a biografia sexual do entrevistado por mais uma hora, explorando uma multiplicidade de tópicos, que abrangiam do primeiro beijo à perda da virgindade, ao número de parceiros, à ideia do próprio corpo nu, às posições preferidas, às próprias teorias sobre orientação sexual, às experiências de fidelidade e infidelidade e assim por diante. Embora poucas pessoas se prontifiquem a responder a essas questões em um restaurante ou enquanto tomam uma xícara de café na sala de estar da casa de um amigo, ao longo de décadas de treinamento e experiência nós, psicoterapeutas, desenvolvemos a capacidade de encorajar uma intimidade conversacional confiável. Descobri, portanto, que após três horas completas de discussão, cada entrevistado respondia a esse grande número de questões sexuais com liberdade quase total e sem inibição ou restrição.

Na última hora, eu finalmente abordava a questão das fantasias sexuais. Em geral, começava essa seção com um pedido direto: "Acredito que agora você já pode me falar sobre sua fantasia sexual favorita e mais excitante." Discutimos alguns tópicos, incluindo o conteúdo das fantasias, a frequência delas, as fantasias subsidiárias (tais como a "segunda" favorita), as diferenças entre fantasia masturbatória e aquela durante a relação sexual e qualquer vergonha ou culpa sentida por causa das fantasias. Investigava também se algum dos entrevistados as tinha revelado para outra pessoa ou se alguma vez as tinha realizado.

Extraordinariamente, embora as entrevistas durassem, em média, cinco horas, quase nenhum dos participantes pediu para ir ao banheiro. Menciono esse pequeno detalhe como uma indicação da intensidade das entrevistas e da profundidade a que cada participante chegou.

Após a conclusão da parte formal da entrevista, eu administrava uma bateria de testes psicológicos, que incluíram alguns questionários padrões escritos, como a Lista de Verificação de Sintomas (Versão de 90 itens), o Inventário sobre a Personalidade de Eysenck, o Teste de Fluência Verbal e o Teste Nacional de Leitura para Adultos. Além disso, utilizei testes "projetivos", ferramentas de diagnóstico com um elemento de associação livre que permitem que o entrevistado projete suas fantasias mais profundas em um pedaço de papel (como no famoso Teste de Rorschach). Usei um simples teste de desenho, o Teste Desenhe uma Pessoa e uma nova variante dele, o Teste Desenhe um Companheiro, encorajando as pessoas a usarem lápis para desenhar a si mesmos e a seus parceiros. Esses copiosos dados adicionais contribuíram para meu maior entendimento do mundo psicológico de cada um dos entrevistados.

Depois conduzia uma interrogação, pedindo aos participantes para refletirem sobre a experiência de serem entrevistados por tanto tempo. Nessa seção final da entrevista, perguntava aos entrevistados como eles se sentiam com relação ao tempo que passamos juntos, se eles se arrependiam da participação, se tinham aprendido algo novo sobre si mesmos, se a entrevista havia despertado alguma coisa dolorosa para eles que desejavam discutir mais e se eles pensaram que eu poderia ter realizado a entrevista de uma forma mais sensível. Todos eles, sem exceção, acharam que a experiência tinha sido edificante e valido a pena; cada um enfatizou que achou útil falar sobre os segredos sexuais, frequentemente pela primeira vez em suas vidas. A maioria saiu sentindo um grande alívio e descontração psicológica por ter descarregado o peso com um profissional estranho e solidário que eles nunca mais encontrariam novamente.

Para encerrar a entrevista, entreguei um formulário de "desconsentimento", também elaborado por um advogado, essencialmente uma versão do formulário de consentimento assinado no início da entrevista. Os pesquisadores devem, claro, permitir a possibilidade de que alguém possa, depois de consentir a entrevista no início do projeto, mudar de ideia mais tarde. Ao oferecer um formulário de consentimento e um de desconsentimento, dá-se ao voluntário oportunidades diferentes para optar por sair do projeto por qualquer razão. No Projeto de Pesquisa das Fantasias Sexuais Britânicas, nenhum participante recusou fornecer o consentimento consciente. Todos assinaram os dois formulários, uma indicação de que tínhamos preparado os candidatos suficientemente bem para a experiência, e com isso eles se sentiram tratados com interesse, cortesia e respeito.

Quando eles partiam, recebiam o pagamento pela entrevista e para cobrir as despesas de transporte, e eu oferecia a cada um deles a oportunidade de me contatar no futuro se algo emergisse por causa da nossa conversa e que exigisse maior discussão. Nunca recebi um telefonema de acompanhamento ou um e-mail de qualquer um deles. Acredito que cada um tenha considerado a entrevista como uma experiência discreta e estanque, e que serviu aos propósitos do pesquisador e do entrevistado.

Discutirei a análise dessas entrevistas nos capítulos subsequentes, mas é desnecessário dizer que cada uma produziu uma quantidade enorme de informações fascinantes que me ajudaram a entender muito mais do que apenas as origens das fantasias sexuais, mas também o papel delas em nossa vida privada e em nossos casamentos ou vida conjugal. Pode também valer a pena mencionar nesta altura que nenhum dos entrevistados parecia ter qualquer compreensão interna profunda do significado secreto ou da causa de suas fantasias sexuais mais particulares. Todas as vezes em que dirigi a alguém perguntas do tipo "Por que você supõe que ficou excitado ao pensar em sexo com sua cunhada, por exemplo, e não com a Kate Moss?" sempre obtive o silêncio como resposta. Quase nenhum dos participantes dera muita atenção ou refletira muito sobre a natureza de sua vida de fantasia, e a maioria pareceu ficar muito confusa com a pergunta. Esse dado por si só me fez perceber que nossas fantasias sexuais permaneciam, em geral, numa área da nossa mente sem processamento e sem síntese, clamando por esclarecimento.

Sem dúvida, os resultados preliminares das dez entrevistas-piloto acabaram sendo suficientemente interessantes para justificar o acúmulo de dados em grande escala. Afinal, as confissões verbais de alguns voluntários poderiam ser consideradas "autosselecionadas" e, portanto, não constituiriam uma amostra representativa. Para que um pesquisador de ciências sociais ou um pesquisador do comportamento obtenha dados que reflitam verdadeiramente a população como um todo, deve-se estudar um número bastante significativo de indivíduos aleatoriamente selecionados no país inteiro. Se eu tivesse obtido as informações de dez pessoas, e apenas dez, esses dados poderiam ser muito interessantes como um estudo de caso, mas não seriam muito representativos dos cidadãos britânicos como um todo. E, se por acaso, os dez entrevistados praticassem sadomasoquismo, ou fossem neovirgens, ou o que mais? Seria então irresponsável, se não perigoso, apresentar conclusões com base em tais dados potencialmente pouco representativos. Porém, ao aumentar drasticamente o tamanho da amostra, obtendo dados de literalmente milhares de pessoas, a probabilidade de que todos tenham biografias sexuais idênticas será infinitamente pequena.

Com os recursos da grande equipe de cientistas pesquisadores, estatísticos e assistentes de pesquisa empregados pela YouGov, eu podia agora acessar seu cadastro singular de homens e mulheres adultos de todas as idades, religiões, classes sociais, profissões, ideologias e regiões geográficas no país inteiro. Foi comprovado que o banco de dados dos cadastros é proporcionalmente representativo da população britânica como um todo. Em outras palavras, e a título de exemplo, digamos que existam 100 mil senhoras, que apoiam o Partido Trabalhista, vivendo na Escócia, 200 mil no sudeste e 400 mil no Midlands. Para que a YouGov represente essa subamostra particular com precisão, a equipe de pesquisadores recrutaria uma mulher da Escócia, duas do sudeste e quatro de Midlands, todas proporcionalmente representadas, para servirem como integrantes do cadastro de longo prazo. Em outras palavras, essas sete mulheres se juntariam ao cadastro da YouGov, fornecendo, dessa forma, representação simbólica de aproximadamente 700 mil senhoras do Partido Trabalhista daquelas áreas.

Não apenas a YouGov procura a representação proporcional de grupos geográficos, étnicos, religiosos, sexuais e economicamente significativos, mas ao construir seu cadastro, o pessoal da YouGov garantiu também que eles alistarão membros do cadastro que representem os diferentes leitores de jornais nas porcentagens corretas. Logo, em qualquer pesquisa da YouGov, cerca de 17% dos que respondem serão leitores do *Sun*, alguns 3,5% serão leitores do *Guardian*, assim refletindo precisamente as vendas de jornais de circulação nacional. A esse respeito, a YouGov pode falar com precisão incomum sobre os gostos do país, apenas apertando uma tecla de computador.

Os cadastrados recebem um pequeno honorário da YouGov por seu tempo e disponibilidade, abrangendo tipicamente de cinquenta centavos a uma libra por questionário, e todos precisam possuir um computador, já que a YouGov faz pesquisas online com homens e mulheres, usando seus computadores particulares. Portanto, a participação no projeto recebe um "incentivo financeiro", embora evidentemente em um grau muito pequeno. Todas as informações obtidas dos membros do cadastro da YouGov (por exemplo: Em quem você votará nas próximas eleições? Quais são suas fantasias sexuais?) são codificadas anonimamente, para que nenhum pesquisador que elabore questões seja capaz de saber o nome, endereço, telefone ou e-mail de qualquer participante da pesquisa. Nesse sentido, a YouGov obedece às diretrizes de sigilo estipuladas pela Associação de Pesquisas de Mercado. A empresa criou um sistema brilhante no qual pesquisadores profissionais e partidos políticos podem acessar os pontos de vista dessa amostra aleatória e representativa dos sujeitos britânicos, sem violar a privacidade de qualquer desses homens e mulheres adultos.

Claro, seria impossível enviar um questionário a todos os 45 milhões ou mais de adultos na Grã-Bretanha. Nenhum computador seria capaz de processar tantos dados de uma forma coerente. Em vez disso, a YouGov normalmente envia questionários para aproximadamente dois mil homens e mulheres de seu banco de dados, e tal seção do cadastro é considerada cientificamente representativa na maioria das situações.

Após discussões exaustivas, também realizei uma pesquisa-piloto, administrada por computador, das fantasias sexuais britânicas. Auxiliado por uma equipe de colegas pesquisadores, preparei um questionário de pesquisa com 52 itens que enviamos a 3.617 homens e mulheres do cadastro da YouGov e moradores da Inglaterra, compreendendo 48% de homens e 52% de mulheres, refletindo as proporções reais da população britânica — a mesmíssima amostra de 3.617 britânicos que convidei para participar das entrevistas-piloto de psicodiagnóstico face a face. Esse número representa mais de três vezes dos que seriam abordados em uma pesquisa nacional comum desse tipo. Aproximadamente 40% dos que responderam ao questionário online o fizeram em 24 horas, e os outros 60% ou mais responderam em 72 horas — um tempo de resposta padrão para uma pesquisa desse tipo. As próprias pesquisas internas da YouGov não detectaram quase diferença alguma nos padrões de resposta entre os que respondem logo e os que levam mais tempo para fazê-lo.

Por meio do questionário, pedimos aos membros do portal para responderem, em particular, a uma série de perguntas, abrangendo da natureza e frequência de suas fantasias sexuais à história infantil e ao seu desenvolvimento, incluindo uma possível história de abuso sexual na infância. Como psicoterapeuta, eu desejava particularmente saber se poderia ser estabelecida uma correlação entre as primeiras histórias de abuso e as posteriores fantasias de abusar de outros ou de ser abusado. Pelo trabalho de Nancy Friday e pelas pesquisas realizadas por vários psicólogos experimentais, eu já sabia que as fantasias de abuso sexual — definidas como punição ou disciplina física muito rígida, ou como contato sexual inapropriado (forçado, contato indesejado entre adultos ou contato sexual com crianças) — seriam, tristemente, muito bem-representadas na população geral.

Os resultados preliminares das entrevistas-piloto clínicas e da pesquisa-piloto realizada por computador pelo Projeto de Pesquisa das Fantasias Sexuais Britânicas me ajudaram a chegar a várias conclusões importantes:

- A grande maioria dos adultos britânicos *fantasia*; na verdade, com bastante frequência.

- Paradoxalmente, no entanto, a maioria dos adultos nunca compartilha suas fantasias com outra pessoa, em parte por causa da grande vergonha envolvida, assim como pela grande culpa que sentem, uma vez que a maioria delas gira em torno de outro que não o atual parceiro de longa data.

- Muitas fantasias contêm um forte imaginário de sadismo, masoquismo e outras formas de agressão. Se qualquer um de nós conseguisse colocar muitas de nossas fantasias agressivas em prática, terminaríamos presos.

- Contrariando as expectativas dos meios de comunicação, a indústria de filmes e afins, uma porcentagem surpreendentemente pequena de nossas fantasias envolve as assim chamadas celebridades (apresentadores, esportistas e políticos). A maioria de nós fantasia com pessoas que conhecemos ou, em muitos casos, com as que "criamos" em nossas mentes, sobretudo se podemos cooptá-las para participar em nossos dramas internos frequentemente subversivos, sádicos ou masoquistas.

- Apesar do temor frequente de relatar as fantasias sexuais ao parceiro costumeiro, a pesquisa preliminar revelou que muitas pessoas expressaram um interesse aguçado em discutir suas fantasias sexuais com um profissional de saúde mental qualificado, sugerindo assim uma certa dose de curiosidade ou, talvez, preocupação com o conteúdo das fantasias sexuais.

O questionário preliminar continha não apenas questões de múltipla escolha, mas também fornecia um espaço de texto aberto no qual os participantes podiam escrever suas fantasias sexuais masturbatórias ou coitais mais excitantes da forma mais detalhada possível. Muitas das respostas nesse espaço de texto aberto aparecem em capítulos subsequentes neste livro.

Com isso, eu tinha acumulado não apenas dados de duas décadas de experiência psicoterapêutica clínica, sobre os quais pude me basear, como também os resultados de minhas entrevistas de pesquisa psicodiagnósticas preliminares, assim como as respostas a 3.617 enquetes de computador com amplas informações sobre as histórias sexuais dos que responderam e relatos detalhados de suas fantasias. Embora as informações de aproximadamente quatro mil indivíduos (o total agregado dos conjuntos de dados antes mencionados) já constituísse um grupo muito rico, robusto e estatisticamente significativo de provas, queria realizar uma pesquisa ainda mais abrangente.

Entendia que, para fazer afirmações convincentes sobre a natureza de algo tão potencialmente efêmero e intangível como as fantasias sexuais, precisaria estudar o maior volume de dados possível. Como resultado dos dados do estudo-piloto, propus lançar uma pesquisa nacional de grande escala sobre a psicologia das fantasias sexuais e, com a ajuda de um grupo consultivo — consistindo em um psicólogo clínico, um psicoterapeuta conjugal, um psicoterapeuta infantil, um psicanalista, uma equipe de psicoterapeutas adultos, um estatístico, um epidemiologista de saúde sexual e colegas de disciplinas afins —, comecei a levantar os recursos necessários para sua realização.

Ao longo de 2004, 2005 e 2006, dediquei-me a acumular um conjunto de dados bem mais amplo das fantasias sexuais de adultos britânicos. Com a cooperação contínua da YouGov, enviei uma versão revisada e expandida de meu questionário, com 52 itens sobre comportamento sexual, saúde sexual e fantasia sexual para mais 34.303 membros da central online em novembro e dezembro de 2004, dos quais 15 mil adultos responderam. Graças à grande extensão do questionário, que exigia, na média, entre trinta e sessenta minutos de leitura e tempo de resposta, nem todos os 15 mil respondentes o completaram; não importa a razão, mas 13.553 deles o fizeram por completo, respondendo a todos os itens do total de 52, fornecendo-me portanto uma quantidade extraordinariamente grande de informações. O texto completo desse questionário pode ser encontrado no Apêndice 2 deste livro.

O fato de que tínhamos enviado o questionário originalmente para 34.303 homens e mulheres e que 13.553 deles responderam por completo indica uma taxa de resposta de 39,51% (arrendondando para o centésimo de ponto percentual mais próximo), o que a maioria dos pesquisadores consideraria um resultado impressionante para um projeto de pesquisa desse gênero. Em função da natureza delicada das questões e do próprio tempo e reflexão exigidos para a feitura do questionário, seria muito improvável que todos os 34.303 indivíduos que abordamos originalmente respondessem, apesar do incentivo financeiro nominal, que nessa ocasião incluía a possibilidade de receber um prêmio de 50 libras por sorteio. Porém, coletamos dados parciais, sobretudo textos completos de fantasias, de 15 mil pessoas, e dados completos para cada uma das 52 questões das 13.553. Portanto, de acordo com a YouGov, que me garantiu que esse questionário podia ser descrito como muito mais longo e bem mais exigente do que uma típica enquete política, tínhamos uma taxa de resposta volumosa e digna de comparação.

Suplementei os resultados quantitativos do questionário com um conjunto de 122 entrevistas qualitativas intensivas, face a face e de psicodiagnóstico clínico — um feito extremamente trabalhoso, conduzido principalmente durante as noites e os fins de semana, e, em várias ocasiões, por todas as semanas sabáticas estendidas e períodos de festas — com participantes selecionados do cadastro YouGov, homens e mulheres que se voluntariaram para falar comigo sobre suas fantasias sexuais em maiores detalhes. Cada entrevista durou aproximadamente de quatro a cinco horas — a maioria exigiu cinco horas, exatamente como no estudo de entrevistas-piloto. Ao fim de cada uma, administrei a bateria de questionários de pesquisa psicológica padrão e testes projetivos como antes; também foi obtido o consentimento necessário.

Além disso, recebi um convite formal da Channel Five Television — emissora de televisão aberta britânica — para criar um documentário sobre a psicologia das fantasias sexuais, patrocinado pelo chefe da programação científica e pelo executivo com quem eu iniciara o projeto anos antes, agora diretor de programação do canal. Essa comissão não só forneceu alguns recursos de pesquisa imprescindíveis, mas também, ao preparar o programa, que estreou na televisão britânica em 5 de setembro de 2005, sua equipe de pesquisadores especialistas em televisão factual recrutou testemunhos pessoais de outras mulheres e homens orientados para compartilhar suas fantasias na tela, seleção feita por meio de páginas na internet e contatos pessoais. Claro, eu consideraria esses indivíduos, em particular, como extremamente autosselecionados e, embora aprendesse algo com seus depoimentos, as fantasias relatadas por esse grupo não constariam de forma alguma da análise de dados; com exceção de duas citações breves, não utilizei as experiências desses voluntários no corpo deste livro.

Estabeleci, inclusive, um site na internet, no qual indivíduos do mundo inteiro poderiam gravar suas fantasias sexuais. Isso gerou algumas respostas extremamente interessantes. Não incluí o texto integral do questionário de 52 itens nessa página, uma vez que suspeitei de que poucos "surfistas" gastariam seu tempo respondendo a mais de cinquenta questões; em vez disso, encorajei aqueles (homens e mulheres com idade igual ou superior a 18 anos) que acessaram o site a fornecerem respostas de "texto aberto" de suas fantasias, juntamente com outras informações sobre suas primeiras experiências infantis que desejassem compartilhar. Não incluí as informações compiladas das mensagens no site sobre fantasias sexuais especiais na análise final dos dados, apesar de serem interessantes.

Para resumir, portanto, li relatórios de testemunha de primeira mão ou ouvi gravações em fitas de mais de 18 mil fantasias sexuais britânicas. Esses dados têm sua origem nas fontes listadas a seguir. Observe que, na pesquisa científica, a letra maiúscula "N" indica o número de participantes:

1. Respostas para a pesquisa-piloto por computador de 2003 (N = 3.167)
2. Respostas para a pesquisa principal por computador de 2004 (N = 15.000 respostas parciais, das quais 13.553 indivíduos responderam completamente.)
3. Dados das entrevistas-piloto clínicas (N = 10)
4. Dados das entrevistas clínicas principais (N = 122)
5. Dados de testes psicológicos de entrevistados-piloto clínicos e entrevistados clínicos principais.
6. Testemunhos pessoais de entrevistados para documentário de televisão (usados apenas para informação secundária e não como parte da análise formal dos dados).

7. Testemunhos pessoais de respondentes para a página especializada da internet do Projeto de Pesquisa das Fantasias Sexuais (usada somente para informação secundária e não como parte da análise formal dos dados).
8. Dados de meu trabalho no setor público e em consultório particular, com adultos, ao longo de duas décadas (usados principalmente para embasar minhas observações de desenvolvimento clínico e teórico sobre as origens e funções da fantasia sexual, mas não registradas aqui em detalhes em virtude do rigor do sigilo clínico).

Combinando o número total de fantasias masturbatórias e coitais ouvidas no trabalho de avaliação clínica e psicoterapêutica, ao longo dos meus últimos vinte anos ou mais, com as fantasias geradas especificamente para o Projeto de Pesquisa das Fantasias Sexuais Britânicas, somam-se mais de 19 mil fantasias sexuais britânicas estudadas por mim.

As análises estatísticas de dados para esse projeto de pesquisa, no entanto, utilizaram apenas os resultados dos questionários enviados aos cadastrados no portal YouGov para garantir que a amostra permanecesse a mais pura e representativa possível; logo, todas as porcentagens ou outras informações contidas neste livro estão baseadas no conjunto de dados primários de 13.553 respondentes principais; e, em um pequeno número de vezes, conforme indicado, fiz comparações com o conjunto dos dados-piloto de 3.617 pessoas que responderam. As histórias mais longas e os estudos de casos que se seguem são resultados principalmente das entrevistas psicodiagnósticas clínicas confidenciais. Em consequência do fato de que muitos projetos de pesquisa sobre fantasias sexuais são baseados em amostras de pouco mais de cem indivíduos, o Projeto de Pesquisa das Fantasias Sexuais Britânicas pode se considerar extremamente representativo, do ponto de vista estatístico, da população como um todo. E, até onde eu constatei — no momento em que preparo este livro —, este estudo constitui a maior pesquisa publicada no campo da psicologia das fantasias sexuais de adultos masculinos e femininos.

PARTE DOIS

Um perfil sexual da Grã-Bretanha

Se tivéssemos que conhecê-los, ficaríamos chocados, tanto por seus temas, pela falta de limites e, sem dúvida, pela mera possibilidade de sua existência.

>Sigmund Freud, sobre nossos sonhos secretos,
>"Meine Beruhrung mit Josef Popper-Lynkeus".

3

Os britânicos na cama

Os habitantes do continente têm vida sexual; os ingleses têm bolsas de água quente.

George Mikes, *How to be an Alien*
[Como ser um alienígena]

Existe apenas um único gay na área?

Por muitos séculos, a Grã-Bretanha tolerou inúmeras zombarias, de todo o canto do mundo, de que era um dos países menos sensuais. O monarca com o reinado mais longo, a rainha Vitória, se recusava até mesmo a acreditar na existência do lesbianismo; mas sua nora-neta, rainha Mary, esposa do rei George V, ditou novos padrões de recato durante todo o reinado de seu marido. Em 1925, a rainha compareceu a uma matinê de caridade do musical importado da Broadway *No, No Nanette!* [Não, não Nanette!] no Palace Theatre, em Cambridge Circus, no centro de Londres. Em certo momento, todo o coro apareceu no palco em trajes de praia, o que chocou tanto Sua Majestade — que usava uma touca com lantejoulas cinza, embainhada com penas de avestruz também cinza — que ela teve de olhar para o lado, horrorizada.

Mesmo assim, apesar do sucesso e da longevidade de comédias da zona elegante de Londres, como *No Sex Please, We're British* [Nada de sexo, por favor. Somos britânicos] e dos gracejos de humoristas, como George Mikes, citado antes, conseguimos, como nação, ter uma grande variedade de formas de comportamento sexual e, além disso, nos entregamos a uma gama ainda mais ampla de fantasias sexuais.

Comecemos nossa análise da cama dos britânicos com uma investigação das preferências de orientação sexual da nação. Todas as estatísticas descritivas a seguir provêm de homens e mulheres que vivem na Grã-Bretanha com 18 anos ou mais.

Tabela 2 — Distribuição da orientação sexual na Grã-Bretanha contemporânea

Orientação	Porcentagem total*	Masculino	Feminino
Heterossexual	91%	89%	94%
Homossexual	3%	5%	2%
Bissexual	4%	4%	3%
Indecisos	1%	1%	1%

* Em certos casos, ao longo deste livro, as porcentagens de alguma coluna podem somar 98% ou 99%, em vez de 100%, porque arredondei todas as porcentagens dos itens para o ponto percentual mais próximo para facilitar o entendimento.

Nossos jornais relatam frequentemente que cerca de 10% do país se descreveria como tendo uma orientação homossexual. Estritamente falando, com base nesses dados, isso parece não ser o caso. Noventa e um por cento do país se define como heterossexual, e 3% se define como homossexual, menos do que um terço da parcela em geral considerada homossexual. Claro, se forem incluídos os indivíduos que se autodefinem como "bissexuais", assim como aquela porcentagem pequena, porém marcante, de pessoas que se dizem "indecisas", então temos uma porcentagem um pouco mais alta de indivíduos para quem a homossexualidade pode ser uma opção séria: 8% em vez de 3%. Em função do fato de que muitos, se não a maioria, dos adultos bissexuais e adultos indecisos podem ter tido experiências hetero e homossexuais, pode ser mais preciso concluir que aproximadamente 8% da população admitiria voluntariamente ter tido uma experiência homossexual, ou se definiria como de orientação homossexual. Com base em uma população de cerca de 45 milhões de adultos com 18 anos ou mais, isso indicaria que, a qualquer momento, haveria algo em torno de 1,35 milhão e 3,6 milhões de pessoas completa ou significativamente homossexuais na Grã-Bretanha.

Claro, esses números podem subestimar a verdadeira natureza dos fatos. Na pesquisa, redigi a pergunta que envolve a orientação sexual com muito cuidado e da seguinte forma:

Algumas pessoas têm contato sexual com homens; outras, com mulheres; e outras ainda têm contato com membros de ambos os sexos. Em termos da sua identidade sexual, você se considera...

a) Heterossexual
b) Homossexual
c) Bissexual
d) Não sei dizer
e) Prefiro não responder

Em outras palavras, essa pergunta específica procura reconhecer a identidade relatada pelo próprio entrevistado. Ela não incluiria necessariamente pessoas que tiveram contatos homossexuais à força, contatos homossexuais que não consigam mais lembrar (tanto na infância, por exemplo, como durante um estado alterado de consciência provocado por bebidas ou drogas), ou aquelas que se envolveram no que é chamado de "homossexualidade situacional" (por exemplo, homens confinados em prisões que cumprem penas longas e não têm acesso algum a parceiros sexuais a não ser os colegas de cela). Muitas outras pessoas tiveram experiências homossexuais durante o tempo em que estavam na escola ou durante a juventude tardia, e, no entanto, as consideram meras "experiências" ou "casos isolados", não se definindo, portanto, como homossexual. Quando esses tipos de experiência são incluídos — impossíveis de quantificar em um projeto de pesquisa dessa natureza —, pode-se concluir que a porcentagem real da população que experimentou a homossexualidade seja muito maior do que 8%. E, quando forem acrescentadas aquelas pessoas que tiveram fantasias sexuais de orientação homossexual, o número fica ainda mais alto.

Para muitas pessoas, decidir classificar-se como "hetero" ou "homossexual" pode ser uma questão muito fácil. No entanto, para outras, tal classificação dicotômica não transmite a verdadeira natureza da orientação sexual. Na verdade, os pesquisadores sexólogos modernos chegaram à conclusão de que devemos distinguir entre três diferentes componentes de nosso funcionamento sexual mais amplo:

1. Comportamento sexual
2. Identidade sexual
3. Fantasia sexual

Em resumo, *comportamento sexual* descreve, de forma bastante objetiva, a pessoa com quem ou o objeto com que se pratica a sexualidade. Portanto, se um homem tem uma relação sexual de penetração com uma mulher, definiríamos isso como comportamento heterossexual. Mas, além do comportamento sexual, também falamos de *identidade sexual*. Por exemplo, presumamos que esse mesmo homem que dorme com uma mulher pode, na verdade, preferir ter relações sexuais com outro homem e pode se considerar fundamentalmente homossexual ou bissexual, muito embora ele possa gostar de sexo com uma mulher e funcionar sexualmente com uma mulher. Portanto, ele pode definir sua identidade sexual como homossexual ou bissexual. Para complicar um pouco mais, essa mesma pessoa pode se considerar homossexual e, no entanto, fazer sexo com uma mulher e, além disso, fantasiar com um homem enquanto transa com uma mulher. Logo, embora algumas pessoas possam se conceber como sendo sexualmente convencionais (por exemplo, comportamento sexual hétero, com uma identidade hétero e fantasias heterossexuais), outras podem ter um portfolio sexual mais diverso e colorido, tornando mais problemáticos o preenchimento dos questionários de pesquisa e as definições fáceis.

Embora ainda uma preferência sexual minoritária, as atitudes cada vez mais tolerantes para com a homossexualidade, assim como para com a equiparação de idade para sexo consensual de adolescentes heterossexuais e homossexuais, contribuíram para a crescente diminuição do estigma da homossexualidade; como resultado, milhões de britânicos se envolveram em atividades homossexuais em algum momento específico de suas vidas. Enquanto apenas 3% de pessoas se consideram predominante e identificavelmente homossexuais, muitos milhões mais terão, em algum momento da vida, um comportamento ou uma fantasia homossexuais.

Curiosamente, daqueles homens e mulheres autoidentificados como homossexuais na Grã-Bretanha, a porcentagem maior está entre 18 e 29 anos, mais do que o dobro da proporção de homens e mulheres com 55 anos ou mais. Essa estatística sugere que os que nasceram entre 1975 e 1986 se sentem muito mais confortáveis em assumir uma orientação homossexual do que os nascidos antes de 1954. Tendo em vista que a descriminalização dos atos homossexuais consensuais entre adultos se tornou lei na Grã-Bretanha em 1967, pode-se facilmente observar uma diferença imediata em termos dos números de nascidos durante um tempo em que as relações homossexuais podiam ainda resultar em prisão e os nascidos posteriormente, durante uma época de maior liberdade.

Homossexuais tendem a ser distribuídos bastante igualmente em todas as classes sociais, com uma leve inclinação para se agruparem nas classes sociais A, B e C-1 (os setores mais privilegiados do ponto de vista econômico). Indubitavelmente, a maioria de homossexuais vive em Londres, significativamente mais se comparados ao resto do sul da Inglaterra, ao norte da Inglaterra, às Midlands, ao País de Gales e à Escócia. Na verdade, a menor porcentagem vive na Escócia. Portanto, Londres parece ser a parte mais homossexual da Grã-Bretanha, e a Escócia, a mais hétero.

E aquele 1% de homens e mulheres que se descreve como "indecisos"? Essa porcentagem parece ser pequena e, portanto, insignificante. Contudo, na realidade, 1% de aproximadamente 45 milhões de adultos representa alguns 450 mil adultos, quase meio milhão no total, que não consegue se definir ou não se define nem como "heterossexuais" nem "homossexuais", e tampouco "bissexuais". Embora a maioria dos adultos britânicos, mais de 98%, na verdade, pareça confiante ao se descrever como pertencente a uma ou outra categoria, um pequeno grupo mantém uma identidade sexual mais ambígua.

Curiosamente, em meu estudo-piloto, escolhi um enunciado bastante diferente para a questão sobre a orientação sexual. Nesse estudo com 3.617 pessoas, perguntei, juntamente com os pesquisadores da YouGov, se as pessoas se consideravam:

a) Heterossexual
b) Homossexual
c) Bissexual
d) Heterossexual bicurioso
e) Homossexual bicurioso
f) Indeciso

Quando ofereci mais escolhas, obtive uma resposta um tanto diferente. Em vez de 91% dos entrevistados se descreverem como "heterossexuais", apenas 85% o fizeram; em parte, porque 7% optaram pela categoria "heterossexual bicurioso" (em outras palavras, pessoas heterossexuais ávidas por experimentarem a atividade homossexual), e 1% selecionou a categoria "homossexual bicurioso" (em outras palavras, pessoas homossexuais dispostas a explorarem o sexo heterossexual). Portanto, as respostas que as pessoas fornecem aos itens dos questionários frequentemente resultam dos enunciados específicos das questões. Quando, em 2004, obtive dados por meio da YouGov para mais 13.553 britânicos adultos, com vistas à padronização de pesquisas, optei por enunciados mais tradicionais para as perguntas sobre orientação sexual, usadas em muitos projetos de pesquisa internacionais dessa natureza.

Após levar em conta todas essas diversas complexidades e fazer uma extrapolação dos dados-piloto e dos dados de escala completa, pode-se concluir que entre 85% e 91% da amostra amalgamada se consideraria heterossexual em termos de autoidentidade sexual, enquanto que os 9% a 15% remanescentes optaram por identidades homossexual, bissexual, bicuriosos, indeterminada e indecisa. Com referência específica àquele 1% que não conseguiu decidir, podemos tirar algumas conclusões, uma vez que ninguém estudou até hoje essa amostra em profundidade. Alguns profissionais da psicologia talvez adivinhem que esses quase 500 mil indivíduos devem ser personalidades muito confusas que ainda não atingiram uma identidade de gênero central. Mas outros especialistas da saúde mental talvez adotem uma postura menos conclusiva e se perguntem se esses indivíduos teriam, na verdade, atingido um estado superior de saúde sexual em que desfrutam de experiências com ambos os sexos, porém, sem se considerarem completamente "bissexuais", o que muitas pessoas consideram uma categoria intermediária. Na verdade, ainda não temos dados psicológicos qualitativos suficientes para fazer nenhuma afirmação, nesse momento, sobre as diferenças entre aqueles com orientações sexuais nítidas e aqueles que não as têm.

Meio milhão de pessoas fazem "aquilo" mais de uma vez ao dia

Independentemente de fazerem sexo com heterossexuais, homossexuais, bissexuais, parceiros bicuriosos ou indecisos, muitas pessoas gostarão de saber a resposta para algumas questões críticas: "Com que frequência as outras pessoas fazem 'aquilo?' Como estou me saindo para fins de comparação? Qual é a média nacional?" Pedi aos participantes da pesquisa que indicassem a frequência com que tinham "relações sexuais" e, ao contrário do que se pode imaginar, uma porcentagem muito grande de adultos britânicos admitiu não fazer sexo algum no presente momento. Quase 18% dos britânicos contemporâneos não estão tendo atualmente envolvimento sexual com um parceiro, o que significa aproximadamente 8,1 milhões de pessoas, quase um quinto da população adulta. Esse número vai se somar aos 2% de britânicos celibatários que nunca fizeram sexo com um parceiro e aos 16% que tiveram experiência ou experiências sexuais no passado, mas vivem sem sexo regular. O grupo de 18% de britânicos que não fazem sexo pode muito bem ter fantasias e desejos, se masturbar ou usar pornografia, mas esses indivíduos não têm contato genital com outro ser humano. Na realidade, as britânicas fazem muito menos sexo do que os britânicos: 21% das mulheres, comparado com 15% dos homens, não fazem sexo nenhum no momento, uma combinação daquelas que nunca fizeram sexo com aquelas que já fizeram acrescida das que tiveram relações sexuais no passado, mas não as têm no presente.

Para o restante da população que faz sexo, a frequência de contato sexual com outro ser humano abrange de menos de uma vez ao ano a duas ou mais vezes ao dia, sete dias por semana. A frequência das relações sexuais contemporâneas pode agora ser expressa da seguinte forma:

Tabela 3 — Frequência das relações sexuais na Grã-Bretanha contemporânea

Frequência sexual	Porcentagem total	Masculino	Feminino
Nunca	2%	3%	2%
Não atualmente	16%	12%	19%
Menos de uma vez ao ano	2%	2%	2%
Uma vez por ano	1%	1%	1%
Poucos meses	11%	12%	11%
Uma vez por mês	8%	9%	8%
Uma vez por quinzena	10%	11%	10%
Uma vez por semana	13%	14%	12%
Duas vezes por semana	13%	14%	13%
Três vezes por semana	10%	10%	10%
Quatro ou cinco vezes por semana	7%	7%	7%
Todo dia	1%	1%	1%
Mais de uma vez por dia	1%	1%	1%
Prefiro não responder	3%	3%	3%

Para facilitar a interpretação, a extensa lista de nossas frequências sexuais pode ser subdividida, essencialmente, em três grupos abrangentes:

a) Frequência sexual baixa
b) Frequência sexual média
c) Frequência sexual alta

Defino o grupo de "frequência sexual baixa" como os que fazem sexo menos de uma vez por mês, ou algo entre zero e 11 episódios sexuais por ano. Essa categoria incluiria aqueles indivíduos que não fazem sexo de forma alguma. Defino o grupo de "frequência sexual média" como aquele que faz sexo entre uma vez por mês e duas vezes por semana. Por último, defino o grupo de "frequência sexual alta" como aqueles que fazem sexo três vezes ou mais por semana, com quase 500 mil pessoas envolvidos em mais de 700 episódios sexuais ao ano.

Cerca de 32% dos adultos britânicos poderiam ser classificados como praticantes com frequência sexual baixa; 44% como de frequência sexual média e apenas 19% como praticantes com frequência sexual alta. Em relação a respostas modais — em termos estatísticos, as respostas mais populares —, a maioria dos britânicos faz sexo duas ou três vezes por semana e a maioria seria caracterizada como apreciadores moderados da atividade sexual com outra pessoa. Esses números não incluem atividades de masturbação individual, sexo com objetos, sexo com animais e outros tipos de comportamento sexual que não envolvem outro ser humano.

Em termos de diferenças sexuais, os dados indicam que homens e mulheres têm aproximadamente a mesma quantidade de experiências, com uma exceção surpreendente. Entre os que tiveram relações sexuais no passado mas não têm contato sexual com outros no presente, as mulheres superam os homens consideravelmente (19% de mulheres comparados com 12% de homens). Refiro-me ao grupo que não mais pratica sexo como "neovirgens", que exige muito mais estudo por parte dos pesquisadores em psicologia. Em minha experiência clínica, descobri que as pessoas caem em estados de neovirgindade como resultado de fatores múltiplos, que podem incluir:

- Feridas emocionais ocorridas durante um relacionamento anterior.
- Medo de contrair alguma doença sexualmente transmissível.
- Conflito referente à orientação sexual que gera certa inibição sexual generalizada.
- Memórias repentinas de abuso sexual ocorrido na infância.
- Traumas, como estupro ou um ataque durante a vida adulta.
- Reconhecimento saudável de que o indivíduo prefere sua própria companhia.

Na maioria dos casos, com base em minha própria experiência clínica e na de meus colegas no campo da psicoterapia psicanalítica conjugal, os neovirgens terão experimentado um contato humano traumático, que gera reações fóbicas com respeito a relações físicas ou psicológicas. Na verdade, à medida que o número de homens e mulheres solteiros aumenta na Grã-Bretanha, em meio a previsões de que tal tendência continuará, muitas pessoas começaram a escolher um estilo de vida de solteiro como uma opção com motivação mais consciente. Repito, este campo de estudo permanece relativamente desprezado e seria interessante se os futuros pesquisadores dedicassem mais atenção ao fenômeno dos neovirgens.

Em termos de diversidade geográfica, parece que, em todo o país, a maioria dos britânicos faz sexo com uma frequência bastante igual. A porcentagem mais alta dos neovirgens vive no sul da Inglaterra (excluindo Londres) e a maior porcentagem de praticantes com frequência sexual alta mora na Escócia e no norte da Inglaterra (embora em taxas apenas marginalmente superiores às outras partes da nação). Em relação à idade, vê-se inquestionavelmente uma queda na frequência sexual alta após os 50 anos. As pessoas acima de 50 anos têm experiências sexuais regulares, mas não tantas vezes por semana quanto tinham aos 20, 30 e 40 anos. Ao examinar os praticantes com frequência de sexo mais alta, 1% entre 18 e 29 anos fazem sexo mais de uma vez ao dia, assim como 1% da faixa entre 30 e 50 anos. Mas a proporção dos com idade superior aos 50 que fazem sexo mais de uma vez ao dia registra 0%. Os indivíduos abaixo e acima dos 50 anos desfrutam de quantidades bastante parecidas de sexo a uma frequência de uma ou duas vezes por semana, mas bem menos indivíduos acima de 50 anos conseguem fazer sexo três vezes por semana ou mais. E quando se considera quatro ou cinco vezes por semana, os dados revelam que os com menos de 30 anos serão quase quatro vezes mais propensos a desfrutar sexo nessa frequência do que os com mais de 50. Portanto, embora os dados ofereçam provas de uma imensa variação individual (com alguns adolescentes virgens e outros praticantes de coito idosos), para a média dos britânicos, a quantidade de relações sexuais, na verdade, diminui à medida que se avança pelo ciclo da vida.

Não apenas sabemos muito pouco sobre as características psicológicas dos neovirgens como também sabemos muito pouco sobre o perfil mental dos fornicadores ardorosos, aquele minúsculo 1% da população que faz amor mais de uma vez ao dia. Com base somente em minha experiência clínica com praticantes de sexo compulsivos, que podem não ser representativos da nação como um todo, descobri que as pessoas que fazem amor duas ou mais vezes por dia, todos os dias da semana, frequentemente demonstram as seguintes características:

- Altos níveis de angústia
- Altos níveis de depressão
- Vários casamentos e divórcios
- História de abuso sexual na infância
- Uso considerável de álcool e drogas

Desejo afirmar categoricamente que não tenho razão para duvidar da existência de muitos casais de longa data, apaixonados, que apreciam tanto a intimidade física e psicológica um com o outro a ponto de praticarem o ato sexual carinhoso e satisfatório duas ou mais vezes ao dia, todos os dias da semana, por períodos longos de suas vidas; mas, ao mesmo tempo, quase todos os "viciados em sexo" com quem trabalhei oferecem provas regulares das características e dos sintomas mencionados, sugerindo que uma quantidade enorme de atividade sexual pode, em muitos casos, estar intimamente associada com um alto grau de psicopatologia.

Além das questões de frequência, devemos também considerar o número de parceiros com quem se teve contato sexual ao longo da vida. Em termos de comportamento heterossexual, os dados do Projeto de Pesquisa das Fantasias Sexuais Britânicas revelam que, em média, os homens heterossexuais britânicos têm contato sexual real, definido como "sexo oral", "vaginal", "anal" ou qualquer combinação desses, com uma média de 15,64 mulheres durante a vida. A típica mulher heterossexual britânica tem contato sexual comparável com uma média de 14,56 homens durante a vida. Tanto para os homens quanto para as mulheres, o número médio de parceiros sexuais aumenta ao longo do ciclo da vida, contrariando a noção de que a maioria das pessoas exaure sua "promiscuidade" na adolescência e na faixa dos 20 anos. Esse parece não ser o caso mesmo.

Em termos de contato homossexual, a britânica média tem contato sexual íntimo com 1,61 outras mulheres, e os britânicos médios têm contato sexual íntimo com 7,46 outros homens. Esses números exigem muita explicação. A porcentagem média substancialmente mais alta do número de parceiros homossexuais para homens reflete o fato de que uma certa subseção de homens britânicos teve contato sexual com literalmente centenas de outros homens, e essa informação distorce a média nacional de forma muito expressiva. Na verdade, quando examinamos a linha de dados singular daqueles que tiveram mais de 100 parceiros sexuais durante a vida toda, observamos que 3% dos homens (heterossexuais e homossexuais) fizeram isso, comparado com 1% das mulheres (heterossexuais e homossexuais). Portanto, aproximadamente 1,8 milhão de adultos britânicos teve contato sexual com mais de 100 parceiros durante a vida inteira. Embora quase 2 milhões de adultos tenham tido contato genital íntimo com mais de 100 outras pessoas, a grande maioria dos britânicos têm apenas um parceiro sexual em qualquer dado ano, tendo os homens 1,18 parceiro por ano, e as mulheres, um pouco mais leais na média de 0,7 parceiro por ano.

Quanto à virgindade, a média de britânicos tem sua primeira relação sexual completa aos 17 anos, 2 meses e 2 semanas de idade. Curiosamente, podemos observar uma mudança cultural histórica na vida britânica, uma vez que a média dos britânicos com mais de 50 anos de idade (aqueles nascidos antes de 1954) perdeu a virgindade com 17,66 anos; enquanto a média dos britânicos com menos de 30 anos (aqueles nascidos após 1974) perdeu a virgindade um ano mais cedo, aos 16,62 anos. Claramente, a mudança na idade de consentimento e a crescente tolerância da sexualidade adolescente para aqueles com 16 anos começaram agora a ser refletidas nos próprios dados. Curiosamente, os nascidos entre 1954 e 1975 perderam a virgindade na idade intermediária de 17,1 anos.

A classe social também parece influenciar a idade na qual os britânicos terão a primeira experiência sexual oral, vaginal, anal ou qualquer combinação dessas. Os da classe A, B e C-1 fizeram sexo, em média, aos 17,66 anos, enquanto os das classes sociais C-2, D e E fizeram, em média, aos 16,67 anos, quase exatamente um ano antes. A geografia também afeta a idade de contato sexual íntimo, embora em uma escala menor, sendo mais provável que os que vivem no norte percam a virgindade primeiro, na idade média de 16,97 anos, se comparados com os londrinos, que o fazem por último, em média seis meses mais tarde, na idade de 17,47 anos.

Você não precisa levar a mão para jantar

Há anos, um de meus pacientes, um adolescente tardio que ainda não tivera relações sexuais, me disse que não se importava com isso de forma alguma e que podia esperar muito tranquilamente até encontrar a mulher certa. "Além disso", ele gracejou, talvez para se convencer, "a masturbação é muito melhor do que o sexo completo." Ingenuamente, perguntei a ele o porquê, e ele replicou: "Porque você tem um orgasmo e não precisa levar a mão para jantar."

Como nação, os britânicos não apenas praticam sexo com parceiros, mas também se masturbam, sem serem vistos por qualquer outro ser humano... muito. Não é surpresa para ninguém descobrir que 98% dos homens adultos britânicos se masturbam e que apenas 2% afirmam nunca tê-lo feito. Em sua pesquisa de 1948 sobre *Sexual Behavior in the Human Male*, o professor Alfred Kinsey e seus colegas de trabalho afirmaram categoricamente que os homens americanos se masturbam mais do que qualquer um jamais percebera. Porém, talvez mais surpreendentes ainda sejam os dados do Projeto de Pesquisa das Fantasias Sexuais Britânicas, que revelam que 87% das mulheres adultas britânicas se masturbaram e que 13% afirmam nunca terem se masturbado, somando aproximadamente 2.925 mil mulheres sem qualquer experiência ostensiva de masturbação.

Dos 98% dos homens e 87% das mulheres que se masturbaram, cerca de 12% não se masturbam atualmente, abrangendo de 10% dos homens a 14% das mulheres. Quando se combina esses 12% de não masturbadores com as porcentagens de homens e mulheres que nunca se masturbaram, acrescido daqueles que não o fizeram durante o último ano calendário e da porcentagem substancial daqueles que, por alguma razão, preferiram não responder a essa questão de pesquisa específica, descobrimos que, pelo menos, 84% dos homens e 66% das mulheres se masturbam atualmente. Claro, devemos nos perguntar por que 3% dos homens e 5% das mulheres responderam à pesquisa da YouGov marcando o item "Prefiro não responder", uma porcentagem incomumente grande se comparada com aqueles que marcaram tal item em outras questões possivelmente mais íntimas e reveladoras. Poderíamos dizer que a masturbação ainda permanece um tabu, ou é uma indicação secreta e vergonhosa de que não se consegue obter um parceiro disposto ou apreciar o ato sexual com um parceiro disposto? Pode ser que os que marcaram a opção "Prefiro não responder" — que poderiam tão facilmente ter marcado a opção "Nunca me masturbei sozinho" — podem tê-lo feito por um sentimento de vergonha persistente ou por algum medo de ser detectado como masturbador. Portanto, o número relatado de 84% dos homens que se masturbam atualmente pode ser, na realidade, tão alto quanto 87%, e o número de 66% de mulheres que se masturbam atualmente pode ser, na verdade, tão alto quanto 71%, produzindo uma média nacional de algo em torno de 75% a 79% dos britânicos adultos, com idade igual ou superior a 18 anos, que pratica a masturbação no momento.

Os dados sobre a frequência da atividade masturbatória são indispensáveis em um estudo sobre a psicologia das fantasias sexuais, porque os sexólogos e psicoterapeutas também, há muito, entendem que grande parte das fantasias sexuais completamente desenvolvidas, que frequentemente resultam em orgasmo, ocorre durante as relações coitais com um parceiro, ou durante a masturbação privada. Na verdade, muitos profissionais da saúde mental orientados pela psicanálise (ou freudianos) defenderiam vigorosamente que a fantasia masturbatória central, em particular, fornece as compreensões internas mais importantes do núcleo da mente humana. Portanto, um entendimento maior dos sentidos e usos psicológicos da masturbação é crucial. Por exemplo, por que 80% da população de adultos britânicos estaria se masturbando e por que 20% talvez não se masturbe? Esses números são causa de preocupação ou de celebração?

Ao considerar os cerca de 36 milhões de homens e mulheres adultos britânicos que atualmente praticam a masturbação, devemos fazer várias questões-chave, por exemplo:

- Com que frequência os britânicos se masturbam?
- A masturbação representa uma fonte de prazer ou vergonha?
- Com o que os britânicos fantasiam durante a masturbação?
- Qual a razão central para os britânicos se masturbarem?

Agora vou ater-me a responder a cada uma dessas questões.
Assim como os adultos britânicos fazem sexo oral, vaginal e anal, eles também se envolvem em inúmeras e variáveis sessões de masturbação ao longo dos dias, semanas e meses do ano. Daqueles que se masturbam, a maioria mostrou ser praticantes regulares ou razoavelmente regulares, demonstrando uma ampla variação de frequência, semelhante às variações de frequência dos comportamentos sexuais com parceiros.

Tabela 4 — Frequência da masturbação
na Grã-Bretanha contemporânea

Frequência masturbatória	Porcentagem total	Masculino	Feminino
Nunca	8%	2%	13%
Não atualmente	12%	10%	14%
Menos de um vez ao ano	2%	1%	2%
Uma vez ao ano	1%	1%	2%
Uma vez por semestre	17%	12%	22%
Uma vez por quinzena	10%	9%	12%
Uma vez por semana	14%	15%	12%
Duas ou três vezes por semana	17%	22%	13%
Quatro a cinco vezes por semana	8%	12%	4%
Uma vez ao dia	5%	8%	2%
Duas vezes ao dia	2%	3%	1%
Três vezes ou mais ao dia	1%	1%	0%
Prefiro não responder	4%	3%	5%

Com base nessas informações, podemos agora dividir os adultos britânicos em aproximadamente três grupos:

a) Frequência de masturbação baixa
b) Frequência de masturbação média
c) Frequência de masturbação alta.

Definirei os praticantes com "frequência de masturbação baixa" como aqueles que nunca se masturbaram, ou não o fazem atualmente de forma alguma, ou aqueles que se masturbam menos do que 26 vezes ao ano; em outras palavras, menos do que uma vez por quinzena. Denominarei os praticantes com "frequência de masturbação média" aqueles que se masturbam entre uma vez por quinzena e três vezes por semana, regularmente. Por fim, definirei os praticantes com "frequência de masturbação alta" como aqueles que se masturbam, pelo menos, quatro ou cinco vezes por semana, e em vários casos três ou mais vezes cada dia do ano.

Ao agrupar essas informações em conjuntos maiores, descobrimos que 32% dos britânicos poderiam ser descritos como praticantes com frequência baixa de masturbação, enquanto 41% o fazem com frequência média e 16% com frequência alta. No entanto, surge uma forte diferença entre gêneros.

Embora, na média, 32% dos britânicos se masturbem uma vez por semestre ou com menos frequência, e, portanto, poderiam ser descritos como praticantes com frequência baixa, as mulheres superam os homens consideravelmente, com 26% dos homens sendo, portanto, classificados como praticantes com frequência baixa, se comparados com uma parcela maior de 53% das mulheres. Essas descobertas podem constituir uma das mais fortes diferenças entre gêneros na pesquisa inteira. Embora porcentagens grandes de homens e mulheres na Grã-Bretanha se masturbem, fica muito claro que os homens se masturbam com maior frequência.

No que se refere aos praticantes da masturbação com frequência média, descobrimos uma média nacional de 41%, divididos entre 46% dos homens e 37% das mulheres. No entanto, seria justo concluir que a maioria dos britânicos que se envolve na atividade masturbatória o faz regularmente e com uma frequência média, de uma vez por quinzena a três vezes por semana.

Ao rever as estatísticas referentes aos praticantes de masturbação com frequência alta — pessoas que se autoestimulam, pelo menos, quatro ou mais vezes por semana e, às vezes, até três ou mais vezes ao dia —, já observamos uma média nacional de 16%. No entanto, fica logo claro que os homens com frequência alta superam as mulheres com frequência alta por um fator de mais de três para um, com cerca de 24% dos homens e 7% das mulheres fazendo parte dessa categoria. E, na faixa mais alta dos entusiastas da masturbação, os homens ganham, com 1% entre todos os homens adultos se masturbando três ou mais vezes ao dia, o equivalente a quase 250 mil homens, comparado com uma porcentagem desprezível das mulheres.

Podemos detectar certas diferenças de idade também, na medida em que a grande maioria dos masturbadores com frequência alta tende a ser homens jovens e jovens de meia-idade, em oposição àqueles com mais de 50 anos. Já os adolescentes tardios e os na casa dos 20 anos são duas vezes mais numerosos que os de 30 e 40 anos. Isso pode, claro, ser uma consequência do fato de que muitos homens jovens ainda não formaram relacionamentos permanentes e, portanto, dependem mais fortemente da masturbação como uma válvula de escape sexual. Outros explicariam a redução na atividade masturbatória ao longo do tempo como resultado do processo de envelhecimento. Outros ainda considerariam a masturbação mais frequente entre os membros jovens da população adulta como um sinal de depressão e inquietação, uma tentativa de acalmar-se por parte daqueles que ainda não se estabeleceram em suas famílias, em suas carreiras ou como cidadãos plenos, acostumados a suas escolhas e identidades.

A classe social não exerce um papel significativo na frequência da masturbação. Uma comparação das classes sociais A, B e C-1 com as classes sociais C-2, D e E revela taxas quase idênticas de atividade masturbatória. Da mesma forma, a geografia não exerce um impacto significativo sobre a masturbação. Os masturbadores com frequência mais alta (três vezes ao dia ou mais) vivem igualmente no norte e no sul da Inglaterra, nas Midlands, no País de Gales e na Escócia. Entre o grupo dos que nunca se masturbaram, a porcentagem maior vive na Escócia, mas isso não representa uma diferença regional estatisticamente significativa. Essencialmente, nossas propensões à masturbação podem ser descritas como homogeneamente distribuídas em todo o país.

Mas por que nos masturbamos? A masturbação deveria ser uma causa de preocupação? Os médicos e psicólogos não atormentam mais as pessoas com a noção de que a masturbação pode produzir degeneração física, cegueira ou insanidade — um conjunto de crenças errôneas que ganhou popularidade ampla na Grã-Bretanha e em outros lugares, sobretudo durante os séculos XVIII e XIX. Porém, embora a masturbação tenha recebido múltiplos elogios como uma forma perfeitamente razoável, prazerosa e normal de autoexpressão e autoprazer sexual, psicoterapeutas e psicanalistas há muito sabem que a masturbação pode também servir a algumas funções mais defensivas e complexas para o ser humano.

A masturbação, uma atividade normal que começa na primeira infância, pode ser usada de forma criativa e também destrutiva. Do lado saudável, a masturbação pode fornecer prazer corporal, reduzir a depressão, o estresse ou a angústia, facilitar o sono; ser usada como um aditivo eroticamente excitante ao ato sexual com um parceiro; ajudar a evitar a disseminação das doenças sexualmente transmissíveis; fornecer um veículo no qual a fantasia de amor possa ser utilizada e muito mais. Pode inclusive trazer benefícios consideráveis à saúde, embora ainda não totalmente comprovados, na medida em que os homens que experimentam mais descarga frequente de sêmen (tanto por meio da masturbação regular ou do ato sexual regular) podem ter uma probabilidade reduzida de contrair câncer de próstata. Além disso, a masturbação pode servir como uma fonte de alívio sexual para os viúvos, os incapacitados, os celibatários ou qualquer um que não tenha acesso a um parceiro sexual regular. Pode até ser um meio de desfrutar de fantasias que não se poderia, não se faria ou talvez não devamos encenar com um parceiro ou parceiros costumeiros.

Em contrapartida, a masturbação pode também exercer um número de efeitos potencialmente deletérios. Para alguns indivíduos, ela pode desempenhar uma função viciadora, que poderia na verdade inibir essas pessoas na busca por um companheiro. Ademais, ela pode ajudar a reforçar fantasias sexualmente perversas ou perigosas. Por exemplo, muitos pedófilos começam suas "carreiras" com masturbação usando imagens de crianças antes de visar ou molestar uma. O reforço do prazer constante da masturbação frequentemente evita que o pedófilo desenvolva uma escolha de parceiro com idade mais apropriada, quando a excitação orgástica da masturbação com imagens ou fantasias internas de crianças se torna compulsiva demais. A masturbação pode também tornar-se uma fonte de angústia particular para cidadãos cumpridores da lei assim como para criminosos, porque por meio dela muitas pessoas acessam fantasias sádicas ou mais indutoras de culpa ou vergonha dos desejos e de atividades sexuais "proibidos", logo se atormentando a cada vez que colocam as mãos nos próprios genitais. Portanto, da perspectiva clínica, a masturbação pode representar um "grito por socorro", sobretudo quando os pacientes relatam para seus psicoterapeutas fantasias perturbadoras enquanto se masturbam.

Indubitavelmente, cada um de nós tem um elo mais complexo em relação à prática de masturbação do que nos damos conta e, embora poucos ainda acreditem que se pode ficar cego por causa dessa atividade, o legado vitoriano que envolve essa prática ainda persiste, conforme indicado pelo uso extremo e amplamente divulgado do epíteto *wanker* [punheteiro], regularmente usado para insultar outras pessoas, ou na verdade a si mesmo.

A masturbação pode também servir a várias funções inconscientes profundas, que ainda permanecem pouco entendidas pelo público em geral ou pelos profissionais de saúde. De acordo com outros psicoterapeutas e psicanalistas freudianos, ela pode ser um meio de se certificar de que os genitais permanecem intactos. Por causa da vulnerabilidade de nossos genitais e sua pequenez (sobretudo durante a infância, quando comparamos nossos corpos com os de nossos pais), os psicanalistas confirmaram a ideia de Freud de que muitos, se não todos nós, tememos a castração ou alguma forma de dano aos nossos genitais, durante nossa infância e posteriormente. Por meio da masturbação, os homens conseguem confirmar que seus pênis não foram danificados, podem ainda se tornar eretos e descarregar sêmen fertilizante; e as mulheres podem, da mesma forma, se certificar de que sua genitália está intacta e da presença de espaços interiores criativos em seus corpos. De acordo com essas hipóteses, a masturbação se torna tanto uma defesa contra a angústia de castração inconsciente quanto uma forma de triunfo sobre ela.

Finalmente, por que os homens parecem ser mais entusiasmados com a masturbação do que as mulheres, muito embora os dois grupos a pratiquem bastante? Seria possível defender muitas teorias diferentes a respeito da razão pela qual os homens parecem se masturbar mais compulsivamente do que as mulheres. Há anos, um de meus pacientes sugeriu que, em função de as mulheres experimentarem orgasmos múltiplos com muita intensidade, seria extenuante e provocaria efeitos negativos sobre o estilo de vida delas se masturbar tão frequentemente quanto os homens. Pode ser que essa hipótese seja verdadeira, embora muitos talvez discordem. Defendo que deva haver outra razão para a maior inclinação dos homens para a masturbação, e isso pode ser o resultado da construção anatômica diferente das genitálias masculina e feminina. A genitália masculina contém poucos mistérios em função de seu posicionamento externo, muito visível. Os homens tocam seus genitais diariamente para urinar. As mulheres, por outro lado, não necessariamente tocam seus genitais diariamente, em parte porque elas podem facilmente urinar sem ter de segurar ou tocar os lábios ou o clitóris; além disso, as pessoas descrevem frequentemente a genitália feminina como "interna", em oposição à "externa"; em outras palavras, parcialmente oculta e menos prontamente disponível para inspeção, toque ou brincadeiras. Portanto, alguns psicanalistas especulam que as mulheres mantêm uma relação mais complicada com sua própria genitália do que os homens porque os genitais femininos podem ser percebidos como menos disponíveis ou menos facilmente exibíveis.

Seja qual for a verdade sobre a masturbação e sobre as diferenças de gênero nos hábitos masturbatórios, um fato permanece surpreendentemente claro: sabemos muito menos sobre os usos e sentidos secretos da masturbação do que gostaríamos de admitir, e por essa razão, com frequência trocamos piadas sobre "tocar punheta" — uma indicação de nossos níveis de angústia acerca desse tópico.

A infidelidade na Grã-Bretanha contemporânea

Apesar de nossas promessas no altar de amarmos e honrarmos nossos esposos ou parceiros, a infidelidade se destaca muito proeminentemente entre os britânicos do século XXI. Como parte do Projeto de

Pesquisa das Fantasias Sexuais Britânicas, indaguei especificamente sobre episódios de contato sexual extraconjugal — o sexo com outra pessoa que não o parceiro habitual —, examinando a frequência de beijos fora de uma união permanente, assim como as de carícias, sexo oral, vaginal e anal. Pelo menos, 42% dos homens e 31% de mulheres beijaram outra pessoa enquanto estavam num relacionamento regular contínuo, resultando em uma média nacional de 36%. Grosso modo, quase metade de todos os homens casados e quase um terço de todas as mulheres casadas beijaram outra pessoa. Em função do fato de que aproximadamente 68% de todos os britânicos estão vivendo em concubinato ou união conjugal estável, isso significa que, de acordo com a estimativa mais conservadora, aproximadamente 11 milhões de britânicos desfrutam um beijo extraconjugal em algum momento.

No entanto, os britânicos não restringem as atividades extraconjugais apenas a beijos. A tabela a seguir revela alguns de nossos pecadilhos fora de nossos relacionamentos de longo prazo. Em cada caso, o termo "extraconjugal" se refere a uma atividade corporal na qual um indivíduo se envolve com alguém que não seu parceiro conjugal ou sexual fixo.

Tabela 5 — Frequência de contato extraconjugal na Grã-Bretanha contemporânea

Frequência da atividade	Total	Masculino	Feminino
Beijos extraconjugais	36%	42%	31%
Carícias extraconjugais	25%	34%	17%
Sexo oral extraconjugal	18%	25%	11%
Sexo vaginal extraconjugal	24%	28%	20%
Sexo anal extraconjugal	5%	8%	2%
Prefiro não responder	3%	3%	3%

Devo confessar que considero esses números surpreendentemente baixos. Muitos dos estudos americanos sobre a infidelidade sexual relatam taxas muito mais altas de atividade sexual extraconjugal; e, com base em minha prática clínica — que pode não ser representativa, já que, em geral, alguém visita um psicoterapeuta conjugal apenas em momentos de conflito ou de problemas —, eu teria previsto uma porcentagem muito mais alta. Mas esses dados, mesmo assim, representam taxas suficientemente altas de infidelidade concretizada no relacionamento conjugal, com um quarto da população casada ou comprometida progredindo de beijos a carícias, e quase um quarto também praticando sexo vaginal. Isso indica que, dos 80% dos britânicos que vivem em concubinato adulto de longo prazo, quase 9 milhões de homens e mulheres fizeram sexo vaginal penetrante com alguém que não seu parceiro. Se excluirmos a população homossexual masculina, para quem o sexo vaginal pode não ser uma atividade primária, o significado dos números se torna ainda mais surpreendente.

Em cada caso, a porcentagem dos homens que pratica uma atividade específica excede aquela das contrapartes femininas, às vezes de forma dramática. Isso confirma a noção popular, propagada pelos tabloides, de que "Todos os homens são sem-vergonha", ou o oferece, em vez disso, algum indício de que, a partir de uma perspectiva biológica evolucionária, os homens parecem ter uma necessidade profundamente enraizada de espalharem sua semente, garantindo assim a sobrevivência da espécie? Quaisquer que sejam os respectivos méritos ou racionalizações de tais hipóteses, não é possível desprezar as muitas possíveis explicações psicológicas da infidelidade. Com base em nossa experiência clínica como psicoterapeutas conjugais, eu e meus colegas descobrimos que os companheiros trairão um ao outro por uma vasta gama de razões complexas, a maioria das quais permanece totalmente inconsciente no momento em que os atos são cometidos. Isso pode incluir:

- Vingança ou retaliação contra o companheiro constante, quase sempre estimulado por concorrência inconsciente.
- Medo da intimidade, frequentemente acompanhado do medo de ser dominado pelo companheiro constante.

- Incapacidade de lidar com o nascimento de um filho, causando ciúmes, muitas vezes entre pai e bebê.
- Promiscuidade de caráter, profundamente enraizada, que resulta das primeiras formas de abuso e privação.
- Medo de macular a relação conjugal com demandas sexuais específicas ou "incomuns" e, daí, o desejo de encontrar um parceiro extraconjugal.
- Identificação inconsciente com o pai, ou com a mãe, ou com ambos, ou com o pai ou mãe divorciados que tiveram mais de um companheiro.

Em relação às faixas etárias, parece que os britânicos se tornam mais infiéis com o passar do tempo. Das pessoas com idades entre 18 e 29 anos, 12% fizeram sexo oral fora de um relacionamento estável. Para aquelas com idade entre 30 e 50 anos, os números sobem para 20%, e para as com idade igual ou superior a 51, 19% terão se envolvido em sexo oral extraconjugal. Naturalmente, essa informação pode ser explicada, em parte, em função do fato de que muitas pessoas com menos de 30 anos ainda não estabeleceram relacionamentos permanentes e, portanto, suas taxas de sexualidade extraconjugal serão automaticamente mais baixas; e aquelas com menos de 30 que já se comprometeram com um companheiro podem estar ainda na primeira fase empolgante do romance e, portanto, são mais fiéis. Porém, para as pessoas com mais de 30 anos, a tentação se torna muito mais irresistível.

No que se refere ao sexo vaginal fora do casamento ou do relacionamento estável, 14% das pessoas com menos de 30 anos participaram de tais atividades, comparados com 23% dos indivíduos na casa dos 30 ou 40 anos. O mais surpreendente, entre os com mais de 50 anos, é que esses 30% fizeram sexo vaginal com alguém que não seu parceiro constante em números mais altos do que a média nacional, em todas as faixas etárias, para penetração genital extraconjugal. Portanto, apesar do declínio nas práticas sexuais ao longo da vida, é muito mais provável que pessoas mais velhas tenham feito sexo com penetração vaginal extraconjugal.

As porcentagens de sexo anal fora do casamento ou de um relacionamento estável permanecem mais ou menos igualmente distribuídas por todas as faixas etárias: 4% dos 18 aos 29 anos, 6% daqueles entre os 30 e 50 anos e 4% dos com mais de 50 anos.

No que se refere às diferenças nas classes sociais, posso informar que as faixas de renda mais alta e mais baixa são infiéis em números quase iguais. No que concerne às diferenças geográficas, o endereço de alguém parece fazer pouca diferença na sua probabilidade de "pular a cerca", uma vez que as taxas de sexualidade extraconjugal parecem razoavelmente constantes em toda a Grã-Bretanha, sendo os habitantes do norte ligeiramente mais propensos a beijar, acariciar e a praticar o sexo oral e vaginal fora do casamento, e os londrinos mais propensos a fazerem sexo anal fora do casamento.

Amor à venda: o uso de prostitutas ou de profissionais do sexo

Ao examinar a vida sexual dos britânicos, devemos lembrar que muitas pessoas, casadas ou não, pagam para fazer sexo. Como parte do Projeto de Pesquisa das Fantasias Sexuais Britânicas, pedi aos participantes para indicarem se eles alguma vez travaram contato sexual com prostitutos, prostitutas ou com qualquer outro "profissional do sexo". As respostas revelaram que a maioria dos britânicos nunca pagou por contato sexual com uma prostituta ou profissional do sexo; no entanto, entre 19% e 20% dos homens britânicos o fizeram. Em contrapartida, entre 1% e 2% das mulheres britânicas pagaram para fazer sexo, resultando em uma média nacional de cerca de 10% da população adulta. Dos indivíduos pesquisados no Projeto de Pesquisa das Fantasias Sexuais Britânicas, a maioria dos homens que pagaram por sexo o fizeram apenas uma vez (5%), ou duas vezes (4%). Entre os homens britânicos, apenas 1% havia visitado prostitutas entre 31 e cinquenta vezes, e menos de 1% pagou por sexo em mais de cinquenta ocasiões. Certamente, os usuários compulsivos de prostitutas existem; em nosso trabalho clínico, meus colegas e eu encontramos homens que visitam prostitutas várias vezes por semana, ao longo de muitos anos. Essas poucas exceções estatísticas tendem a ser muito pequenas em número e não serão, em geral, refletidas no cálculo final.

Em termos de prostituição, podemos concluir que, de acordo com os autorrelatos, 80% dos homens britânicos e 98% das mulheres britânicas nunca usaram uma prostituta ou um profissional do sexo para alívio sexual; e entre os homens e as mulheres que o fizeram, a maioria o fez em poucas ocasiões. Cinco por cento da população de homens adultos da Grã-Bretanha usaram os serviços de uma prostituta em mais de cinco ocasiões separadas; em outras palavras, cerca de 1,1 milhão de homens podem ser descritos como consumidores mais do que incidentais dos serviços de prostitutas. Os homens mais velhos visitam prostitutas com mais frequência do que os mais jovens. Na verdade, dos homens entre 18 e 29 anos que pagaram por sexo, nenhum o fez mais de cinco vezes. Todos os usuários mais afoitos pela prostituição podem ser encontrados nas faixas etárias mais velhas, sobretudo entre os com mais de 50 anos. Os homens de classes sociais diferentes usam as prostitutas em aproximadamente números iguais — não é preciso ganhar muito dinheiro para se visitar uma profissional do sexo. Na verdade, em um caso memorável de um homem que pagava por sexo três vezes por semana, esse indivíduo ganhava um salário muito baixo e gastava quase tudo com seu vício em sexo.

No que se refere a variações regionais, a mais alta frequência de usuários de prostitutas está na Escócia. Na verdade, mais de 1% dos escoceses homens pagaram por sexo com uma prostituta ou profissional do sexo mais de 30 vezes, comparados com quase 0% de homens nas outras partes da nação.

Pornografia e cibersexo

Claro, não é necessário estar no mesmo quarto, no mesmo momento, com uma prostituta, para pagar pelo prazer sexual. Pode-se comprar sexo não apenas por meio da prostituição, mas também pela internet, e ainda em clubes de dança erótica e striptease, em telessexo, vídeos pornográficos, DVDs, livros e revistas pornográficos — todos exigem pagamento. Como parte do Projeto de Pesquisa das Fantasias Sexuais

Britânicas, pesquisei uma variedade ampla de atividades pornográficas, divididas nas seguintes categorias:

- Vídeos
- DVDs
- Filmes
- Revistas "sensuais" (não censuradas)
- Revistas explícitas (censuradas)
- Literatura erótica
- Imagens estáticas da internet
- Imagens em movimento da internet
- Serviço de telessexo
- Shows eróticos ao vivo
- Clubes de striptease
- Clubes de dança erótica no colo ou em cima da mesa
- Salas de bate-papo online (que podem ser usadas para encontrar parceiros sexuais)
- Agências online de encontros (que podem ser usadas para encontrar parceiros sexuais)

Talvez seja injusto classificar todas essas atividades como "pornografia". Alguns indivíduos considerariam qualquer exposição do corpo nu fora do quarto conjugal como pornografia, enquanto outros classificariam assim qualquer forma de erotismo no qual uma pessoa degrada ou explora outra. De acordo com esse ponto de vista, uma cena terna de relação sexual em um filme ou um romance, por mais explícita que seja, não seria considerada pornografia, enquanto qualquer coisa que envolva chicotes e correntes seria. Não proponho resolver esse dilema ou fornecer uma nova definição do que constitui pornografia. Para os propósitos deste estudo, utilizei o termo "pornografia" em seu sentido mais genérico e amplamente entendido, para significar estímulos eróticos outros que não a visão do parceiro nu, sobretudo se houver transação financeira de algum tipo para obter o material erótico.

Em função da explosão de sites com pornografia disponíveis, a Grã-Bretanha se tornou uma nação crescentemente pornográfica? E, ao contrário de nossos antepassados, que não tinham acesso imediato às imagens em movimento e, portanto, precisavam visitar garotas de programa e garotos de aluguel mais frequentemente, substituímos a prostituição pela pornografia? Sem dúvida, os britânicos contemporâneos dependem muito mais da pornografia do que da prostituição. Como um de meus entrevistados declarou: "A pornografia na internet tem uma resolução tão alta hoje em dia que não há necessidade de sair do quarto."

De acordo com o Projeto de Pesquisa das Fantasias Sexuais Britânicas, a grande maioria de homens britânicos já usou ou usa pornografia, quase 90%, na verdade; e quase 60% de mulheres o fizeram também, talvez uma descoberta mais surpreendente em função de nossas imagens culturais profundamente internalizadas dos homens como sendo os principais criadores e consumidores de material pornográfico. Os resultados revelam os seguintes hábitos pornográficos básicos:

Tabela 6 — Frequência do uso de pornografia na Grã-Bretanha contemporânea

Escolha de pornografia	Porcentagem total*	Masculino	Feminino
Uso durante a vida	73%	87%	56%
Vídeos ou DVDs	54%	65%	42%
Revistas "sensuais"	36%	50%	21%
Revistas explícitas	17%	27%	7%
Literatura erótica	30%	32%	28%
Imagens estáticas na internet	32%	53%	11%
Imagens em movimento na internet	26%	43%	8%
Telessexo	4%	7%	2%

*Tabela 6 — Frequência do uso de pornografia
na Grã-Bretanha contemporânea (cont.)*

Escolha de pornografia	Porcentagem total	Masculino	Feminino
Shows ao vivo de striptease	6%	10%	1%
Dança erótica	5%	10%	1%
Outras variedades de pornografia	2%	2%	2%
Prefiro não responder	2%	2%	2%

*Esses números representam porcentagens mínimas para o consumo de pornografia entre britânicos adultos durante toda a vida. Em função de 2% de homens e mulheres escolherem a opção "Prefiro não responder", não se sabe ao certo se eles consomem, de fato, pornografia atualmente ou se já o fizeram alguma vez. Esses indivíduos específicos não escolheram a opção claramente disponível enunciada como "Não uso/Nunca usei pornografia"; portanto, seria razoável suspeitar que ao menos alguns, ou na verdade todos esses respondentes que selecionaram "Prefiro não responder", usaram pornografia em algum momento de suas vidas. Talvez, e apesar da anonimidade oferecida pela pesquisa, esses indivíduos temessem, mesmo assim, a perda de sua privacidade ou confidencialidade se tivessem admitido, online, que consumiram pornografia. Portanto, os números sobre a utilização durante a vida poderiam ser maiores que 89% para homens e 58% para mulheres.

As taxas de utilização de pornografia variam amplamente por todo o país, dos que exigem uma "pitada" de pornografia várias vezes por dia àqueles que a usam de tempos em tempos, àqueles que uma vez viram uma revista "sensual" num local escondido, logo tornando um "padrão nacional" quase sem sentido. Ainda assim, temos alguns dados interessantes relativos à distribuição etária do uso da pornografia, bem como algumas observações sobre o impacto de gênero, classe social e posição geográfica.

Sem dúvida, as pessoas mais jovens usam pornografia mais frequentemente do que as mais velhas. Trinta e cinco por cento dos indivíduos com mais de 50 anos afirmam nunca terem lançado mão de pornografia, comparados com apenas 24% das pessoas com menos de 30 anos. Em relação ao consumo de DVDs ou vídeos, 60% dos com 50 anos ou menos assistiram à pornografia em discos ou fitas, comparados com 42% daqueles com mais de 50, logo representando uma diferença significativa, que pode indicar um conforto maior e a familiaridade das pessoas mais jovens com as tecnologias mais recentes. Da mesma forma, a dança erótica representa uma fonte popular de estimulação pornográfica para 10% dos com menos de 30, comparado com apenas 2% dos com mais de 50 anos.

Umas das maiores diferenças de idade que concerne ao uso de pornografia é detectada nas porcentagens da utilização da internet, e encontramos uma relação inversa entre essas duas variáveis; em outras palavras, à medida que aumenta a idade, o uso da internet para fins pornográficos diminui. Enquanto 43% dos com menos de 30 anos que usam a internet acessam imagens pornográficas estáticas, apenas 22% dos com mais de 50 anos o fazem; e, enquanto 38% dos com menos de 30 que acessam a internet buscam imagens pornográficas em movimento, menos da metade, meros 15%, dos com mais de 50 anos o fazem.

A maior popularidade da internet como uma fonte de pornografia para os indivíduos com menos de 30 anos, em oposição aos com mais de 50, pode ser explicada de várias maneiras. As gerações mais velhas preferem a literatura erótica como fonte de estímulo e ainda consideram a internet algo desconhecido, uma vez que conseguiram viver a vida (e a pornografia) por muito tempo sem ela. Além disso, é mais provável que as pessoas mais velhas da população consultada sejam casadas, compartilhem lares com esposos e filhos; logo, o acesso privado e confidencial à internet pode ser mais complicado. Finalmente, uma porcentagem maior dos com mais de 50 anos vive em parcerias permanentes e, portanto, pode ter mais acesso regular à satisfação sexual do que os com menos de 30. Será muito instrutivo observar se o uso da pornografia na internet por aqueles adultos, hoje em torno dos 30 anos, continuará no mesmo nível com o passar do tempo ou se ele diminuirá à medida que esses jovens amadurecem e, por fim, se envolvem em relacionamentos duradouros. Embora saibamos que certo número de pessoas mais velhas acessa a internet com propósitos pornográficos, dos dez últimos casos de término de casamento em virtude da pornografia na internet que avaliei clinicamente, todos envolviam casais mais jovens, na casa dos 20 anos, ou mais provavelmente, na dos 30.

Em termos de gênero, já sabemos que os homens buscam pornografia com muito mais entusiasmo, sobretudo pornografia da internet, enquanto as mulheres preferem DVDs, vídeos e literatura erótica. Algumas das maiores diferenças de gênero em todo o estudo podem ser detectadas na análise das diferenças de gênero na pornografia. Por exemplo, enquanto 50% dos homens usam ou usaram revistas "sensuais", 21% das mulheres, em contrapartida, o fazem ou fizeram; e, enquanto 27% dos homens têm experiência em usar revistas sobre sexo explícito, apenas 7% das mulheres — aproximadamente um quarto do número de homens — fizeram uso delas. Ademais, 10% dos homens assistiram a shows eróticos, foram a clubes de striptease e de dança erótica, enquanto apenas 1% de mulheres o fizeram.

No que se refere ao consumo de pornografia na internet, 48% dos homens descobriram a pornografia online, comparados com cerca de 9,5% das mulheres, representando, portanto, uma diferença de gênero bastante considerável. A maioria das mulheres que acessam pornografia em imagens estáticas na internet o faz mensalmente, com apenas uma pequena porcentagem acessando imagens estáticas semanalmente. Durante esse período, quase nenhuma mulher relatou uma frequência maior que uma vez por semana. Os homens, no entanto, se conectam a tais imagens mais regularmente, com 28% de todos os adeptos de imagens "sensuais" acessando tal material, pelo menos, uma vez ao mês, e mais 14% fazendo isso, pelo menos, uma vez por semana. Sete por cento dos homens veem imagens "sensuais" toda semana, mais 2% o fazem diariamente e 1% em mais de uma ocasião ao dia. Logo, se definirmos o uso de pornografia pesada, com imagens estáticas, como um número entre várias vezes na semana e várias vezes ao dia, descobrimos que 10% dos homens britânicos se qualificariam, o que significa bem mais de 2 milhões de homens. Em relação ao uso de pornografia explícita na internet, descobrimos diferenças de gênero semelhantes, com 6% das mulheres acessando imagens explícitas mensalmente, sendo que 1% delas o fazem semanalmente. Nenhum número significativo de mulheres relatou buscar imagens explícitas mais frequentemente do que uma vez por semana. Os homens, ao contrário, usam a pornografia explícita mais regularmente, com 23% acessando tais materiais mensalmente, 13% o fazendo semanalmente, 8% várias vezes na semana, 3% diariamente e 1% mais de uma vez por dia. Uma estimativa conserva-dora indicaria que 11% dos homens adultos britânicos se descreveriam como consumidores fervorosos de pornografia explícita na internet.

Claro, alguns definiriam o uso "semanal" da internet como uma quantidade bastante considerável de atividade pornográfica; portanto, se adotarmos uma definição mais abrangente de uso "fervoroso" de internet para incluir aqueles homens e mulheres que acessam imagens explícitas tanto semanalmente, várias vezes por semana, diariamente ou várias vezes por dia, os números sobem dramaticamente, com 24% de homens usando a internet arduamente para obter pornografia "sensual" e 25% para obter pornografia explícita, se comparado com apenas 1% de mulheres que usam arduamente pornografia "sensual" ou explícita por tais meios. Logo, os homens britânicos usam a pornografia da internet de um modo 24 a 25 vezes mais frequente, repetitivo, muitas vezes compulsivo, do que suas contrapartes femininas.

A classe social parece ter pouco ou nenhum impacto sobre a utilização de pornografia. A geografia também tem um efeito muito pequeno sobre o uso, com algumas pessoas do sul da Inglaterra (excluindo Londres) comprando o maior número de revistas pornográficas. Os londrinos, ao contrário, encabeçam a lista em termos de DVDs, vídeos, revistas "sensuais", shows eróticos, clubes de dança no colo e uso de internet, sobretudo atividades com webcam. Logo, de um ponto de vista estatístico, seria justificável considerar Londres como o epicentro pornográfico da Grã-Bretanha.

A internet se tornou uma fonte de gratificação sexual com uma popularidade quase inimaginável. Embora os números variem tremendamente, uma estimativa recente, realizada pelo Google, sugere que a internet possui mais de quatro milhões de páginas pornográficas, que constituem cerca de 12% de todas as páginas. Além disso, seres humanos no mundo inteiro hoje trocam quase 3 bilhões de e-mails pornográficos por dia, abrangendo aproximadamente 8% de todo o tráfego de e-mails.

Os entusiastas da pornografia podem utilizar a internet para localizar tanto imagens estáticas quanto em movimento (por exemplo, filmes pornográficos etc.), mas recentemente a internet também desenvolveu mais tecnologias, incorporando o uso de webcams para propósitos pornográficos. A atividade de webcam de natureza sexual, seja vendo alguém, frequentemente uma modelo, realizando um show de sexo ao vivo, seja exibindo as próprias atividades sexuais, ainda não alcançou a popularidade das imagens estáticas ou em movimento. Até agora, 11% de todos os homens britânicos e 2% das mulheres adultas britânicas parecem ter dominado a tecnologia necessária para participar do sexo com webcam, também cada vez mais conhecido como "cibersexo".

Basicamente, os entusiastas podem praticar, pelo menos, três tipos principais de cibersexo — todos os quais dependem de acesso à internet:

1. Cibersexo textual, que envolve a troca rápida de mensagens de texto explicitamente sexuais.
2. Cibersexo em vídeo, que envolve assistir a um modelo ou a uma pessoa comum fazendo striptease, se masturbando ou realizando outras atividades sexuais em sua própria casa. Frequentemente, o usuário do cibersexo em vídeo se masturba enquanto assiste à cena sexual.
3. Cibersexo de realidade virtual, que envolve o uso de equipamentos mais sofisticados, como "telepênis". Em tal cenário de cibersexo de realidade virtual, um pênis de borracha ou outro brinquedo sexual com controle remoto é manipulado pelo usuário da internet que direciona seus movimentos na casa de outra pessoa.

Como resultado de todas as atividades de cibersexo, os psicólogos começaram agora a mencionar indivíduos que se descobrem envolvidos com "cibercasos", deixando "ciberjanelas" em seu rastro.

Outros termos descritivos que entraram na literatura clínica incluem: "ciberadultério", "ciberflerte", "ciberinfidelidade", "ciberamor", "cibercasamento", "ciberorgasmo" e até "ciberprocessos sexuais". Um novo ramo de profissionais de saúde mental surgiu e é conhecido como "ciberpsicólogos", e se especializaram no tratamento daqueles com "cibervícios".

Sem dúvida, os britânicos criaram uma variedade de maneiras diferentes de ter casos extraconjugais, tanto com uma pessoa ao vivo, uma prostituta ou uma amante virtual na internet. Muitos britânicos, portanto, poderiam ser descritos como tendo um baixo "coeficiente de fidelidade".

Um caldeirão efervescente de descontentamento

Na epígrafe deste capítulo, citei um dito espirituoso de George Mikes, um humorista da metade do século XX, no qual o autor opinou: "Os habitantes do continente têm vida sexual; os ingleses têm bolsas de água quente." Essa observação pode bem ter refletida a realidade britânica, em 1946, ano no qual Mikes publicou seu livro. No entanto, muita coisa mudou na segunda metade do século; e, embora nós na Grã-Bretanha nunca possamos rivalizar com os franceses e italianos como proverbiais Casanovas, certamente nos tornamos praticantes proficientes de uma abundância de atos sexuais que envolvem não apenas nossos companheiros.

Mesmo assim, apesar da inclinação da Grã-Bretanha para o comportamento heterossexual, homossexual e bissexual, nosso amor pela masturbação, nossas infidelidades muito difundidas, nosso uso de prostituição, nosso vício em pornografia e nossas aventuras mais recentes no ciberespaço sexual, *não podemos nos descrever como uma nação sexualmente satisfeita*. No questionário do Projeto de Pesquisa das Fantasias Sexuais Britânicas, coloquei uma questão muito básica: "Em que medida você se sente satisfeito com sua vida sexual?" Investiguei também a frequência do orgasmo durante o sexo, que poderia, em muitos exemplos, servir como um indicador de satisfação sexual. Suspeito de que a grande maioria dos homens afirmaria não ter tido uma experiência sexual completamente satisfatória sem atingir o orgasmo; e muitas, embora certamente não todas, as mulheres concordariam. Portanto, como a Grã-Bretanha se classifica como uma nação sexual?

Dezenove por cento dos britânicos classificaram sua vida sexual como "extremamente satisfatória"; 25% classificaram como "muito satisfatória" e mais 18% descreveram simplesmente como "razoáveis". Como interpretar melhor essas porcentagens? Os dados nos informam que, pelo menos, 62% dos britânicos adultos consideram o componente sexual de suas vidas como "razoável" ou ótimo. Isso parece ser um motivo para celebração. Mas "razoável" pode não ser tão sensacional. Ouso dizer que, se pesquisássemos nossos respondentes novamente, e perguntássemos se eles estariam satisfeitos com uma vida sexual "razoável" a vida inteira, a maioria talvez continuasse insatisfeita.

Portanto, a maioria dos britânicos considera muito boa sua vida sexual, mas apenas 19% (incluídos 16% dos homens e 22% das mulheres) consideram suas biografias sexuais "extremamente satisfatórias". Examinado por outro ângulo, isso significa que um total de 81% dos adultos britânicos não consideram suas vidas sexuais fontes da mais alta satisfação. Obviamente, o enunciado da questão — algo sobre o qual debatemos — se presta a interpretações diferentes, mas, no entanto, qualquer que seja a interpretação dos dados, o número final de 19% de britânicos que desfrutam de uma satisfação completa permanece muito baixa. Na prática, isso indicaria que mais de 36 milhões de britânicos aguentam uma vida sexual que poderia ser descrita como menos do que *extremamente* satisfatória. Da mesma forma, 56% dos britânicos, ou mais de 25 milhões de pessoas, toleram uma vida sexual que eles caracterizariam como não muito satisfatória.

Independentemente de como interpretamos os dados dos grupos das pessoas que se consideram extremamente satisfeitas, muito satisfeitas e razoavelmente satisfeitas, ainda encontramos 12% dos cidadãos britânicos que relatam uma vida sexual "medíocre", mais 10% que admitem uma vida sexual "bastante insatisfatória" e, por fim, 11% que afirmam ter uma vida sexual "inteiramente insatisfatória". Agrupados, temos agora identificados 33% da nação adulta — quase 15 milhões de homens e mulheres — cujos relacionamentos e experiências sexuais poderiam ser autocaracterizados como "medíocres" ou pior.

Ao examinar a frequência do orgasmo durante as relações sexuais com um companheiro, aprendi que grandes parcelas da população não atingem o clímax. Obviamente, o orgasmo não será o objetivo de todos os encontros sexuais; na verdade, muitos de nós se voltam para "coisas relacionadas" com o sexo, como beijos, carícias, fazer cócegas, toques, afagos ou esfregas, não com o propósito de atingir o orgasmo, mas, ao contrário, para obter segurança e atender às tão importantes necessidades oriundas dos primeiros vínculos. Quando crianças, não teríamos sobrevivido sem os cuidados das pessoas que tomavam conta de nós e nos acolhiam; assim também, quando adultos, a maioria de nós anseia profundamente por contato físico. Na verdade, muitos sexólogos se tornaram bastante críticos dos atos sexuais que valorizam o orgasmo como prêmio final, o que se poderia denominar abordagem "orgasmocêntrica" da sexualidade humana.

Não obstante, a capacidade de atingir o orgasmo oferece algum reflexo da qualidade geral do vínculo sexual entre os dois companheiros. Portanto, com que frequência os britânicos conseguem atingir o clímax em um encontro sexual médio cotidiano com outra pessoa? Os dados revelam alguns fatos surpreendentes:

Tabela 7 — Frequência do orgasmo durante o contato sexual com um companheiro

Frequência do orgasmo	Porcentagem total	Masculino	Feminino
Todas as vezes	50%	71%	28%
Mais da metade das vezes	24%	18%	30%
Cerca da metade das vezes	8%	3%	13%
Menos da metade das vezes	9%	2%	16%
Nunca	5%	2%	8%
Prefiro não responder	5%	4%	6%

Claramente, mesmo uma ligeira inspeção visual dos dados oferece provas contundentes de que os homens têm mais orgasmos do que as mulheres. A diferença de gênero entre homens e mulheres que atingem o orgasmo todas as vezes representa um dos achados mais interessantes do Projeto de Pesquisa das Fantasias Sexuais Britânicas, e me interessa muito saber o que homens e mulheres têm a dizer sobre isso. Em função do fato de que 89% de todos os homens atingem o clímax mais da metade das vezes, em comparação com apenas 58% de todas as mulheres, isso significa que o orgasmo pode ser menos importante para as mulheres ou que os parceiros masculinos (sejam heterossexuais ou homossexuais) parecem menos competentes para induzirem ou facilitarem o clímax?

Eu também permaneço bastante intrigado pela imensa porcentagem incomum de homens e mulheres que marcaram a opção "Prefiro não responder". Uma vez mais, apesar da anonimidade garantida a todos os respondentes do YouGov, responder a uma pergunta sobre a frequência do orgasmo pode acabar sendo uma exposição psicológica demasiada, e talvez provocadora de muita angústia, para se considerar, sobretudo uma vez que tantas pessoas não atingem o orgasmo regularmente. Essa questão relativa à frequência do orgasmo, aliada a uma questão subsequente sobre taxas de infecção transmitida sexualmente, acumulou o maior número de respostas "Prefiro não responder" do questionário inteiro.

No que se refere às diferenças etárias entre os subgrupos cronológicos, pode ser interessante saber que homens e mulheres entre as idades de 30 e 50 anos têm uma probabilidade muito maior de ter um orgasmo a cada vez, se comparado com suas contrapartes mais jovens, entre 18 e 29 anos, ou com o grupo com maior experiência sexual, igual ou superior a 51. Talvez os participantes mais jovens ainda não tenham dominado as artes mais delicadas do ato sexual e os mais velhos tenham perdido o interesse, ou, na verdade, um pouco da capacidade fisiológica. Tudo isso não passa de especulação, é claro.

O status socioeconômico tem pouco impacto na capacidade orgástica, mas, curiosamente, a geografia se faz representar, pelo menos, em certa medida, como uma variável, com os escoceses triunfando como os mais competentes em conseguirem um orgasmo todas as vezes, enquanto os londrinos são os últimos colocados. Os escoceses atingem o clímax todas as vezes em 53% das ocasiões, com outras regiões atingindo a média de 49%.

Na melhor das hipóteses, podemos nos descrever como uma nação na qual, aproximadamente, metade de nós tem uma vida sexual razoavelmente boa ou melhor e na qual exatamente metade de nós atinge o clímax a cada encontro sexual. Porém, na pior das hipóteses, podemos, talvez mais acuradamente, nos caracterizar como um reino assediado por angústias e dificuldades sexuais, onde apenas 19% parecem completamente satisfeitos com sua vida sexual e apenas 28% das mulheres sentem que terão um orgasmo toda vez que fizerem sexo.

Tranquilizantes e infecções

É triste, mas a vida privada na Grã-Bretanha pode ser caracterizada não apenas por uma falta de satisfação sexual mais abrangente. Fracassos existem de muitas formas e, em particular, tentei compilar algumas informações básicas sobre nossa saúde mental e sexual como uma nação. Descobri que cerca de 21% dos britânicos consomem antidepressivos em qualquer dado momento e que pelo menos 2% usam tranquilizantes. Esses números autorrelatados devem ser interpretados com extrema cautela, uma vez que não podemos garantir que todos os indivíduos no estudo saberão a diferença entre um antidepressivo e um tranquilizante, ou que as pessoas necessariamente estarão conscientes de que um remédio específico, receitado por seus médicos, seria classificado como um antidepressivo ou um tranquilizante. Soube de uma paciente cujo clínico geral insistiu que ela tomasse um antidepressivo bem conhecido, mas a paciente referia-se a ele meramente como um comprimido para os rins, incapaz de tolerar a ideia de que seu médico a considerara deprimida. Independentemente de esses números serem estritamente precisos ou não, eles certamente fornecem uma ideia do fenômeno, indicando que aproximadamente 10 milhões de britânicos usam alguma forma de medicação psicofarmacológica para dificuldades emocionais de qualquer magnitude.

Da mesma forma, um grande número de britânicos adultos tem ou teve uma infecção sexualmente transmitida. Esses números autorrelatados podem, novamente, ser tratados como uma medida aproximada da quantidade de infecções sexualmente transmitidas na Grã-Bretanha, graças ao fato de que nem todos os pacientes receberam um diagnóstico apropriado ou necessariamente lembram o nome de suas infecções com precisão. A pesquisa nos fornece os seguintes resultados:

Tabela 8 — Porcentagem de britânicos que têm ou tiveram infecções sexualmente transmitidas de acordo com autorrelatos em novembro e dezembro de 2004

Tipo de infecção	Porcentagem total	Masculino	Feminino
Clamídia	24%	16%	33%
Herpes genital	9%	8%	9%
Vírus HPV	23%	17%	28%
Gonorreia	21%	28%	13%
Hepatite B	1%	2%	1%
Hepatite C	0%*	0%*	1%
HIV	1%	%	0%*
Sífilis	3%	4%	1%
Outros	32%	37%	28%
Prefiro não responder	5%	6%	5%

* As porcentagens de 0% não indicam uma ausência total de hepatite C entre homens britânicos ou uma ausência total de infecção por HIV entre as mulheres britânicas. Elas significam apenas que, de acordo com os respondentes da pesquisa, menos de 0,5% dos homens britânicos se autorrelatam portadores de hepatite C e que menos de 0,5% das mulheres britânicas se autorrelatam como portadoras do vírus HIV. Essas doenças altamente infecciosas causam um impacto tanto em homens quanto em mulheres, e seria errôneo expor esses dados sem essa observação.

Citei os números sobre o uso autorrelatado de antidepressivos e tranquilizantes e os números autorrelatados e conscientes de infecções sexualmente transmitidas como uma medida possível de nosso nível de infelicidade. Sabemos que a medicação pode frequentemente impactar negativamente sobre nossa capacidade de despertar libido e que a depressão e a angústia subjacentes, para as quais os médicos primeiro receitaram esses remédios, também diminuem o desejo sexual. Ademais, embora muitas pessoas deem conta, admirável e notavelmente, de uma ou mais infecções sexualmente transmitidas, muitos batalham tremendamente contra a vergonha e o medo. Além disso, essas infecções podem também, em um grande número de exemplos, impactar negativamente nos próprios significados de conforto físico e na capacidade para obter prazer e satisfação sexual.

Contato sexual indesejado e outras formas de abuso

O retrato da vida privada na Grã-Bretanha se torna ainda mais complexo quando consideramos o impacto do abuso na primeira infância — seja sexual, físico ou emocional — em nossas subsequentes vidas sexuais adultas e em nossa capacidade de desfrutar paz de espírito nos anos posteriores. Sem dúvida alguma, todo profissional de saúde mental hoje concordaria que as primeiras experiências de crueldade física, sexual e psicológica causam cicatrizes profundas que ameaçam prejudicar nosso estado mental, nosso funcionamento social, nossas capacidades cognitivas, nossa capacidade para sentir prazer e muito mais. E, embora nem todos passem por abusos nos primeiros anos de vida com as mesmas consequências dramáticas e devastadoras — algumas pessoas se mostraram altamente resilientes, em parte por causa de algumas boas experiências "amortecedoras" —, o abuso quase sempre cobra seu preço de uma forma ou de outra.

Como parte do questionário, perguntei sobre o primeiro abuso sexual. Prefaciei o assunto com uma nota preparatória: "As poucas questões a seguir são sobre nosso passado. Elas têm uma natureza muito sensível, mas, por favor, tente ser tão honesto quanto se sinta confortável." Eis as quatro seguintes perguntas judiciosamente enunciadas:

1. Pensando sobre seu passado, alguém forçou ou o convenceu alguma vez a fazer sexo quando você realmente não queria?
2. Por favor, diga a primeira vez em que você foi forçado ou convencido a fazer sexo quando realmente não queria.
3. E, ainda acerca de seu passado, alguma vez você foi submetido a qualquer tipo de abuso físico, sexual ou emocional? Por favor, seja o mais honesto possível e inclua qualquer coisa que você tenha experimentado e que tenha ou não contado para alguém.
4. Por favor, conte-nos quando foi a primeira vez em que você foi submetido a essa forma de abuso.

Com orientação dos experientes preparadores de questionário da YouGov, fizemos essas quatro perguntas, na parte final da longa pesquisa administrada por computador, para que qualquer memória de abuso não prazerosa que pudesse entrar na consciência nesse ponto não influenciasse diretamente as respostas a outras questões sexualmente explícitas da pesquisa.

Como um psicoterapeuta que ouve histórias de abuso diariamente e que o faz ao longo de mais de vinte anos, sabia muito bem que não teria de modo algum uma resposta insignificante para as quatro perguntas relacionadas a abuso. Na verdade, os respondentes relataram taxas muito altas de abuso nos primeiros anos de vida. Claro, uma experiência autorrelatada não pode fornecer uma garantia forense de que o abuso realmente ocorreu, mas, em minha experiência, nunca encontrei um único paciente que, até onde sei, tivesse fabricado histórias de abuso para obter compaixão. Após anos de trabalho com criminosos de várias descrições, tenho um ceticismo saudável que utilizo apropriadamente em meu trabalho clínico, mas com relação às histórias de abuso, sempre acredito na história do paciente, a menos que eu tenha uma razão forte para não fazê-lo. Até agora, considero que meus pacientes foram completamente honestos e profundamente tocantes ao lembrarem e reviverem as primeiras experiências de abuso. É mais provável que os dados que agora relatarei sejam considerados uma *subcontagem* do verdadeiro estado das coisas, uma vez que minha pesquisa não contém respostas de pacientes psiquiátricos internados ou de prisioneiros — grupos de indivíduos conhecidos por terem experimentado, de forma demonstrável, uma quantidade maior de abuso na primeira infância. Além disso, muitos abusos ocorrem durante nossos primeiros anos e frequentemente não podem ser lembrados em uma pesquisa autorrelatada; por essas razões, os números verdadeiros provavelmente são *bem maiores*.

Tabela 9 — Memórias autorrelatadas de contato sexual indesejado

Contato sexual indesejado	Porcentagem total	Masculino	Feminino
Aos 16 anos ou mais	18%	8%	27%
Abaixo de 16 anos	7%	4%	9%
Não sei	1%	1%	1%
Prefiro não responder	1%	0%	1%

Esses dados correspondem razoavelmente bem a muitos estudos de entrevistas de grande porte conduzidos com muito sucesso por colegas nos campos da saúde mental e na sociologia, ao longo de trinta anos, em um esforço para estabelecer uma estimativa da quantidade de abuso e violência sexual que experimentamos como população. Chocantemente, nossos dados confirmam que 25% dos britânicos contemporâneos, pelo menos, lembram um ou mais episódios de abuso e violência sexual, somando um mínimo de 11 milhões de pessoas afetadas.

Certamente, ficamos impressionados com a grande disparidade entre a quantidade de contato sexual indesejado experimentado pelas mulheres e entre o experimentado pelos homens, a partir da idade de

16 anos — com 27% das mulheres relatando tal abuso e 8% dos homens fazendo o mesmo. Com relação ao abuso experimentado antes da idade de 16 anos, é duas vezes mais provável que as meninas sofram; porém, dos 16 anos em diante, é, pelo menos, três vezes mais provável que as meninas e as mulheres sofram abusos de natureza sexual.

Sei muito bem que "contato sexual indesejado" pode abranger uma multiplicidade de pecados. No contexto do espaço limitado de um questionário administrado por computador, não tive a oportunidade de distinguir entre os diversos tipos de abuso, que poderiam incluir desde o exibicionismo genital e toques inapropriados à penetração completa com pênis, língua, um dedo ou algum objeto. Nas entrevistas de psicodiagnóstico face a face, examinei os primeiros abusos em maiores detalhes. Na pesquisa administrada por computador, desejei obter uma ideia aproximada da quantidade de contato sexual indesejado ocorrida; e descobrimos que, apesar das limitações metodológicas relacionadas a essa questão, os questionados admitiram uma quantidade enorme de abuso sexual indesejado de vários tipos.

Muito destes ocorreu em idades horrivelmente tenras, e, na tabela a seguir, temos a oportunidade de estudar as respostas de homens e mulheres abusados antes da idade de 16 anos, indicando que uma proporção substancial experimentou tal abuso bem antes da puberdade:

Tabela 10 — Resultados da idade autorrelatada do primeiro episódio de contato sexual indesejado

Idade do primeiro episódio de abuso	Porcentagem total*	Masculino	Feminino
De 0 a 5 anos	4%	1%	5%
De 6 a 9 anos	16%	19%	15%
De 10 a 12 anos	22%	30%	18%
De 13 a 15 anos	56%	48%	59%

Tabela 10 — Resultados da idade autorrelatada do primeiro episódio de contato sexual indesejado (cont.)

Idade do primeiro episódio de abuso	Porcentagem total*	Masculino	Feminino
Não sei	1%	2%	1%
Prefiro não responder	1%	0%	2%

* Essas porcentagens se referem à proporção, não de toda a amostra, mas daqueles que lembraram de experiências de contato sexual indesejado.

Esses dados estarrecedores falam por si só.

Claro, o abuso pode ocorrer de várias formas, englobando não apenas abuso sexual, mas também o físico, emocional ou psicológico. O físico pode incluir dar tapas ou bater com a mão ou com um objeto, sacudir ou empurrar com violência, deixar cair um bebê ou uma criança de altura significativa, escaldar ou queimar, restringir com cordas ou outros dispositivos e outras variedades numerosas demais para serem mencionadas aqui. O abuso psicológico pode ser perpetrado de muitas maneiras, abrangendo desde gritos, negligência e abandono a ameaças e outras punições, para não mencionar o que me referi como "infanticídio psicológico", a saber, a experiência insuportável de um responsável que atormenta uma criança com ameaças ou desejos de morte. Um número grande demais de meus pacientes psiquiátricos ouviu frases ditas pelos pais aos gritos, como: "Eu queria que você morresse. Eu queria que você nunca tivesse nascido." As cicatrizes de longo prazo infligidas por meio do infanticídio psicológico não podem ser superestimadas.

De acordo com autorrelatos, os britânicos lembram de uma quantidade enorme de abusos, sejam físicos, psicológicos ou sexuais, ou a combinação deles:

Tabela 11 — Autorrelatos agregados de todos os tipos de abuso (físico, sexual e emocional)

Idade de abuso ou abusos	Porcentagem total	Masculino	Feminino
De 16 anos ou mais	13%	4%	21%
Abaixo de 16 anos	18%	14%	21%
Não sei	2%	1%	2%
Prefiro não responder	1%	1%	1%

Essas várias experiências de abuso, seja físico, psicológico ou sexual, ocorreram pela primeira vez em várias idades, conforme revelado na seguinte tabela:

Tabela 12 — Resultados da idade dos autorrelatos do primeiro episódio de abuso físico, sexual ou emocional

Idade de abuso ou abusos	Porcentagem Total	Masculino	Feminino
De 0 a 5 anos	11%	7%	13%
De 6 a 9 anos	32%	31%	32%
De 10 a 12 anos	27%	29%	26%
De 13 a 15 anos	27%	30%	26%
Não sei	3%	2%	3%
Prefiro não responder	1%	0%	1%

Não posso deixar de mencionar que todos os especialistas em abuso de crianças com quem revisei esses dados são da mesma opinião de que, apesar de todos os esforços dedicados a adquiri-los, esses números revelam apenas uma *pequena fração* da quantidade real de abusos de todo tipo na Grã-Bretanha. Muitos ocorrem durante os primeiros anos de vida, naquele período de desenvolvimento caracterizado pela "amnésia infantil" global. Alguns de nós podemos, claro, lembrar de episódios ou "lampejos" dos primeiros cinco anos de nossas vidas, mas a maioria não consegue lembrar do segundo ou terceiro ano tão completamente e em tantos detalhes como podemos dos nossos 23 ou 46 anos; logo, a totalidade do abuso sofrido não pode ser rapidamente acessada e emerge frequentemente apenas no curso de um período prolongado de psicoterapia ou psicanálise. Além disso, muitas pessoas ainda não consideram gritos, empurrões ou outras formas de punição como abuso de crianças. Alguns britânicos ainda consideram levar bengaladas ou ser trancado na sala uma "disciplina" justificada; portanto, muitas pessoas que experimentaram o que as profissões de psicólogo, médico, advogado e assistente social denominam abuso o consideram nada mais como um "castigo merecido" por ter se comportado de maneira "levada". Assim, muitos abusos não serão registrados como tal de acordo com o testemunho pessoal autorrelatado. Finalmente, quando perguntamos sobre o abuso no questionário simples, administrado por computador, muitas pessoas não responderam a essa pergunta. Para chegar à verdadeira história por trás do abuso, é necessário realizar uma entrevista profunda face a face ao longo de muitas horas. Vários dados qualitativos sobre verdadeiras histórias de abuso de crianças serão relatadas na Parte Quatro deste livro.

Seja qual for o verdadeiro estado da nação, os dados acumulados pelo Projeto de Pesquisa das Fantasias Sexuais Britânicas confirmam que, de acordo com a estimativa mais conservadora, pelo menos 14 milhões de britânicos experimentaram abuso físico, psicológico ou sexual, ou qualquer combinação destes. Não surpreende que, em função de todo esse sofrimento, os dados também revelem que, pelo menos, 39% dos cidadãos britânicos com idade igual ou superior a 18 anos — quase 18 milhões de pessoas — consultam um profissional de saúde mental em algum momento durante a vida, seja psicoterapeuta, psiquiatra, psicólogo, assistente social, conselheiro, enfermeira psiquiátrica comunitária, terapeuta ocupacional, psicodrama, psicoterapeuta conjugal ou qualquer outro colega relacionado a esses campos de atuação.

Portanto, em resumo, 18% dos britânicos não fazem sexo de forma alguma no momento, e 50% desfrutam contato sexual com menos frequência do que uma vez por semana. Vinte e oito por cento dos homens britânicos e 20% das mulheres britânicas têm relações sexuais vaginais extraconjugais, enquanto 8% dos homens britânicos e 2% das mulheres britânicas fazem sexo anal extraconjugal. Entre 19% e 20% dos homens adultos estiveram com prostitutas ou profissionais do sexo em uma ou mais ocasiões, e aproximadamente 90% de todos os homens adultos e cerca de 60% de todas as mulheres adultas usam ou usaram pornografia. Um por cento dos britânicos não consegue decidir completamente qual é a sua orientação sexual — heterossexual, homossexual ou bissexual. Quando se leva em conta a incidência e difusão extremamente altas do abuso de crianças, doenças sexualmente transmissíveis, uso de drogas receitadas e visitas a profissionais de saúde mental, não se poderia descrever facilmente a Grã-Bretanha como uma nação *saudável* do ponto de vista sexual.

Então, por que nos tornamos uma nação tão sexualmente infeliz? Nossos níveis de decepção e desespero sexual podem ser explicados apenas pelo fato de que não temos orgasmos suficientes? Suspeito que esse não seja o caso.

Minha pesquisa fez com que eu concluísse que uma das maiores fontes de prazer e tormento sexual consiste nas fantasias sexuais privadas — tanto as que experimentamos com um companheiro (fantasias de coito) ou sozinhos (fantasias masturbatórias). Até que entendamos as vicissitudes de nossa vida de fantasias sexuais, não conseguiremos entender as fontes de dor ou de prazer em nosso comportamento sexual externo.

4

Uma introdução à psicologia das fantasias sexuais

> Minha mulher me confessou que sua fantasia sexual mais selvagem é eu ter o meu próprio apartamento.
> Rodney Dangerfield

Nas próximas páginas, exploraremos os mecanismos internos de nossas fantasias sexuais, tentando responder a algumas questões importantes colocadas no Capítulo 1. Antes de nos aprofundarmos na psicologia oculta de nossas fantasias sexuais — impressões digitais psicológicas —, vamos primeiro começar a nos familiarizar com a enorme amplitude e variedade das fantasias sexuais britânicas contemporâneas, provenientes, principalmente, da pesquisa administrada por computador do Projeto de Pesquisa das Fantasias Sexuais Britânicas e de minhas entrevistas de psicodiagnóstico face a face com voluntários de pesquisa. Incluí também um número restrito de fantasias adicionais obtidas de uma página na internet que elaborei explicitamente para ajudar a vir à tona outras fantasias. Em todos os casos, mudei os nomes dos que fantasiavam, certamente aqueles que participaram das entrevistas de psicodiagnóstico. No que se refere aos muitos homens e mulheres que compartilharam suas fantasias pela pesquisa de computador, nunca soube seus nomes em nenhum momento.

Uma arca de Noé das fantasias sexuais

AARON
Estar isolado em uma ilha deserta com a loura dos meus sonhos.

BEATRICE
Encontrar um estranho rico que me convide para um farto jantar e me embebede. É uma noite muito romântica que termina com a gente fazendo amor apaixonadamente. Tenho orgasmos múltiplos. Depois, nessa linda sala, surge um grupo de homens igualmente lindos. Logo, digo: "Sexo grupal não me atrai." — Mas um deles segura minhas pernas abertas e o outro meus braços, enquanto um terceiro lambe e chupa meus seios e, em seguida, meu clitóris, enfiando a língua repetidamente em minha vagina até que eu, aos gritos, implore para que ele me penetre. Depois, desfruto de uma sessão muito atlética com cada um deles, sempre sendo detida como da primeira vez. (Escrever isso me excita.)

CATALINA
Fazer sexo anal com um vizinho.

DUNCAN
Dar uma chupada em Robbie Williams.

EVERETT
Gosto de imaginar que sou um médico responsável por um hospital presidiário e por despir e examinar os pacientes.

FREDDIE
Imagino que estou em uma festa de caça na floresta, à moda antiga, em que encontro uma menina de 16 anos. Depois de conversar com ela e ganhar sua confiança, todos vão embora, menos um dos homens. Ele fica e começa a beijá-la e a acariciá-la. Após ela mostrar-se receptiva, ele a deita sobre um tronco de árvore. Enquanto ele a beija, os outros voltam, e ela fica tão excitada que não percebe que seus seios estão sendo bolinados por homens diferentes, que suas pernas estão sendo acariciadas por outros dois e que há mais ao redor, observando. Gradualmente, suas pernas são afastadas e um dos homens começa a lamber sua vagina.

Ela, claro, fica muito excitada e começa a se contorcer. Nesse momento, os homens surgem com vários objetos. Iniciam com uma banana, um pepino e um porrete; por fim, os homens de acordo com o tamanho de seu pênis — do menor até o maior — começam a penetrá-la na frente e atrás. Eles a viram e usufruem dela totalmente.

GARETH
Uma trinca com outras duas mulheres.

HORTENSIA
Fazer sexo no chuveiro com um estranho que acabei de conhecer.

ISABELLE
Gosto de fantasiar que estou com um homem maravilhoso que me adora, admira meu corpo e que fará tudo que eu pedir. Sou muito convencional, logo não é nada muito excitante, mas ele faz amor comigo durante horas e está totalmente atento às minhas necessidades.

JEREMIAH
Fetichismo de ter sido amarrado por uma parceira, e, ao final, fazer sexo com ela.

KAREN
Não quero responder.

LEILA
Não tenho nenhuma.

MELCHIOR
Estar em um barco com muitas mulheres peitudas.

NANDO
Masturbar-me na cama com outros homens olhando pela janela e eles achando isso tão excitante que se masturbam também.

ORA
Meu parceiro me pede para mostrar a um amigo como fazer uma mulher gozar ao deixá-lo me observar enquanto me masturbo. Deito na cama,

nua, e começo a me esfregar. Ele traz o amigo. Este me observa por um tempo e depois começa a fazer sexo oral em mim, enquanto meu parceiro fica olhando. Termino fazendo sexo com o amigo, enquanto meu parceiro continua a observar.

PEDRO
Sou um lacaio do Palácio de Buckingham. Um dia, sou solicitado a levar duas jovens e bonitas empregadas até a sala do trono, onde os príncipes William e Harry esperam. Os príncipes mandam que eu as debruce sobre o trono e depois levante suas saias pretas e curtas e abaixe suas calcinhas rendadas para expor o sexo delas. Em seguida, tenho de desabotoar as calças dos príncipes e masturbá-los até que fiquem rígidos, um em cada mão. O príncipe William diz: "Obrigado, Pedro, por seu serviço leal à Coroa." Ele e Harry então penetram as vaginas das serviçais e depois as deixam e trocam de lugar. Posso ver o fluido de boceta nas picas dos príncipes. Eles logo lambuzam as bocetas das garotas. O tempo todo estive me masturbando no canto da sala do reino, e meu libré caro fica coberto de manchas de esperma, para o aborrecimento do meu chefe e da rainha. Os príncipes me fazem jurar que não divulgarei nada, e sou proibido de contar para suas namoradas.

QUENTIN
Na minha idade, os pensamentos sexuais não ocorrem.

RAMONA
Em uma cama de bronzeamento artificial vertical com os ventiladores soprando de baixo para cima.

STEPHANIE
Estar em uma sala repleta de velas, com uma banheira ao centro e música romântica. Em seguida, a pessoa de meus sonhos entra vagarosamente na sala, me beija gentilmente no pescoço, me despe, beijando cada parte do meu corpo, mantendo o controle de tudo — depois ele me beija suavemente entre as coxas, antes de fazer sexo oral comigo, me penetrar lentamente, olhando nos meus olhos, em meio ao aposento iluminado. Então, fazemos sexo impressionante e explosivo, tomamos uma chuveirada quente e esfumaçada antes de me aconchegar na cama e adormecer em seus braços.

TYRONE
Duas ou mais mulheres fazendo sexo uma com a outra e depois comigo.

UMBERTO
Sou um cavalheiro italiano de 39 anos que ama as mulheres (não somos todos assim?). Embora eu desejasse trair minha mulher, sou um bom católico e, portanto, nunca o fiz. Mas fantasio com praticamente toda mulher que encontro. Não posso andar pela rua sem olhar cada uma que passa por mim, imaginando como seriam sua vagina, bunda e seios. Às vezes, fico tão excitado no caminho para o escritório, ao andar numa rua movimentada com muitas garotas bonitas, que chego completamente ereto. Então, vou ao banheiro antes de começar a trabalhar, pensando no que eu faria com algumas das pessoas que vi nas ruas. Adoro praticar sexo oral nas mulheres e gostaria de abordar algumas das inglesas louras e começar a chupar seus clitóris sentindo o fluido úmido saindo de sua intimidade e levando-as a gozar como loucas, bem no meio da rua. Minha mulher pediria o divórcio se soubesse o quanto penso em outras mulheres. Até mesmo as mulheres mais velhas me excitam. Sei que posso lhes proporcionar muito prazer.

VERA
Sexo em cima de uma Ferrari.

WILSON
Minha fantasia excitante mais comum apresenta parâmetros variáveis, mas gira em torno do controle da companheira — locais, atividades, vestuário e grau de controle. O cenário muda o tempo todo, dependendo de conversas recentes, imagens vistas e assim por diante.

XANTHE
Sexo em que uma mulher atraente toma a iniciativa.

YOLANDA
Eu me amarro na Joss Stone, aquela cantora quente que está fazendo o maior sucesso. Minhas namoradas e eu (somos lésbicas, obviamente) a achamos o máximo. Ela parece tão incrivelmente deliciosa naqueles anúncios para a Gap, a loja de roupas. Deus, eu adoraria que ela colo-

casse um pênis de borracha com cinta e simplesmente o enfiasse com toda a força na minha boceta. Fico encharcada só de pensar em transar com Joss, seu cabelo esparramado sobre meus mamilos e ela acariciando as pequenas pontas rosadas. Adoro a masculinidade de sua voz grave e rouca. (Fui casada e, embora agora prefira mulheres, ainda acho a voz masculinizada e rouca muito excitante.) Tenho gozado muitas vezes só de pensar em Joss. Ela provavelmente tem um namorado, o que é de fato chato para mim, já que sei que poderia amá-la muito melhor — com mais ternura. Estou com 47 anos e, provavelmente, velha demais para Joss, mesmo se ela fosse lésbica.

ZEB
Eu faria tudo para penetrar o traseiro do Michael Owen. Dois amigos puxam suas bochechinhas mantendo sua boca bem aberta e depois o obrigo a chupar meu pau até que fique no ponto, antes de enfiá-lo em seu cu de homem. Eu não usaria camisinha, e enfiaria uma grande porção de esperma para dentro de Michael. Se ele tentasse fugir, isso me deixaria ainda mais excitado. Meu namorado Lenny e eu nos masturbamos muito com essa fantasia. Detestamos futebol, mas, às vezes, compramos ingressos para ficar perto de Michael — humm. Estou com o pau enrijecido agora mesmo e me esfregando enquanto escrevo isto para você. Espero que seja o tipo de coisa que você considera uma fantasia sexual.

LYLE
Relação sexual com uma adolescente.

KAT
Ter um homem se masturbando na minha frente ou em cima de mim.

JOANNA
Estou com 24 anos e minha fantasia é com meu irmão mais novo, Wesley, que tem 19 e é muito atlético. Nunca prestei muita atenção nele, mas no último ano, ele realmente cresceu (1,85 metro) e começou a aparecer pelos no peito e ao redor dos mamilos, ficou com os músculos definidos. Agora, de repente, comecei a achá-lo muito atraente. Sei que é errado, mas é isso aí. Quando me masturbo sozinha, finjo que Wesley entrou no meu quarto, bêbado, com um ou dois de seus colegas adolescentes boni-

tos e tarados. Os amigos cercam a cama, esfregando seus pênis por cima das calças jeans enquanto Wesley se joga em cima de mim. Finjo que estou apavorada, mas secretamente estou adorando tudo. Wesley me diz para ficar quieta e que ele me mostrará o modo apropriado para desfrutar do pau duro de um homem. Ele abre o zíper de seu jeans, e olho excitada para o volume revelado. Ele me manda acariciar sua ereção sobre a cueca e, quando o faço, a cabeça do pau surge através da abertura, já pingando um pouco de esperma. Os colegas de Wesley rasgam sua camisa e, depois, tiram as deles também, enquanto continuam a mexer com seus pênis e testículos. Sem qualquer lubrificação — não que eu precise de alguma —, Wesley enfia seu pau volumoso na minha vagina e, depois de duas ou três penetrações — porque ele está extremamente excitado —, despeja uma grande quantidade de esperma em minha vagina, e eu gozo muito. Quando Wesley sai de mim, ele pisca para seus colegas e, em seguida, sou montada por cada um, que jorra quantidades igualmente grandes dentro de mim. Caio no sono bastante satisfeita. Eu morreria se Wesley descobrisse que tenho esses sentimentos, muito embora, secretamente, gostaria que ele soubesse o que sua irmã realmente pensa dele.

IGNACIO
Envolve amarrar minha namorada entre duas árvores numa floresta ou parque público e fazer sexo oral, vaginal ou anal com ela.

HERBERT
Um trio.

GLORIA
Basta ver meu marido de terno para me sentir excitada por ele.

FERN
Pensar sobre fazer sexo com um estranho de cabelo escuro, um homem muito mais jovem que eu, enquanto meu marido está ausente e estou esperando que ele chegue a qualquer momento.

EDOARDO
Ser forçado a me feminizar e me transformar em uma mulher-macho castigada, amarrada e mantida como uma serviçal sexual para minha senhora, entregando minha vida integralmente a ela.

DOUGIE
Assistir a uma sessão de sexo grupal, porém sem permissão para participar. Em seguida, selecionar um casal e ter uma sessão pessoal com eles, que dura a noite inteira. Praticar todas as formas de sexo consensual em várias posições.

CHAZ
Sou um travesti (traveco, se preferir). Um dia, vou a um parque isolado, bem-vestido, de saia curta, sutiã, calcinha e o aparato completo, com peruca e maquiagem, parecendo mais bonita do que a maioria das mulheres de verdade. Um robusto diabo-homem, com aparência de urso, me vê e se aproxima, e, antes de qualquer coisa, estamos trocando beijos e passando as mãos em todo o corpo um do outro. Fico muito excitado com isso e tenho uma ereção, então, ele olha para mim e diz: "Ah, meu Deus, uma galinha com pênis!" Acho que isso lhe dará nojo e que ele pode me bater, mas, em vez disso, ele redobra seus esforços e chupa minha língua ainda mais apaixonadamente, enquanto enfia as mãos em minha calcinha e começa a acariciar meu membro cabeludo. Imediatamente, outro homem — um completo estranho para nós dois — chega e me pergunta se ele pode se sentar e observar o que estamos fazendo. Ambos concordamos com um aceno de cabeça e logo esse terceiro homem tira seu torpedo e começa a se masturbar pela Inglaterra! Fico muito excitado com toda essa atenção masculina e imediatamente fico muito, muito intumescido e acho que vou gozar. Estou quase gozando e, em seguida, o terceiro se debruça e faz cócegas nos meus testículos, e então gozo em cima dos dois homens.

BETTINA
Com um cantor de rock famoso.

ALASTAIR
Sexo com minha professora, debruçando-a sobre a mesa na sala de aula e possuindo-a por trás, enquanto ela grita pedindo mais.

ZANDRA
Lesbianismo.

YOSEFF
Prefiro não revelar.

XENA
Ser seduzida por meu médico.

WILHELMINA
Vestir calcinhas com fenda na frente e usar um vibrador discretamente em um lugar público. Gostaria que alguém me visse disfarçadamente.

VICTOR
Clitóris grande.

ULRIKA
Ser chupada por minha namorada.

TARQUIN
Ser amarrado e forçado a fazer coisas. Sexo anal, ser espancado.

SPENCER
Sou casado há 17 anos e somos felizes a maior parte do tempo. Adoro foder sua boceta sempre que posso, mas é sempre melhor se eu puder deixar minha mente vagar. Acho que essa pequena parte extra de jogo cerebral realmente ajuda a lubrificar a situação. Temos uma babá jovem, uma polonesa chamada Anna, que toma conta de nossas crianças. Um dia, entrei no banheiro inadvertidamente e vi Anna, nua em pelo, no chuveiro. Em vez de enrubescer, ela me olhou convidativamente e, logo, uma coisa leva a outra e, em seguida, estávamos transando como coelhos, comigo chupando o clitóris dela, de joelhos no banheiro, com minha mulher e meus filhos lá embaixo, podendo ouvir tudo. Em cerca de cinco minutos, Anna começou a gozar, e tive que cobrir-lhe a boca com a mão para evitar que gritasse muito alto. Hoje, quando transo com minha mulher, meus pensamentos vão para Anna e sua linda vagina, coberta com delicados e grossos pentelhos aparados. Penso em enfiar minha língua em sua boceta, lamber o clitóris e os lábios vaginais até ela ficar toda molhada. Lambo-a até minha mandíbula doer bastante, e Anna adora cada minuto. Às vezes, fantasio que estou chupando Anna e, em

seguida, fico horrorizado, minha mulher entra e nos pega. Mas, em vez de ficar zangada, ela ajoelha e engole meu membro pulsante, chupando-o da melhor maneira possível, enquanto faço Anna gozar com minha boca. Esperma e fluido vaginal vão para todos os lados, e desabamos no chão do banheiro.

RICCARDO
Meias-calças e cintas-ligas.

QUEENIE
Ter os olhos vendados por alguém que amo ou admiro e ser levada de surpresa para uma viagem romântica em um lugar quente. Ele tira a venda e revela uma praia deserta com areia branca no calor do dia, champanhe e morangos no gelo. O resto é inevitável.

PATRICIA
Pensar em meu parceiro sendo obrigado a se masturbar, enquanto é observado por Margaret Thatcher e pela rainha.

OSCAR
Fantasia de vampiro.

NANETTE
Observar o parceiro fazer sexo com uma pessoa dominadora do mesmo sexo.

MIKHAIL
Eu gostaria de ser amarrado e depois abusado. Adoraria que o homem fosse capaz de assumir o controle completo com sexo penetrante durante a noite inteira e muitas preliminares também.

Selecionadas aleatoriamente de minha amostra de aproximadamente 19 mil fantasias sexuais adultas inglesas, contemporâneas e anônimas, temos aqui uma abundância de respostas, uma verdadeira arca de Noé de pensamentos privados que nos ajudarão a começarmos nossa jornada no terreno relativamente inexplorado da mente sexual secreta. A grande maioria, retirada da pesquisa administrada por computador enviada a uma amostra aleatória de britânicos em todo o país, respondeu a meu pedido de que cada um descrevesse, com o máximo de detalhes possível, sua fantasia mais sexualmente excitante.

Nessas 52 amostras preliminares de fantasias, a panóplia completa da vida britânica desfila diante de nós: essas fantasias abrangem desde jovens, como Zeb, de 19 anos, que fantasia com o Michael Owen e fala com a liberdade e a franqueza características de tantos adolescentes de hoje, a idosos, como Quentin, de 91 anos, que reclama que os pensamentos sexuais não o interessam mais. Nonagenários podem ficar satisfeitos em saber que, embora Quentin possa ter abandonado seu interesse pela sexualidade, entrevistei outras pessoas com 90 anos que mantêm um envolvimento intenso com as atividades e os pensamentos eróticos.

Temos descrições de sexo entre heterossexuais, como as de Umberto, o "bom católico", que adora todas as mulheres do mundo; assim como sexo homossexual, conforme ilustrado por Yolanda, lésbica de 47 anos, que sente atração pela cantora Joss Stone. Temos exemplos de sexo terno, conforme ilustrado por Isabelle, que desfruta de "sexo baunilha" com um homem lindo, se orgulhando de ser "muito convencional"; e depois, ao contrário, temos exemplos de sexo mais tosco, como a fantasia relatada por Jeremiah, que tem uma enorme inclinação pela servidão. Alguns entre nós preferem o sexo legal em nossas fantasias, como Hortensia, que se delicia em travessuras no chuveiro, enquanto outros ficam excitados com o pensamento de algo ilegal, como Freddie, que suplica a seus companheiros que estuprem uma garota de cerca de 16 anos.

Algumas das fantasias envolvem os companheiros sexuais regulares, como o desejo de Ulrika de ver sua namorada fazendo sexo oral, enquanto outros envolvem celebridades, representadas aqui pela narrativa detalhada de Pedro, na qual ele inclui a participação dos príncipes William e Harry; outras fantasias ainda giram em torno de indivíduos comuns e desconhecidos, frequentemente sem nome e sem rosto, tais como as de Nando, um homem que gosta de ser observado por homens anônimos enquanto se masturba. Algumas fantasias não contêm nenhuma outra pessoa, como a relatada por Ramona, que se imagina numa cama de bronzeamento vertical, com ventiladores soprando sobre seu corpo presumivelmente nu ou seminu; e algumas até mesmo recorrem a cenas lotadas, tais como a fantasia compartilhada por Melchior, que deseja estar em um barco com um grupo de beldades "peitudas".

Karen se recusou a responder as perguntas, enquanto Leila afirmou não ter qualquer fantasia. Pergunto-me como seriam as fantasias de Karen — talvez elas sejam apimentadas demais para serem articuladas, ou talvez sejam pacatas demais. Em função do passado religioso muito rígido de Karen, até mesmo uma fantasia simples de beijos e carícias pareceria suja demais. E, com relação a Leila, talvez ela realmente não tenha fantasia alguma, mas então novamente, estudiosos da mente humana sabem, há centenas de anos, que nossos pensamentos contêm muitas camadas e que é possível haver uma fantasia da qual *ainda* não nos conscientizamos — uma fantasia *inconsciente*. Talvez as fantasias sexuais de Leila permaneçam temporariamente submersas, logo abaixo do patamar da consciência, esperando para emergir a qualquer momento. Em meu estudo, entrevistei um número significativo de indivíduos que afirmaram não ter tido fantasia sexual alguma por vários anos até que algumas experiências disparadoras (em certos casos, até mesmo ler um livro sobre práticas sexuais) facilitaram a emergência de fantasias sexuais na consciência. Descobri também que determinadas pessoas que relatam não ter fantasias no princípio da terapia o farão somente depois do tratamento começar a se desenvolver, após se sentirem seguras de que o psicoterapeuta não ficará chocado, ao contrário de seus pais frequentemente puritanos.

Ao lermos essas fantasias, observamos não apenas a ampla gama de conteúdos, que revelam uma grande diversidade de pensamentos sexuais secretos, mas também uma variedade extraordinária de estilos. Algumas pessoas se esforçaram muito para transmitir seus pensamentos sexuais em grandes detalhes, usando linguagem irrestritamente gráfica, como no caso de Spencer, o marido infiel, que se torna obcecado pela "linda vagina, coberta com delicados e grossos pentelhos aparados". Oscar, ao contrário, se resguarda mais, revelando apenas que fica excitado com uma "fantasia de vampiro", levando-nos a imaginar se realmente veste a capa de Bela Lugosi e chupa o sangue de virgens desnudas, ou se deseja que alguém com caninos afiados experimente *seu* fornecimento de sangue.

Com base nesses relatos, parece que alguns de nós desejamos ser acorrentados, penetrados, expostos, humilhados, espancados e seduzidos, tal como Tarquin, que espera ser espancado, amarrado e penetrado. Ignacio, da mesma forma, deseja amarrar sua namorada entre duas árvores em um lugar público, antes de penetrar cada um de seus orifícios. Mas outros entre nós parecem contentes com cenas simples e românticas. Gloria fica facilmente satisfeita indicando que a mera visão de seu marido vestido de terno a manterá sorridente, enquanto Victor só pode ser pacificado com um grande clitóris. Outros fazem demandas maiores, tais como Joanna, que, como um diretor de filme, comanda toda a cena que envolve seu irmão mais novo, Wesley, e alguns amigos dele adolescentes e bêbados. Ela precisa despir esses jovens em sua imaginação para eles poderem, mais tarde, se envolver na penetração completa, como parte de uma fantasia que inclui um ato sexual incestuoso, perpetrado pelo próprio irmão.

Não se pode deixar de especular sobre se essas fantasias são discursos de algumas pessoas sexualmente perturbadas, ou, como suponho, se elas representam a ampla diversidade de fantasias apreciadas por cidadãos comuns em todo o planeta. Na verdade, iremos descobrir que, mesmo as pessoas mais comuns, "normais", muito frequentemente têm fantasias complicadas, que muitos dos ingredientes dessas fantasias parecerão intrigantes e mesmo contrários, talvez, à lógica previsível da vida cotidiana. Por exemplo, por que Patricia ficaria tão excitada com a ideia de seu companheiro ser forçado a se masturbar perante Margaret Thatcher e de Sua Majestade, a rainha, quando muitas pessoas considerariam tal fantasia "estranha", para dizer o mínimo? E por que um homem desejaria ser feminizado? E, no entanto, Edoardo anseia desesperadamente por ser tratado como uma "-mulher-macho" e se tornar um escravo sexual. O campo das fantasias sexuais faz surgir muitas questões, não apenas sobre o que ocorre nas mentes de nossos amigos, vizinhos e entes queridos, mas também sobre o que realmente constitui uma fantasia sexual "normal".

Seja qual for a saúde ou a anormalidade relativa das fantasias de alguém, a grande maioria dos adultos parece desfrutar de fantasias sobre alguém ou algo *diferente* de esposas ou maridos, namoradas ou namorados. Em outras palavras, a maioria dos britânicos "trai" enquanto fantasia, seja com um estranho no parque ou com Margaret Thatcher e a rainha, logo se envolvendo no que já identifiquei como o caso intraconjugal — um tipo de caso extraconjugal que ocorre dentro dos limites relativamente seguros da mente de um indivíduo. A maioria dos seres humanos nunca compartilhou o conteúdo de seus casos intraconjugais privados, pelo menos, até agora.

Muitos de nós vamos ao cinema com certa regularidade, compramos ingressos cada vez mais caros, pacotes de pipoca amanteigada e refrigerantes; dependendo de nosso gosto pelos filmes, podemos nos oferecer, e às nossas famílias, uma ida ao cinema uma vez por mês, ou mesmo uma vez por semana. Mas cada um de nós entra em outro cinema com uma frequência bem maior: o cinema secreto de nossa mente. De acordo com "Roy", participante de meu projeto de pesquisa, quando alguém fantasia, "É um pouco como fazer um filme na própria cabeça em que você é o diretor; escreve o roteiro, escolhe o elenco, e decide quem fará o papel principal".

Roy não poderia estar mais certo. Você se lembra de Jasper, o jovem banqueiro de investimento que se masturbava com imagens de Helga e Ulla, as queridas boxeadoras alemãs. Sem dúvida, pode-se argumentar que Jasper tinha se envolvido em um segundo emprego, como um diretor de filme ou de teatro honorário, controlando cuidadosamente a luz e o som, colocando os acessórios, e assim por diante, prestando atenção particular ao elenco. Ele prepara o palco para seu evento masturbatório noturno intraconjugal com o mesmo cuidado com que um bom diretor de cinema dedicaria a um filme promissor. No entanto, ao contrário de Federico Fellini e Steven Spielberg, que, sem dúvida, esperariam que milhões assistissem a suas produções na tela, a maioria de nós ficaria extremamente constrangida se outra pessoa aparecesse para assistir ao teatro privado da mente, em que a entrada é gratuita e em que podemos, sem censura ou restrições, reconhecer abertamente os conteúdos de nossas emoções e de nossos pensamentos ocultos.

Colocando carne na fantasia

Antes de aprofundarmos ainda mais nossa análise da psicologia secreta das fantasias sexuais, comecemos a mergulhar mais extensivamente no banco de dados do material e a deixar que as fantasias falem por si mesmas. Quanto mais nos acostumamos com a linguagem da fantasia sexual e com o conteúdo delas, mais desapaixonadamente podemos analisar e avaliar seus significados. Na primeira leitura, muitas pessoas ficam sexualmente excitadas pelas fantasias privadas de outras pessoas, ou constrangidas por elas. Algumas pessoas experimentarão excitação, alguns revolta, choque e alarme; outras, desinteresse e outras ainda rotulam tais fantasias como o produto de mentes perturbadas. As reações dependerão do nível de maturidade, da história sexual prévia de cada um de nós e das atitudes em geral. Mas, à medida que você for lendo as fantasias a seguir, por favor foque não apenas na linguagem e no conteúdo, mas também na reação emocional privada que surge em você, pois isso pode fornecer uma pista para o significado oculto da fantasia. Por exemplo, se você se sentir horrorizado com todas as fantasias contidas neste livro, será razoável presumir que tenha sido criado em um lar muito rigoroso, com pais que consideravam perigosas a brincadeira e a imaginação. Se você considerar algumas fantasias excitantes e um número pequeno delas revoltante, pode ser que você tenha uma estrutura de caráter psicológico mais tolerante. Com relação às fantasias que produzem uma reação de nojo ou horror, é fácil demais descartá-las como discursos de um lunático ou maníaco por sexo. Talvez a pessoa que escreveu a fantasia que lhe causou a experiência de revolta possa ter inconscientemente *desejado* que outras pessoas sentissem nojo, como um meio de testar a atratividade dele ou dela. Talvez ela desejasse chocar alguém, para repetir um episódio anterior de ficar chocado com algum cenário sexual infantil. Exploraremos essas dinâmicas mais adiante, mas, entretanto, tente monitorar seu próprio repertório de respostas privadas.

Aqui, temos mais algumas fantasias oferecidas ao Projeto de Pesquisa das Fantasias Sexuais Britânicas de nossa amostra de adultos comuns de todos os cantos do país:

RIDLEY
Observar um amigo nu numa cama de bronzeamento artificial.

DUFFY
Ser despertada por alguém me acariciando e fazendo sexo oral em mim.

DYER
Dispo uma mulher vestida com roupas íntimas brancas, sua calcinha molhada de fluido vaginal. Cheiro sua calcinha e depois enfio meu pau na boceta molhada. Após penetrar e retirar várias vezes, tiro o pau e gozo em um jato espetacular sobre os seios dela. Ainda estou excitado e beijo seus seios, sorvendo esperma com a boca e beijando-a na boca enquanto gozo novamente dentro dela.

ANTONINA
Uniformes.

REYNOLDS
Sexo com duas mulheres. Ambas usam pênis de borracha e vibradores uma na outra. Tirar fotografias da penetração completa delas e de mim e as publicar na internet.

HAILEY
Desculpe — nunca tive uma fantasia... não preciso disso!

BORIS
Observar dois caras fazendo sexo anal enquanto me masturbo.

JED
Sobre o capô de um carro na chuva.

CASSANDRA
Fazer amor na praia deserta ou sob uma cachoeira.

MILLARD
Ser amarrado e submetido.

DAVIDA
Meu falecido marido fazendo sexo com uma linda mulher peituda.

LYNDSAY
Ser amarrada e fazer sexo carinhoso.

ELMER
Foder uma mulher vestida com espartilho POR TRÁS!!!!

DUCHESS
Tenho a fantasia de fazer sexo com outra mulher e ela chupando e lambendo minha boceta até eu gozar muito!!!

FRANCO
Ser bolinado, apalpado, tocado e estimulado por um número grande de mulheres. Mãos e seios me tocam em todos os lugares, duas mulheres estimulam meu pênis, uma me masturba (com as mãos) enquanto a outra faz sexo oral em mim. Outra mulher senta sobre meu rosto e faço sexo oral nela enquanto ela me estimula e está sendo estimulada por outras mulheres.

GARY
Transar com minha secretária no depósito de materiais de escritório.

HORACE
Ser filmado e depois o câmera se juntar a nós.

ANIKA
Ver um cara se masturbando e escutá-lo enquanto faz isso.

INGMAR
Fazer sexo convencional com alguém que conheço bem, mas com quem nunca poderia ter relações sexuais.

DWIGHT
Trio — outro homem e uma mulher.

JUSTIN
Várias posições com duas mulheres.

CY
Masturbação mútua.

KASPER
Sexo em um campo com a mulher do meu amigo.

MARGUERITA
Estou em uma ilha, completamente nua, vendada e acorrentada, e meu parceiro me possui sem piedade.

BRIGITTA
Sexo espontâneo em um lugar público com um estranho.

NORMA
Prefiro não responder.

DUTCH
Fazer amor com duas ou três mulheres ao mesmo tempo.

OLIVER
Não tenho uma fantasia específica.

ADDY
Ser uma rainha e ter de escolher um companheiro, que, claro, é selecionado por sua estatura e desempenho — cada um precisa ter uma "especialidade" diferente, além da cor da pele e da altura. Mas todos estão fisicamente bem e são lindos.

PETRINA
Fantasio com meu falecido parceiro, em que fazemos sexo apaixonadamente em todos os lugares, nos escondendo em lojas de departamento, na mala do carro, em todos os lugares.

JEAN-BAPTISTE
Uma parceira adulta, com o uniforme completo e autêntico de colegial — saia plissada, meias até o joelho brancas, sapatos pretos baixos, camisa branca —, fingindo ser uma estudante inocente.

QUINCY
Pornografia.

JACINTA
Qualquer coisa no estilo do filme *Instinto selvagem*.

ROBERTA
Ser amarrada por meu parceiro e uma amiga dele e fazer sexo com os dois.

SAMUEL
Acho que não!

CINNAMON
Fazer isso com outra mulher de modo afoito e furioso, com várias ações: oral, dedo, vibradores com cinta. Possivelmente ter outra mulher ajudando. Uau!

FLAVIA
Quando estou no trabalho, o motorista de caminhão bonitão se dirige a mim, agarra minhas tetas e as acaricia, desabotoa vagarosamente os botões de minha blusa e me beija devagar enquanto segura o pênis, descendo vagarosamente as mãos na direção da cinta-liga e me bolinando, me fazendo gemer; depois fica de joelhos, tira minha calcinha e me lambe até eu gozar. Em seguida, ele me vira e enfia seu pênis na minha boceta toda molhada.

TERRY
Sexo com uma mulher bonita que me deixa mergulhar o pau em sua boceta e depois chupá-la.

URSULA
Engolir cada gota de esperma.

ELLIOTT
Fazer sexo anal com, pelo menos, dois outros homens.

VERENA
Meu parceiro se divertindo sexualmente de todas as formas.

SANCHO
Prefiro não responder.

WALLACE
Ser seduzido por uma mulher atraente de um jeito amoroso e erótico, talvez no chuveiro de uma academia de ginástica.

GAIA
Ser seduzida.

REMINGTON
Não, obrigado.

JAYSON
Encontrar uma estranha maravilhosa e despi-la vagarosamente, acariciando todo o seu corpo e fazer sexo em todas as posições concebíveis, incluindo sexo oral do tipo 69.

XENO
Nenhuma.

LAZARUS
Encenação em que minha parceira age como secretária.

HATTIE
Fazer sexo com alguém que conheço e com quem tenho certeza de que nunca faria sexo.

YVONNE
Prefiro guardar isso para mim mesma.

EBERHARDT
Lembrar eventos sexuais exóticos e verdadeiros de meu passado quando mais jovem.

ZARA
Nada a declarar.

LLEWELLYN
Deitar de costas, penetrar uma garota, que está beijando outra, que está sentada no meu rosto, enquanto uma terceira está lambendo meus testículos e o ânus da que estou penetrando.

Fornecerei agora algumas observações psicológicas sobre as diferentes formas de fantasias que emergiram nessa seleção até agora. Ao fazê-lo, espero, desse modo, começar a apresentar aos leitores as formas nas quais os psicoterapeutas conceitualizam os possíveis significados secretos das fantasias sexuais — um estilo de pensar que se desenvolverá por todo o restante deste livro.

Tocar a própria genitália enquanto urina

Alguns dos respondentes se recusaram a participar. Norma preferiu não responder e Samuel nos desaprovou dizendo: "Acho que não!" Xeno afirmou não ter fantasias, enquanto Yvonne parece fantasiar, mas optou por manter suas fantasias só para si. Zara respondeu de forma crítica, "Nada a declarar". E Oliver, que fantasia, insistiu em que não tem nenhuma fantasia especial que realmente o excite. Portanto, apesar do enorme número de fantasias mais detalhadas e carregadas de erotismo, ainda encontramos muitas pessoas que relutam até para colocar suas fantasias em palavras. De acordo com meu projeto de pesquisa, aproximadamente 10% dos adultos britânicos responderam que nunca fantasiam. É difícil saber que sentido dar a tais dados, sobretudo quando o restante da população adulta desfruta frequentemente de fantasias muito ricas e excitantes — muitas delas bastante detalhadas em sua natureza.

Como já observei, encontrei um bom número de indivíduos ao longo dos anos que, no início do tratamento psicoterapêutico, relatou que não fantasiavam, mas que, após anos de terapia — depois de desfrutarem da experiência regular de falar sobre suas vidas íntimas —, de repente começaram a se tornar mais confiantes e confortáveis; e, em seguida, para minha surpresa, começaram envergonhadamente a relatar que, sim... bem... às vezes... quando fazem sexo, ou durante a masturbação, uma fantasia surge em suas mentes. Além disso, quando conduzi as entrevistas psicodiagnósticas clínicas com cinco horas de duração com os participantes do projeto de pesquisa, encontrei um número pequeno de indivíduos — todas mulheres, incidentalmente — que, no início da entrevista intensiva, insistiram em que nunca tinham fantasiado. Mas, ao final das cinco horas juntos, essas mulheres tinham, por fim, ficado mais relaxadas e começavam a revelar suas fantasias.

Então, por que todos os homens em meu estudo de entrevistas prontamente admitiram ter fantasias, enquanto algumas mulheres agonizavam antes de revelar as suas? Por eu precisar entender todos os dados com grande profundidade, não solicitei o serviço de quaisquer colegas femininas para me ajudar nas entrevistas, e pode ser que algumas das participantes femininas da pesquisa se sentissem constrangidas em confessar suas fantasias a um entrevistador masculino. Algumas mulheres podem se sentir expostas demais ao revelarem suas fantasias sexuais para um homem, o que é muito semelhante à preferência de algumas mulheres por consultar uma ginecologista. Mas, muito embora a presença de um psicoterapeuta masculino possa ter inibido algumas entrevistadas, isso não explicaria por que uma proporção maior das mulheres na pesquisa administrada por computador afirmou que não fantasia (16%), comparada com os homens (4%). Naquela amostra, todos os participantes da pesquisa responderam perguntas na privacidade de seus próprios lares ou escritórios, sem a presença de um entrevistador ou uma entrevistadora.

Com base em minha experiência clínica, suspeito que homens e mulheres fantasiem na mesma proporção, mas que as mulheres sentem muito mais vergonha, mesmo no século XXI, com relação às suas fantasias particulares. Por que isso acontece? Talvez uma vez mais,

Sigmund Freud possa vir nos salvar. Em 1925, Freud escreveu um texto clássico no qual sugeria que nossos dons anatômicos servem como os alicerces de nosso desenvolvimento sexual. Enquanto os genitais masculinos podem ser facilmente vistos, por penderem e estarem expostos entre as pernas dos homens, os genitais femininos permanecem mais escondidos, mais internos. Com base nas observações de Freud, cheguei à conclusão de que essas diferenças podem ter uma influência em nossa disposição para falar sobre as fantasias sexuais, a maioria das quais ocorre durante a atividade masturbatória.

Ao longo dos anos, também refleti sobre a maneira diferente de urinarmos — algo que a maioria de nós faz por necessidade, com mais frequência do que a masturbação —, que pode ter um impacto sobre nossa disposição para fantasiar e para compartilhar nossas fantasias. Durante a maioria dos atos de micção, sobretudo em banheiros públicos, os homens ficam em pé, tocando o pênis para controlar a direção da urina. As mulheres, ao contrário, em geral, urinam sentadas, e na maioria das vezes não têm razão para tocar seus genitais diretamente com os dedos. Separadamente de qualquer atividade masturbatória ou qualquer ensaboamento no chuveiro, a maioria dos homens atinge a maturidade com uma experiência comum e normativa de tocar seus genitais várias vezes ao dia, todos os dias do ano, ao contrário das mulheres. Pode ser que a maior visibilidade e disponibilidade do membro masculino permita aos homens desfrutar de uma familiaridade genital mais ampla em um número maior de ocasiões e isso pode contribuir para um grau menor de vergonha.

Claro, alguns homens detestam seus genitais; em particular, os transexuais, que se empenham em ter seus pênis removidos por cirurgia. Muitas mulheres, ao contrário, sentem grande prazer em ver e sentir a vagina, o clitóris e os lábios vaginais. Portanto, certamente não é possível fazer quaisquer generalizações grosseiras, mas ao pensar sobre a relutância de Norma, Yvonne e Zara em compartilhar suas fantasias, não posso deixar de especular se essas mulheres vieram de lares sexualmente repressivos, se elas simplesmente não fantasiam ou se, de fato, fantasiam e não suportam compartilhar essas fantasias por causa da vergonha, possivelmente, de natureza corporal.

E Samuel e Xeno? O primeiro nos disse muito simplesmente "Acho que não!" quando perguntado sobre suas fantasias, enquanto o último insistiu que ele não tinha nada para compartilhar. Podemos acusar Xeno de ser mentiroso? Samuel pode estar envergonhado de suas fantasias, e se estiver, que pensamentos poderiam estar abrigados em sua mente para lhe causar tal angústia mental? Por não termos entrevistado nenhum desses homens, nunca saberemos. Os citei diretamente como prova de que homens e mulheres lutam com suas fantasias e de que representantes de ambos os gêneros recusarão, em algum momento, compartilhar suas fantasias, ou afirmarão que não fantasiam de forma alguma.

Na época anterior à Segunda Guerra Mundial, antes de Alfred Kinsey e seus colegas publicarem os estudos sobre o *Comportamento sexual no macho humano*, poucas pessoas admitiam praticar a masturbação, porque o ato em si os enchia de vergonha e temor — vergonha de não ter um parceiro ou de preferir o autoprazer à relação com um companheiro, e temor pelo pensamento de estar cometendo um pecado, ou arriscando ficar cego, louco ou criar pelos nas palmas das mãos. Porém, em 1948, depois de Kinsey ter revelado que quase todos os homens solteiros adultos desfrutavam da masturbação, o tabu começou a desaparecer e, hoje, ninguém ficaria chocado se descobrisse que os parceiros, amigos, vizinhos e membros da família se envolvem com a atividade masturbatória. Suponho que um processo semelhante de desestigmatização começou a ocorrer após a publicação do livro inovador de Nancy Friday *Meu jardim secreto*, em 1973. Mas, apesar do trabalho da sra. Friday, muitas pessoas ainda sofrem, com vergonha, por suas mentes terem produzido essas cenas sexuais, muitas das quais não envolvem nossos companheiros costumeiros. Por isso, não deveria ser nenhuma surpresa para nós que algumas pessoas permaneçam resguardadas ou recatadas quando relatam suas fantasias sexuais mais íntimas, mesmo no contexto de um projeto de pesquisa clínica completamente confidencial, no qual garantiremos sigilo absoluto aos participantes.

A alegria da dor e de outras posturas masoquistas

Claramente, Norma, Oliver, Samuel, Xeno, Yvonne e Zara — as pessoas que recusaram compartilhar suas fantasias ou afirmaram não ter fantasias — representam a minoria. A maioria dos que me responderam ofereceram fantasias com poucas restrições ou inibições, alguns muito esquematicamente e outros com mais detalhes. O que podemos observar a partir das fantasias mencionadas? Algumas pessoas podem ser descritas como generosas. Verena, por exemplo, que descreveu sua fantasia como: "Meu parceiro se divertindo sexualmente de todas as formas." É óbvio que essa mulher gosta da ideia de seu parceiro obter prazer sexual. Isso indica que Verena pode ser uma queridinha, que visa conscientemente às necessidades de seu amado, ou suas fantasias podem ser uma indicação de uma posição mais sexualmente *masoquista*; em outras palavras, será que Verena é alguém com um conceito muito baixo de si mesma e que não acredita ser merecedora de obter prazer sexual? Talvez ela seja uma dessas mulheres que sacrificam a própria vida e individualidade por seu parceiro, colocando-o em primeiro lugar, inclusive no quarto. Uma vez mais, não conhecemos a história toda, porque não entrevistei Verena diretamente, mas, com base em várias pessoas que entrevistei ou com quem trabalhei com mais profundidade, percebo que nenhuma fantasia sexual, mesmo as aparentemente diretas, pode ser considerada simplesmente em sua superficialidade. Quando Verena nos informa que sua fantasia é "Meu parceiro se divertindo sexualmente de todas as formas", devemos nos perguntar se ela realmente é um tipo de Madre Teresa de Calcutá, desprovida de ego, ou se ela se nega, de forma masoquista, qualquer prazer — uma daquelas notórias "mulheres que amam demais". E talvez, como resultado de tal negação sexual, ela possa também, por fim, vir a odiar o parceiro cujo prazer ela coloca antes do seu. É possível, de fato, entrar em todos os tipos de especulações sobre os significados ocultos das fantasias sexuais de alguém — às vezes, podemos nos enganar —, mas à medida que estudamos milhares dessas fantasias, desenvolveremos uma avaliação crescente de alguns dos subtextos mais ocultos de uma fantasia aparentemente óbvia.

A tendência de Verena para se excluir de uma maneira possivelmente masoquista e autodesprezível pode ficar muito escondida do ponto de vista leigo, mas no caso da Marguerita, o masoquismo se torna muito mais aparente. Marguerita admitiu que está "em uma ilha, completamente nua, vendada e acorrentada e [seu] parceiro [a] possui sem piedade". Embora essa fantasia particular possa produzir excitação sexual em muitos leitores também (permitindo-nos identificarmos com Marguerita ou com seu parceiro, ou mesmo com ambos), devemos nos perguntar por que Marguerita gosta de ficar desprotegida, nua, acorrentada, vendada e sujeita aos caprichos de seu amante. Devemos imaginar Marguerita como extremamente criativa, liberal e experimental e, por isso, desimpedida pelas restrições das relações burguesas normais para os propósitos de procriação? Ou pode haver outras razões para o masoquismo de Marguerita?

Frequentemente, as pessoas que relatam fantasias masoquistas, tais como a experiência de ser amarrado, usado e abusado por um outro, sofreram experiências sexuais iniciais de natureza violenta. Ao fantasiar sobre um cenário abusivo na vida posterior, eles conseguem *remanejar* a primeira cena sexual, transformando-a em algo prazeroso, um fenômeno que psicoterapeutas e psicanalistas se referem como a "erotização do trauma". Uma vez mais, não sabemos se Marguerita experimentou abuso sexual na infância, em que alguém realmente a acorrentou e a tratou sem piedade, mas essa é uma possibilidade verdadeira.

Sabemos, pelo meu projeto de pesquisa, que muitos milhões de pessoas desfrutaram de fantasias sexuais de uma natureza masoquista; na verdade, em uma estimativa conservadora, aproximadamente 30% da população adulta, ou cerca de 13,5 milhões de adultos. Parece improvável, no entanto, que todo masoquista sexual tenha experimentado abuso sexual brutal na primeira infância. Portanto, como explicar a proliferação extraordinária das fantasias masoquistas sexuais? Tais fantasias podem resultar de abuso na infância, mas com base em minha experiência clínica, posso afirmar que muitas pessoas desfrutam de fantasias masoquistas como um meio de se protegerem, e às suas mentes, de experiências de fantasias *sádicas* ainda mais perturbadoras. Há muito, os psicanalistas sabem que, quando se trabalha com um masoquista sexual em tratamento psicoterápico, uma quantidade enorme de ódio mortal escapará da boca do paciente no devido tempo; em outras palavras, em cada masoquista subjaz um "sádico inconsciente". Os masoquistas trabalham muito para manter seus sentimentos mais agressivos sob controle, voltando o ódio para o *interior*, atacando-se em vez de atacarem seus maridos e mulheres, namorados ou namoradas. Pode ser o caso de que, se Marguerita tivesse passado pela psicoterapia, seu analista teria descoberto todo o segredo por baixo da bile e do ácido sulfúrico que ela nunca conseguira expressar, o qual se transformou em um ataque masoquista a si mesma, em vez de ter se envolvido em um ataque mais potencialmente destrutivo e sádico a outra pessoa.

Além disso, para complicar ainda mais, não é preciso ter experimentado abuso físico ou sexual real para se desenvolver uma fantasia masoquista, nem alguém se deparará automaticamente com desejos sádicos. Muitas mulheres e homens tiveram infâncias de privação que os deixaram com o sentimento de *terem* sido abusados ou *serem* merecedores de maus-tratos e, portanto, uma fantasia masoquista poderia resultar dessas fontes também.

Tornando a morte sensual

Neste tópico, duas outras fantasias merecem comentário específico, ambas envolvendo esposos falecidos. Davida confessou que ela fantasia com seu "falecido marido fazendo sexo com uma linda mulher peituda" e, da mesma forma, Petrina escreveu: "Fantasio com meu falecido parceiro, em que fazemos sexo apaixonadamente em todos os lugares, nos escondendo em lojas de departamento, na mala do carro, em todos os lugares." Não é preciso ser um psicanalista para avaliar que essas fantasias oferecem a confirmação da ideia original de Sigmund Freud de que a fantasia nos ajuda a realizar um desejo. No caso de Davida e Petrina, essas mulheres foram bem-sucedidas ao usarem suas mentes para trazerem seus maridos mortos de volta à vida. Na fantasia de Davida, seu marido retornou da sepultura para fazer amor com outra mulher com seios grandes, e, na fantasia de Petrina, seu marido reencarnou, mas permanece sexualmente fiel, embora bastante voraz! Muitas pessoas achariam doloroso demais pensar em se masturbar enquanto lembram de um marido morto, mas para muitos indivíduos, a fantasia os ajuda a superar a natureza definitiva e horrível da morte, às vezes de uma maneira criativa e às vezes de uma forma menos saudável, atacando a realidade, fingindo que o marido não morreu.

Sabemos, com base na experiência clínica como psicoterapeutas e por relatórios de casos publicados na literatura profissional de saúde mental, que muitas pessoas, quando enlutadas, têm alucinações auditivas ou visuais de duração breve imediatamente após a morte de um ente amado. Uma alucinação auditiva pode ser definida como ouvir uma voz que ninguém mais pode ouvir; nesse caso, a voz do amante falecido, enquanto uma alucinação visual seria caracterizada por realmente ver algo ou alguém que não existe na realidade compartilhada — nesse caso, o fantasma do ex-parceiro da pessoa. Muitas pessoas mentalmente saudáveis têm alucinações no rastro da perda do esposo, do pai ou da mãe — e se esse for o caso, não é motivo de preocupação, pois isso não significa que elas ficaram insanas convictas. Uma alucinação por causa de dor serve a uma das muitas formas pelas quais conseguimos lidar com o insuportável da morte de um companheiro muito querido. Como exemplo, posso lhe dizer que após a morte de meu próprio avô, minha avó viúva — uma mulher física e mentalmente saudável — me contou que um dia, logo após a morte dele, o viu andando pela casa. Obviamente, ela tivera uma alucinação, que durou por talvez cinco segundos, e depois a imagem de meu avô desapareceu. Às vezes, quando não conseguimos suportar a partida de alguém, usamos nossa psique para transformar a dor de nossa realidade externa; e, portanto, nessa ocasião, minha avó tinha inteligentemente ajudado seu necessário processo de luto ao invocar uma imagem visual de meu avô muito amado.

Às vezes, sexualizamos essas alucinações, que também funcionam como fontes de satisfação de desejo; Davida e Petrina fizeram justamente isso. Essas duas mulheres criativas e inteligentes tentaram reverter a realidade da morte de seus maridos invocando-os como amantes vivos. Na maioria dos exemplos, tal erotização da morte serve a uma função *psicológica*, ajudando-nos a suportar a dor. Somente quando não se consegue deixar partir é que a fantasia de um esposo falecido se torna mais patológica.

Há alguns anos, tratei uma paciente em um hospital psiquiátrico — uma senhora de 55 anos que sofria de depressão severa. Seus pais tinham morrido trinta e tantos anos antes; mas ela não conseguia se separar deles, tanto que todas as noites, na hora do jantar, essa solitária e desolada mulher colocava três lugares na mesa, um para ela e um para cada um de seus pais falecidos. Ela simplesmente não conseguia admitir que sua mãe e seu pai haviam morrido e, por causa disso, concebera a fantasia, embora de uma forma não sexual, de que nenhum deles realmente tinha morrido. Em função da impossibilidade dessa pessoa de viver o luto pela morte de seus pais — uma parte essencial e saudável da dor —, sua depressão se intensificara e, por muitos anos, até seu tratamento psicoterápico começar, ela sofrera de uma aflição psicológica horrível.

Agora, examinemos algumas outras fantasias sexuais, escolhidas no vasto arquivo das fantasias sexuais britânicas, acumuladas para meu projeto de pesquisa contínuo:

ZADIE
Estar numa grande banheira de hidromassagem com meu companheiro fazendo sexo selvagem, o que é impossível por causa de minha incapacidade física, lamento.

YUL
Sexo com duas mulheres.

XENIAH
Nenhuma fantasia, sou muito feliz com meu marido, portanto não preciso de fantasias.

WENDELL
Com 85 anos, não fico mais excitado. Estou mais propenso a rir.

VICTORIA
Ter meus seios sugados e ser estimulada com sexo oral enquanto faço o mesmo em meu parceiro.

URIAH
Sexo com duas mulheres ao mesmo tempo.

TESSIE
Ser despida por duas ou mais mulheres; uma chupa meus mamilos e outra faz sexo oral em mim, depois nós três fazemos sexo juntas.

STRUAN
Ser seduzido por uma mulher que me leva para a cama, me puxando pelo pênis.

RODELINDA
Meu vizinho é um homem muito bonito e tem aproximadamente 35 anos. Tenho 52 anos, mas pareço muito mais jovem. Um dia, estou fazendo um bolo para o aniversário de meu filho e descubro que falta açúcar. A festa começará em uma hora, e peço a meu marido para correr até uma loja e comprar açúcar. Ele está aborrecido e preguiçoso e simplesmente fica sentado na cadeira assistindo ao futebol e me diz para eu mesma ir. Decido ir até Theo, meu vizinho. Talvez ele tenha açúcar. Bato na porta e lhe conto meu problema. Ele me convida para entrar na cozinha enquanto, de uma forma máscula procura nos armários, sem ter certeza de onde colocou o açúcar, uma vez que ele mesmo nunca cozinha nada. Quando se estica para abrir os armários de cima, vejo os músculos bem definidos de seus braços e costas. Ele é simplesmente muito bonito, e eu começo a ficar um pouco excitada. Quando ele se vira, vê que meus mamilos estão proeminentes. Ele repara, mas não diz nada. Apenas me dá um pequeno sorriso. Theo me conta que ele talvez tenha açúcar no armário lá de baixo, no porão, e me pergunta se eu me importaria de acompanhá-lo até lá. Sigo-o e isso me dá uma outra oportunidade para observá-lo pelas costas, examinar seu bumbum enquanto se mexe e dar uma outra boa olhada na boa forma física de seu tronco.

Quando chegamos ao pé da escada, decido ser franca e dizer-lhe que detesto meu marido gordo, preguiçoso e filho da mãe, e que preciso de um homem de verdade para me servir, foder para valer. Theo fica um pouco surpreso pela franqueza de meu desejo, mas ele não é bobo e, muito embora eu seja quase vinte anos mais velha, ele sabe identificar uma boa oferta quando ouve uma. Rudemente, ele me empurra contra a parede de seu porão e imediatamente começa a lamber meus mamilos proeminentes, que se destacaram mais ainda nos últimos minutos. Isso me faz ficar incrivelmente molhada. Ele então abre sua braguilha e retira o maior pau que já vi na vida. Parece algo que você encontraria em um cavalo — é longo, firme, grosso e coberto por fartos pelos. Ele enfia a mão grosseiramente embaixo de minha saia e arranca minha calcinha com um único movimento rápido. Ele é tão forte que rasga o tecido e, depois que estou exposta, penetra os dedos para verificar se estou suficientemente molhada para transar. Ele decide que estou, então agarra seu pau grande com ambas as mãos e me penetra com força. Estou gritando. Dói de verdade, mas é muito bom. Tudo que ele faz é dar algumas estocadas e depositar um bocado de esperma dentro de mim. Enquanto goza, ele morde o lóbulo de minha orelha e isso me faz gozar também — um dos meus melhores orgasmos, me deixando molhada e tremendo. Agradeço a ele e combinamos repetir a aventura. Volto para casa, e o filho da mãe do meu marido nem percebe que dei uma saída.

QUINT
Ser sexualmente exibido por um "companheiro" para um ou mais homens e depois fazer sexo com um ou mais deles.

PENELOPE
Fazer sexo com um homem em um lugar público, por exemplo, um provador de uma loja de departamentos! Em um elevador, ou em algum lugar onde possamos ser descobertos a qualquer momento.

OWEN
Imagino que tenho 14 anos e estou na escola — na verdade, tenho 29. Tive uma professora de muito boa aparência física, mademoiselle McAllister, que nos ensinava francês. Ela não era especialmente bonita, mas tinha uma grande sensualidade, e era possível notar que ela sempre ficava olhando os rapazes. Em minha fantasia, imagino que estou voltando a pé da escola para casa e mademoiselle McAllister passa de carro e diz: "Owen, seus livros parecem muito pesados — que aluno esforçado você é. Quer uma carona para casa?" Agradeço muito e aceito a oferta e só mais tarde percebo que ela está tomando o caminho errado, indo para a casa dela e não para a minha. "Entre e tome uma bebida antes de começar a conjugar os verbos franceses", ela diz, e entro na casa dela. Mademoiselle McAllister me diz que está impressionada com meu progresso na escola, e como prêmio, ela me chupará. Começo a me encami-

nhar para a porta já que estou um pouco amedrontado com tudo isso — nem sequer beijei uma garota de minha própria idade a essa altura, muito menos a professora de francês. Mas meus joelhos cedem e ela me agarra. Caio no chão, e ela começa a abrir meu zíper e meu cinto, tudo ao mesmo tempo. Logo estou completamente nu da cintura para baixo e meu pênis de 14 anos, que acabou de começar a ter pelos púbicos ao seu redor, começa a levantar. Ela o engole e o transforma em um membro enorme. Preocupo-me se vou chocá-la, mas ela me diz em francês: "Ne t'inquètes pas, mon petit" — "Não se preocupe, meu garotinho" — e eu relaxo, enquanto meu pau enche a boca macia dela. Ela começa a acariciar meus testículos e depois os chupa, o que um de meus colegas chamaria de "gengivas nas ameixas". Isso me deixa louco. Em seguida, ela passa a língua ao redor da fenda da minha bunda e isso é demais. Sêmen espirra de meu pênis, em todo seu longo cabelo louro. Simplesmente gozo pelo que parece durar cinco minutos. Exausto, adormeço no chão e, quando acordo, ela me leva para casa. Minha mãe está preocupada porque cheguei tarde da escola, mas, tranquilíssima, mademoiselle McAllister simplesmente acalma minha mãe dizendo que me deteve um pouco para uma aula extra. Corretíssimo!

NATALYA
Sexo inesperado com um estranho, fantasia de quase estupro, resistente, porém seduzida. Muito sexo oral, beijos, pau grande e penetração profunda.

MORGAN
Sexo anal (eu na posição passiva) com alguém do mesmo sexo (outro homem).

LUCIA
Ver uma pessoa com uma bunda grande.

KARL
Olhar o sexo oposto e pensar na boa transa que ela teria comigo.

JOSIE
Um homem elegantemente vestido, que me lembra Elvis — fazer sexo gentilmente, mas com força.

IGGY
Sexo extraconjugal com um amante de longa data.

HORST
A fantasia de fazer sexo oral com o homem que amo verdadeiramente — não o meu parceiro.

GRETCHEN
Fazer sexo com duas mulheres ou mais.

FELIX
Náilon, meias-calças, mulheres parcialmente vestidas com roupas dos anos 1940.

ELIZA
Quase sempre envolve fazer sexo oral com algum sujeito muito bonito.

DELBERT
Ter uma adolescente de 16 anos me fazendo sexo oral, depois ela me suplicar para ser o primeiro a fazer sexo com ela.

CHARLENE
Estou sozinha com uma mulher. Ela tem seios vistosamente redondos e exuberantes e longos cabelos louros lisos. Ela é muito bonita, tipo de mulher da *Playboy*. Está vestindo apenas um fio dental e saltos altos. Não se trata de sexo com amor, é um tipo erótico de sexo proibido. Ela está fazendo tudo em mim, e eu a olho se despir e se acariciar. Depois, uma de suas amigas entra — outra loura de cabelos longos com seios exuberantes vestindo apenas fio dental e saltos altos. Elas começam a se acariciar mutuamente e uma lambe a outra — fazendo um show para mim. Em seguida, elas me esfregam toda, brincando com meus seios e pressionando os delas contra o meu corpo, mais e mais, enquanto uma delas chupa meu clitóris cada vez mais rápido até eu gozar.

BEATE
Ser surpreendido por alguém que não aceita um "não" como resposta. Não é estupro, mas sedução insistente, em que ele ignora meus protestos

e me faz desejar me submeter. Ele se aproxima de mim por trás e passa as mãos por meu corpo — uma em meus seios e a outra em meus genitais — firmemente. Ele me beija e me empurra cuidadosamente para o chão, onde me despe, e fazemos sexo.

ANDREW
Estar de férias e fazer sexo com uma estranha no mato.

Infidelidade mental

Ao considerar este último grupo de fantasias, podemos começar a ver mais claramente que muitas, se não todas as fantasias, contêm elementos de realização de desejo. Zadie, por exemplo, imaginou-se fazendo sexo selvagem em sua banheira de hidromassagem, contudo, após desfrutar desses pensamentos muito prazerosos, ela lamentou ser isso impossível por causa de sua "incapacidade". Zadie não especificou a natureza de sua incapacidade, mas podemos imaginar que seu corpo possui alguma forma de ferimento, seja por deformação congênita, seja por enfermidade adquirida com a idade, como a artrite, ou danos traumáticos, tal como a paralisia ou a amputação. Seja qual for a realidade de sua situação corporal, Zadie usou sua fantasia sexual para reverter a perda de sua agilidade física e permitiu-se desfrutar do pensamento de sexo selvagem e ágil na banheira, livre das limitações e dos obstáculos de ter um corpo de verdade.

De forma semelhante, tanto Uriah quanto Yul se permitiram desfrutar do pensamento não de uma mulher, mas de duas, uma fantasia que Charlene, uma mulher, também compartilha. Na vida real, o sexo com múltiplos parceiros seria muito mais difícil de ser organizado — e se um dos parceiros se torna ciumento, ou se um deles contrai uma doença sexualmente transmissível, ou se alguém engravidar? Na fantasia, no entanto, pode-se desfrutar de sexo com tantos parceiros quanto possível, sem risco de contrair herpes, ficar magoado ou engravidar. Pode-se, portanto, apreciar o apelo potencial da *fantasia sexual* se comparada com a *realidade sexual*. A primeira pode ser mais segura e barata — nunca é necessário levar uma fantasia para jantar fora — enquanto um parceiro da vida real pode vir a esperar todo tipo de cuidado físico, emocional e até mesmo financeiro.

Não apenas essas fantasias satisfazem muitos desejos explícitos e ocultos, mas também é impossível não perceber quanta gratificação sexual os sujeitos da pesquisa obtiveram das fantasias que envolvem contato físico com alguém que não seja o seu parceiro costumeiro. Em outras palavras, a maioria das pessoas trairá em suas fantasias. Das 26 fantasias anteriores, escolhidas aleatoriamente de meu banco de dados, apenas 4 pessoas — todas mulheres — mencionaram especificamente um pensamento erótico relacionado com seu parceiro costumeiro e de longa data. Penelope admitiu que tem fantasias de sexo com seu parceiro em um lugar público; Victoria deleitou-se com a possibilidade de seu parceiro chupar seus seios; e Zadie, nossa respondente deficiente, revelou pensar em fazer sexo com seu parceiro na banheira de hidromassagem. Xeniah escreveu que não necessita de fantasias sexuais, porque seu marido a faz muito feliz. Exceto Wendell, o homem de 85 anos que afirma se deleitar mais com gargalhadas do que com excitação erótica, todas as outras fantasias escolhidas aleatoriamente nesta seção (21 em 26) podem bem ser descritas como formas transgressoras de "infidelidade mental" — mentir para o parceiro na *imaginação*.

Por exemplo, Andrew anseia por sexo no mato com uma estranha, em vez de ter relações sexuais em lençóis limpos com a mulher com quem é casado há vinte anos. Eliza não se importa muito com quem transa, desde que seja um "cara bonito". Horst escreveu sua fantasia de uma forma tentadora, observando que deseja fazer sexo oral "com o homem que realmente amo", nos levando a acreditar que esse homem deve ser seu namorado, mas depois Horst desfere o *coup de grâce*, esclarecendo que ele realmente anseia por "sexo oral com o homem que realmente amo — não com meu parceiro". Iggy almeja fazer sexo com seu "amante extraconjugal", enquanto Josie espera encontrar um homem que se pareça com Elvis Presley. Natalya deseja sexo com um estranho, e Owen, 29 anos, prefere se masturbar enquanto pensa em mademoiselle McAllister, a mulher que lhe ensinou francês na escola, 15 anos atrás. Certamente, a infidelidade mental se classifica como uma das características mais destacadas do Projeto de Pesquisa das Fantasias Sexuais Britânicas.

Portanto, por que traímos nossos parceiros quando fantasiamos? Por que tantos de nós pensamos em nossos professores de francês, em Elvis Presley, ou em qualquer outro que não nossas mulheres e maridos, namoradas e namorados quando temos relações sexuais (fantasia de coito) ou quando nos masturbamos (fantasia masturbatória)? No Capítulo 7, explorarei esse material muito mais a fundo, porém, por enquanto, especulemos que nossas infidelidades mentais — fantasias com outra pessoa — nos permitem desfrutar da realização de desejo ao extremo. Quando temos fantasias sexuais com a professora de francês, podemos alegremente afastar todos os pensamentos a respeito das mulheres e da domesticidade. Muitas pessoas que entrevistei me contaram que *não* queriam fantasiar com o parceiro com quem elas brigaram poucas horas antes, o mesmo que gastara todo seu dinheiro e lhes entediara com histórias sem fim sobre seus colegas de trabalho tediosos. De acordo com "Declan", um motorista de caminhão de East Anglia de 38 anos que participou de meu projeto de pesquisa: "Amo minha mulher, mas ela me deixa furioso. A técnica dela quando transamos começou a me deixar entediado. Ela sempre me chupa da mesma forma e nunca foi uma boa chupadora. Se eu quiser ter ereção, tenho de pensar em outras pessoas. Além disso, tenho que conviver com minha mulher o tempo todo, e isso é enfadonho. Logo, quando me masturbo, ou quando transo com minha mulher, penso em outras mulheres — garotas com quem não tenho nenhuma ligação no mundo exterior, garotas que não tenho de levar para jantar à luz de velas ou ouvi-las reclamar de suas vidinhas tristes e penosas."

Montando seu parceiro como uma motocicleta

As fantasias nos fornecem a oportunidade de satisfazer nossos desejos secretos e proibidos, mas como já observamos, as fantasias sexuais conscientes também nos fornecem a oportunidade de desfrutar nosso desejo de *corrigir* a realidade. Lembram de Zadie, a mulher deficiente, que se tornou completamente funcional do ponto de vista corporal em sua fantasia? Por meio da fantasia, também podemos desfrutar de nosso desejo de tornar a realidade o mais excitante possível. Lembram-se de Josie? Por que ela faria amor com o marido contador de Basildon quando podia ter fantasias sexuais com Elvis Presley? E Rodelinda, a dona de casa de 52 anos, claramente pouco motivada por sua domesticidade enquanto faz um bolo para a festa de aniversário de seu filho? Ela preferiria muito mais satisfazer o desejo de transar com o vizinho de 35 anos, Theo. Embora eu tenha mudado o nome de Rodelinda, não sei se, ao escrever essa fantasia, ela mudou o nome do vizinho. Theo é seu nome verdadeiro? Se não, poderia-se especular sobre a razão de ela escolher esse apelido especial e se Rodelinda percebe que "Theo", em grego, significa "Deus" (como em *teologia*). Por que não fazer amor com um deus em vez de com um marido pançudo que se vê com demasiada frequência? Claramente, Freud fez uma observação muito perspicaz ao insistir no papel crucial da realização dos desejos nas fantasias sexuais.

No entanto, as fantasias satisfazem apenas nossos mais palatáveis desejos de excitação e de estímulo sexual saudável — uma boa "transa" com nosso ídolo favorito ou ator de cinema — ou nossas fantasias podem, às vezes, satisfazer uma função mais subversiva, gratificando alguns de nossos desejos mais obscuros? Os psicoterapeutas e psicanalistas há muito avaliaram que nosso comportamento, como seres humanos, é guiado não apenas por nossos impulsos mais *eróticos*, mas também pela satisfação de nossos impulsos mais *agressivos*. Os analistas freudianos clássicos se referem a esse aspecto de nosso caráter como a "teoria da dupla pulsão" — em outras palavras, ficamos "excitados" tanto com *sexo* quanto com *violência*. E não é preciso pesquisar muito para confirmar essa ideia — na verdade, mesmo uma breve mostra de qualquer tabloide ou filme de sucesso revelará nosso vício por histórias e cenas de sexo e violência. Na verdade, sexo e violência se tornam, com muita frequência, intimamente entrelaçados e confusos na mente, tanto que referências abertas à violência são o fundamento das fantasias sexuais de muitas pessoas. De acordo com os resultados de minha pesquisa, literalmente milhões de adultos britânicos parecem saborear fantasias com conteúdo violento. Explorarei os detalhes desses dados no capítulo seguinte sobre violência sexual extrema.

Podemos ou não nos debruçar nessa descoberta, mas não podemos evitar a realidade de que, para milhões de britânicos, a ideia de ser machucado ou de machucar alguém produz excitação nos genitais. Embora este livro contenha uma profusão de material por vezes extremamente forte, tive de cortar várias fantasias violentas, uma vez que muitas podiam ser chocantes e dolorosas demais para serem lidas; algumas envolviam cenas detalhadas de tortura e execução no estilo elisabetano, resultando, em última análise, em um orgasmo para o autor da fantasia.

Por que tantas pessoas consideram as fantasias violentas excitantes? Fora alguns sádicos e sadomasoquistas *clínicos* que ativamente buscam dor física, a grande maioria de sádicos e sadomasoquistas *psíquicos* detestam dor de verdade, mas, no entanto, se tornam extremamente estimulados por suas fantasias. Embora o conceito possa ser de difícil compreensão, precisamos entender que nossos vizinhos e, possivelmente, nós mesmos podemos, às vezes, nos sentir eroticamente eletrizados ao pensar na violência. Karl, por exemplo, aprecia olhar para uma mulher pensando na boa transa que ela teria com ele. A maioria das mulheres, imagino, e muitos homens sensíveis achariam a fantasia de Karl, sobretudo a linguagem, muito ofensiva. Parece-me uma proposição um tanto diferente dizer que: "Quando vejo uma mulher, fico excitado só de pensar como seria ter uma relação sexual consensual com ela", em contraste com uma versão mais realista de tratá-la como uma "boa transa", como montar em uma motocicleta. Isso significa que podemos estar clinicamente justificados ao diagnosticar Karl como um sádico cruel que denigre as mulheres e as trata como objetos, ou podemos concluir que, ao contrário, Karl pode simplesmente ser mais honesto com relação a alguns de seus desejos mais viscerais? Baseado em tudo que sabemos, Karl pode ser o marido ideal e o homem de família, o tipo que faz amor com sua mulher de uma forma passional e carinhosa, após ter colocado os filhos para dormir e lavar a louça. Mas a escolha de vocabulário para descrever sua fantasia sexual revela um desejo por algo menos civilizado. Comparada com fantasias sexuais mais violentas — algumas das quais serão discutidas adiante com mais profundidade — a "boa transa" de Karl parece algo morno, mas ainda contém a qualidade mais denegridora de transformar uma pessoa com sentimentos e identidade numa montaria, em vez de tentar se divertir em um carrinho de bate-bate no parque de diversões.

Mas os homens não apenas perpetram atos violentos contra os outros. Podemos também nos tornar sujeitos ou vítimas de violência que outros podem realizar contra nós. Considere a fantasia relatada pelo heterossexual Struan, que deseja ser seduzido por uma mulher que o leve para o quarto puxando-o pelo pênis; ou aquela do homossexual Quint, que deseja ser exibido nu na frente de um grupo de outros homens, os quais, em seguida, fazem sexo com ele. Na verdade, ambos os cenários sexuais podem ser um tanto humilhantes e até mesmo dolorosos. Quint fala de "ser exibido", como se fosse um objeto de museu, não uma pessoa de carne e osso e com direitos — talvez uma versão masculina homossexual da mulher como a boa transa de Karl.

Claro, os homens não têm direitos autorais exclusivos sobre as fantasias violentas. Muitas mulheres gostam da encenação de violência com outras pessoas, e muitas se transformam nas receptoras das atividades violentas, as quais se tornam extremamente sexualizadas na mente. Considere uma vez mais a dona de casa Rodelinda, que abandonou o bolo para ter relações ilícitas com seu vizinho-deus, Theo. De acordo com Rodelinda, Theo "agarra seu pau grande com as duas mãos e o penetra com força em [sua] boceta". Ao analisar a fantasia de Rodelinda, perguntamo-nos se ela pode ser descrita como uma fantasia *sexual* ou uma fantasia *violenta*, ou como algo que combina elementos de sexualidade e agressão, em que Rodelinda não precisa apenas de estimulação genital, mas também da estocada rude de um "pau grande", guiada por ambas as mãos masculinas, para que ela atinja o orgasmo. Natalya, outra mulher da pesquisa, anseia por "sexo com um estranho", que ela descreveu como uma "fantasia de quase-estupro", na qual participa de uma maneira "indesejada". Beate, ainda mais extremada, anseia por um homem que "não aceita um 'não' como resposta". Ela classifica essa atividade como "não estupro, mas sedução insistente, em que ele ignora os protestos e [a] faz desejar [se] submeter." Muitas pessoas talvez considerassem a fantasia de Beate um estupro, em vez de afirmar o contrário. De qualquer forma, seja lá como se categorize tais fantasias, o elemento de violência é evidente.

Agora que começamos a nos aprofundar mais no mundo das fantasias sexuais, apreciamos mais completamente não apenas a onipresença delas, com seus componentes de prazer e satisfação de desejo, mas também o seu lado mais sinistro, a saber, a ocorrência generalizada da infidelidade mental e da violência nela contida. Examinaremos agora alguns grupos de fantasias mais específicas em pormenor, na tentativa de entender alguns aspectos menos facilmente articulados da psicologia sexual humana.

PARTE TRÊS

As fantasias

Nove adultérios, 12 casos, 64 transas e algo parecido com um
 estupro
Descasam todas as noites sobre a alma de nosso amigo delicado
 Florialis,
No entanto o homem tem um aspecto tão quieto e reservado
Que é considerado sem sangue e sem sexo.

Bastidides, pelo contrário, que tanto fala quanto escreve sobre
 copular
Tornou-se pai de gêmeos,
Mas conseguiu esse feito com certo custo;
Ele precisou ser quatro vezes corno.

Ezra Pound, "Os temperamentos", *Lustra*

5

Histórias corriqueiras

> Deixarei você entrar em meus sonhos se eu puder entrar nos seus.
>
> Bob Dylan, "Talkin' World War III Blues"

Pelo menos 19% dos indivíduos pesquisados nesse estudo admitiram que as fantasias agem como grande alívio para o enfado diário de suas vidas, fornecendo-lhes uma aventura particular. Da mesma forma, 21% dos britânicos dependem das fantasias sexuais como um antidepressivo, que levanta o ânimo. A maior porcentagem dos que responderam — pelo menos 40% dos britânicos, homens e mulheres — confessou que eles criam fantasias sexuais como um meio de explorar pensamentos e atividades sexuais diferentes, muitos dos quais não seriam fáceis de concretizar na realidade externa.

As fantasias comuns e diretas sobre "sexo baunilha" ou "sexo hétero" sem muitos "atrativos" constituem uma proporção grande na fantasia sexual britânica. Aproximadamente 58% dos homens e mulheres britânicos fantasiaram com seus parceiros costumeiros em algum momento. Isso constitui um número muito grande; mas ainda nos perguntamos por que 100% dos britânicos não fantasiam com os parceiros. Alguns podem admitir que não têm essa necessidade porque podem fazer amor de verdade com eles a toda hora que desejem. Outros fantasiam com seus parceiros durante períodos em que estão distantes (uma viagem de negócios, por exemplo); e outros ainda pensam em imagens sexuais de companheiros realizando atos ilícitos, que não podiam ou não deviam ser praticados como parte de seu repertório sexual diário ou noturno. Um de meus pesquisados aprecia frequentemente o sexo baunilha (coito comum) com a mulher, mas após a transa, fantasia que está esfaqueando-a em várias partes do corpo, arrancando sangue. Como já sabemos, podemos encontrar uma disparidade imensa entre o caráter *normal* de nossos comportamentos sexuais e o caráter *extraordinário* de nossas fantasias sexuais concorrentes.

Compartilharei agora mais de mil fantasias cruas escolhidas do Projeto de Pesquisa das Fantasias Sexuais Britânicas. Tentei classificá-las em grupos abrangentes. Em certos casos, foi bastante simples; por exemplo, uma fantasia de sexo com um artista se encaixa perfeitamente no capítulo sobre sexo com celebridades. No entanto, como logo se perceberá, outras contêm tanta abrangência e textura que poderiam residir tranquilamente em vários capítulos diferentes ao mesmo tempo; uma fantasia de humilhar e estuprar um jovem da família poderia facilmente pertencer ao capítulo sobre humilhação e vergonha, ou ao capítulo sobre violência sexual extrema, ou ao de pedofilia, ou, a bem da verdade, ao de incesto. Em tais exemplos, me esforcei para identificar, sempre que possível, a fonte primária de excitação para os que fantasiam e a partir daí classifiquei a fantasia.

O grupo começa com fantasias que revelam, primeiramente, a orientação sexual da pessoa. Embora muitas delas vão *além* de suas orientações declaradas, a maior parte dos cidadãos britânicos fantasiam *segundo* suas orientações sexuais declaradas; em outras palavras, a maioria dos heterossexuais praticantes tem fantasias heterossexualmente orientadas e a maioria dos homossexuais praticantes as tem homossexualmente orientadas.

No que se refere aos bissexuais, devemos lembrar que 4% dos homens e 3% das mulheres se descreveram como formalmente bissexuais em termos de orientação e identidade sexuais; no entanto, muito mais pessoas experimentaram uma fantasia bissexual, envolvendo homens e mulheres. Na verdade, aproximadamente 13% dos homens britânicos e 17% das mulheres britânicas tiveram a fantasia de fazer sexo com um homem e uma mulher ao mesmo tempo. As pessoas frequentemente presumem que homens e mulheres bissexuais realmente são homossexuais, mas os dados do subgrupo bissexual não sustentam isso de maneira tão definitiva. Os bissexuais parecem obter satisfação em quantidades grosseiramente iguais tanto de homens quanto de mulheres na condição de parceiros, na *realidade* e na *fantasia*, como as fantasias a seguir atestarão.

Aqui estão algumas das fantasias mais "corriqueiras", mas não obstante mais explícitas, existentes nas mentes de britânicos comuns e fornecem amostras de nossos teatros e cinemas psicológicos secretos.

Fantasias heterossexuais

CONNIE
Minha outra metade é um bombeiro e isso sempre me excita.

NASH
Sou um cara de 42 anos e me acho bem normal. Quando me masturbo, gosto de segurar meu pênis e pensar logo em minha namorada. Estamos juntos há alguns anos e, acredite ou não, ela ainda me excita. Se está longe, viajando a negócios, o que é frequentemente o caso, gosto de deitar na cama, abrir minhas calças, tirá-las e começar a acariciar o sr. Felizardo. Algumas vezes, uso óleo para bebês e finjo que a lubrificação é de fato o fluido de sua vagina. Então, bombeio meu pênis para cima e para baixo e fico imaginando que é minha namorada. Gosto de mexer em meus testículos quando tenho uma fantasia como essa e fico pensando que minha mão e a mão de minha namorada são realmente uma e a mesma. Não gosto de me masturbar muito rápido. Tento fazer isso durar, e sempre espero até que o pré-gozo comece a sair de minha uretra primeiro. Isso porque assim a qualidade do orgasmo é geralmente muito melhor. Não consigo ver o objetivo real de uma masturbação rápida. Isso não me excita. Preciso tornar isso uma experiência sensual. Às vezes, passo meus dedos nos fluidos de pré-gozo e os esfrego sobre meu peito, imaginando que são os dedos de minha amada que me esfregam. Puxo o prepúcio para trás e depois para a frente para ficar bem excitado. Em seguida, gosto de fantasiar que minha garota e eu finalmente começamos nossa velha e boa foda de sempre. Eu faço como um caubói — para frente e para trás, para frente e para trás —, sentindo as paredes de sua vagina apertando meu sexo pulsante. Mais tarde, tudo acaba

ficando excitante demais e lanço um jato de esperma nos lençóis, fingindo que o sêmen está subindo pelo canal da vagina dela. Depois, gosto de deixar o gozo se espalhar por todo o meu corpo e caio no sono dessa forma, pensando que, quando minha garota voltar de sua viagem de negócios, provavelmente faremos isso durante horas. Será ainda melhor na vida real, claro, mas a fantasia ainda é um ótimo divertimento.

ALONZO
Minha namorada faz sexo oral em mim, a meu pedido, onde eu estiver.

DAWSON
O sexo com uma parceira que me leva pela mão enquanto eu a bolino e a faço ficar toda molhada, e ela suplica que eu a penetre o mais fundo possível enquanto chupo seus peitos.

PRYOR
Esfregar meu pênis nos mamilos dela.

KATY
Fazer sexo com o enorme pênis do meu amado.

SAUL
Fazer sexo com uma mulher por cima de mim que se masturba ao mesmo tempo.

CARROLL
Ter resistência para fazer sexo com minha mulher em todos os cômodos da casa (15) em uma sessão contínua.

UGO
Adoro pensar em foder minha mulher. Ela tem a vagina mais apertada e pequena que já experimentei. Quando não estou com ela, penso sobre enfiar meu pau em sua boceta e transar pela Inglaterra. Isso sempre me faz jorrar. É possível pensar que, depois de dois filhos, os músculos de sua vagina não fossem mais capazes de agarrar, mas ela faz exercícios para a pélvis o tempo inteiro e ninguém agarra meu membro da maneira como ela faz.

CLARK
Uma mulher pede a Clark para tirar as roupas, Clark obedece, a mulher manda Clark se masturbar, Clark obedece, Clark não tem imaginação, mas Clark fica feliz.

RONALD
Me masturbar nas tetas de uma mulher muito bonita. Minha seiva cai diretamente sobre seus mamilos eretos.

HILLEL
Primeira vez com minha mulher. Minha primeira vez também.

ANTHONY
Uma excitante dança erótica feita por uma garota com a boceta raspada. Experimentei isso uma vez em uma boate e fiquei incrivelmente excitado. Achei que fosse gozar imediatamente.

CORAL
Sexo com meu marido como era antes de nos casarmos.

TRUMAN
Esfregar a vagina de minha mulher depois de termos gozado, inundando seus seios com nossos fluidos e depois lamber para limpar.

JASON
Fazer sexo com minha namorada.

GOLDIE
Sou uma dona de casa de 29 anos e mãe de dois filhos. Felizmente, meu marido e eu ainda conseguimos fazer sexo, apesar de as crianças nos acordarem a cada dois minutos durante a noite para pedir água ou qualquer outra coisa. Mas quando temos tempo só para nós, ainda faço sexo com meu maravilhoso marido. Quando ele viaja, me masturbo muito e frequentemente pensando nele. Imagino que mandamos as crianças para viajar e que decidimos ter um fim de semana sujo em casa, juntos. Após beber bastante, o que adoro, meu marido decide me fazer uma massagem com muitos cremes e óleos. Ele faz meu corpo inteiro ficar quente e

molhado. Ele sobe e desce pelas minhas pernas, apalpando meus músculos, como um massagista profissional e, quando as mãos chegam perto de minha vagina, ela está toda molhada. Ele beija meus mamilos enquanto esfrega o dorso de sua mão contra meu clitóris. Fico realmente muito excitada quando sua aliança massageia meu clitóris, e isso realmente me faz voar — em função das fricções e do fato de que a aliança significa que ele está casado comigo; isso realmente me leva às alturas. Antes de ele livrar o pênis das calças, estou gozando e gozando, como uma artista pornô, realmente, porque esse homem lindo me deixa toda molhada. Muito embora minha vagina esteja dolorida, às vezes, por causa de toda a sensação, sei que ele precisa gozar e permito que me penetre para uma transa vaginal profunda, do tipo em que ele é especialista. Adivinha o que acontece? Tenho orgasmos múltiplos.

HASKELL
Deito na cama completamente nu, mas sem ereção. Uma mulher extraordinariamente sensual com roupa íntima sobe na cama, mas não se despe ou me toca. Vagarosamente, ela senta quase em cima de meu rosto e enfia a mão em sua calcinha, começa a se masturbar, goza e apenas se abaixa o suficiente para me permitir ter um gosto ligeiro de seus fluidos com minha língua em sua calcinha. Ela desce pelo meu corpo e lentamente faz sexo oral em mim, passando a língua ao redor de meu pênis. Ela me faz um sexo oral vagaroso, e depois continuamos a fazer sexo passional com calma.

LUKE
Estive recentemente em um curso para técnico de futebol e gostaria que uma das técnicas tivesse ido ao vestiário e se juntado a mim no chuveiro. Terminaria fazendo sexo anal com ela.

CHARMAINE
Meu parceiro surgir, ver que estou me masturbando e depois se juntar a mim.

GLORY
Sexo romântico, alguém me acariciando e beijando.

DESDEMONA
Encontrar um estrangeiro aproximadamente da minha idade e do sexo oposto. Um encontro espontâneo onde percebemos que gostamos um do outro e nos juntamos para fazer sexo.

GOLDA
Encontrar com meu atual parceiro e fazer sexo sem nenhum de nós dizer uma única palavra — só nos tocando.

CORNELIA
Fazer meu companheiro gozar nos meus seios ou na minha barriga enquanto ele me faz gozar com a língua.

PRENTICE
Eu costumava fantasiar com mulheres de quem gosto, mas que não tinha coragem para convidar para sair. A fantasia envolveria um ato heróico de minha parte (como salvá-las de um ataque) e receber seu agradecimento, depois elas me beijariam e assim por diante. Minhas fantasias sempre se basearam na realidade (tal como parar o ataque de um bêbado), não em me tornar um super-herói (isto é, levantar um carro para salvar uma garota).

RIO
Fazer amor com minha parceira.

BUCKLEY
A mulher que senta na mesa ao meu lado no escritório. Quase não consigo me concentrar no trabalho, porque ela é muito sensual. De vez em quando tenho de ir ao banheiro, você pode imaginar por quê.

WOLF
Fantasiar com as tetas de minha namorada. Ela tem um par que faz as da Pamela Anderson parecerem pequenas. Eu gozaria sobre elas o dia inteiro e todas as noites se pudesse, e adoro chupá-las também.

DOLF
Uma mulher branca.

MARY
Simplesmente fazer sexo com meu último parceiro no chuveiro. Igual a algo que realmente aconteceu.

KIRAN
Fazer sexo com meu marido em um prado no verão, na relva longa, com pássaros cantando ao fundo e o sol quente brilhando sobre nós.

MIRELLA
Estou despindo meu parceiro, tocando-o e provocando-o, mas ele não está autorizado a me tocar até eu lhe dizer que pode. Ver o quanto eu o excito me excita.

BECKER
Encontrar alguém do sexo oposto em uma viagem a trabalho longe de casa. Estou hospedado em um hotel. Eu a encontro durante o dia e depois no bar, à noite. Conversamos um pouco, flertamos e então a desafio a ir ao banheiro e tirar a calcinha. Quando ela volta, continuamos a flertar. Chegamos mais perto um do outro e começamos a trocar alguns beijos; passando minhas mãos por seu corpo e por baixo de sua saia, encontro-a sem calcinha e a penetro com o dedo. Em seguida, subimos para o quarto e coloco um aviso de "Não perturbe" na porta. Seria necessária muita descrição para descrever o que fiz com ela. Mas se você é mulher, reserve um quarto de hotel e me avise onde está!!!

REVA
Voltar para casa e encontrar meu homem de cueca. Ele tira minha roupa sedutoramente, me beijando toda, tocando todo o meu corpo e depois faz amor apaixonadamente comigo pelo resto da noite.

CARLOS
Trepar com minha mulher na mesa da cozinha. Levanto a parte de trás de sua saia e afasto a calcinha para um dos lados. Depois, enfio o pau na boceta e a fodo até me implorar para parar. Respingo muito fluido de fazer neném dentro dela. Fazemos isso em todos os cômodos da casa.

SARITA
Fazer amor em uma banheira de hidromassagem.

TREY
Minhas fantasias são muitas, e eu as compartilho com minha mulher durante o sexo.

SHERMAN
Foder uma linda colega do escritório. Ela tem tetas gigantescas e me esfrego entre elas, atirando esperma sobre seu pescoço e dorso.

WHITEY
Estou na cama com uma mulher atraente que anseia por sexo e que deseja me excitar. Ao mesmo tempo, ela deseja que eu a excite, então, embora esteja feliz por fazer sexo oral e vaginal comigo, ela quer que eu diga coisas sujas para ela (como ela faz comigo) e quer ser usada para minha satisfação. Isso envolve sexo em todas as posições (sobretudo o tipo cachorrinho, com ela brincando com os próprios seios), ela se masturbando para me excitar, brincando comigo, o que excita a nós dois. Ela goza várias vezes com essas atividades antes de eu gozar dentro dela. A cena toda é muito barulhenta e há muitos estímulos verbais gritados e sussurrados.

MERILYN
Ter minha parceira exigindo sexo oral, seguido por sexo vaginal e depois anal, um logo após o outro.

HILARION
Ser chupado no carro.

PRIYA
Com meu namorado, ele me despe e domina, debruçando-me e me penetrando por trás de forma realmente rude. O local — fora ou dentro de casa — depende de meu humor.

KATRINA
Fazer sexo oral em um homem disposto e muito excitado até ele ejacular na minha boca.

STEWART
Passar uma noite fria e nevada na frente da lareira com minha mulher.

CONCHITA
Muito particular. Mas, falando de forma geral, é cercada de confiança, consentimento, liberdade e amor mútuo.

SAMMY
Ver a parceira se masturbando.

TAFT
Apenas fazer sexo realmente bom com minha companheira, experimentando coisas diferentes.

WILLY
Penetrar a vagina de minha mulher por trás enquanto ela se ajoelha.

HEDY
Dançar provocantemente para alguém.

ALMA
Ser esfregada e beijada por todo o corpo e fazer sexo devagar e demorado com meu marido.

Fantasias homossexuais

NATHANIEL
Relações com o mesmo sexo.

CORIN
Ver meu namorado tirar a camisa de costas para mim ainda me deixa instantaneamente excitado. Penso nisso o tempo inteiro. Ele é tão bonito, e eu consigo essa visão magnífica de expansão de músculos, todos bem-definidos e meus!

GEORGIO
Meu namorado e eu passando um fim de semana romântico no campo. Ninguém para nos perturbar, sem sair do quarto de hotel. Não bebendo nada além de champanhe, que é levada para nosso quarto, e comendo tudo que desejamos — se é que desejamos alguma outra coisa. Sendo comple-

tamente mimados e livres para fazer e ter o que desejamos, mas sem precisar nos vestir ou mesmo olhar para outra pessoa.

CISSY
Sexo com mulheres que dura a noite inteira (incluindo orgasmos múltiplos).

SANDER
Sexo em muitas posições com meu parceiro, tendo como clímax o sexo anal.

RAFAEL
De joelhos, na frente de meu namorado, seus 25 centímetros no meu rosto e meus dedos em sua bunda.

GLYNNIS
Ela está vestindo sua jaqueta vermelha que adoro. Começa a tirar minha blusa e meu sutiã e depois ajoelha na minha frente. Ela começa a me dizer de todas as maneiras que me ama e, nos intervalos entre cada uma delas, lambe meus seios. Então me deixa tirar sua blusa e sutiã enquanto nos beijamos. Depois, é minha vez de chupar seus seios, o que a faz ficar tão excitada que ela começa a se despir e a mim também. Nós então exploramos os corpos uma da outra com ambas as mãos e a língua. Como o quarto dela é pequeno, há apenas espaço suficiente para nos deitarmos na frente da escrivaninha e desfrutamos isso, porque fica cada vez mais difícil nos movimentarmos e, ao mesmo tempo, ficamos o mais quietas possível para que ninguém ouça e venha ver o que está acontecendo. Após aproximadamente uma hora, começamos uma a masturbar a outra ao mesmo tempo, com as pernas entrelaçadas. Como estamos ambas muito excitadas, conseguimos gozar muito rapidamente — ela primeiro e eu logo em seguida. Então, nos deitamos lado a lado e conversamos. Como ela tem outro cliente, preciso levantar e sair ao fim das duas horas de minha consulta; mas marcamos outro encontro.

DALTON
Finjo que estou sendo sodomizado pelo Super-homem. Ele me trata da mesma forma que Lois Lane, exceto que, na minha versão, o Super-homem é um grande veado, mas muito masculino.

JOAB
Ser masturbado, relação anal.

GISELLE
Sou lésbica e sou feliz por ser assim. Nunca desejaria um pênis dentro de mim, pois doeria muito e, além disso, os acho nojentos. Para mim, é sempre o corpo de uma mulher, sobretudo uma mulher feminina e curvilínea, com seios grandes e uma bela bunda, firme e agarrável. Tenho uma namorada há cinco anos e frequentemente fantasio com ela, mas às vezes olho para mulheres hétero maravilhosas na rua, ou em restaurantes, e imagino o que aconteceria se, de repente, eu fosse para debaixo da mesa, enfiasse minha cabeça sob suas saias e começasse a chupá-las através de sua calcinha. Adoro o cheiro da vagina de uma mulher, toda lavada e perfumada, e adoro, ainda mais, enfiar minha língua fundo dentro da fenda molhada de uma mulher. Tenho também uma grande fantasia de seduzir mulheres heterossexuais e fazê-las perceber o quanto perderam todos esses anos.

FLOWER
Fazer sexo oral com outra mulher.

KRISTEN
Fazer sexo com outra mulher/mulheres. Elas tomando a iniciativa, flertando comigo e tirando minhas roupas, me fazendo despi-las e fazendo todo tipo de ato sexual comigo.

MARILEE
Sexo com minha amante lésbica. Fazemos sexo oral reciprocamente. Durante a noite toda com música romântica tocando ao fundo, velas queimando. Adoramos fazer 69 e lamber a vagina uma da outra. Nós nos deixamos levar pelo sono nos braços uma da outra.

SHELBY
Chegar desavisado em uma festa para homossexuais. Ter uma conversa inocente com outro homem em um quarto ou sala, onde há outros homens que se esfregam e fazem preliminares. De repente, um grupo de homens me agarra e me despe. Luto com eles, mas no fundo não

quero realmente que eles me larguem. Enquanto me seguram, um deles faz sexo oral em mim e eu gosto. Então, eles me dizem que preciso retribuir — e, por fim, eu gosto disso.

SMOKEY
Relação sexual anal.

JON-ERIK
Ser escravizado por um grupo inteiro de caras que agem como héteros (ou são héteros!). Escravização sexual: um grupo deles me chupando ao mesmo tempo e o restante beijando todo o meu corpo. Toda a atenção deles estaria concentrada em mim.

BERNARDO
Simplesmente adoro trepar com imagens de caras que vi na ginástica mais cedo, naquele dia. Vou muito à academia, talvez cinco ou seis vezes por semana e, na verdade, vou apenas para poder ver os outros caras se despindo nos vestiários. Faço exercícios, mas poderia muito bem ficar sem isso, entende? Simplesmente gosto de pensar nos dorsos perfeitamente malhados que vi nos vestiários, nos traseiros fofinhos e nos pênis balançando. Gosto sobretudo dos que têm pênis circuncidados e imagino como seria me ajoelhar — talvez primeiro masturbá-los —, depois chupá-los, me debruçar ou lhes oferecer meu ânus e fazê-los me penetrar vigorosamente, enchendo a minha vagina masculina com creme quente de garanhão. Sei que não sou o único que tem esses pensamentos, porque metade de toda pornografia gay é sobre vestiários!

JUNO
Ejaculação feminina.

EDWIN
Tenho essa extraordinária fantasia recorrente que me excita o tempo inteiro. Imagino que sou um piloto de avião e digo aos passageiros que, em função de ser um longo voo, estou muito sonolento. Para me ajudar a ficar acordado, todos os passageiros homens decidem que precisam se revezar e me chupar a cada 15 minutos para me manter acordado. Os caras do meu voo são realmente fofinhos.

KEITH
Sempre fantasiei com meus amigos heterossexuais. Eu consegui (na vida real!), com a ajuda do álcool, com que a maioria deles se despisse e ficasse excitada. Não sou um gay abertamente ativo. Fui virgem até os 22 anos. Mas "assumi" aos 17. Sabia o que queria, mas não sentia que podia confiar em qualquer cara, portanto tendia a procurar aqueles "com quem eu me dava bem". Todos eles sabiam o que estava acontecendo e gostavam de flertar comigo, o que simplesmente ajudava a incrementar ainda mais as minhas fantasias com eles. Para encurtar a história, a piada sobre a diferença entre um cara hétero e um bissexual consistir em seis garrafas de cerveja é mais correta do que se pode imaginar. No início da manhã, quando estou deitado na cama com o homem que adoro... ainda penso nos caras gay/hétero/bi com quem não consegui fazer tudo o que quero fazer... Içaaa!!

MARCUS
Com 16 anos, quando estava na Marinha mercante, um cadete de 20 anos vestia frequentemente um short muito interessante enquanto caminhava pela ponte de comando, e eu o olhava e desejava. Uns nove meses mais tarde, ele apareceu em minha cabine, assim que eu voltava do chuveiro. Então, começamos um relacionamento de um ano. Embora servíssemos, desde então, em navios diferentes, anos depois ainda gostava dele.

DESIREE
Ter sexo com uma mulher, apenas ser beijada e tocada de uma forma que só as mulheres sabem fazer.

MALCOLM
Quero ser ordenhado como uma vaca — talvez amarrado a uma mesa enquanto um cara agarra meu úbere e me faz jorrar.

ASTRID
Sexo com duas mulheres ao mesmo tempo: uma "lésbica usando batom" e uma heterossexual.

GILLES
Sexo oral — engolir o sêmen e ter o meu engolido.

SERGE
Simplesmente adoro pensar no meu namorado passando a mão na minha bunda, lambuzando-a com creme e depois penetrando seu pênis em mim. Sinto que o universo inteiro simplesmente desaparece quando meu amante age dessa forma, e depois ele bombeia todo seu sêmen dentro de mim. Acho que fico um pouco feminino e sinto que poderia ter bebês com ele. Sei que soa estúpido — isso não é o que quero dizer, simplesmente significa que, nesse momento, sou dele e ele é meu, e nos juntamos em uma mistura de creme prazerosa.

HUXLEY
Sempre que me masturbo — cerca de quatro ou cinco vezes por dia — gosto de pensar em homens fervorosos na rua, mas provavelmente até mais do que neles, penso no meu parceiro, que é um homem maravilhoso e gentil. Adoro os músculos dos seus braços e a forma dos músculos das pernas dele. Adoro seu bumbum grande, coberto de pelos, e adoro seu peito. Você está esperando que eu diga "adoro o pênis dele", claro que sim, mas aprecio muito mais todo o restante. Sou tão sortudo por ter um marido como o meu.

DRU
Sex com o meu marido (gay — união civil). Estamos juntos há 16 anos e, sabe de uma coisa, ele ainda me excita. Está em boa forma física e se exercita muito, embora tenha 51 anos. Eu ainda fico excitado só de olhá-lo. Espero que ele sinta o mesmo por mim.

RAYNARD
Seu nome é Javier.

EUGENIA
Boceta, boceta, boceta e depois mais boceta!

JEWEL
Fazer amor com minha parceira, que se empenha completamente nas minhas necessidades.

HERNANDO
Quero ser possuído por um cara hétero, cabeludo, com profundos olhos azuis, que diz que me ama e que deseja casar comigo. Ele quer deixar a mulher e os filhos para se juntar a mim. Fica muito carinhoso e romântico; depois disso, viajamos para uma praia, em uma ilha muito ensolarada com brisas tropicais. Fazemos amor dia e noite e adormeço em seus braços.

DIETER
Sexo homossexual o dia todo e a noite também, com meu pênis penetrando o traseiro e a boca de meu namorado e depois esfregar nossos pênis um no outro e lançar esperma em nossos corpos. Em seguida, uma chuveirada, e começar tudo outra vez.

REEVES
Meu parceiro sexual andando nu pela casa o dia inteiro e sempre disponível para fazermos amor a qualquer momento.

FAUSTINA
Fazer sexo com a garota que amo, em um campo, na Itália, sob as estrelas. Bem simples, na verdade!

JUTTA
Fazer sexo com minha parceira sobre a bancada da cozinha depois de lavarmos a louça.

SILAS
Compartilhar uma chuveirada quente, secar meu parceiro com toalhas macias, e levá-lo para a cama.

FLAME
Situação: um seminário sobre orgasmo — apenas para mulheres —, no qual vestimos sarongues, e por meio de massagem e toques sexualizados, aprendemos a reconhecer as zonas erógenas de nossos próprios corpos e dos de outras mulheres. O ambiente é quente, confortável, apenas com almofadas e tapetes. Música suave, iluminação fraca e velas aromatizadas. A atmosfera é toda calorosa e aconchegante.

LEONARD
Meu melhor amigo, Jamie. Ele é tão incrivelmente bonito que não consigo parar de tocá-lo, no braço e no ombro, sempre que o vejo. Só quero dar-lhe um beijo de língua e depois chupá-lo até o osso; penetrar seu ânus completamente e ser fodido pelo grande pênis dele. Infelizmente, Jamie é hétero, portanto a menos que eu o deixe muito, muito bêbado, o que acho que não acontecerá, isso permanecerá uma fantasia. Que chato, estou tendo uma ereção só de pensar nele.

CHELSEA
Masturbação mútua com uma mulher.

SHAUN
Sexo anal com meu parceiro.

HAZEL
Fazer sexo com outra mulher.

RORY
Carícias quentes e sexo com o cara que amo.

POWELL
Ser chupado constantemente, 24 horas por dia, todos os dias da semana, a hora que eu quiser.

RHIANNON
Realmente, adoro quando minha namorada mergulha em minha vagina e lambe tudo. Fui casada com um homem e ele era um fracasso quando fazia sexo oral. Mas minha nova amante (uma mulher, é claro) realmente sabe o que está fazendo. Também sabe exatamente onde fica meu ponto G e o atinge todas as vezes, como um atirador de dardos campeão (desculpe a metáfora fálica). Ela lambe tudo sem qualquer hesitação. Ela simplesmente vai fundo. Os homens continuam fazendo piadas grosseiras sobre como as vaginas cheiram a peixe estragado, mas o odor dos genitais femininos é ótimo, e os caras que não exploram lá embaixo estão perdendo muita coisa.

MANNY
Sexo no banho.

DONATIEN
Fazer sexo com um cara em boa forma — um jogador de futebol —, hétero, e vagarosamente tirar seu uniforme de jogo e chupá-lo até que ele goze em meu rosto.

FERNANDA
Retirar vagarosamente as roupas e acariciar os seios.

Fantasias bissexuais

NIKOS
Quero fazer sexo com um homem e uma mulher ao mesmo tempo. Gosto da combinação da masculinidade do homem, braços peludos, coxas fortes, com a feminilidade da mulher, seios macios, vagina úmida etc. Quero transar com uma mulher enquanto um homem me fode. Isso me deixaria sexualmente satisfeita, saber que não perdi nada.

WOLFGANG
Quero transar com minha mulher maravilhosa, sensual e estonteante, na boceta, enquanto, ao mesmo tempo, um homem lindo, pode ser alguém que parece um pouco com Robbie Williams ou Jude Law, enfia o pau na minha boca e ejacula na minha garganta.

FANNY
Frequentemente, fantasio com algo que realmente aconteceu. Meu ex-marido e eu estávamos na cama fazendo amor quando, de repente, a ex-namorada dele, que estava passando a noite conosco, subiu na cama, sem avisar e sem ser convidada. De repente, estávamos todos lá, e tive o melhor orgasmo da vida — minha primeira experiência "bi", mas certamente não a última.

ELAINE
Nas minhas fantasias, alterno entre homens e mulheres, dependendo do meu humor. Se estou em busca de romance, certamente quero carícias e

jantares românticos com uma linda jovem, mas se for para ter sexo selvagem e estocada na boceta, precisa ser um cara. Desculpe, senhoritas.

JON-JASON
Assistir a filmes pornô que tenham homens e mulheres.

DWAYNE
Homens e mulheres em uniformes.

JERMAINE
Três na cama. Um cara do meu lado esquerdo e uma mulher do direito, cada um acariciando meus mamilos e acariciando meu pênis. Fazemos uma orgia, com todos penetrando uns aos outros como convém. A garota coloca um enorme pênis de borracha com cinta na cintura e me penetra primeiro e, depois, o outro cara. Dormimos todos, uns sobre os outros.

CLEMENT
Estou de cama no hospital quando um médico e uma enfermeira vêm e me reanimam. Eles puxam o lençol, expondo uma grande ereção. O médico manda que a enfermeira me chupe até a última gota, enquanto ele senta em meu rosto e me faz engolir seu gozo. Meus sinais vitais voltam ao normal e o médico — maldito arrogante — fica orgulhoso de seu trabalho. Eles então se dirigem ao cara no leito ao lado e administram o mesmo medicamento.

TARLETON
Eu e um homem bem-dotado penetrando minha mulher. Isso ocorreu há muito tempo.

ADAM
Tenho essa fantasia em que eu e minha mulher estamos na cama e um ladrão invade a casa. Ele me deixa sob a mira de uma arma e me força a tirar a roupa, me amarrando pelado a uma cadeira. Ele se masturba e fica em cima da minha mulher, fodendo-a enquanto eu tenho uma ereção. A visão de seu pênis penetrando a vagina dela me faz ejacular a toda hora.

IDRONE
Sou uma mulher bissexual e fantasio com homens e mulheres, mas tendo a separar os dois. Com as mulheres, é sempre uma fantasia sobre sexo oral perfeito, já que todas as minhas amantes sabem fazer isso. Com um homem, é bem tradicional, admito, eu preciso de uma boa trepada, apontar e bingo!

KELSEY
Um cara de 19 anos e sua namorada de 17 me pedem carona. Digo que vou levá-los por cerca de 160 km, conforme solicitado, mas que eles precisam contribuir pagando a gasolina. Eles dizem que não têm dinheiro e por isso estão pedindo carona. Mas me oferecem favores sexuais, e eu aceito com prazer. O cara me chupa enquanto sua namorada chupa o pênis dele. O carro fica coberto de manchas de esperma quando acabamos.

BENNETT
Gosto de boceta e de pau, nessa ordem, e por ser um filho da mãe bonito, os consigo o tempo todo, de preferência ao mesmo tempo. Quando não consigo, imagino um homem lindo de um lado e uma gata linda do outro, ambos me mordendo.

HYACINTH
A imagem de uma mulher chupando minhas tetas enquanto meu marido fode minha boceta.

ROZ
Filmes pornográficos, homens e mulheres transando, ou dois homens e uma mulher.

As fantasias deste capítulo servem de testemunho adicional da grande variedade da vida erótica britânica, mesmo sendo as mais convencionais e corriqueiras da pesquisa. Claro, as fantasias bissexuais, em virtude do fato de que a maioria contém atos sexuais com, pelo menos, um homem e uma mulher simultaneamente, podem não parecer convencionais de modo algum. Muitos leitores podem considerar qualquer coisa que envolva mais de duas pessoas um tanto pornográfica; mas queira ou não alguém categorizar essas fantasias como convencionais ou picantes, elas certamente são menos fortes do que a miríade de fantasias a seguir.

6

Formações grupais

Quando encontrei minha mulher na cama com outro homem fiquei chocado. Então, eu disse: "Saiam de cima de mim, vocês dois!"

Emo Philips

Por favor, senhor, eu quero mais

Um grupo surpreendentemente grande de britânicos fantasia fazer sexo com duas ou mais pessoas — de uma transa a três a um bacanal em estilo romano, envolvendo centenas de pessoas. Sexo grupal e orgiástico podem ser um meio de satisfazer desejos eróticos profundos para obter prazer máximo e estimulação erógena. Mas podem servir também como meio de se defender e de se proteger da solidão. Qualquer que seja o mecanismo psicológico fundamental, que irá variar inevitavelmente de indivíduo para indivíduo, a ideia de transar a três, a quatro e o que passei a descrever como 'transas a x' certamente atrai um grande número de homens e mulheres adultos na Grã-Bretanha contemporânea.

A tabela a seguir detalha nossa forte atração pela ideia do contato sexual com mais de uma pessoa ao mesmo tempo.

Tabela 13 — Fantasias sexuais envolvendo formações grupais

Atividade fantasiada	Porcentagem total	Masculino	Feminino
Sexo com um homem e uma mulher ao mesmo tempo	15%	13%	17%
Sexo com dois homens ou mais	18%	8%	28%
Sexo com duas mulheres ou mais	35%	58%	10%
Um trio (gêneros não especificados)	30%	40%	19%
Uma orgia	20%	28%	12%
Observar um homem e uma mulher fazendo sexo	21%	24%	17%
Observar dois homens ou mais fazendo sexo	7%	7%	6%
Observar duas mulheres ou mais fazendo sexo	23%	36%	10%
Ser observado durante o ato sexual	19%	15%	22%
Ser filmado durante o ato sexual	16%	17%	15%
Estrelar um filme pornográfico	11%	14%	9%

Ao todo, mais da metade da população adulta masculina, no total de 58%, ou aproximadamente 13 milhões de homens, fantasia fazer sexo com duas ou mais mulheres simultaneamente. Em compensação, apenas 28% das mulheres têm a fantasia correspondente de fazer sexo com dois ou mais homens. Apesar do fato de a maioria de nós termos crescido com a noção profundamente arraigada de que a atividade sexual deve ser um ato íntimo entre dois amantes comprometidos a longo prazo, cerca de 11% de nós obtemos prazer da ideia de atuar em um filme pornográfico. Esse quadro totaliza cerca de 4,95 milhões de pretendentes a estrela pornô na Grã-Bretanha.

Revendo as diferenças de idade entre os entusiastas de transas a três, a quatro e a x, rapidamente detectei a grande diferença entre os nascidos depois de 1953 e os nascidos antes desse ano. O contingente de cinquentões parece bem menos entusiasmado com o sexo grupal do que suas contrapartes mais jovens. Mas, entre as pessoas com menos de 50 anos, quase não se pode achar diferenças significativas entre os de 20, os de 30 e os de 40 anos, todos parecendo igualmente liberados e entusiasmados com as fantasias sobre quartos apinhados de pessoas — mais uma indicação do impacto de ter crescido durante a revolução sexual.

Apesar de não ter detectado grandes diferenças nas distintas classes sociais, encontrei uma variação marcante entre os londrinos e os não londrinos nas escolhas de suas fantasias. Acima de tudo, os londrinos fantasiam mais frequentemente com orgias que as pessoas de outras partes do país; similarmente, Londres tem a maior porcentagem dos que fantasiaram participar em transar a três, a quatro, a x e em filmes pornográficos.

As fantasias sexuais com mais de uma pessoa servem a uma multiplicidade de funções. Superficialmente, tais fantasias permitem maiores trocas nas atividades sexuais ("uma garota me chupa, outra senta na minha cara e outra enfia um pênis de borracha em mim", de acordo com um dos participantes dessa pesquisa). No entanto, psicoterapeutas e psicanalistas descobriram que o desejo de participar de uma transa a três pode envolver outros propósitos inconscientes, que podem incluir:

- Uma tentativa de curar feridas narcisísticas ao possuir mais de um amante simultaneamente.

- Um método de disfarçar preocupações profundas sobre inadequação genital ou corporal; portanto, alguns homens imaginam que sua parceira necessita de dois pênis para ficar satisfeita, e não de um.

- Uma fuga da intimidade profunda, necessária para sustentar uma parceria um a um.

- Um meio de explorar desejos homossexuais reprimidos por parte dos heterossexuais, e desejos heterossexuais reprimidos por parte dos homossexuais. Por exemplo, um autoproclamado heterossexual pode se sentir excitado ao pensar em transar com sua esposa enquanto outro homem também a penetra. Apesar de não haver contato físico entre os dois nesse cenário, o heterossexual experimenta uma excitação secreta da presença de um homem.

- Talvez mais importante, uma oportunidade de recriar a muito prazerosa experiência infantil de deitar em uma cama apertado entre o pai e a mãe. Tais experiências dão à criança não só a sensação de segurança e conforto, mas também realizam o desejo infantil de separar o casal, contribuindo para a sensação de onipotência da criança.

- As fantasias grupais podem ser rastreadas até as primeiras experiências infantis, como a de ter várias pessoas tomando conta da criança durante os primeiros anos de vida. Em minha prática psicoterapêutica, descobri que muitos pacientes com fantasias promíscuas, ou com as de sexo com grandes números de pessoas, foram criados, inconsistentemente, por vários adultos, em vez de por uma ou duas pessoas.

- As fantasias voyeurísticas têm origem, predominantemente, em um desejo acima do normal de espiar pela fechadura do quarto dos pais, um fenômeno descrito por Freud como a "cena primal". Muitas crianças pequenas não suportam a sensação de serem excluídas desse quarto, e irão, portanto, procurar por equivalentes simbólicos para se reinserirem na cama dos pais, por meio da espionagem das atividades sexuais dos outros. Nesse sentido, toda pornografia contém elementos de voyeurismo infantil.

A seguir, apresento amostras de fantasias que envolvem formações grupais, que dividi em duas seções: primeiro, fantasias de sexo com mais de uma pessoa simultaneamente, em que se participa ativamente; e, segundo, fantasias de sexo grupal em que se observa como um voyeur.

Participação total e frontal

CHICO
Sexo com uma mulher enquanto minha parceira assiste, juntando-se a nós depois. Uma orgia.

DORIAN
Duas lindas mulheres brincando uma com a outra enquanto observo. Depois me junto a elas.

CASEY
Ser cercado por um bando de mulheres querendo transar comigo de todos os modos possíveis.

FALLON
Meu marido trazendo para casa um casal de amigos e transando com eles separadamente e ao mesmo tempo.

JESSIE
Sexo com todo mundo do meu escritório.

BLAKE
Uma situação de orgia.

EVADNE
Meu marido trazendo dois amigos homens para casa para me compartilhar com eles.

THORNTON
Assistir a duas mulheres transando e depois me juntar a elas. Uma de cada vez e depois as duas comigo ao mesmo tempo. Eu ficaria deitado e elas me lamberiam e chupariam.

ELROY
Sexo com duas mulheres.

LILAC
Transar com outras mulheres — estranhamente atraentes —, pelo menos duas. Pode ser em qualquer situação. Elas começam a bolinar uma a outra enquanto eu assisto e depois me junto a elas.

TIM
Fazer sexo e depois sexo oral com um amigo; e com dois outros homens ao mesmo tempo, fazer apenas sexo.

ZEBEDIAH
Minha fantasia mais sensual é ser sequestrado e estuprado por uma negra linda, uma asiática e uma loura. Tudo começa com elas me amarrando em uma cama de exame médico, depois sou forçado a estimular suas genitálias com minha língua até elas chegarem ao orgasmo. Em seguida, cada uma delas se reveza em montar e cavalgar em mim até que eu goze.

CUBA
Sexo com duas mulheres revezando, sexo oral, anal, lésbico. O pacote completo.

LEANDER
Várias pessoas envolvidas.

TEX
Vestiário de um estádio de futebol!!!

KRYSTAL
Meu namorado fodendo uma loura e ambos muito ofegantes. Termino com minha língua na boceta dela e lambo seus fluidos. Depois, meu namorado a fode como um louco, pronto para gozar nela. Afasto a loura, e ele ejacula totalmente dentro de mim.

BJORN
Teria que ser duas mulheres me chupando e depois eu ejaculando no rosto delas.

DARLING
Sou uma mulher bonita com uma colega de quarto linda. A cor do nosso cabelo costuma variar e também a cor das nossas calcinhas, mas, exceto isso, vestimos as mesmas roupas maravilhosas. Moramos no térreo de uma casa de dois andares. Dois rapazes lindos se mudam para o andar de cima e os convidamos para tomar um drinque. Eles trazem vinho, e nós cozinhamos e servimos. Por fim estamos no sofá falando sobre nós mesmos (os detalhes mudam a toda hora) e, quando percebemos, um dos rapazes está comigo e outro com minha amiga e, às vezes, estamos no chão ou no sofá. Vestimos saias para facilitar o acesso e temos vários conjuntos de lingerie combinando etc. Num certo ponto, eles nos carregam para o quarto, onde nós quatro nos emaranhamos na cama e transamos.

EARL
Sendo acariciado e excitado por duas garotas vestidas de maneira erótica.

VASLAV
Ser imobilizado e bolinado por várias garotas bonitas.

WOODY
Vários parceiros.

PILAR
Sexo grupal.

BREE
Uma orgia com 16 cadetes do exército, mas não é realmente um estupro. Só homens bonitos fazendo fila para me possuir intensamente.

HERMIONE
Minha fantasia envolve a mim mesma, meu namorado e uma garota. Meu namorado e eu estamos numa zona de prostituição, em um quarto de hotel, em cima de sex shops. Estamos fazendo sexo agressivo e passional. Eu me visto apressadamente, vou à rua, convido uma prostituta, trago-a para o quarto e transamos na cama usando os dedos e brinquedos, enquanto ele, sentado, se masturba e nos observa. Quando ele está prestes a gozar, eu, só de sandálias de salto alto pretas, me posiciono por cima dele enquanto fala sacanagens, me chamando de sua piranha/vadia e suja, e juntos gozamos.

ISOLDE
A ideia de ser filmada transando com dois homens e ser duplamente penetrada por eles (sou mulher).

GILBERT
Fantasio com uma ex-namorada com quem tive uma relação sexual muito excitante por vários anos. Nunca mais fiz sexo tão bom. Grande parte do tempo, fantasio fazer sexo com ela e com outros homens, estranhos ou amigos. Às vezes com o consentimento dela, mas, frequentemente, forçado ou realmente indesejado. A favorita é quando eu e dois amigos a possuímos na cama, nua, vendada e com as mãos amarradas uma a outra. Passamos por um longo e vagaroso processo de acariciá-la enquanto ela fica deitada de barriga para baixo, e depois a viramos e fazemos o mesmo (mas não tocando seus genitais diretamente), enquanto ela deita de costas. Em seguida, revezamos para tocar os genitais e o clitóris dela com nossas mãos e bocas até ela gozar. (Era relativamente fácil fazê-la gozar.) Finalmente, todos nós a possuímos. Parte da atração é que ela não sabe quem está fazendo o que com ela, porque está vendada e amarrada. Também gosto de fantasiar com dois a penetrando ao mesmo tempo, na vagina e no ânus. Outra fantasia favorita é fazer amor com ela vendada e amarrada e depois um homem, conhecido ou desconhecido, toma meu lugar sem que ela saiba.

JENNIFER
Minha fantasia sexual suprema envolve meu namorado, eu e muitas pessoas, cerca de trinta. A gente estaria em uma mansão (possivelmente a do Hugh Hefner; de fato, seria a do Hugh Hefner). Somos todos lindos, inclusive eu — por isso quero dizer que todos estamos bem-vestidos e asseados e temos corpos atraentes e saudáveis (o que eu e meu namorado somos/temos na vida real — isso não é uma fantasia sexual imaginária e escapista). Minha fantasia começaria tarde da noite. Não estou interessada em quem somos, como chegamos lá ou qualquer droga assim. Eu só fantasio com a transa. Basicamente, estamos em um ambiente suntuoso e somos todos lindos. Idealmente, teria um banheiro enorme, cheio de pessoas transando. Eu fantasio com partes diferentes daquela noite. Todas as transas diferentes. Todas as diferentes pessoas com quem eu transaria e como faríamos isso. Eu gosto de fantasiar assim especialmente quando estou com meu namorado por causa das carícias dele — assim como gosto das carícias que faço em mim mesma —, que me fazem sentir que poderia haver muitas pessoas criativas como nós. Essa fantasia também não exige muita concentração, ela simplesmente surge na minha cabeça.

KIT
Fazer sexo com trigêmeas bissexuais e ninfomaníacas e ser pago por isso. Tudo isso acontecendo em um bar local, na frente dos meus amigos, para poder me vangloriar enquanto acontece. Ao lado, haveria um Pizza Hut para que pudéssemos parar para comer quando ficássemos com fome. Eu seria tão bom "naquilo" que ganharia o carro e a casa dos meus sonhos, e as trigêmeas gostariam tanto que passariam a morar comigo. Elas trariam uma amiga peituda e tesuda com elas, e eu dormiria com todas e, quando acordasse, seria John Holmes, o ator pornô (mas não ele como é agora, porque está morto).

LAURIE
Ensino artes para, na maioria das vezes, homens e mulheres jovens. Muitas vezes, temos modelos vivos, e são tão lindos que me excitam. Eu gostaria de anunciar numa noite que o modelo não virá e que todos terão de tirar a roupa e posar para o grupo. Dessa forma, veria a classe inteira pelada, incrivelmente atraente, sobretudo os homens magros e jovens, com pênis grandes. Gostaria de vê-los enrijecer e fazê-los desenhar seus pênis eretos.

NATHAN
Fantasio com minha mulher transando com outro homem enquanto transo com uma mulher mais jovem. Geralmente, começa com férias em Bangcoc e com a disponibilidade de massagistas etc.

HELENE
Fantasio com homens com pênis longos e sexo com todos eles.

REX
Sexo com mulheres de todas as idades, de 14 a 50, uma de cada vez; ou seja, uma com 14 anos, depois uma de 15, em seguida uma com 16, e por aí vai até 50.

WILLARD
Sexo com minha amante e sua filha.

TITUS
Encontrar duas mulheres em um hotel e fazer sexo com elas.

SEYMOUR
Sexo com um grande grupo ao ar livre.

JACQUES
Dois homens me espetando feito um churrasco.

GASTON
Hordas e hordas de mulheres chupando meu pênis e introduzindo os dedos em meu ânus.

MALACHI
Satisfazer duas moças, chupando-as e penetrando-as, no ânus, se permitirem.

TREVOR
Gostaria de ser o único passivo em um filme pornô gay.

PASQUALE
Sexo anal com duas mulheres.

CORA
Fazer sexo com meu marido e seu melhor amigo, ser bolinada, beijada; ter meus mamilos e genitais lambidos, beijados e esfregados; ser segurada por um enquanto o outro me penetra com seu pênis.

BONNY
Fazer sexo em um carro quando uma viatura policial aparece e os policiais transam comigo também.

PHOENIX
Sexo com três homens ou mais.

CHARLOTTE
No momento, fantasio ser usada por um homem e por uma mulher para o prazer deles. A mulher dirige as ações. Ela me amarra na cama e senta no meu rosto, me fazendo lambê-la enquanto o homem transa comigo.

ZANE
Transa a três com minha namorada, enquanto sua vagina é penetrada e eu introduzo o pênis no ânus dela.

OZ
Estar envolvido numa transa a três com minha esposa e outra pessoa.

DESMOND
Sexo com duas mulheres ao mesmo tempo — pelo menos uma delas tem de ser ruiva —, demorando bastante e experimentando todas as diferentes posições.

JAGO
Tem que ser com duas garotas no lugar onde trabalho. A loura peituda entra debaixo da minha mesa, entre as minhas pernas, segura meu pau e me chupa até que eu goze, enquanto a ruiva vem por trás de mim e faz uma massagem no meu couro cabeludo, esfregando os dedos nos meus mamilos. Sim, por favor, mais desse tipo de coisa.

HEATHER
Quero que meu patrão apareça no grande escritório e declare em bom som "Sexta-feira do sexo", e temos que encerrar mais cedo para que transemos com quem quisermos. Gosto muito de dois lindos homens que trabalham nas mesas ao lado. Instantaneamente, rasgamos as roupas uns dos outros e logo o prédio inteiro está transando, espancando, arremessando fluidos femininos para todos os lados, e estou no paraíso com todos aqueles corpos nus e lindos. Mal posso esperar para voltar ao trabalho na próxima sexta.

MARCELLINE
Estou com um jovem que conheço bem e que sei que gosta das mesmas coisas que eu... não jovem, apenas mais jovem que eu. Nos beijamos por séculos, mordendo pescoços e ombros, tiramos a roupa um do outro lentamente. Coloco uma venda nele, amarro suas mãos e o deixo suspenso, confortável, mas com os movimentos restritos, e depois lambo e beijo seu corpo, indo na direção de seu pênis e colocando seus testículos na minha boca. Em seguida, passo para trás dele e coloco a língua em seu ânus até intensificar sua ereção. Então, sem que ele perceba, outro cara se junta a nós. Ele chupa e brinca com seu pênis e, quando outro está prestes a gozar, coloco meu pênis de borracha com cinto, lubrifico e o penetro, investindo até que ele goze na boca do outro rapaz; depois ele lambe o esperma da boca dele e o divide com o cara preso, libertando suas mãos e removendo a venda. A seguir, os dois beijam e lambem meu corpo todo, e o primeiro me penetra por trás, enquanto o segundo chupa meu clitóris até eu atingir o clímax também.

CALLIE
Ser pega de surpresa, deslumbrada, e ser possuída noite e dia por tantos homens quanto possível.

MINNA
Fazer sexo com dois homens ao mesmo tempo.

GALINA
Eu e outra mulher me fazendo sexo oral, enquanto meu marido me penetra, mas ele está proibido de tocar na outra mulher.

JINX
Transa a três — um homem e uma mulher.

HARMONY
Transa a três.

DEBBIE-SUE
Meu marido e eu fazemos um piquenique no bosque e começamos a transar. Outro casal está passando e nos vê. Eles começam a transar e trocamos de parceiros.

STEPHAN
Orgia com participantes dos dois sexos.

JAN
Sexo com seis caras.

PHIL
Fazer sexo com um grupo de homens uniformizados, de preferência soldados.

AMBROSIA
Fazer sexo com dois homens ao mesmo tempo, um penetrando o ânus e outro a vagina.

FRANCES
Ser usada por dois ou mais rapazes — jogadores de futebol —, situações que você lê nos jornais de domingo.

PAULO
Trocar de parceira numa festa de suingue.

JENKINS
Ser uma estrela pornô famosa e fazer sexo com vários homens.

LONNIE
Sexo com duas mulheres.

AMANDA
Minha fantasia é ser convidada para me juntar a um homem e a uma mulher para um pouco de diversão hétero e bi numa transa a três.

CRAWFORD
Fazer sexo oral em mulheres enquanto uma faz sexo oral em mim é minha fantasia mais excitante.

FOSTER
Duas mulheres que trabalham para mim de repente fazem sexo comigo.

AMBER
Eu quero ficar no vestiário do Manchester United. Quero os jogadores, em fila e em turnos, estimulando meus seios e vagina e beliscando minha bunda ao mesmo tempo. Após todos terem estimulado diferentes partes do meu corpo, desejo que todos fiquemos nus e, agora que estou quente e molhada, fico de joelhos e coloco o pau de cada jogador na minha boca, chupando, beijando os testículos, puxando os pelos púbicos e lambendo debaixo do prepúcio. Todos os jogadores ejaculam no meu rosto enquanto desfrutam desse maravilhoso boquete. Após descansar um pouco para se recompor, cada cara me penetra, depositando uma grande quantidade de sêmen em minha vagina. Acho realmente que aguentaria isso se tiver essa oportunidade. Não sou muito bonita, não no sentido tradicional — uma mulheraça —, mas acho que daria um bom banho nos pênis daqueles jogadores.

ELDRIDGE
Uma transa a três ou sexo grupal com pessoas do mesmo sexo.

DAI
Uma transa a três.

CURTIS
Sexo grupal com celebridades femininas.

GUDRUN
Dois homens fazendo sexo comigo ao mesmo tempo.

Assistindo dos bastidores

FORD
Minha fantasia mais recorrente é uma em que minha mulher e eu vamos a uma boate. À medida que a noite avança, ela passa a flertar cada vez mais, e começo a perceber o que acontece e, mesmo nervoso, deixo-a continuar. Ela fica obviamente excitada na pista de dança e atrai a atenção de todos. Saímos da boate no fim da noite com um grupo misto e voltamos para casa. Tomamos mais drinques e a atmosfera fica mais quente. Alguns homens começam a tocá-la e, quando ela olha para mim, aceno com a cabeça, e ela sobe com eles. Cinco minutos depois eu os encontro nus. Todos os homens têm pênis grandes, e assisto a minha esposa transando com todos e se contorcendo em êxtase.

DAVIS
Minha mulher me dá instruções sobre que manobras sexuais eu devo fazer numa outra mulher enquanto ela se masturba.

ANNA
Meu parceiro observando mulheres nuas e sensuais, tocando-as e transando com elas, com minha aprovação.

DIRK
Assistir a minha mulher fazendo sexo com outros homens.

DAWN
Eu fico realmente excitada ao me imaginar chegando em casa do trabalho e encontrando meu marido na cama com minha melhor amiga. Eles não sabem que voltei, e me escondo atrás do guarda-roupa, de onde posso ver sua transa sem ser descoberta. Minha amiga é muito bonita, e sei que meu marido a acha muito gostosa — quem não acharia? —, ela é muito cativante. Na fantasia, os dois já estão pelados e se agarrando como se não houvesse amanhã. Ele está puxando seus seios firmes, suaves e redondos, e ela fica fazendo cócegas nos mamilos rosados dele, deixando-os duros. Posso ver que ele tem uma grande ereção e que ela está úmida. Logo, ele começa a colocar a cabeça do pau nos lábios da boceta dela. Sei tudo sobre isso porque ele fez a mesma coisa comigo na

cama e isso me deixa louca de prazer. Então, ela grita: "Garotão, enfia; garotão, trepa, me penetra, me fode, AAAAAHHHHHH!" Então ela goza. Ele precisa de mais algumas estocadas antes de ficar pronto para gozar; assim faz e um jato de sêmen grudento jorra de seu pênis, como um gêiser em erupção, e para dentro dela. Essa cena me deixa tão cheia de tesão que fico me acariciando atrás do guarda-roupa o tempo todo. Fico louca e me masturbo até o orgasmo, reprimindo os gritos enquanto mordo meu ombro. Então, imagino que tenho que fazer o jantar para as crianças e meu marido desce, fingindo que nada aconteceu.

FLEUR
Imagino meu marido com sua amante! Sei que eles estavam a fim de sexo bem pervertido e instantâneo já que não estavam com os filhos, então podiam transar durante o dia, diariamente. Imagino ele sendo sujo e grosseiro, e ela não gostando tanto assim. Adoro pensar que ele não me reduziu a esse nível!

JUNIOR
Uma mulher fazendo sexo simultaneamente com três homens, utilizando cada orifício.

MIGUEL
Tenho um ótimo par de binóculos que me permite ver o quarto do jovem casal que se mudou para a casa vizinha. Eles sempre deixam as cortinas abertas e, à noite, uso os binóculos para vê-los fazendo amor. Eles são livres e desinibidos e parecem se divertir muito. O homem tem um pênis enorme e a esposa fica em cima dele o tempo todo. Eles fazem muito barulho, que até consigo ouvir da minha casa. Assistir ao casal me fez ter muitas fantasias.

DAVIDSON
Acabei de terminar os estudos no internato e, rapaz, vi muitas coisas lá, principalmente outros caras fazendo sexo. Infelizmente, por ser feio, não consegui fazer sexo, mas vi MUITO, sobretudo coisas perversas de gays, porque é isso que acontece nos internatos ingleses, e qualquer um que diga outra coisa está mentindo. Minha fantasia se baseia em experiências reais, que realmente aconteceram quando eu tinha 16 anos. Eu estava

deitado na cama uma manhã — dividia um quarto com outro garoto — e, de repente, um garoto louro e lindo que sempre paquerei entra e senta na cama de meu colega de quarto. Eles acham que estou dormindo e deixo que pensem assim. Logo percebo que o louro começa a beijar meu colega e eles se atacam. Sinto uma ereção em meu pijama imediatamente. Consigo ouvi-los ficando mais vigorosos em suas carícias e, imediatamente, ouço roupas voando para todos os lados. Continuo tentando dar uma olhada, mas fico apavorado só de pensar que eles possam perceber e parar, então mantenho os olhos fechados, mas olho de vez em quando por poucos segundos de deleite paradisíaco. Logo depois, todo mundo ejacula por causa da masturbação e dos beijos mútuos, e eu descarrego minha carga também, sem mesmo tocar em minha cobrinha. Só desejava estar no centro das atenções. Quem sabe na universidade.

LORENZO
Sou advogado. Vejo muitas mulheres bonitas nesse trabalho. Como é de esperar, meu escritório cobra honorários muito altos e, às vezes, as clientes começam a chorar, dizendo que não têm como pagar. Digo que se elas transarem uma com a outra e me deixarem assistir, não cobrarei. Reúno, em uma antessala, várias mulheres implorando, que tiram a roupa a meu mando e lambem as bocetas umas das outras enquanto eu sento numa cadeira, com as mãos dentro das calças, lentamente elevando meu pênis a um estado ereto. Gozo quando elas chegam ao orgasmo e volto para o tribunal para fazer um interrogatório, com esperma na cueca.

GUY
Na minha escola, os vestiários masculino e feminino ficavam lado a lado e, claro, os garotos, por serem machos, abriram um buraco na parede para verem o vestiário feminino — fantástico! Lembro-me de um dia em que eu e uns amigos saímos da aula mais cedo para ver as garotas trocando de roupa. Olhamos pelo buraco secreto e vimos duas garotas gostosas e peitudas vestindo seus maiôs. E, como num filme pornô, elas começaram a se beijar e a tocar os peitos uma da outra. Elas deram uma risadinhas e não aconteceu muita coisa depois, mas imagino o que poderia ter acontecido. Acho que eu e os outros rapazes queríamos nos masturbar ali e naquela hora, mas claro que não fizemos. Porém, na fantasia, imagino as garotas descobrindo que estávamos espiando e vindo nos dar

uma lição. Elas nos fazem enfiar o rosto debaixo das saias delas e lamber as bocetas — cheirando a peixe, mas deliciosas — até gozarem em nossos rostos e mandarem a gente se masturbar, mas só podemos gozar quando elas autorizarem. Coisa bem pervertida, mas essa é a minha maior fantasia para masturbação há anos.

7

Traição

Um homem tem de fazer tudo para aliviar a monogamia.
Anônimo

Por que diabos traímos?

Por que tantos de nós traímos nossos companheiros? E como definimos "traição"? Segundo o Projeto de Pesquisa das Fantasias Sexuais Britânicas, cerca de 55% da população adulta já cometeu um ato de infidelidade *extraconjugal* em algum momento. Mas talvez o mais chocante seja que, pelo menos, 90% dos britânicos participarão de um ou mais casos *intraconjugais* em vários momentos durante um casamento ou parceria permanente.

Será que importa se nos tornamos infiéis de forma intraconjugal, nos masturbando com imagens de nossos vizinhos, nossos colegas de trabalho, estranhos na rua ou celebridades no palco ou na tela? Claro que algumas pessoas não se importam nem um pouco. "Missy", uma das entrevistadas em meu estudo, me disse:

> Não ligo se meu marido se masturba pensando em outras mulheres. Por que não? Quero dizer, eu fantasio com outros homens, é natural. Ou seja, não é possível ficar olhando o mesmo corpo por trinta anos sem ficar um pouco entediado. Não, não tenho problema com isso. Isto é, tudo bem. Eu ficaria chateada se ele pensasse em alguma coisa nojenta, sabe, adolescentes ou pornografia muito suja. Mas se for luxúria saudável com outras mulheres e se ele mantém isso para si mesmo, então boa sorte para ele.

A atitude alegre e tolerante de Missy resume a de muitos outros ingleses; porém, uma porção substancial acharia a ideia de um caso intraconjugal chocante e um tanto perturbadora. Outra entrevistada, uma mulher de 40 anos chamada "Alice", me disse que ao voltar para casa de uma "noitada das meninas" com suas amigas encontrou o marido "Benny" no sofá, roncando, com umas das mãos dentro das calças e uma revista pornográfica largada no chão. Alice nunca suspeitou que Benny recorria a revistas "masculinas", ou que continuava a se masturbar — ele sempre negou ter feito isso —, e encontrá-lo em tal posição reveladora a deixou muito perturbada. Ela explicou:

> Eu me senti traída e enganada e, naquela noite, disse-lhe que ele não podia dormir comigo no quarto. Sim, me aborrece muito saber que ele pensa em outras mulheres. Eu me mantenho em forma para ele. Certamente nunca fantasiaria com outros homens, então por que ele fantasiaria com outras mulheres? Acho nojento e isso me fez questionar se posso confiar nele com relação a outras coisas.

Claramente, como os britânicos, temos uma grande variedade de reações à ideia de um caso intraconjugal. Alguns de nós, como Missy, toleram a infidelidade mental com facilidade, enquanto outros, como Alice, se sentem profundamente incomodados. Já outros ainda sofrem de vergonha e culpa, mesmo que seus companheiros não descubram alguma evidência tangível, como uma revista pornográfica.

Em 1948, o professor Alfred Kinsey e seus colegas avaliaram que aproximadamente 50% de todos os homens americanos participariam de um ato ou caso extraconjugal em algum momento de suas vidas — uma porcentagem notavelmente alta da população masculina. Em seu estudo sobre a sexualidade feminina, de 1953, Kinsey e seus colegas estimaram que 26% das mulheres americanas casadas fariam o mesmo — números impressionantes que representam um total bem superior a cem milhões de americanos infiéis durante a época pós-Segunda Guerra Mundial.

Estudos subsequentes, que usaram metodologia mais refinada, confirmaram a veracidade das estimativas originais de Kinsey: quase metade dos homens casados e cerca de um quarto de todas as mulheres casadas têm um ou mais casos extraconjugais em algum momento durante seu relacionamento. Pesquisadores posteriores categorizaram os casos extraconjugais, e uma dessas equipes observou que tais casos podem ser classificados em um dos três tipos:

1. Casos primariamente sexuais.
2. Casos primariamente emocionais (sem envolver contato genital).
3. Casos combinados (envolvendo contato físico e emocional).

Annette Lawson, uma pesquisadora especialista em adultério, notou que os casos extraconjugais podem ser subdivididos em três outras categorias:

1. Casos "tradicionais", em que a infidelidade permanece um segredo consciente do cônjuge.
2. Casos "paralelos", em que o cônjuge tolera ou perdoa o caso, e talvez ele ou ela mesmo(a) tenha um caso extraconjugal comparável.
3. Casos "recreacionais", em que ambos os cônjuges participam livremente de um casamento "aberto".

Claro que não há nenhum manual para a vida conjugal moderna. Uma pessoa pode: permanecer completamente fiel; ocasionalmente infiel; ou seguidamente infiel. E seu parceiro também, invocando sua fúria, tolerância ou até mesmo o encorajamento do cônjuge. Ou seja, nenhum casal conduz a vida conjugal da mesma forma que outro.

O psicólogo americano dr. Don-David Lusterman subclassificou as variedades diferentes de casos extraconjugais em detalhes ainda maiores, observando que um caso pode ser:

- Longo ou curto.
- Secreto ou não secreto.
- Puramente sexual, ou envolvendo uma ligação emocional discernível também.
- Heterossexual ou homossexual (em outras palavras, ter um caso com alguém do sexo oposto ou do mesmo sexo).
- Com o envolvimento de contato físico ou sem contato físico.
- Com o envolvimento de outra pessoa ou muitas outras pessoas.

Baseado em suas pesquisas clínicas com indivíduos infiéis, Lusterman observou que eventos normativos da vida podem acionar o gatilho imediato para um caso. Por exemplo, uma crise de meia-idade, o luto parental, a "síndrome do ninho vazio", quando os filhos deixam a casa, ou até mesmo o desemprego, todos podem servir como "fatores de risco" que maximizam a possibilidade de envolvimento em um caso extraconjugal. Concordo plenamente com Lusterman, baseado em minha experiência como psicoterapeuta conjugal que trabalha com casais cujos casamentos se tornaram ameaçado pela revelação de um caso extraconjugal.

Dr. Lusterman teorizou ainda que não apenas um caso tem um gatilho (isto é, uma crise de meia-idade, morte na família e assim por diante), mas também que os casos extraconjugais servem a uma variedade de funções. Ele observou que os indivíduos casados se envolvem em, pelo menos, quatro tipos diferentes de casos:

1. O "caso exploratório", no qual testamos a força de nossa relação conjugal ao investigar se podemos encontrar sexo, conversa, companheirismo ou até mesmo culinária melhores em um outro lugar.
2. O "caso tripé", no qual nossos medos de intimidade psicológica e de sermos envolvidos por um parceiro potencialmente dominante são minimizados por um ato de infidelidade.
3. O "caso retaliatório", no qual buscamos vingança de nosso parceiro em resposta a alguma injúria ou dano percebido.
4. O "caso saída", no qual o evento extraconjugal se torna a plataforma de lançamento para se livrar de um casamento cada vez mais decepcionante.

Com meu trabalho como psicanalista conjugal, aprendi que homens e mulheres se envolvem em comportamentos extraconjugais e em traições por um grande número de razões. Já enumerei algumas dessas possibilidades no Capítulo 3. Elas incluem:

- Procura por variedade.
- Busca criativa para atender necessidades e desejos físicos ou emocionais não atendidos.

- Necessidade de afirmar ou reafirmar a potência ou a atração.
- Ataque ao parceiro regular.
- Ataque a si mesmo, potencialmente sabotando o casamento e a estabilidade da própria vida familiar.
- Grito de socorro sintomático, ou uma comunicação de sofrimento em outras áreas de funcionamento psicológico.
- Reencenação do trauma infantil, sobretudo a identificação secreta e inconsciente com pais que podem ter tido um ou mais envolvimentos extraconjugais.
- Proteção contra o medo da intimidade e da fusão com apenas um parceiro.
- Salvaguarda contra angústias primitivas de ser engolfado pelo esposo ou parceiro regular.
- Defesa maníaca contra angústias depressivas.

Prometo ser fiel

Quando coloquei pela primeira vez os olhos em "Susannah", achei-a tão delicada e recatada que não seria capaz de contar suas fantasias sexuais para mim. Na verdade, ela teve dificuldade em relatar sua fantasia cara a cara e perguntou se podia escrevê-la. Ela ficou cerca de trinta minutos formulando sua resposta de uma maneira ponderada. Sua fantasia, e as que se seguirão, exemplificam a preocupação britânica com os casos extraconjugais e ilustra o grande escopo da infidelidade nas fantasias britânicas.

SUSANNAH
Sou uma dona de casa de 52 anos que vive em Bedfordshire. Fico deprimida a maior parte do tempo, e meu clínico geral me receitou o antidepressivo Prozac, mas não parece estar ajudando tanto assim. Meu marido é um homem de negócios rico, mas ele viaja muito e, como não temos filhos, passo bastante tempo sozinha. Como dinheiro não é problema, a casa está em ótimo estado e, se preciso de um conserto, uma redecoração ou coisa assim, simplesmente chamo um profissional, pois meu marido é muito generoso com as despesas. Tenho uma excitação sexual secreta de ter trabalhadores fazendo uma construção enorme ou mesmo trabalhos

pequenos na casa. Um dia, precisava de um novo banheiro e um jovem, talvez com 28 ou 29 anos de idade, chamado Omar, veio para fazer o trabalho. Eu o cumprimento na porta, e ele vem, cheirando um pouco a suor e também a cigarro. Ele veste jeans rasgado e manchado de tinta e um casaco velho malcheiroso, mas é bonito e há alguns dias não faz a barba. Vejo imediatamente que ele tem um anel no terceiro dedo da mão, o que provavelmente significa que ele não é casado, mas em vez disso é um daqueles jovens na moda. Logo começo a ficar um pouco sem ar e instantaneamente tenho uma fantasia de que seria o máximo se ele transasse comigo. Não sou atraente, e nenhum dos trabalhadores que já veio a minha casa flertou comigo, mas eu esperava que, no caso de Omar, fosse diferente. Mostro a ele o banheiro e lhe ofereço uma xícara de chá e alguns biscoitos, que ele recusa. Fico preocupada por ele já estar me recusando. Continuo batendo na porta do banheiro a cada meia hora ou mais para ver se ele precisa de alguma coisa — por fim, levei-lhe um suco de frutas e alguns bolinhos, e ele parece muito satisfeito. Tento envolvê-lo em uma conversa, mas nada — ele apenas continua trabalhando sem parar. Meu coração está apertado, porque não faço sexo com meu marido a quase oito meses e realmente esperava algo acontecer com Omar. Após cerca de três ou quatro horas, fica claro que ele não faria avanços e, portanto, digo-lhe que darei um telefonema longo em meu quarto e que estarei de volta para falar com ele em uma hora. Subo até meu quarto, tranco a porta e começo a me despir até ficar de calcinha e sutiã. Então, vou até a gaveta e pego meu vibrador, que uso cada vez mais quando meu marido está fora. Deito na cama, fecho os olhos bem apertados e ligo o vibrador, passando-o na ponta no meu mamilo esquerdo e depois no direito por cima do meu corselete. Imagino que Omar está ali no quarto comigo, tira a camisa e revela um maravilhoso conjunto de músculos definidos, e que é ele quem usa o vibrador em mim. Depois que meus mamilos ficam bem duros, prossigo até minha calcinha, colocando a cabeça do vibrador em meu clitóris aumentado e os lábios úmidos, novamente fingindo que Omar está gentilmente me acariciando com o vibrador. Imagino que sinto o cheiro de suor e de cigarro que exala de seu corpo e que, enquanto massageio meus genitais com o vibrador, ele lambe meus mamilos sobre a seda. Gradualmente, tiro a calcinha e começo a me masturbar, dessa vez com os dedos, introduzindo um deles em minha vagina, depois dois e, finalmente, três. Quando retiro os dedos, encharcados, esfrego a secreção sobre meus mamilos, dizendo: "Sim, Omar, sim, me deixa sentir seu cheiro de homem. Sim, Omar, sim, por favor, transe comigo agora, antes que meu marido chegue." Pego o vibrador novamente e o introduzo facilmente em mim. Tenho uma forte imagem de que o vibrador é o pênis intumescido de Omar e que ele me penetra e depois me abandona, dando estocadas com seus bíceps fortes, me possuindo como a um trem. Toda essa atividade me ajuda a atingir o orgasmo mais fantástico, e gozo e gozo e gozo, melhor do que qualquer orgasmo que já tive com meu marido, muito embora estejamos casados há 24 anos. Levanto, lavo o vibrador e me visto. Volto para ver Omar, que parece nem ter percebido que saí — fica claro que ele não dava a mínima para mim —, e minha depressão volta. Ele faz um trabalho maravilhoso em meu novo banheiro, mas no fim do dia parte, e nunca mais o vejo. Fico muito triste, e não tenho ninguém para poder contar tudo isso. Uso muito essa fantasia nas raras ocasiões em que faço amor com meu marido.

PERCY
Fazer sexo com minha esposa enquanto penso em fazer sexo com outra pessoa.

JORDAN
Encontrar um ex-parceiro por acaso e fazer sexo espontâneo.

HESTER
Estar em um quarto de hotel com meu ex-namorado e, enquanto ele transa comigo, meu namorado atual me telefona e, enquanto eu falo com ele, tento não gritar.

PHILIPPE
Minha ex-namorada convida a mim e à minha namorada atual para um jantar sofisticado. Minha ex diz que quer terminar o relacionamento e espera que possamos ser todos bons amigos. Acho uma boa ideia e aceito o convite. No jantar, estamos todos bêbados e comendo sobremesa. Minha ex vai à cozinha fazer café. Sem que ninguém além de mim tenha conhecimento, ela volta para a sala de jantar, entra por baixo da mesa e começa a esfregar meu pênis sob o jeans. Tenho uma ereção em segun-

dos — ela sempre foi boa em me masturbar. Sinto o zíper abrindo e, em segundos, ela segura meu pênis na boca, chupando para valer, enquanto minha namorada se senta à mesa sem saber o que se passa. Começo a suar de excitação. Minha nova namorada pergunta qual é o problema. "Nada", respondo, e continuo a deixar minha ex me chupar. Gozo na boca dela, e ela engole tudo. Não acredito que conseguimos fazer isso daquele jeito.

LUCILLE
Tenho uma fantasia em que digo a meu namorado que fui chamada para uma reunião de trabalho extremamente importante e urgente e que preciso sair por volta das 19h30. Na verdade, vou à recepção de um hotel no centro de Manchester onde encontro um italiano incrivelmente lindo que conheci num coquetel algumas semanas antes. Nunca fiz uma coisa assim na vida real, mas na fantasia nos encontramos na recepção, fazemos o checkin num quarto como o "sr. e a sra. Smith" e transamos muito. O italiano é bem-dotado. Ele tira a roupa, bate no meu rosto com o pênis, goza nos meus seios e, depois, em segundos, tem outra ereção e me fode, me fode, me fode. Eu volto para meu namorado, que caiu no sono diante da TV, com algumas latas de cerveja aos seus pés. Uggghhh!

OTTOLINE
Fazer sexo com meu namorado enquanto meu ex-marido e sua mulher estão por perto.

CHRISTY
Estar em algum outro lugar, com alguém que não seja meu marido, sendo excitada pela maneira como fui tratada, tendo a sensação de ser irresistível para a outra pessoa, bancando a difícil, mas sabendo que quero sexo tanto quanto ela, e fazendo algo totalmente diferente do usual "tira e bota", me sentindo totalmente satisfeita, mas não podendo esperar pela próxima vez. Viver cada momento.

NATALKA
Fazer sexo com o fantasma de Elvis, e ser flagrada pelo meu marido.

MARCIA
Fazer sexo com meu ex-namorado enquanto meu namorado atual fica olhando.

TAMMY
Ser surpreendida fazendo sexo em um quarto de hotel e a camareira se juntando a nós.

JEANETTA
Pensar no meu ex-namorado.

NIKLAS
Ir para a casa de um amigo, enquanto ele está no trabalho. Converso com sua mulher sensual e a ensino a usar o computador. Toco na mão dela para guiá-la com o mouse. Então ela me beija e desliza a mão pelo meu short. Depois, começa a abri-lo e a fazer sexo oral em mim. Acabamos transando na sala do computador enquanto o marido liga para dizer que chegará logo.

ELIAS
Trair minha mulher, e ela achar os recibos do hotel no bolso da minha jaqueta. Transo com ela com grande competência e força para que ela cale a boca.

FRANNIE
Tenho um caso com um amigo de meu marido. Ele está consertando o carro, deitado de costas e parcialmente debaixo do carro. Estou usando um vestido ou saia, mas sem calcinha. Eu me aproximo dele e me curvo para desabotoar seu macacão. Ele sabe que sou eu porque consegue ver meus tornozelos e pés. Ele me pergunta o que estou fazendo e digo que vim cuidar dele. Ele já está tendo uma ereção debaixo do macacão quando abro suas calças e fica muito duro quando me agacho sobre ele e esfrego seu pênis em meus lábios vaginais. Depois, agacho mais ainda para ajudar a penetração e me mexo para cima e para baixo até ter um orgasmo vaginal, mas ele não goza. Então, deixo-o levantar e debruço sobre o capô do carro. Ele coloca as mãos no capô e em ambos os lados do meu corpo e me provoca com uma penetração superficial.

Tenho um orgasmo clitorial e começo a segurar seus quadris e a puxá-lo para uma penetração profunda, e nós dois gozamos juntos.

HARRIET
Começo com a ideia de fazer sexo com o homem que senta ao meu lado no escritório. Somos casados, mas ele é delicioso e, de qualquer forma, meu marido e a mulher dele provavelmente nunca saberiam, sobretudo se tomássemos banho antes de irmos para casa.

BREWSTER
Jantar. Peço licença para ir ao banheiro enquanto minha mulher está servindo o prato principal. Uma linda mulher, convidada para o jantar, entra no banheiro e começa a se despir e a me dar beijos de língua. Fazemos sexo de forma apaixonada no chuveiro e, em seguida, voltamos para a festa, e ninguém percebeu nossa saída. Minha mulher ainda está servindo o jantar alegremente, sem desconfiar de nada.

EUGENE
Amo a vagina da vizinha. Fico muito excitado lambendo-a enquanto o marido dela e minha mulher tomam drinques na sala de estar. Tomara que sejamos surpreendidos, assim todos nós poderíamos fazer uma transa a quatro.

COLETTE
Sexo com o marido da minha melhor amiga do trabalho. Ele é um bonitão com mãos e ombros largos, e mais, ele está muito a fim de mim, mas é medroso demais para fazer qualquer coisa. Mas quem sabe na próxima vez ele seja mais corajoso?

LOTTIE
Meu marido é um homem bom, mas também pode ser sacana e, embora eu ainda o ame muito, ele me traiu com, pelo menos, três mulheres de seu trabalho. Todo mundo diz que eu deveria deixá-lo, mas isso não é tão simples assim, sobretudo porque ele ganha muito dinheiro e financeiramente dependo dele. Eu poderia conseguir um trabalho melhor, mas esperamos ter filhos logo e, por isso, não investi muito em minha carreira. Quando me estimulo no banheiro, fecho os olhos e imagino que sou

uma atriz famosa e que tenho de viajar de estúdio em estúdio, ficando um bom tempo longe de casa. Estou em Paris fazendo um filme com um amante latino muito sensual — não o Antonio Banderas, mas alguém parecido com ele —, moreno, mediterrâneo, esse tipo de coisa. De qualquer forma, não tenho um nome para o homem, mas penso nele como o "Gostosão". Enquanto o filme prossegue, temos que fazer algumas cenas de sexo e, claro, tudo vai ser filmado como se estivéssemos transando. Ficamos tão excitados com o pseudossexo que, quando ele fica em cima de mim pelado e finge me penetrar, minha vagina fica tão molhada que o líquido escorre, e ele sente isso na ponta do pênis, que é circuncidado. De qualquer jeito, quando damos conta, o diretor já gritou "Corta", mas o Gostosão continua e, em segundos, seu pênis entra na minha vagina, e ele está transando de verdade comigo. Deus, fico no banho pensando nisso, meu marido no quarto ao lado, às vezes falando ao telefone, e continuo fantasiando transar com o Gostosão. Mais tarde, o Gostosão goza na minha vagina, e eu começo a gritar. O diretor fica confuso, dizendo "Isso não está no roteiro." Ele chega perto e vê o Gostosão me penetrando muito fundo. O diretor e o cinegrafista ficam tão excitados que pensam "Sim, sim, temos uma tarada completa aqui" e tiram a roupa e se revezam transando comigo. O filme acaba sendo lançado como um filme pornô, e viro uma grande estrela pornô. Na fantasia, meu marido descobre e se divorcia, mas estou tão rica com os royalties que digo: "Dane-se!!!!"

DINAH
Sou casada e tenho um bebê pequeno. Meu marido está viajando. Ouço barulhos na casa de noite e, de repente, dois homens entram no meu quarto. Eles usam máscaras. Eles me mandam ficar quieta. Um fica comigo, e o outro vasculha a casa e traz meu bebê para o quarto. Eles ameaçam machucar o bebê se eu não fizer o que eles mandarem. E preciso mostrar que estou gostando. Eles ligam o rádio e me mandam fazer striptease, me masturbar, e o tempo todo eles me filmam com nossa câmera de vídeo. Então um tira a roupa e manda eu me ajoelhar na frente dele e chupá-lo, depois o segundo vem e me diz para ajoelhar na frente da cama e me penetra estilo cachorrinho. Eles partem. Dois dias depois, um pacote chega com o vídeo e instruções para eu ir a um hotel e esperar em um quarto. Caso contrário, cópias serão enviadas para meu marido,

vizinhos e família. Faço o que mandam, e eles vêm, transam comigo e me dão dinheiro. Faço de todo jeito, anal, oral, dois, três homens de uma só vez. Quando chega a manhã, já ganhei mais de mil libras. Eles me mandam deixar meu marido e virar uma cortesã. Maravilhoso. Eu adoro.

IRINA
Meu marido, para falar de forma eufemística, é um filho da mãe. Quero feri-lo a cada oportunidade que tiver, porque ele me traiu tantas vezes durante nosso casamento que chega a ser inacreditável. Se tivesse coragem, cortaria o pênis dele, como aquela tal de Bobbitt fez com o marido nos Estados Unidos, lembra, os policiais acharam o pênis numa ravina na beira duma estrada, e depois especialistas o costuraram no lugar. Se fosse comigo, teria jogado o pênis no oceano para que nunca fosse encontrado — nunca!! Para me vingar do meu marido, decido ter um amante, ou talvez dois ou três. Vou para o bar de um hotel vestindo a minha minissaia mais curta, sensual e apertada. Raspei minhas pernas e meu sexo e não estou usando calcinha — estou ao natural, como deveria ser. Sento num banco do bar bebendo um drinque gelado, com as pernas cruzadas. Estou de saltos bem altos, o tipo que excita os homens. Visto uma blusa decotada, sem sutiã, para que meus mamilos sobressaiam sob o tecido. De repente, um homem bonito vem e senta ao meu lado. Fantasio que ele é italiano e gosto de pensar que seu nome é algo como Marco, Federico ou Fabrizio, algo sensual assim. Sorrio para ele, mas não demais, porque não quero que Marco, Federico ou Fabrizio pense que sou vadia. Na verdade, vamos chamá-lo de Fabrizio. Ele se oferece para me pagar uma bebida. É claro que aceito. Começamos a conversar, e ele é muito bonito, com ombros largos, nariz romano, queixo esculpido e os mais incríveis e penetrantes olhos azuis já vistos. Esqueci de tirar minha aliança — curiosamente — e Fabrizio observa isso. Ele me pergunta se sou casada, confesso que sou, o que o excita ainda mais, pois considera um desafio. Fabrizio me convida para ir a seu quarto no hotel para um drinque especial que ele trouxe da Itália. Aceito prontamente e vamos para seu quarto, e sinto que minha vagina já está ficando úmida só de pensar que algo possa acontecer. Queria que o desgraçado do meu marido pudesse me ver agora, ele se sentiria muito diminuído diante de Fabrizio, que é um homem e tanto. Uma vez no quarto do Fabuloso Fabrizio, ele me agarra vigorosamente com suas grandes mãos masculinas,

gentilmente me empurra para o chão e depois trepa em mim. Sinto-me quente e protegida por seu corpo grande e absorvo seu cheiro. É extraordinário. Só quero que ele deite por cima de mim para sempre. Então, sinto um grande pau ficando cada vez maior em suas calças, levo a mão para senti-lo e, ah, que bom, é enorme, um pênis monstruoso, e lhe digo que preciso tê-lo dentro de mim. Ele abre suas calças, coloca as mãos dentro da cueca e libera o membro. Simplesmente o puxo para mim e, sem preservativo, sem qualquer lubrificante, sem qualquer preliminar, ele se encaixa em mim muito bem e, embora seja muito grande, só quero que Fabrizio faça sexo comigo, me possua, até me engravide. Nesse momento, não ligo muito para o que possa acontecer depois. Às vezes, em minha fantasia, meu marido entra nesse momento e me surpreende. Fabrizio simplesmente continua a transar comigo gentil e firmemente. Meu marido não pode fazer nada porque Fabrizio e eu somos uma dupla sensual invencível e nada nos detém. Fabrizio então lança um volume gigantesco de sêmen em meu útero e simplesmente sei que ficarei grávida dele. Meu marido observa, totalmente humilhado e derrotado. Ele apenas abaixa a cabeça e começa a soluçar. Digo-lhe que ele deveria ter se dado conta de que eu me vingaria dele e de todas as suas vagabundas. Fabrizio então abre a porta e, como um verdadeiro cavalheiro italiano, conduz meu marido para fora. Parte de mim deseja que Fabrizio agrida meu marido, mas Fab é cavalheiro demais para fazer algo violento. Fazemos amor a noite inteira e, por fim, caímos no sono nos braços um do outro, em uma enorme banheira em formato de coração com bolhas de espuma, champanhe e música de violino suave ao fundo. Não quero que essa fantasia tenha fim.

8

Fantasias com celebridades

Você não pode envergonhar ou humilhar celebridades modernas. O que costumávamos chamar de vergonha e humilhação é agora chamado de publicidade.

P. J. O'Rourke, *The Enemies List*

Mais estrelas do que há no céu

Tanto no estudo-piloto de 2003, com 3.617 britânicos, quanto no estudo principal de 2004, com 13.553 britânicos, questionei sobre a frequência das fantasias sexuais que envolvem celebridades. Não defini "celebridade" de forma especial; em vez disso, deixei os entrevistados gerarem suas próprias noções do que constitui uma celebridade. Como se pode imaginar, pouquíssimas pessoas escolheram políticos e músicos clássicos, uma grande parte escolheu esportistas e a grande maioria definiu celebridade como uma estrela de cinema, televisão ou música popular.

Aproximadamente, 25% dos britânicos tiveram uma fantasia sexual completa com uma ou mais celebridades, com os homens desfrutando desses encontros imaginários com uma frequência ligeiramente maior do que as mulheres. Curiosamente, as fantasias sexuais com celebridades predominam entre os jovens, e parece muito claro que, à medida que envelhecemos, nosso interesse sexual pela safra atual de celebridades diminui. Por exemplo, no estudo-piloto, 61% do subgrupo de 18 e 24 anos teve fantasias sexuais com celebridades, um contraste total com os meros 21% dos acima de 60 anos que tiveram uma experiência semelhante. Em função do fato de que a maioria das estrelas e artistas de cinema tende a ser jovem, pode-se concluir que, embora um homem ou uma mulher mais velhos possam se sentir atraídos por um jovem cantor ou apresentador de TV, a maioria dessas pessoas na meia-idade ainda prefere parceiros da mesma faixa etária.

Quando fantasiamos com celebridades, nos envolvemos com uma variedade de atividades sexuais em nossas mentes, na maioria das vezes relações sexuais populares e convencionais, seguidas por sexo oral ou por cenas românticas. Menos de 1% da população adulta deseja fazer sexo anal com uma celebridade, mas entre os que assim desejam, 91% são homens e 9% mulheres. Posso agora fornecer uma lista, em ordem crescente, da maioria dos atos sexuais populares ou encontros românticos que os britânicos desejam realizar com celebridades.

Tabela 14 — Classificação de atividades sexuais preferidas com celebridades

Ordem de classificação	Atividade
1	Sexo convencional
2	Sexo oral
3	Excitação visual
4	Cenas românticas
5	Cenas fetichistas
6	Sadomasoquismo
7	Sexo grupal
8	Submissão à celebridade
9	Sexo anal

Tabela 14 — Classificação de atividades sexuais preferidas com celebridades (cont.)

Ordem de classificação	Atividade
10	Dominação da celebridade
11	Sexo em público/exibicionismo
12	Violência sexual extrema

Em função da publicidade que cerca os casos de perseguição a celebridades, é bastante conveniente saber que as fantasias de violência sexual extrema ocupam o último lugar da lista. Não obstante, 11 homens e 10 mulheres, entre 13.553 britânicos, admitiram ter tais fantasias de violência sexual extrema com celebridades, constituindo 0,15% da amostra, equivalente a aproximadamente 69.700 britânicos na população como um todo. Devo enfatizar que esses números representam homens e mulheres adultos — aproximadamente um décimo de 1% — que têm fantasias de violência com celebridades. Provavelmente, a grande maioria dessas fantasias sexuais nunca será encenada, mas sabemos que, tragicamente, algumas celebridades foram ameaçadas de estupro ou assassinato, muitas vezes pelas mesmas pessoas que tiveram fantasias sexuais com elas em primeiro lugar.

Felizmente, a maior parte das fantasias com celebridades envolve relacionamentos mais prazerosos e menos contundentes, como as próximas amostras revelam.

HOGAN
Britney Spears, Jennifer Love Hewitt, Julia Roberts, apenas sexo simples e convencional (com preliminares).

MORTIMER
Kelly Brook.

ENRICO
Robbie Williams.

JANE
Encontrar uma celebridade em um contexto social, somos atraídos um pelo outro e saio com ele para uma noite de paixão sexual. Provavelmente, dando início a um relacionamento.

NILES
Um número grande demais para detalhar.

HARPER
Fazer sexo com Kylie.

PAUL
Jenna Haze, ela é uma estrela pornô. Nada mais a dizer.

ESTELLE
Qualquer ator! Só ele me levando para jantar, algo romântico e caro, passear de limusine, transar e depois repetir o sexo em sua casa enorme, em cada cômodo, especialmente nas banheiras de hidromassagem.

LAURETTE
Philip Schofield.

SHANE
Christopher Reeve — vestido de Super-homem —, antes do acidente, quando ele faria ótimo sexo comigo.

SIOBHAN
Ross Kemp.

PACO
Britney Spears e Sarah Michelle Gellar.

HANNAH
Stu, da série *Neighbours*.

PRISCILLA
Jude Law na refilmagem de *Alfie, o sedutor*. Deus, ele transou com tantas mulheres naquele filme, e eu quero ser uma delas. Tenho essa fantasia recorrente de que estou no cenário de filmagem e que Jude e eu temos de fazer uma cena de amor diversas vezes. O diretor não fica feliz com o fato de fingirmos que estamos transando e nos pergunta se, "para o bem do filme" e para fazer "cinema verdade", podemos realmente consumar a relação sexual sem preservativo. Jude tem uma ereção instantaneamente e arranca minha calcinha. Ele mergulha em minha vagina, lambendo e chupando tudo que vale a pena até seus maxilares doerem e, depois, enterra seu pedaço de carne quente na minha vagina e transa como um cachorro, atirando seu grande jorro de esperma. Eu adoraria ter um filho dele, pois ele seria lindo, imagino.

THERESA
Isabelle Huppert, a estrela de cinema francesa. Ela tem um corpo magnífico e um rosto ainda mais sensacional, que transpira uma sensualidade francesa. Ela é sofisticada e inteligente, e isso realmente me excita. Em minha fantasia favorita, imagino que somos amantes. Ela sai da cama do marido, vai até a minha e fazemos o amor mais carinhoso que se pode imaginar, que se transforma em frenesi e logo estamos fazendo 69, mergulhando nos pontos sensíveis uma da outra e nos lambendo, até que os músculos de nossas pernas comecem a se contrair, e temos uma série de orgasmos que dura a noite toda.

PEACHES
Ringo Starr.

KIMBERLIN
Um astro de rock. Não quero dizer quem é.

JOAQUIN
Eu e Robbie — basta dizer isso.

ERROL
Ser chupado por Catherine Deneuve quando ela tinha 20 anos.

STEFAN
Estrelas de cinema dos anos 1930.

HUBERT
Muitas mulheres famosas.

DARREN
Amanda Holden.

GUSSIE
Robbie Williams. Ele foi feito para ser dominante! E é extremamente sexy! Só sexo convencional e mais nada.

BEAUMONT
Tony Blair.

DEAGAN
Marilyn Monroe

ASHLEY
Sandra Bullock e Joanna Lumley.

BARBARA
Jordan, fazer sexo com ela, já que somos do mesmo sexo.

JOYCE
Sean Connery como James Bond (há alguns anos), como uma garota dos filmes de Bond, uma figura no estilo Pussy Galore, dominante, com botas de salto alto, amarras de couro e chicotes.

SAMANTHA
David Soul. Eu fazendo sexo com ele, e a maneira pela qual ele pode me dar prazer.

MARTA
Ronan Keating e os outros integrantes do Boyzone e do Westlife.

ISADORA
Gregory Peck. Acho que isso revela a que geração eu pertenço. Porém, nunca vi um homem tão bonito na minha vida inteira; bem, com exceção de Robert Taylor e Clark Gable, outros dois astros do cinema da minha juventude. Mas Gregory é o principal nas minhas fantasias. Delícia. Acho que ele já morreu.

TILLY
Sexo com David Cassidy quando jovem, e também uma chupada no príncipe William.

KENTON
Pegue uma cópia das lista das 100 mulheres mais quentes da *FHM*... seria um começo.

LARINDA
Pensar em me tornar uma estrela de cinema e ser aplaudida enquanto transo.

DOBIE
Kim Novak quando eu era adolescente na Marinha; tê-la em meu beliche quando acaba meu turno.

LUCAS
Paris Hilton

BAKER
Britney Spears, eu transando com ela com força.

EMERY
Jordan e Will Mellor.

ANTOINE
Drew Barrymore. Trata-se de alguém com quem faria qualquer coisa para me divertir.

ANDERS
Robbie Williams, George Clooney, Sean Connery e Antonio Banderas.

ANNE-MARIE
Cliff Richard e Kevin Costner.

HENRIETTA
Mel Gibson, encontrá-lo em algum lugar e fazer sexo sujo!

PALOMA
Fazer sexo "cachorrinho" com Jackie Chan.

PATRICK
Ser seduzido pela Björk.

ANABELLA
Sexo luxurioso com k.d. lang.

LACEY
Robbie Williams. Nós nos encontramos por acaso em um bar e conversamos. Ele pergunta se sou solteira. Respondo que sim porque meu marido me deixou há oito meses (o que é verdade). Ele diz que tem de ir embora, mas pergunta se poderia ficar com o meu número de telefone. Alguns dias depois, ele me liga e nos encontramos.

DAVID
Carol Vorderman, simplesmente fazer sexo com ela.

BRONWYN
Mike Tyson.

JINNY
Sharon Stone bolinando a vagina em *Instinto selvagem*. Sei que ela realmente não faz isso no filme, mas quando ponho os dedos na minha, penso nela usando aquele vestidinho branco, tocando em si mesma e fazendo todo mundo ficar molhado de excitação.

LEE
Já fiz sexo com vários homens bem conhecidos em seus meios, então fantasio encontrá-los novamente.

EVAN
Consigo fantasiar com muitas celebridades femininas, dependendo do quanto as tenha visto em filmes, vídeos etc; e de quanto de seus atributos eu tenha apreciado.

CLYDE
Fantasias regulares com esportistas masculinos e homens jovens (15-30 anos) em novelas (*Corrie* etc.) e com conjuntos musicais de garotos do tipo Gareth Gates, sempre envolvendo masturbação ou transa.

BASSETT
Rob Lowe antes de ele ser capturado pela câmera.

JILLY
Cat Stevens.

WARD
Pamela Anderson e Kylie Minogue.

WOODROW
Petula Clark.

DOMINIQUE
Eminem e eu em uma casa de fazenda.

GODFREY
Beijar e ficar íntimo de Sharon Stone, Patricia Hodge, Francesca Annis e Deborah Harry.

DERRY
Várias jogadoras de tênis; sobretudo dar palmadas nelas.

MOLLY
Ser agredida por Russel Crowe (se ele se parecesse como era em *Gladiador*).

WESTON
Fiona Bruce e Cecilia Bartoli.

XAVIER
Sophia Loren e Carol Vorderman, ser dominado por elas.

MUNGO
David Beckham, Michael Owen e um time de futebol.

CESAR
A lista de celebridades com quem fantasio é muito longa. A maioria acontece em mansões hollywoodianas luxuosas, mas se for Juliette Binoche, geralmente é em um beco escuro

JODY
Matthew Broderick.

HENDRIK
Pierce Brosnan e Hugh Jackman, como um trio

URI
Kylie Minogue. Penetrando seu traseiro.

WALDO
Encontrar o príncipe Harry dormindo (mas ciente do que está acontecendo) e me deixar despi-lo vagarosamente na cama, chupá-lo e depois masturbá-lo até ele explodir em um clímax jorrando esperma sobre seu peito todo, enquanto permanece fingindo que dorme.

TREMAYNE
Seduzir Julia Roberts (a apresentadora da QVC TV e NÃO a atriz hollywoodiana).

LELAND
Sexo grupal com as integrantes do Girls Aloud.

CICELY
Jon Bon Jovi. Preciso dizer mais?

SELMA
Minha fantasia é de estupro e envolve Brad Pitt. Eu o vi em *Tróia*, pulando para todos os lados, mostrando aquela bunda dura e aquelas coxas musculosas e volumosas. Só queria entrar na tela e pegá-lo, deixá-lo me possuir. Fingir que sou uma prisioneira de uma galera de escravos no mundo antigo, e Brad me possui com outras donzelas acorrentadas juntas, e me liberta só para transar comigo e me preencher com o esperma mais quente que já tive. Meu emprego, no acampamento do exército, é ser sua pequena vadia por toda a eternidade, ou, pelo menos, até ele ficar cansado de mim e ir buscar outras vagabundinhas.

FENTON
Sarah Michelle Gellar em uma fantasia de pirata.

ERIK
Betty Grable e Rita Hayworth.

LINDSAY
David Beckham. Foi um show com sexo oral.

PARMINDER
Ashwari (atriz indiana). Fantasio fazer sexo com ela quando ela estiver em uma turnê pelo Reino Unido. Ela me encontra e me leva para seu quarto.

FAITH
Sexo no elevador com Roger Moore; ocorre uma pane e ele fica preso por várias horas.

COCO
Jean-Claude Van Damme. Em todas as posições possíveis. Ele é maravilhoso.

FABIENNE
Al Pacino... Prefiro não dar detalhes.

CECIL
Princesa Diana. Sou uma modelo com corpo perfeito, sorriso largo e adorando cada minuto disso.

HUNTER
Tim Henman — masturbação mútua.

KENNETH
Jordan, masturbação em cima de seus mamilos.

CHAVA
Fazer sexo com Richard Gere.

JENNY
A maioria das fantasias termina com a questão: como essa circunstância surgiria?

ELIJAH
As garotas de James Bond.

JEAN-PIERRE
Kylie Minogue. Lambendo suas pernas.

JARVIS
Marilyn Monroe.

VINCENT
Um número grande demais para mencionar, mas a maioria envolve Björk.

RALPH
Keira Knightley.

LEROY
Demais para listar. Mas são todas mulheres.

GEOFFREY
Cherie Blair.

HUTTON
Sexo oral com Amanda Burton.

ESTEBAN
Princesa Diana quando ela estava viva.

RAYMOND
Na minha idade, trata-se de pura realização de desejo. Costumava fantasiar com Ava Gardner e Rita Hayworth, eu tendo um caso tórrido com elas.

BO
Angelina Jolie e Sean Bean.

DRYDEN
Sexo com uma celebridade.

HOWARD
Alan Shearer em um banho grupal.

BERGER
A primeira é Angelina Jolie. Minha fantasia é ter os lábios dela ao redor de meu pênis e ser chupado por ela. A segunda é Nana Visitor, que atua em uma série de TV de ficção científica chamada *Deep Space Nine*. Ela veste um uniforme muito apertado e seu bumbum rebola, o que me faz querer me masturbar.

JOHANN
Sexo convencional com Susan Hampshire.

DELILAH
Jay Kay, do Jamiroquai. E muitos outros barbudos!

ERIN
William Shatner de *Jornada nas estrelas*, fazer sexo com ele; e George Best, jogador de futebol, ser a namorada dele e transar com ele.

CHIARA
Sonho em ter Brad Pitt e transar com ele, seu corpo brilhando em cima do meu, e nunca parar de fazer amor. Então, ele me levaria a um frenesi de paixão, e eu me satisfaria até quase atingir o orgasmo, quando ele pararia e começaríamos tudo novamente e novamente, e eu nunca cansaria disso.

DARIA
Ninguém que se poderia chamar de celebridade no sentido popular do termo. Não possuir TV ajuda muito a estar imune aos charmes delas.

LICIA
Não. Eu não tenho fantasias sexuais com celebridades. Nunca fui muito sexualmente ativa.

DAPHNE
Matt Damon. Nos encontraríamos, nos conheceríamos melhor e nos tornaríamos amigos. Depois ele, discretamente, me levaria para seu quarto de hotel...

LAWRENCE
Não sei seus nomes, mas as jovens da TV infantil são muito sensuais (*Milkshake*, no Channel 5, *High Five*, *Woolamaloo* etc.). Tenho de assistir muito a esses programas porque tenho dois filhos com menos de 5 anos. Em geral, imagino encontrar por acaso mulheres cheias de energia por causa de seu desempenho durante as filmagens.

HEIDI
Saio de férias e encontro Arnold Schwarzenegger. Ele me leva para seu hotel cinco estrelas, começa a me despir, me chupa e morde meus seios. Rasga minhas roupas e começa a lamber meu corpo inteiro. Ele me joga na cama. Sinto seus braços ao meu redor, depois me pega com força. Tenho um orgasmo atrás do outro enquanto ele me penetra várias vezes seguidas, mas ele não quer gozar. Mas eu quero que ele tenha um orgasmo. Quando pergunto o motivo, ele diz que quer ser dominado. Eu o amarro na cama e o amordaço. Chupo seu pênis vigorosamente e me encaixo nele, mas ele não goza. Tiro a mordaça e pergunto o porquê. Ele

me pede para humilhá-lo. Levanto e urino em cima dele, e minha urina o lava e seu pênis jorra sêmen para todos os lados. Ele me olha ansiosamente, suspira e diz: "Obrigado, você pode fazer isso novamente?"

NOLAN
Beckham — ele me possuindo.

RAMONE
Demi Moore quando ela fez o papel de uma stripper no filme *Striptease*.

RAFI
Jane Seymour. Ela é a minha pessoa favorita.

AMARA
O rapaz que fez o papel de "Ray" na última série de Due South. Não consigo lembrar seu nome.

NOEL
Várias estrelas de filme pornô.

OZZIE
Nicole Kidman e Cate Blanchett fazendo amor enquanto eu assisto, e talvez me juntando a elas. Basicamente, a mesma fantasia: mulheres famosas diferentes.

TEDDY
Ray Winstone.

DOYLE
Quando adolescente (há muito anos), Hayley Mills. Fantasiava com transa heterossexual. Atrizes mais velhas, elas me dominando.

SANBORN
Ter alguém famoso implorando por mim.

SHERILYN
Vários astros da música popular, sobretudo da época em que eu crescia com David Cassidy, e só sexo convencional.

SHANIA
Fantasio fazer sexo com Tom Cruise e George Clooney. Já fantasiei também fazendo sexo oral em Wesley Snipes e sexo total também.

PATSY
Johnny Depp e Matt Damon (não juntos!).

AVA
Bob Marley. Sinto seu corpo debaixo do meu, sua ferramenta trabalhando em mim. Seguro seus *dreadlocks* longos e sensuais, o puxo para mim. Ele sabe estabelecer um ritmo. O tempo todo ele está mordendo meus ombros e pescoço, dizendo coisas doces no meu ouvido com aquele sotaque jamaicano, ele está me puxando para perto e estou apertando para baixo... Até atingir o clímax... Mas não para por aí.

KENDALL
Pamela Anderson — em uma coleira.

APRIL
Orlando Bloom e eu fazendo sexo selvagem, em várias posições, durante uma tempestade na torre de um castelo.

DREW
Frank Sinatra.

STAVROS
Marilyn Monroe e Kylie Minogue. Ser atraído para o quarto delas para participar de uma noite de paixão absoluta.

CHRISTOPHER
Brad Pitt. Nunca cheguei a lugar nenhum em minhas fantasias com ele, porque isso é muito improvável de acontecer. Ele é intocável. Muito mais fácil fantasiar com alguém que você conhece ou uma pessoa inventada, por exemplo, um médico.

CONSTANCE
Vários pilotos de corrida.

FARRAH
Britney Spears — sexo com lésbicas.

GEORGIA
Quando criança, eu me sentia atraída por Peter Purves, do programa *Blue Peter*. Fantasiava que eu o mantinha acorrentado nu contra a parede do meu quarto de brinquedos para que pudéssemos brincar juntos quando eu voltasse da escola.

RANDOLPH
Lembro de ver o casamento da princesa Anne na TV há alguns anos — eu era um adolescente e tinha aprendido a me masturbar. Eu a achava a mulher mais bonita já vista. Costumava gozar pensando em possuí-la em seu vestido de noiva, arrancar suas roupas, chupar seus mamilos e depois mergulhar meu pênis em sua vagina, empurrando até gozarmos juntos. Agora, já se passaram mais de trinta anos, e retorno àquela fantasia mais vezes do que minha mulher jamais saberá. Trata-se de algo a ver com aquelas masturbações, que eram tão boas, sobretudo quando você tinha que fazer isso embaixo do edredom no colégio interno, para que os outros meninos e a inspetora (!) não descobrissem isso.

BERWYN
Fazer sexo oral em Rupert Graves — uaaaauuuu!

DELLA
No passado, John Cleese, Michael Palin, Rowan Atkinson e qualquer comediante alto, magro e de olhos e cabelo escuros. Sexo é divertido e queria experimentar isso com alguém que realmente fosse divertido.

ORIANNA
Dido — a primeira experiência lésbica para nós duas — muito quente!

BLAINE
Isabella Rosselini.

JUSTINE
Presidente Clinton!

MURPHY
Susan George me procura e me implora para lamber sua vagina.

WILBUR
Goldie Hawn. Lamber sorvete no corpo dela inteiro.

BRIDGET
Robert De Niro. Nos encontramos em um cruzeiro, fazemos sexo casual, mas gradualmente nos apaixonamos. No entanto, não acredito que realmente gostaria dele se de fato o conhecesse.

JEAN
Matt LeBlanc e o príncipe William.

KODY
Twiggy.

DARCY
Margaret Thatcher. Eu seria um contínuo, e ela me daria uma chupada no número 10.[3]

HELMUT
Angelina Jolie como Tomb Raider, vestida de couro. Ela me amarra e estupra, muitas vezes

MARTINA
Viggo Mortensen de O senhor dos anéis — use sua imaginação, gente suja!

LAIRD
Kylie Minogue — sexo normal. Kerry McFadden — sexo normal. Charlotte Church — sexo normal. Deborah Harry — sexo normal. Scarlett Johansson — sexo normal. Thora Birch — sexo normal. Kate Winslet — sexo normal. Kate Beckinsale — sexo normal. Denise van Outen — sexo normal. Kathy Burke — sexo sujo com fuligem. Sadie Frost — sexo normal. Jean Simmons — sexo normal.

---

[3] Trata-se da residência dos primeiros-ministros. (N. da T.)

NOELLE
Denzel Washington no banco de trás de uma limusine com o teto solar aberto e depois em pé, sendo sodomizada, enquanto passamos pela Times Square... uaaaauuuuu.

WILFRED
Kylie Minogue, depois de estudar seu modelo de cera no museu Madame Tussaud, mas na realidade sei que isso jamais acontecerá.

TUCKER
A cantora e atriz americana Cher (isso revela a minha idade!). Sua roupa é frequentemente curta e muito sensual nos vídeos que promovem suas canções. Ela parece orgulhosa de sua aparência. Fantasia: amarrar, dominar, sadomasoquismo consensual. Cher como uma escrava disposta, vestida com uma reduzida roupa do tipo arrastão.

NABIL
Elle McPherson me forçando a fazer amor com ela.

WINSTON
Ben Affleck. Meus amigos sabem disso e se referem a ele como meu namorado! Coisa de gay em geral.

MARIN
Hugh Grant, Tony e Cherie Blair. Por alguma razão, sou convidada para a Downing Street, 10. Estou elegantemente vestida. Há uma festa com muitas pessoas famosas. Cherie me pergunta se eu gostaria de conhecer a casa. Subimos e, na hora em que entramos no quarto, ela me força a ir para a cama. Sua língua quase toca a minha garganta e suas mãos vão direto para minha saia. Fico deslumbrada por ela e simplesmente relaxo, e nossas línguas se encontram. Afasto as pernas e minha saia sobe, e seus dedos entram em mim. Estou molhada por causa disso e sem calcinha. Ela não diz nada, mas arranca minha blusa, beija e morde meus seios com força, me dominando, me beijando até a cintura. Ela afasta bem minhas pernas e sua língua atinge minha vagina molhada e quente. Sou dela e farei qualquer coisa por ela. Começo a gozar e me contorço toda contra sua língua. Grito enquanto gozo — foi o mais intenso que já tive. Desmaio.

Enquanto isso, Cherie tira um pênis de borracha muito longo da gaveta da cômoda. Ela está deitada do meu lado e penetra o longo pênis de borracha em sua vagina. "Bem-vinda de volta", ela me diz. "Você quer que eu penetre você com isso, sua vadia?" Murmuro sinceramente, "Sim, por favor". Ela fica em cima de mim com um sorriso maroto, o pênis de borracha enterrado em sua umidade, e vagarosamente ela enfia o longo pênis de borracha rosa em minha fenda úmida. "Vou foder sua boceta bem forte", ela diz enquanto começa a introduzir em mim o pênis de borracha que entra e sai de nossas vaginas quentes. Ela me xinga, me dizendo o tempo todo que vai gozar e o quanto sua vagina está quente. Nunca ouvi uma linguagem tão vulgar antes dirigida a mim. Ouço vozes no corredor, mas Cherie não parece se importar. Tony e Hugh Grant entram no quarto como um par de gatos Cheshire, seus sorrisos congelados. A próxima coisa que sinto é Hugh enfiando seu pênis intumescido em minha boca. Chupo gulosamente enquanto Cherie continua a me possuir, blasfemando sensualmente o tempo todo. Ela se posiciona melhor em cima de mim. Então, enquanto chupo o membro doce de Hugh, Tony começa a penetrar meu ânus que está úmido por causa dos meus fluidos e dos de Cherie. Tento gritar, mas engasgo com o pênis em minha boca. Cherie está gritando e me chamando de vadia, de prostituta, enquanto goza diversas vezes. Então, sinto Tony tremer lá dentro. Meu ânus está cheio de seu gozo grosso e quente, e Hugh descarrega seu sêmen na minha boca. Engasgo e engulo tudo. Gozo e gozo o tempo todo. Sinto-me quente e exausta. Tony e Hugh começam a se vestir e Cherie deita em cima de mim, também exausta. Quando Hugh e Tony partem, Tony diz: "Obrigado, sua vadiazinha, mas nem uma palavra para a imprensa, assim poderemos fazer isso novamente." Cherie ainda não terminou. Quando tira o pênis de borracha úmido de dentro dela, ele ainda está dentro de mim. Ela começa a chupar seu fluido, passando vagarosamente sua boca ao longo do pênis de borracha. Ela começa a lamber o gozo de seu marido de meu ânus e a me penetrar gentilmente com o pênis de borracha. Começo a gozar de novo enquanto ela chupa vigorosamente o gozo de seu marido do meu ânus. Eu gozo e adormeço.

TISH
Não, não fantasiei com penetrar ou ser penetrado por uma celebridade, nem mesmo a falecida, não pranteada e totalmente lamentável Mary

Whitehouse. Isso eu gostaria de ver, também Rupert Murdoch e/ou David Blunkett sendo sodomizado por um elefante macho, o que não é — até onde sei — uma fantasia "sexual", já que a única satisfação que posso obter daí é a ideia de que isso pode fornecer-lhes algum bom senso.

EMILIO
Kylie e Madonna. Madonna senta no meu rosto enquanto faço sexo oral nela, com Kyle subindo e descendo no meu pênis e se masturbando. Então elas mudam de posição e Madonna senta no meu pau e me deixa sodomizá-la.

DAISY
Robbie Williams — o bad boy supremo! Dar a volta por cima em seu personagem dominante! Usar brinquedos e amarras...

JEROME
Quando seguro no meu pênis, gosto de pensar em Britney Spears em seu uniforme de colegial. Não sou um pedófilo e sei que ela tem mais de 18. De fato gosto do uniforme, já que ela o preenche melhor que qualquer uma que já vi. Gosto de pensar que sou o diretor e a chamo para uma seção de reprimenda e disciplina depois da aula, porque sei que ela não foi obediente. Eu a puxo para perto de mim e ela começa a resistir, mas depois encontro seu botão do amor e começo a esfregar seu clitóris de cima para baixo e ela logo começa a se remexer em meus dedos com os mesmos movimentos rítmicos que usa no vídeo. Ela me pede para penetrar meu dedo nela, que já está muito suculenta e molhada, e meu sexo fica grande e ereto. Eu a empurro para que fique de joelhos e, em linguagem muito rude, digo: "Britney, me chupa, sua vadia. Chupa, vaca." Ela faz o que mando e meu membro preenche sua boca. Eu possuo seu rosto, sua mandíbula, fodo sua boca com força, e ela engasga. Então retiro o pênis e ejaculo sobre todo seu uniforme. Queria fazer isso de verdade. Minhas calças têm um volume enquanto digito isso, então tenho que me masturbar agora. Valeu por isso, caras.

KERMIT
Fantasiei com muitos astros de cinema masculinos e também com Madonna.

CYRIL
Halle Berry. Eu sendo James Bond.

JULIET
Sophia Loren.

EILEEN
George Clooney. Ser levada para jantar em um local romântico. Ir a um quarto com uma cama grande e coberta com lençóis de cetim, ser tocada em todos os lugares e fazer amor lenta, mas apaixonadamente.

MARILYN
Depende do que seja uma celebridade para cada um. Conheço algumas celebridades. Até fui casada com um tipo de celebridade. Mas acho que você quer dizer pessoas que não conhecemos, uma imagem. Então, provavelmente, não. Quando adolescente, talvez; mas essas fantasias não incluíam "sexo" como você o define, e as pessoas eram todas relacionadas a corridas de cavalo. Admirei aquele mundo (ainda admiro, apesar de não ter fantasias com seus integrantes hoje), então talvez seja isso que importa. Minhas fantasias sexuais de ser acariciada no feno eram minha tentativa de ficar mais próxima daquele mundo, de ser envolvida por ele. Oh, acho que tive uma ou duas fantasias com Bruce Springsteen no passado, mas não consigo lembrar como eram.

CHRISTINE
Príncipe Charles (quando jovem). Estou em uma cabana e neva forte lá fora. O carro dele quebra e minha cabana é a única casa em quilômetros. Ele está congelando, então tira a roupa, e eu ofereço a ele calor corporal em minha cama...

JETHRO
Liz Hurley, Kate Winslet e Daniel Craig. Transando com as mulheres; transando com o homem.

GAYNOR
Sim, eu tive uma fantasia com Denise van Outen e contei ao meu marido.

MITCHELL
Amanda Holden, Gail Porter e Jennifer Garner. Com esse time dos sonhos, eu poderia até esquecer sobre o ASSASSINATO de nossas tropas no Iraque por causa da guerra ilegal de Blair!

KARINA
Alistair Appleton, o homem da BBC. Ele é tão fofo, esperto e engraçado também.

PIERRE
Fazer sexo com a apresentadora de notícias da TV local na mesa, com transmissão ao vivo.

MIKE
Amarrar a rainha e Margaret Tatcher juntas, com cordas, e depois penetrá-las, uma depois da outra.

CAROL
Tom Cruise e Robert Redford. Só que eles ME querem, muito romantismo, muitas carícias e beijos, paixão e desejos.

ILANA
Mario Lanza — ter músicas cantadas para mim e ser amada por ele.

FERGUS
Garotas da página 3.[4]

KIRBY
Paris Hilton. Masturbação usando suas tetas.

PHILIP
Sonhei segurar o pênis de Freddie Ljungberg enquanto ele urinava. Isso foi bem recente. Então acabamos fazendo um ótimo sexo enquanto a imprensa o esperava lá fora.

---

[4] Os tabloides britânicos costumam apresentar fotografias de mulheres seminuas na terceira página. (*N. da T.*)

DARIUS
Nicole Kidman. Ela é a perfeição.

PETRA
Serena Williams. Só quero ser esmagada entre as coxas dela.

GABRIELLE
Nick Nolte, que envelheceu comigo nesses anos todos!

FREDERICA
Ser acariciada por Bill Clinton.

LEON
Viver com Marilyn Monroe, ela urinando em mim enquanto senta em meu colo no banheiro, e fazer sexo anal com ela. Masturbação entre seus seios, assisti-la se masturbando enquanto gozo no rosto dela. Obrigá-la a fazer sexo oral em mim. Sexo oral e anal com Catherine Deneuve.

HAROLD
Renée Zellweger.

STEVIE
Keanu Reeves, me lambendo toda, depois fazendo amor selvagem e apaixonadamente.

CILLA
Harrison Ford, em seu papel de Indiana Jones, após ser salvo de um perigo extremo.

FERDINAND
Samantha Fox. Tudo que não envolva violência.

SEAMUS
Neve Campbell.

FABIO
George Michael, ele encenando novamente a famosa cena do banheiro, mas comigo sendo o guarda!

CATHLEEN
Errol Flynn e Rhett Butler em *E o vento levou*; George Peppard, Steve McQueen e o rei Charles II (!). Em geral, fantasias românticas, muito "femininas"!

ORLANDO
Madonna chupando meu pênis, vestindo seu sutiã pontudo, no vestiário da loja de departamentos Marks & Spencer. Ela era prestativa.

NICOLE
Kevin Costner, amarrá-lo, seduzi-lo e incitá-lo até ele não aguentar mais. Depois fazer sexo selvagem com ele.

FIONA
Marlon Brando.

LEIF
Fazer sexo com Jamie Lee Curtis.

CORT
Charlotte Church, na praia.

DALE
Transar com a Lady Helen Windsor.

SETH
Hannah Gordon — adoro a Hannah, e fantasio que fazemos sexo apaixonado e demorado.

BERTIN
Isabelle Adjani em *A rainha Margot*. Impossível ser mais feminina. As cenas de sexo são muito eróticas.

NINA
Dustin Hoffman. Eu seria sua sra. Robinson, como no filme *A primeira noite de um homem*. Mel Gibson — fazemos amor de forma apaixonada e selvagem, com ele atuando em *Coração valente*.

ANN
Ser escolhida por Sean Connery em meio a uma multidão e levada para fazer sexo.

EDMOND
Madonna e seu marido ao mesmo tempo, ser sodomizado por ele enquanto penetro ela.

LEMAR
Kelly Brook em uma dança erótica.

COURTNEY
Sou eu, e me considero uma celebridade, portanto, não há necessidade de fantasias.

MARCY
Imaginei reencenar a cena de *Cocktail* com Tom Cruise, em que eles fazem amor sob uma cachoeira após se despirem embaixo da água, um em frente ao outro.

TODD
Jennifer Aniston. Éramos simplesmente felizes, casados e fazendo sexo normal.

DUSTY
Gregory Peck — há anos! Muito romântico e normal.

BLANCHE
Phil Collins e Robin Williams.

CARLA
Barry Manilow — a qualquer momento e em qualquer lugar!

BASTIAN
Justin Timberlake!

KLAY
Bo Derek. Como adolescente, em *Uma mulher nota 10*, causa uma grande impressão!

MILES
Penetrar o ânus de Will Young, de uma maneira gostosa, depois chupá-lo todo. Ele é tão quente, eu o estupraria facilmente. Por favor, Will, se você ler isto, venha transar comigo.

HONORIA
Johnny Depp e Alan Rickman, fantasias românticas.

CYNTHIA
Kevin Sorbo — imaginar fazer sexo normal (pênis na vagina) com ele de uma forma carinhosa e romântica.

KNUT
Várias — todas femininas e envolvendo sexo "gosmento" e apaixonado (anal, secreções e fluidos corporais etc.), e/ou durante a gravidez.

DORY
Helena Bonham Carter.

PAT
Fazer sexo com Robbie Williams nos bastidores antes do seu show.

RICO
Liv Tyler, apenas sexo.

PAVEL
Goldie Hawn — fazer amor apaixonado e vagaroso por muitas horas e em vários lugares, incluindo o chuveiro, a banheira, a piscina, a floresta, todos os cômodos.

RITCH
Karen de *Coronation Street*. No banco de trás de um ônibus. Hum.

INDIRA
Rod Stewart.

TIGER
Escolher qualquer estrela de cinema bonita e fantasiar cenas de sexo "ortodoxo".

MICHELANGELO
Sexo com Heather Locklear.

JERRY
Fazer sexo com Cameron Diaz!

DURHAM
Doris Day, apenas sexo comum.

IMELDA
Ficar em um hotel luxuoso com Richard Gere. Tomar banho em uma banheira de hidromassagem cercada por muita espuma. A banheira é decorada com pétalas de rosa e velas. Beber champanhe e comer morangos.

CLINT
Elizabeth Hurley entra em minha casa sem ser anunciada e me obriga a fazer amor com ela.

REILLY
David Beckham e Michael Owen. Sexo anal e oral com os dois ao mesmo tempo.

KENNEDY
Julia Roberts me chupando.

COLIN
Sandra Bullock. Sexo convencional. Nicole Kidman. Fantasiei com ela por uma semana depois de vê-la em *De olhos bem fechados*. A fantasia era de sexo convencional.

OLAV
Fantasiei fazer sexo gay com o príncipe Harry, porque cabelo louro avermelhado em homem me excita.

EMILIA
George Michael antes de ele assumir sua homossexualidade.

KNOWLES
Michelle Pfeiffer, Natasha Richardson e Sharon Stone (não ao mesmo tempo!). Fazer amor convencional, levando-as ao orgasmo.

REGIS
Pegar a Britney.

DANIEL
Orlando Bloom, Angelina Jolie, Johnny Depp e Steve Tyler.

FERNANDO
Helen Mirren.

CLORINDA
Oliver Reed e Tom Jones me levando para a cama e fazendo tudo que quiserem.

ANALEESE
Sim, e isso não é da sua conta.

FINN
Tive fantasias com estrelas pornô. Apenas fantasio que assumo o papel da estrela masculina fazendo sexo com a feminina. Imagino isso porque elas fazem coisas que minha mulher não desejaria fazer.

DELORES
Plácido Domingo.

AVIVA
Colin Firth. Quem não fantasiou com ele?

JANIS
Barry Gibb. Vê-lo vestindo um terno branco é muito sensual.

MARY-CATHERINE
Jude Law, Dustin Hoffman, George Clooney, George Michael, Freddie Mercury e John Lennon, sobretudo focar em um tema global: ser surpreendida — sexo bruto.

LIBBY
Sim, mas não recentemente, e não me lembro de nomes específicos.

SIBYL
Keanu Reeves, mas nunca o desejei e menos ainda agora. Não tenho a menor ideia por que o escolhi!!!

MARLA
Art Malik. Sexo convencional.

TRAVIS
Andrea Corr, qualquer tipo de sexo com ela é a fantasia suprema.

ROMY
Não acredito na existência de "celebridades".

CAMERON
Orlando Bloom, Eric Bana, Brad Pitt e Viggo Mortensen; vê-los fazer sexo (como um voyeur).

JOHN
Honor Blackman (sexo convencional), as atrizes da série de filmes *Carry On*.

JOEY
Nunca tive uma fantasia que envolvesse uma celebridade.

CARLOTTA
Burt Lancaster. Sonhei em fazer sexo com ele. Fiquei decepcionada porque acordei.

DEE
Contratar Richard Gere como o *Gigolô americano* — inteirinho para mim — e ter a noite dos meus sonhos!

MARTI
Angelina Jolie — sexo.

JESSIE-MAE
Nenhuma — prefiro pessoas reais.

ELMA
Brad Pitt, Keanu Reeves e Jonny Lee Miller — eles todos se apaixonam por mim e me suplicam para dormir com eles (Não custa nada sonhar!).

MARLENE
Elvis Presley, Doris Day, Julie Andrews e Paul Newman.

ANGUS
Príncipes William e Harry sendo sodomizados por Jude Law e Will Young. Você sabe que eles querem isso.

DEMETRIUS
Barbara Windsor. Fazer sexo com ela seria muito excitante, já que a desejo há anos.

KEELEY
Richard Gere. Encenar o papel de Julia Roberts em *Uma linda mulher*.

LYDIA
Elvis — me seduzindo.

OLIVE
Sharon Stone. A fantasia era o lesbianismo, e com ela.

PAMELA
Josh Hartnett em um barco.

TAD
Não aplicável. Vocês são realmente lamentáveis. Não consigo acreditar que vocês possam pensar nessa merda. Só entrei nessa pesquisa para mostrar que há pessoas de verdade no mundo, que são normais, cogitei participar pelo dinheiro. Triste.

A grande contagem regressiva da celebridade

As celebridades atraem os britânicos como objetos de fantasia sexual por uma grande variedade de razões, abrangendo desde a pura atração física à expressão de uma identificação de desejo, até um impulso invejoso de ferir ou atacar a pessoa que imaginamos "estar com tudo em cima". Em minha experiência clínica, homens e mulheres ficaram frequentemente vidrados em celebridades quando sentem que não são vistos, ouvidos ou levados a sério pelos mais próximos e queridos. Muitas vezes, digo que há apenas uma definição verdadeira de celebridade: ser famoso em sua própria casa; em outras palavras, ser alguém cuja família e amigos dispensam tanta atenção a você quanto o fazem os *paparazzi* com os membros das indústrias do entretenimento ou do esporte.

A tabela a seguir mostra as celebridades eroticamente mais excitantes, com base na pesquisa principal sobre as fantasias sexuais britânicas.

Tabela 15 — Ordem de classificação de celebridades masculinas com quem os britânicos fantasiam (dados de 2004)

Classificação	Celebridade masculina	Desejada por homens*	Desejada por mulheres*
1	Robbie Williams	13%	87%
2	Russell Crowe	0%	100%
3	Brad Pitt	17%	83%
4	George Michael	12%	88%
5	Mel Gibson	6%	94%
6	David Beckham	51%	49%
7	Kevin Costner	0%	100%
8	Sir Cliff Richard	11%	89%
9	George Clooney	0%	100%
10	Simon Cowell	0%	100%
11	Jean-Claude Van Damme	18%	82%
12	Jon Bon Jovi	0%	100%
13	Richard Gere	3%	97%
14	Jude Law	43%	57%
15	Tom Cruise	30%	70%

* Essas porcentagens, todas arredondadas para número inteiros, indicam a proporção de homens *versus* a proporção de mulheres que fantasiam com qualquer celebridade. As classificações de popularidade são indicadas em ordem decrescente, com "1" representando a celebridade com quem o maior número de britânicos teve uma fantasia sexual.

Tabela 16 — Ordem de classificação de celebridades femininas com quem os britânicos fantasiam (dados de 2004)

Classificação	Celebridade feminina	Desejada por homens*	Desejada por mulheres*
1	Kylie Minogue	96%	4%
2	Britney Spears	74%	26%
3	Sarah Michelle Gellar	97%	3%
4	Pamela Anderson	98%	2%
5	Angelina Jolie	70%	30%
6	Jordan	91%	9%
7	Julia Roberts	100%	0%
8	Marilyn Monroe	92%	8%
9	Kelly Brook	93%	7%
10	Joanna Lumley	100%	0%
11	Paris Hilton	93%	7%
12	Carol Vorderman	98%	2%
13	Nicole Kidman	97%	3%
14	Jennifer Aniston	89%	11%
15	Madonna	88%	12%

* Essas porcentagens, todas arredondadas para número inteiros, indicam a proporção de homens *versus* a proporção de mulheres que fantasiam com qualquer celebridade. As classificações de popularidade são indicadas em ordem decrescente, com "1" representando a celebridade com quem o maior número de britânicos teve uma fantasia sexual.

Os dados revelam muito, a começar pelo fato de que as classificações mudam dramaticamente de ano para ano. Por exemplo, quando conduzi o estudo-piloto com 3.617 britânicos em abril de 2003, o cantor pop Justin Timberlake se destacava proeminentemente na lista abreviada de celebridades com quem os britânicos tinham fantasias sexuais, mas, em novembro e dezembro de 2004, o período em que conduzi a investigação principal, com 13.553 britânicos adicionais, o sr. Timberlake tinha recuado muito na preferência nacional. Na verdade, é bem provável que algumas das trinta celebridades listadas nas Tabelas 15 e 16 já tenham perdido sua posição segura na imaginação pública, sugerindo que as celebridades servem a uma variedade de funções psicológicas e sexuais em um dado momento e que, depois disso, as dispensamos. Somente Marilyn Monroe, que morreu em 1962, permanece na lista das trinta celebridades mais desejadas, a única pessoa morta aqui incluída.

Tabela 17 — Ordem de classificação de celebridades masculinas com quem os britânicos fantasiam (dados de 2003)

Classificação	Celebridade masculina
1	Robbie Williams
2	George Clooney
3	David Beckham
4	Brad Pitt
5	Tom Cruise
6	Mel Gibson
7	Sean Connery
8	Antonio Banderas
9	Sean Bean

Tabela 17 — Ordem de classificação de celebridades masculinas com quem os britânicos fantasiam (dados de 2003) (cont.)

Classificação	Celebridade masculina
10	Patrick Swayze
11	Tom Jones
12	Vin Diesel
13	Johnny Depp
14	Pierce Brosnan
15	Elvis Presley

Tabela 18 — Ordem de classificação de celebridades femininas com quem os britânicos fantasiam (dados de 2003)

Classificação	Celebridade feminina
1	Britney Spears
2	Jennifer Lopez
3	Carol Vorderman
4	Liz Hurley
5	Catherine Zeta-Jones
6	Madonna
7	Nicole Kidman
8	Jordan

Tabela 18 — Ordem de classificação de celebridades femininas com quem os britânicos fantasiam (dados de 2003) (cont.)

Classificação	Celebridade feminina
9	Cameron Diaz
10	Christina Aguilera
11	Kelly Brook
12	Sandra Bullock
13	Cat Deeley
14	Pamela Anderson
15	Angelina Jolie

A subdivisão pela orientação sexual também fornece informações muito interessantes. Quase todas as celebridades femininas se tornaram objetos de desejo importantes para os entrevistados masculinos heterossexuais, como seria de esperar, mas além de Angelina Jolie e Britney Spears, quase nenhuma das 15 primeiras celebridades femininas (dados de 2004) excitam muito as mulheres bissexuais, ou as lésbicas, ou as mulheres predominantemente heterossexuais que fantasiam com outras mulheres. No que se refere às celebridades masculinas, no entanto, um número grande dos homens mais eroticamente atraentes (números de 2004) parece excitar tanto mulheres heterossexuais quanto homens gays e bissexuais, assim como homens predominantemente heterossexuais com fantasias homossexuais. Por exemplo, David Beckham, o único atleta da lista, excita marginalmente mais homens do que mulheres (51% *versus* 49%), o que o estabelece, indiscutivelmente, como o ícone dos gays da Inglaterra, apesar de ele ter mulher e filhos; enquanto George Michael, declaradamente gay, parece atrair infinitamente mais mulheres do que homens gays (88% *versus* 12%), apesar de suas preferências sexuais publicamente conhecidas. Será que David Beckham se torna mais excitante para os homens por que eles sabem que nunca serão capazes de tê-lo, assim como George Michael fica mais atraente para mulheres pela mesma razão?

E Joanna Lumley e Julia Roberts, duas mulheres muito atraentes que provocaram muitos milhões de fantasias masculinas? Por que elas não excitam outras mulheres de forma alguma, enquanto Angelina Jolie e Britney Spears se tornaram populares na cultura lésbica? Da mesma forma, George Clooney e Russell Crowe, companheiros de fantasia para mulheres no mundo inteiro, excitam muito pouco os homens gays, de acordo com essas estatísticas. Como não sou um observador especialista em celebridades, não fornecerei interpretações sem qualquer base acerca dessas disparidades, porém desejo enfatizar que essas informações nos fornecem ainda mais um dado sobre a complexidade da vida erótica.

Curiosamente, embora quase todas as celebridades anteriormente nomeadas, exceto Marilyn Monroe, sejam conhecidas do público em geral, por causa de sua contemporaneidade, a parcela da população de mais idade permanece leal às mulheres e aos homens com os quais fantasiou no passado e, em muitos casos, ainda os invoca como amantes de fantasias. Portanto, a lista mais longa de celebridades continha referências frequentes a um grande número de estrelas de cinema ou músicos populares nas décadas de 1940, 1950 ou 1960, ou mesmo na de 1970, tais como Alan Alda, June Allyson, Julie Andrews, Brigitte Bardot, Honor Blackman, Pat Boone, Charles Bronson, Doris Day, Angie Dickinson, Diana Dors, Clint Eastwood, Jane Fonda, Clarck Gable, Ava Gardner, Betty Grable, Rita Hayworth, Katharine Hepburn, Tom Jones, Gene Kelly, Grace Kelly, Debora Kerr, Burt Lancaster, Sophia Loren, Virginia Mayo, Robert Mitchum, Paul Newman, Elvis Presley, Robert Redford, Ginger Rogers, Rosalind Russell, Frank Sinatra, Raquel Welch, Barbara Windsor e outros numerosos demais para serem mencionados aqui. Claramente, apesar do bombardeamento atual de outdoors mostrando Kylie Minogue e Robbie Williams, o contingente de mais idade — que atingiu a maturidade erótica logo antes ou logo depois da Segunda Guerra Mundial — ainda permanece fiel às suas primeiras e mais formativas impressões sexuais.

9

Orientação sexual

Vita hominum altos recessus magnasque latebras habet.
(A vida de um homem contém profundezas escondidas e grandes áreas secretas.)

Plínio, o Jovem

O caso do pênis de borracha com cinto

Conforme nossa leitura atenciosa dos dados sobre orientação sexual, a maioria dos britânicos se posiciona em algum lugar em um contínuo que abrange da heterossexualidade extrema à homossexualidade extrema. Muitos heterossexuais ficariam profundamente enraivecidos se alguém ousasse lhes perguntar sobre sua heterossexualidade, como muitas pessoas homossexuais podem se sentir extremamente insultadas se alguém contestar sua orientação sexual.

Observe a fantasia, fornecida por "Ulrich", um participante do Projeto de Pesquisa das Fantasias Sexuais Britânicas, de 52 anos. Ulrich me contou que nunca tivera um pensamento homossexual em sua vida. Claro, Ulrich dará com prazer, em seus parceiros em um bar, um grande e imenso abraço, mas qualquer outra expressão de intimidade com um homem, tanto física quanto emocional, seria um anátema. Considere a fantasia sexual favorita de Ulrich, que gira inteiramente em torno da genitália feminina.

ULRICH
Adoro BOCETA!!! Essa é a única coisa com que fantasio — boceta, boceta, boceta e nada mais além de boceta. Para mim, parece bastante

normal. Que cara não faz isso? Eu me masturbo até o orgasmo, pelo menos, de cinco a seis por dia, e quando faço isso, gosto de falar palavrões para mim mesmo. Direi coisas como: "Estou masturbando meu pênis, caralho, pica e piroca." Então, direi: "Vou bater meu pau em uma fenda peluda e gostosa, em uma boceta suculenta e vou fazer a puta gritar. Adoro olhar para uma boceta peluda e vou enfiar minha vara no espaço aberto e preenchê-lo de creme." Não sei por que, mas fico realmente excitado quando falo palavrões para mim mesmo. Uso muita pornografia — revistas e internet — e adoro olhar fotografias de mulheres sendo penetradas por grandes paus, com membros peludos entrando e saindo delas, com homens enfiando suas bolas peludas contra os pentelhos em volta de suas fendas, enchendo-as com o pênis e com esperma. Adoro boceta! Me dá mais.

Quando li pela primeira vez essa fantasia, e depois reli a fantasia prototípica heterossexual, fiquei pensando por que ele se preocupou em fornecer tal descrição vívida de mulheres "sendo penetradas por grandes paus". Alguns comentaristas psicológicos podem concluir rapidamente que Ulrich fica excitado, pelo menos em parte, ao pensar no membro masculino; embora eu não tenha falado com Ulrich diretamente, fiquei com uma forte impressão de que ele ficaria tentado a esmurrar qualquer um que lhe fizesse tal sugestão — cara a cara, ou mesmo pelas costas.

Incluí a fantasia de Ulrich para abordar uma questão sobre a *complexidade* da orientação sexual. Com base nos resultados do questionário e em minhas entrevistas clínicas, posso afirmar que, apesar da grande maioria dos britânicos ter uma orientação sexual razoavelmente bem-definida (ex.: heterossexual, homossexual ou bissexual), muitas pessoas têm a capacidade de divagar, em um grau maior ou menor, ao longo de um contínuo da orientação sexual. Alguns o fazem ocasionalmente, como no caso de "Romney", um heterossexual extremamente experiente que transou com muitas mulheres durante seus 33 anos, mas que chegou a uma seção psicoterapêutica em um estado de pânico porque, em um fim de semana, ele teve uma polução noturna durante o sono ao pensar em um amigo do internato com quem, apenas uma única vez, participou de sessões de masturbação mútua, quando tinha 12 anos. Romney sabia que tal experiência ejaculatória não contrariava seus relacionamentos altamente satisfatórios com as mulheres nem indicava necessariamente que ele fosse um "homossexual enrustido". Mas, por meio da exploração do significado de seu sonho, Romney chegou à conclusão de que parte dele clamava por afeto e reconhecimento dos homens de sua vida, sobretudo de seu pai, emocionalmente distante, o qual ele nunca pôde satisfazer. Após discutir seu sonho com aspectos homossexuais, Romney conseguiu perceber que "talvez todos nós tenhamos um lado gay, mas se tivermos, e daí?" Ele respondeu à inesperada erupção de pensamentos homossexuais com certa calma.

Outros homens e mulheres fundamentalmente heterossexuais, porém, ficaram mais perturbados que Romney quando pensamentos homossexuais começaram a cruzar seu limiar psicológico. Da mesma forma, encontrei pacientes homossexuais que ficaram igualmente perturbados quando se encontraram inesperadamente atraídos por alguém do sexo oposto.

A orientação sexual parece um assunto normal para algumas pessoas, sobretudo para aquelas que vivem em seus extremos; porém, para um grande número de adultos, podem existir pequenas ou grandes áreas cinzentas, capazes de produzir uma mistura de excitação e confusão. Nosso cérebro funciona com uma velocidade tão grande que, em dois ou três segundos após conhecer um estranho, a maioria de nós tem capacidade de determinar se uma pessoa específica é homem ou mulher, velha ou jovem, boa ou cruel, animada ou depressiva, rica ou pobre, seguidora da moda ou desleixada; e, utilizando não apenas nosso aparato visual, mas também nossa intuição subconsciente, podemos absorver uma quantidade enorme de dados, que nos fornecem pistas que irão nos ajudar a diagnosticar a vida sexual da outra pessoa.

Em nossa cultura progressivamente liberada, do ponto de vista sexual, muitos de nós gostam de poder definir as outras pessoas, e muitas vezes fazemos julgamentos extremamente rápidos e muito confiantes sobre os outros com base em características superficiais. Quantas pessoas ainda aderem ao estereótipo de que todas as lésbicas têm cabelo curto ou que todos os gays têm orelhas furadas e pulsos frouxos?

Com o passar dos anos, encontrei um grande número de homossexuais que se encaixam nesses estereótipos físicos, mas também encontrei muitos que não se enquadram. Ademais, entrevistei mulheres com cabelo extremamente curto e pontudo que eram casadas e tinham quatro filhos, e homens com traços afeminados que provaram ser compulsivos conquistadores de mulheres. Além disso, encontrei lésbicas que fariam Claudia Schiffer parecer masculina, e gays que poderiam dirigir um tanque blindado através de uma tempestade de areia. Embora, com frequência, gostamos de fazer nossos rápidos diagnósticos amadores sobre a vida sexual dos outros, às vezes erramos muito, porque não se pode afirmar nada com base em aparências. Muitas vezes, podemos adivinhar se uma pessoa pode ser gay ou hétero com precisão infalível. Porém, às vezes, até mesmo os psicólogos experientes se equivocam.

Pode ser nada fácil verificar a orientação sexual de alguém com base apenas em aparências, mas imagino o quanto é difícil determinar o comportamento sexual de alguém, ainda mais suas fantasias sexuais. Há muitos anos, atendi em meu consultório um homem de meia-idade, a quem chamarei de "sr. Erlenmeyer". Enviado por seu clínico geral, o sr. Erlenmeyer se apresentou um tanto afeminado. Sua cabeça inclinava para a esquerda de uma maneira sem graça, e ele usava na mão esquerda um anel de prata grande no dedo do meio; além disso, tinha uma juba longa de cabelo liso oxigenado e uma tatuagem no braço direito. Com base nessas características físicas, presumi que ele fosse homossexual. Esse cavalheiro então me surpreendeu quando começou a falar sobre a mulher e as duas filhas. A consulta prosseguiu de uma maneira normal enquanto ele falava sobre depressão, sua inibição no trabalho e vários sintomas psicossomáticos, tais como enxaquecas e dores no estômago e, depois, após aproximadamente quarenta minutos, me disse realmente ter vindo para discutir uma dificuldade sexual. "Ahá", orgulhosamente pensei, "este cara agora confessará suas ligações homossexuais secretas." Porém, Erlenmeyer me surpreendeu mais e revelou que tinha uma amante chamada "Gwendolyn", em quem bate com um chicote de cavalo. Ele começara a se sentir culpado por mentir para sua mulher, que sentira que ele poderia estar envolvido em um caso extraconjugal.

Como podemos definir a sexualidade do sr. Erlenmeyer? Deveríamos entendê-lo como um homossexual? Suspeitaríamos de que, em função de ser afeminado, ele deve na verdade ser homossexual, mas não sabe disso — prova do que a psicanálise sempre chamou de "homossexualidade latente"? O sr. Erlenmeyer se identificou como heterossexual e nunca revelou qualquer indicação de interesse sexual por outro homem.

Outro paciente, a quem chamarei de "sr. Frankenberg", chegou ao meu consultório com queixas de ter perdido todo interesse sexual em sua mulher. Ele tinha um piercing na orelha e um pequeno bigode e, mais uma vez, me detive na possibilidade de que poderia na verdade ser homossexual. O sr. Frankenberg então revelou que seu interesse sexual pela "sra. Frankenberg" tinha começado a se dissipar após ter começado uma ligação extraconjugal com "Drake", um jovem que trabalhou em seu escritório. "Ahá", pensei, uma vez mais, "a orelha com piercing e o bigode realmente são indícios fortes." Três semanas mais tarde, o sr. Frankenberg chegou para sua sessão e me informou que tinha algo um tanto inusitado para me dizer. "Mais revelações de sexo homossexual escondido?", pensei. Na verdade, o sr. Frankenberg então admitiu, envergonhado, que acabara de encontrar uma linda mulher que ele adora mais que sua esposa e mais que Drake e desejava discutir comigo a conveniência de deixar tanto sua mulher quanto seu namorado para ficar com essa nova mulher.

Como descreveríamos o sr. Frankenberg? Poderíamos considerá-lo um homem essencialmente heterossexual que perde o rumo de vez em quando? Podemos conceituá-lo como bissexual, capaz de desfrutar de relações físicas com pessoas de ambos os sexos? Nós o classificaríamos como homossexual, dormindo com mulheres como uma defesa contra sua verdadeira natureza ostensivamente homossexual? E isso realmente importa? Não há dúvida de que um grupo de profissionais da saúde mental, sexólogos e pessoas comuns teria pontos de vista diferentes sobre o sr. Frankenberg. Ele, por outro lado, se recusou a se definir, me informando um dia que, embora pudesse ser confuso, não viverá sua vida em "pequenos compartimentos".

Essas duas breves histórias fornecem um vislumbre das complexidades potenciais da vida erótica. Ao longo das últimas duas décadas, encontrei uma multidão de pacientes cujas vidas sexuais desafiaram todas as pressuposições comuns e cotidianas que mantemos a respeito da natureza da sexualidade humana. Posso lembrar vários casos com semelhanças notáveis:

- Um paciente de 29 anos, chamado "Zachary", casado com uma linda mulher com quem desfrutava de uma excelente vida sexual, me contou que, aos 10 anos, se masturbava com outro garoto no colégio interno e, até hoje, nenhuma quantidade de sexo conjugal satisfatório se igualou à excitação de sua masturbação na pré-puberdade.

- Um cavalheiro de 39 anos, chamado "Yoram", também casado com uma linda mulher, costumava sair à noite para fazer sexo com prostitutos, mas apenas se esses homens vestissem um par de calcinhas e sutiã que Yoram pegava emprestado do guarda-roupa de sua mulher.

- Talvez mais inesperado, uma mulher de 62 anos, chamada "Elsa", lésbica durante a vida inteira, chegou ao meu consultório muito aflita porque recentemente se sentira atraída por um senhor idoso que a lembrava seu falecido pai. Elsa nunca dormira com um homem antes e começou a temer que sua vida ficasse incompleta se não tentasse experimentar uma relação com penetração peniana antes de morrer.

Esses tipos de caso certamente desfiam nossa noção de sexualidade como uma criação monolítica. Meus colegas e eu encontramos gays que tinham ereção na presença de mulheres, mulheres heterossexuais que se sentiam atraídas por homens homossexuais, lésbicas que ansiavam por homens heterossexuais e homens hétero que, durante a bebedeira, experimentaram sexo com outros homens. Alguém tem uma identidade sexual claramente consolidada ou todos se tornaram confusos? Talvez os psicoterapeutas lidem apenas com aqueles que lutam com a confusão sexual.

O caso mais desafiador que já encontrei, do ponto de vista da classificação, envolveu um casal homem-mulher chamado "Pablo" e "Leonore", ambos com 42 anos. Após anos de relacionamento amoroso vigoroso, Leonore comprou um pênis de borracha com cinta. Pablo insistia que Leonore o usasse ao redor da cintura e lhe suplicava que o penetrasse com ele. Portanto, aqui temos uma situação em que um casal, casado e aparentemente heterossexual, realiza uma relação sexual invertendo as posições tradicionais de "penetrador" e "penetrado", com Leonore realmente fingindo ter um pênis que ela inseriria no ânus de seu marido. Entenderíamos isso como um encontro sexual colorido entre duas pessoas heterossexuais casadas ou consideraríamos as atividades sexuais de Pablo e Leonore uma indicação de grande tumulto mental que resulta do fato de que Leonore não sabe se ela tem um pênis ou uma vagina e de que Pablo anseia por penetração anal por um pênis de borracha com cinta, indicando, portanto, uma preferência homossexual primária? Na verdade, esse casal apresenta tantos desafios para as teorias da sexualidade ortodoxas que quase não sei por onde começar em minha tentativa de teorizar.

Se os comportamentos sexuais podem nos confundir e nos forçar a questionar nossas noções de classificação, então imagine o quanto a situação pode se tornar complexa quando consideramos as fantasias sexuais. Se erramos quando tentamos adivinhar se alguém dorme com mulheres ou com homens, o jogo de adivinhação se torna infinitamente mais problemático quando tentamos prever o que outra pessoa fantasia durante a relação sexual ou a masturbação. Se temos dificuldades em prever comportamentos sexuais, devemos admitir a derrota em qualquer tentativa de prever qual será a fantasia masturbatória de alguém. Não se pode definir com base apenas em aparências e também não se pode conceituar com base no que alguém mais fantasia, mesmo se pudéssemos ter acesso a um diário detalhando sua história sexual completa. Nossa pesquisa revela que algumas pessoas que nunca tiveram uma experiência homoerótica em suas vidas fantasiarão extensivamente com encontros homossexuais e pessoas que nunca tiveram uma experiência heterossexual em suas vidas, não obstante, fantasiarão copiosamente com o sexo oposto. No mundo da fantasia sexual, todas as regras e convenções são desafiadas. Considere os seguintes exemplos, que dividi em três seções:

1. Fantasias breves e gerais sobre formas inesperadas de orientação sexual.

2. Fantasias mais detalhadas sobre expressões complicadas de orientação erótica.
3. Fantasias escritas por homens heterossexuais que gostam de pensar no lesbianismo, do qual eles se tornaram excluídos — uma situação que muitos especialistas consideram um quebra-cabeça psicológico intrigante.

A panóplia do erotismo: fantasista criativo ou apenas confuso?

RUSSELL
Ser amarrado em uma cadeira e obrigado a assistir a outro homem fazendo amor com minha mulher.

SANDY
Estar com um jovem de 18 anos: tirarmos a roupa um do outro e chupamos o pênis mutuamente. Lentos beijos de língua. Não sou gay, mas tenho pensamentos eróticos com isso. Depois, assistir a duas mulheres que conheço, que são lésbicas; vê-las fazendo amor.

TAYLOR
Em geral, uma transa a três com dois homens, duas mulheres ou um de cada. Fantasias com lésbicas também.

AMBROSE
Eu e outros homens hétero em um fim de semana fora em que ficamos bêbados e somos levados pelo momento, começamos a fazer brincadeiras, tirar a roupa etc.; geralmente acaba em massagem e depois masturbação grupal, e no fim, dando a mão um ao outro.

UNDINE
Estar com outra mulher e fazer com que ela seja submissa, enquanto finjo ser um homem e a penetro por trás no estilo cachorrinho.

SALVADOR
Uma mulher está sendo penetrada na vagina por vários homens, um de cada vez gozando dentro dela. Quando chega a minha vez, a penetro

juntamente com outro homem (isto é, entrada dupla), ciente de que o esperma dos outros está nos ajudando a entrar na vagina dela. Pensar em ter meu pênis se esfregando no do outro cara, com todo aquele sêmen, e saber que posso gozar dentro dela com ele é o que realmente me excita. Às vezes, acrescentarei à fantasia lamber o clitóris da mulher, o pênis do outro cara, os testículos dele enquanto ele a penetra, saboreando o esperma que está gotejando dela e que foi depositado por todos os outros anteriores a nós dois, antes de eu entrar nela também. Na verdade, sou gay, mas fantasio com frequência fazer sexo com uma mulher, mas com outros homens envolvidos. De todas as fantasias que realmente me excitam, esta é a preferida.

ELEANOR
Por ser lésbica, esse pensamento pode parecer estranho, fantasio a maioria das vezes com sexo heterossexual com um estranho com quem eu poderia ter um dia/noite de sexo fácil, rápido e descontraído. Na realidade, isso provavelmente não seria muito prazeroso, mas sinto falta de alguma coisa com relação ao sexo heterossexual... a obviedade física disso, talvez.

CAMPBELL
Ficar nu atrás de outro homem com minha ereção entre as pernas dele e masturbá-lo sobre uma mulher deitada de costas, que se bolina na nossa frente. Quando ela fica coberta de sêmen, lambo todo o seu corpo e a sodomizo no estilo cachorrinho.

VERONIQUE
Ver um homem e uma mulher fazendo sexo, e eu me masturbando ao lado. Como lésbica, essa é uma forma de excitação bizarra.

SANTIAGO
Ir a uma boate, pegar uma mulher muito peituda, levá-la para casa e, depois, descobrir que ela é transexual.

WANDA
Imagino que sou jovem, digamos com 18 anos. Eu me aventuro pelas dunas atrás de uma praia de nudismo gay (nua, é claro) e encontro ou

sou encontrada por dois gays garanhões que acabam fazendo o sexo gay mais ousado na minha frente.

YVES
Ser do sexo oposto e fazer sexo.

ZAZA
Fazer sexo com um pênis de borracha com cinta com meu marido, penetrando seu ânus.

COLLIER
Minha fantasia sexual favorita (atual) envolve nadar e ver minha parceira fazer sexo com outro homem enquanto faço o mesmo com a companheira dele. Minha parceira quer ver outro homem fazer sexo oral em mim nesse cenário também. Quando sinto que estou realmente excitado, penso nisso às vezes. Durante essa fantasia, desejo ver minha parceira fazer sexo com outra mulher, incluindo sexo oral, masturbação genital, pênis de borracha com cinta/vibrador e pênis de borracha com duas pontas também. Falamos muitas vezes sobre esse cenário durante o sexo e ambos ficamos excitados ao pensar nisso.

WINSLOW
Estou tomando banho em um vestiário após a ginástica. Duas garotas entram no vestiário e trancam a porta. Elas me agarram pelos testículos e me arrastam para um banco no meio da sala. Elas então me forçam a chupá-las. Enquanto faço isso na segunda garota, a primeira chupa meu pênis, depois me beija, cuspindo o sêmen na minha boca. Eu engulo. Elas então me mudam de posição e uma delas penetra meu ânus com um pênis de borracha de duas pontas, enquanto a outra se deita ao meu lado e me masturba com os seios. Após ejacular, a fantasia acaba.

THOR
Ver minha mulher sendo fodida por outro homem. Não posso entrar em detalhes, uma vez que não seria capaz de completar esse questionário! No entanto, eu gostaria de ver o homem martelar minha mulher com seu pênis e gozar infinitamente. Quando ele saísse dela, gostaria de ver seu esperma pingando da vagina de minha mulher.

SIDNEY
Ver minha mulher sendo subjugada ao sexo por vários estranhos com pênis na vagina, no reto e na boca. Quatro homens brincando com seus seios (um apertando e massageando e outro brincando com seus mamilos), enquanto ela masturba os outros homens (um em cada mão).

RENATO
Quero fazer sexo com o vizinho. Tenho uma fantasia de que, quando nossas mulheres saem, vamos um para o jardim do outro, tiramos a roupa e transamos no estilo cachorrinho na grama, atirando esperma para todo lado, sobretudo em nossos ânus e costas.

RHONDA
Em minha fantasia, tenho um pênis, mas ainda sou uma mulher. Faço sexo com uma mulher, que afirma ser o melhor que ela já teve.

PETER
Usar meias de seda e ser possuído por uma mulher usando um pênis de borracha com cinta.

OLAF
Minha fantasia favorita é participar de uma orgia com dois ou mais transexuais que ainda tenham pênis.

MORDECAI
Ser abordado por uma garota de aparência normal que na verdade é lésbica e que, depois, começa a fazer sexo apaixonado e desenfreado comigo.

LIAM
Encontrar um grupo de senhoras em um pequeno hotel. As senhoras estão vestidas com roupas de trabalho ou de festa. Elas flertam comigo e fico um pouco bêbado. Elas me levam para o banheiro feminino, onde vagarosamente revelam suas pernas com meias de seda e suas lindas lingeries. Comigo nu, beijando e lambendo toda carne que consigo, as coisas começam a ficar quentes. É nesse ponto que tento fazer sexo oral em uma delas e, para meu horror, descubro paus enormes e muito eretos nas

calcinhas delas, que são suavemente enfiados até minha garganta. Elas me seguram e logo sou fodido no cu e no rosto por esse grupo excitado de transexuais. Ao terminarem comigo, elas se revezam urinando no meu ânus e defecando em minha boca apenas para terem certeza de que fui completamente humilhado.

KENDRA
Minha fantasia mais excitante é fazer sexo com uma mulher dominadora, que seja também hermafrodita.

MARTHA
Beijar os seios de uma mulher enquanto um homem me penetra por trás.

NICOLETTE
Fazer sexo com dois homens e uma mulher ao mesmo tempo, ela beijando meus seios, um homem beijando minha vagina e explorando-a com os dedos, e eu chupando o outro homem.

SOREN
Quero um homem em uma teta e uma mulher na outra. Ambos se revezam para me masturbar.

ORESTES
Ver minha mulher fazer sexo com um ex-namorado que tem um pênis muito grande.

PANDORA
Minha maior fantasia seria só eu e outra mulher, mas ela me excitaria mais que qualquer homem já o fez ou fará.

NEHEMIAH
Sexo com um transexual. Fazê-lo se curvar para frente e penetrá-lo por trás.

RUFUS
Sexo com meu amigo e com minha melhor amiga (não minha namorada) ao mesmo tempo. Tiramos a roupa mantendo apenas a roupa íntima e

passamos a noite inteira trancados juntos em um quarto, numa cama de casal grande, dando e recebendo prazer.

LANCE
Sexo a três com minha mulher e outro homem.

JENNA
Sou amarrada na cama por duas mulheres. Elas arrancam minhas roupas, depois uma despe a outra. Em seguida, meu marido entra. Elas o amarram a uma cadeira e o fazem assistir enquanto elas beijam meus peitos, lambem meus mamilos e gentilmente os mordem. Depois, uma das garotas começa a beijar minha barriga até chegar à minha vagina, que ela suavemente excita ao beijá-la e lambê-la. Então, a outra se aproxima do meu marido, que tem uma ereção e começa a fazer sexo oral nele. Isso se estende por uma hora, depois todos vamos para a cama e temos o melhor sexo da vida.

STACEY
Como sou transexual, minha principal fantasia é fazer sexo com uma pessoa que amo desempenhando o gênero que eu preferir.

Vamos agora examinar algumas das fantasias mais detalhadas, que envolvem algum tipo de mistura de heterossexualidade e homossexualidade tanto em adultos masculinos quanto femininos. Enquanto lemos essas fantasias, devemos nos perguntar se esses indivíduos podem ser secretamente homo, secretamente hétero, confusos ou legitimamente bissexuais. Talvez nos permitamos admitir que simplesmente não sabemos.

DONNIE
Estou no Exército há poucos anos. O treinamento básico é muito emocionante, mas não enfrentei nenhum combate ainda. A melhor parte até agora é a amizade com outros colegas, que são ótimos — todos estão em boa forma física e alguns são engraçadinhos e musculosos — uauuuu! Basicamente, gosto de transar com garotas, mas esses camaradas da minha tropa são tão quentes que gosto de ver seus paus nos chuveiros. No Exército, há muitas oportunidades para a nudez grupal e para expor

o membro; portanto não reclamo nem um pouco. Meu melhor amigo se chama Luther, ele tem 21 anos, como eu, e também é do norte de Leeds. Ele tem o corpo mais bonito de todos — liso, magro, alto, em boa condição física e bem musculoso por causa de todo o treinamento. Ele também tem uma namorada com uma condição física incrível, Merry, que nunca conheci, mas ele fala dela com tanta frequência que sinto que a conheço. Luther mantém uma fotografia dela em um relicário e embaixo de seu travesseiro, a qual me mostra de vez em quando. Ela é linda — longos cabelos louros e sedosos e seios balançantes e bem firmes. Não consigo ver seus mamilos nas fotografias, mas imagino como são. Adoro me masturbar, mas não faço isso com muita frequência, porque sempre há os outros camaradas ao redor e, embora você pense que nós todos passamos o tempo inteiro reunidos nos masturbando, isso não acontece tão frequentemente, como se imagina. Porém, eu consigo, às vezes, um ou dois momentos a sós no banheiro para me masturbar, que eu necessito. Se tenho mais do que cinco minutos sozinho, você sabe, tempo suficiente para realmente me divertir, então penso em fazer um trio com Luther e Merry. Em minha fantasia, estou no quartel, cuidando apenas de meu equipamento ou alguma merda desse tipo, e Luther e Merry voltam do bar, muito bêbados e mexendo um com o outro. A próxima coisa que percebo é que Merry está deitada de costas na cama e Luther está levantando a saia dela e retirando sua calcinha, de forma que eu logo vejo sua mata aparada e a entrada de sua boceta. Ele puxa o cinto, afrouxa as calças e retira o sr. Grande, esse é meu nome especial para a pica enorme de Luther, porque ele tem uma bem grande. Não sou muito bom de medidas, mas deve ter uns 20 ou 22 centímetros de comprimento e parece muito saborosa. Toda essa nudez e exposição me deixa muito excitado. Vejo Luther esfregar a cabeça de seu pênis contra o clitóris de Merry e os lábios vaginais dela. Isso faz com que a cabeça de seu pau fique toda úmida e brilhosa. Mais tarde, ele penetra sua ereção na vagina dela, até o fim, até seus pelos púbicos, que ele apara — peguei-o no chuveiro uma vez fazendo isso, e soube logo que ele era um cara bem safado. Ele introduz sua carne para dentro e a retira novamente; e antes que você perceba, ele deixa uma grande porção de seu fluido de macho dentro da vagina dela, e ela implora por mais, apertando suas tetas. Isso me deixa tão excitado que olho para Luther, e Luther olha para mim, como se dissesse: "Vai fundo, camarada", e eu vou. Seguro meu pênis —

não é tão grande quanto o de Luther, mas é, no entanto, bastante grosso — e o substituo, lançando meu torpedo na fenda úmida e quente dela. A melhor parte é que consigo sentir o esperma de Luther dentro dela. Já estive dentro de muitas bocetas para saber a diferença, e esse é definitivamente seu sêmen, e isso me faz atirar uma carga grande de esperma para dentro dela. Luther não sabe que sinto isso a respeito dele, e desejo que ele saiba, porque seria excelente se pudéssemos fazer isso na vida real, e não apenas na minha fantasia, me masturbando no banheiro, com todos os outros camaradas urinando por perto.

ANSON
Tenho uma fantasia muito excitante, que é a seguinte: Estou com 18 anos e sou muito bonito, pelo menos minha namorada pensa assim. Quando me masturbo, gosto de pensar em visitar o irmão mais jovem de meu pai, meu tio Hal, que tem cerca de 30 anos e é muito bonito também. Não acho que ele seja gay, mas ele não é casado, e minha mãe certamente tem dúvidas a respeito. Na fantasia, meus pais viajaram para longe e querem ter certeza de que farei três refeições ao dia e que serei bem-cuidado; logo, me mudo para o apartamento de meu tio Hal. Na primeira noite lá, vou para a cama, mas não consigo dormir. O tio Hal entra e me pergunta se preciso de algo. Digo-lhe que estou bem, e ele diz que é realmente adorável ter um sobrinho tão bacana e atraente com ele. Ele senta na beira da cama e pergunta se pode ficar lá. Respondo, "Sim, claro." Conversamos uns momentos e ele começa a me perguntar sobre minha namorada, e ele quer saber todos os detalhes — como ela é, do que ela gosta etc. Após meia hora ainda estou acordado, e tio Hal me diz que ele fará uma massagem em minhas costas, pois isso me ajudará a ficar menos tenso e adormecer. Me viro de costas e começo a me sentir tremendamente bem enquanto tio Hal aperta seus dedos fortes contra os músculos de meu pescoço e ombros, e consigo sentir toda tensão desaparecendo. Tio Hal me diz que tenho ombros largos e bonitos, muito bons para um garoto de 18 anos e que ele deseja saber se o resto de meu corpo também está desenvolvido. Por alguma razão, essa questão me deixa extremamente excitado, e começo a ter uma ereção. Quando ele me pergunta se já sofri algumas mudanças e se tenho pelo ao redor do meu pênis, fico bem rígido e exponho um grande membro grosso. Acho que o tio Hal sabe, porque ele pode sentir que estou mudando de posição e

começando a esfregar minha pélvis contra o colchão. Antes que eu possa dizer qualquer coisa, meu tio passa a mão por baixo de minha cintura, agarra meu sexo e lhe dá uma boa bolinada. Ele então se torna bastante desbocado e diz: "É isso que você usa para comer sua namorada?" Confirmo com a cabeça. Ele então diz que quer se certificar de que estou agindo direito com ela e de forma apropriada, e me pede para descrever como eu transo com minha namorada em todos os detalhes, sem omitir nada. Começo a explicar, mas ele diz: "Não, não, você precisa me mostrar. Tire suas roupas e finja que está transando com ela, como se ela estivesse aqui na cama." Faço o que ele diz e logo fico totalmente nu e desfruto da sensação de ter tio Hal conferindo meus testículos, meu pênis, minha cintura, minhas pernas etc. Vou para a cama e finjo que estou deitado por cima de minha namorada e começo a transar com o colchão, enfiando meu sexo nos lençóis. Toda essa fricção deixa meu pênis ainda mais duro e fico muito perto de gozar. Percebo que o tio Hal esteve brincando consigo mesmo o tempo todo que estive transando com o colchão, e como ele começa a grunhir, fico muito excitado e, antes de qualquer coisa, solto minhas sementes em todo o lençol de tio Hal. Isso o deixa excitadíssimo e ele se masturba ejaculando para todos os cantos do quarto.

LETITIA

Meu marido é um excelente amante, estou casada com ele há mais de trinta anos e sou muito feliz, mas ele nunca faz sexo oral em mim. Tentei muitas vezes fazê-lo me chupar, mas ele diz que não aguenta o gosto. Isso me deixa triste e me faz sentir suja. Gostaria de poder fazer algo com relação a isso. Mantenho-me limpa e sempre tomo um bom banho antes do sexo, mas ainda assim ele não me chupa. Às vezes, quando ele está mordiscando a parte de dentro de minhas coxas — isso é o mais perto da minha vagina que ele chega com sua língua —, gosto de imaginar uma linda mulher, talvez de 25 anos, entre as minhas pernas. Ela não tem problema algum em agir com a boca, por ser uma mulher também. Gosto de fantasiar que ela corre sua língua macia sobre meus lábios vaginais, para cima e para baixo, e depois vai até o meu clitóris, mexendo tão gentil e levemente com a língua sobre ele. Essa sensação é tão deliciosa que, quando minha fantasia combina com a sensação real de meu marido acariciando minhas pernas, sinto que estou pronta para ter um orgasmo. Mas a mulher continua e coloca a língua mais fundo dentro de minha vagina, e começa a estimular a parede vaginal interna. Sem contar o pênis de meu marido e meus próprios dedos, ah, sim, e os dedos do ginecologista e seu espéculo, nada conseguiu entrar em mim até esse ponto tão profundo, e flutuo no ar. Realmente adoro pensar em ser chupada e, embora não saiba onde conseguir isso (já que não entendo muito de computadores e vivemos em uma cidade pequena), queria conseguir alguns vídeos de lésbicas para que pudesse assistir a outras mulheres sendo chupadas dessa forma. Ah, estou feliz que você tenha pedido um relato completo de nossas fantasias sexuais, porque se algum homem ler isso, pelo amor de Deus, seja macho e chupe sua mulher. Isso não o matará, e ela lhe ficará grata para sempre.

WLADISLAW
Sou um cara casado, de Bournemouth, em Dorset, e minha mulher e eu estamos juntos há 14 anos. Temos dois filhos maravilhosos e relações sexuais muito boas. Adoro sentir meu pênis em sua vagina e adoro o calor e a intimidade dos músculos da vagina bombeando o esperma para fora de meu pênis também. Isso me faz sentir muito macho e satisfeito. Tenho um segredo sexual: sempre que transo com minha mulher penso em homens. Fora um pouco de masturbação mútua com um vizinho quando eu tinha 13 anos, nunca fiz nada com caras, nem pretendo fazer, mas quando me masturbo, penso em homens que acho atraentes. Mas realmente não gostaria de dormir com um. Parece estranho, sei, mas acho o rosto masculino realmente atraente, e o corpo também. Porém, por pura atração física, é com uma mulher que eu quero ir para a cama, sobretudo a minha mulher. Isso significa que sou bissexual ou isso significa que sou gay e realmente não sei? Quem sabe? Talvez eu seja homossexual, mas apenas não gosto da aparência dos homens. Afinal, sou um cara e adoro meu pênis e meu corpo másculo, portanto por que eu não gostaria dos corpos bem-trabalhados de outros homens? Quando faço sexo com minha mulher, gosto de fantasiar com homens, e tenho uma ou duas fantasias que realmente me excitam. Há uma em particular, que é ver homens urinando. Acho que é realmente muito excitante ver um lindo homem, grande, com braços e peito peludos tirando seu mijador das calças em um mictório público e depois dando um belo esguicho poderoso contra a porcelana. Isso me faz ficar realmente enrijecido. Na

minha fantasia, estou em pé, próximo de outro cara que está urinando. Agarro o pênis dele e o seguro enquanto ele urina. Às vezes, imagino que o cara é um sujeito famoso, sobretudo jovens cantores populares, como Robbie Williams e Will Young. Às vezes, até imagino que Robbie está dando uma mijada e que Will Young está urinando no peito dele e, gradualmente, eles agarram os pênis uns dos outros e os seguram enquanto urinam. Isso me excita tanto que tudo que tenho de fazer é pensar sobre isso e ter uma ereção, e qualquer que seja a coisa que minha mulher esteja fazendo, vou até ela e esfrego meu membro em seu traseiro sinalizando "hora de ir para a cama". Eu a presenteio com a transa de sua vida.

VENETIA

Adoro fantasiar sobre sexo lésbico. Sou uma mulher de 42 anos, casada, mãe de um lindo menininho e, em geral, feliz com minha vida. Meu marido não é o melhor amante do mundo, mas é carinhoso, atencioso e nunca me machuca (diferentemente de um ex-namorado que costumava me sodomizar). Mas, ao fim das contas, prefiro pensar em mulheres quando estou excitada. Realmente, prefiro as garotas glamorosas típicas e tradicionais, mulheres como Elizabeth Hurley e Nicole Kidman. Olho para as fotografias delas e não consigo acreditar o quanto elas são impressionantes. Eu gostaria de ter a aparência dessas mulheres e desfrutar da admiração dos homens (e mulheres) de todo o mundo. Em minhas fantasias, sonho que Nicole Kidman, Elizabeth Hurley e eu somos todas atrizes estrelando o mesmo filme e somos apanhadas em nosso hotel por uma limusine para sermos maquiadas às 6h da manhã, antes de irmos para o estúdio. Temos um estilista muito excêntrico que insiste em nos vestir pessoalmente e, claro, temos de usar vestidos tão apertados que não sobra espaço para roupas íntimas. O estilista se aproxima de nós, depois que terminamos a maquiagem, e diz: "Senhoras, agora eu gostaria que vocês se despissem, para que eu possa costurar as roupas em vocês." Fazemos o que ele diz, e estou em pé lá, olhando Liz Hurley e Nicole K. se despirem, retirando seus jeans, suas blusas, sutiãs e suas calcinhas, revelando os corpos mais espetaculares. Nicole tem pelos púbicos avermelhados e Liz, escuros — mas muito bem-aparados. As garotas olham para meus genitais também. Estamos todas um pouco envergonhadas por termos de ficar nuas antes de colocarmos nossos vestidos, sobretudo com o costureiro ali, mas somos todas profissionais, portanto simplesmente continuamos fazendo o que nos foi pedido. Porém, à medida que o tempo passa, começamos a ficar mais excitadas ao olhar nossos corpos maravilhosos (o meu também é). O costureiro diz que ele tem de se ausentar para pegar alguns alfinetes de fralda, e ficamos as três lá na sala, completamente nuas. Nicole faz uma piada e diz que é realmente bizarro ficar lá em pé, nua, e Liz e eu apenas damos risadinhas. Nicole decide que, para facilitar as cenas de amor com nossos parceiros no filme (Brad Pitt, Tom Cruise e George Clooney), seria realmente bom se treinássemos alguns beijos. Liz e eu achamos a ideia boa. Nicole cruza a sala até Liz e segura sua cabeça ternamente, acariciando seu longo cabelo preto. Minha secreção vaginal começa a escorrer ao ver Liz e Nicole beijando de língua. Nicole então se aproxima de mim e repete o processo, enfiando sua língua delicada em minha boca quente e desejosa. Liz me surpreende ao se aproximar e me acariciar ao longo de minhas costas, dando especial atenção às minhas nádegas. As mãos de Nicole começam a vagar e gentilmente se dirigem aos meus mamilos. Ela continua a me beijar enquanto belisca meus seios. Decido ser realmente ousada e, sem qualquer preparo ou sugestão, passo minha mão na vagina de Nicole e coloco um dedo em seu clitóris com precisão perfeita, extraindo um grande gemido de prazer dos lindos lábios dela. Imediatamente, estamos todas massageando o clitóris uma da outra. Antes que o costureiro retorne, todas gozamos muito. E agora, onde consigo uma carteira do Sindicato dos Atores?

KINGSLEY

Trabalho em um escritório no centro de Londres. Trata-se de um arranha-céu e sempre há muitas obras nele, tais como as de lavagem de janelas e outros reparos essenciais; logo, frequentemente ele está coberto de andaimes. Como gerente de contas sênior, tenho um escritório particular, com uma boa vista e, como há muitos andaimes, em geral tenho uma visão satisfatória dos trabalhadores. Isso deve acontecer aproximadamente três ou quatro vezes ao ano. Quando há trabalhadores do lado de fora de minha janela, fica realmente difícil me concentrar, porque adoro pensar em fazer sexo com eles. Em minhas fantasias, imagino que faço contato visual com um dos trabalhadores que tem 1,80m de altura e cabelos louros encaracolados, além de músculos definidos por todo o corpo. Sua camiseta está suada, porque está quente lá fora e ele está trabalhando arduamente para fazer alguns consertos. Bato no vidro da janela e fazemos contato visual. Digo-lhe que vou abrir a janela — impossível fazê-lo na vida real, por causa do vidro duplo, mas muito possível em meus sonhos — e ele entra, todo sensual. Digo-lhe que ele é um homem bonito, e ele olha para mim como se eu fosse um gay esquisito. Eu garanto que só queria conversar e desejava saber se ele gostaria de beber água. Ele aceita, agradece e observa a aliança de casamento em minha mão. Pergunta se sou casado. Digo-lhe que sou (e sou mesmo) e até lhe mostro a fotografia de minha mulher, Lisa, sobre minha mesa. Ele assovia quando lhe mostro a fotografia. Pergunto se ele tem tempo depois do trabalho para voltar para casa comigo para conhecer Lisa, já que podemos ter algum reparo que precisa ser feito em nossa casa, em Sussex. O construtor concorda com minha sugestão, e mostro um sorriso forçado porque sequer sei seu nome. Ligo para Lisa com antecedência e lhe digo que se arrume com alguma lingerie rendada e preta, o tipo de coisa que eu comprei para ela em nosso último aniversário de casamento, e para esperar uma verdadeira noite de prazer. Descubro que o homem do andaime se chama Reece, e para tornar as coisas ainda melhores, ele é galês — o que sempre me excita mais ainda. Lisa dá uma olhada em Reece e pisca para mim, sabendo exatamente o que se passa em minha mente excêntrica. Lisa está, de fato, usando a lingerie preta e está fantástica. Consigo sentir o cheiro de perfume caro que ela comprou em Florença, em nossa lua de mel, há dois anos. Decido ser franco e digo a Reece que menti para ele: não há obra por fazer, mas ele pode gostar de fazer um ménage conosco. Ele nos diz que gosta de Lisa, mas que os homens não o atraem. Lisa diz: "Cale a boca e comece a me beijar." Reece faz o que lhe mandam, desempenhando sempre o papel do trabalhador manual obediente, em uma grande casa de classe média alta. Ele pula em cima dela e eles caem na cama, com ele acariciando-a e enfiando a língua em sua boca. Gosto muito de ver outro homem com minha mulher. Sento na poltrona e fico rígido, gentilmente acariciando uma ereção crescente por sobre as calças do terno. Reece começa a rasgar a roupa de seda preta de Lisa, a puxar as alças do sutiã, a massagear seus seios balançantes e firmes e a chupar seus mamilos até eles ficarem pontudos como pequenas montanhas. Descubro que Lisa não usa calcinha sob o corselete, e quando Reece descobre isso, fica louco e enfia seu nariz bem dentro de Lisa e a faz gritar de prazer. Nesse momento, ele arranca o próprio jeans, e podemos todos ver que ele não está vestindo nada por baixo e que tem uma lança gigantesca, talvez 22 ou mesmo 25 centímetros de comprimento, com um prepúcio que simplesmente fica pendurado na ponta. Lisa empurra Reece para a cama, pega o membro dele com a mão e começa a masturbá-lo. Levanto da cadeira e lhe entrego uma garrafa de óleo de coco, e Lisa passa uma quantidade generosa em sua ferramenta e isso realmente o faz remexer como uma vadia. Antes que ele perceba o que está acontecendo — ele está com os olhos fechados —, Lisa pisca para mim. Ela então puxa o prepúcio de Reece para trás e silenciosamente me indica com a língua para chupar o pênis dele. Então o abocanho e chupo forte, para cima e para baixo, para cima e para baixo, e ele fica doido e grita, "Ah, assim, chupa esse torpedo maravilhoso, chupa ele querida, chupa ele." Ele ejacula em minha boca desejosa, e eu engulo cada gota. Reece então abre os olhos, esperando ver a boca de Lisa em seu membro, mas, ao contrário, vê a minha, e acho que ele vai me bater, mas ele ri e me diz que sou um bom chupador. Surpreendentemente, antes que eu perceba isso, sua ereção retorna, um grande pênis de construtor e, quase imediatamente, ele diz que precisa penetrar uma vagina, anunciando, "Qualquer uma das duas serve". Lisa puxa o sexo dele para ela, o envolve com as pernas e suplica para ser preenchida. Assim que ele enfia sua ferramenta na gruta úmida e de pelos encaracolados, sento no rosto dela e ela lambe cada centímetro de meu ânus. Isso é ótimo, porque estamos agora fazendo um trio do jeito que tem de ser, algo que sempre desejei mais do que qualquer coisa. Reece penetra a vagina de Lisa, e eu me masturbo enquanto meu ânus está sendo lambido, esfregando-o em todo o rosto dela. De repente, Reece percebe que ele não está usando proteção alguma e tira o membro, jorrando seu esperma em toda a minha barriga, e isso me deixa perto do clímax, portanto dou uma última masturbada e ejaculo sobre o rosto de Reece. Lisa lambe os dois espermas, e caímos em um grande e maravilhoso amontoado, caindo no sono nos braços uns dos outros. Quando acordamos, repetimos o desempenho com mais giros e voltas e, dessa vez, Reece está a fim de sexo masculino, a ponto de querer me sodomizar.

GERAINT
Sou casado e minha mulher não faz a menor ideia de que eu me masturbo secretamente ao pensar em homens bem sensuais e másculos. Em

minha fantasia, vou até a casa desse cara, tarde da noite. Ele é alguém que paquerei em uma boate. Digo-lhe que desejo ser penetrado, e ele concorda. Quando entro no apartamento, ele me diz para eu tirar os sapatos e meias com uma voz muito brusca, "Tira isso!", ele grita. Então, me ordena que tire a camisa e abaixe minhas calças de ginástica. Tenho de entregar esses itens de vestiário para ele. Nesse momento, estou de cueca e nada mais. Sinto-me muito vulnerável, muito exposto. Esse homem me olha de cima a baixo, fazendo comentários depreciativos sobre meu corpo, escarnecendo de meu peito e barriga peludos. Ele me chama de "homem-macaco." Estou com uma enorme ereção sob a cueca. Aí, ele diz: "Tudo bem, abaixe a cueca e mostre seu pênis, sua pequena lança de mijo de formiga." Faço o que ele manda, e ele me faz abaixar a cueca até as coxas. De alguma forma, isso parece mais humilhante do que se eu não tivesse que tirá-las de jeito nenhum. Depois, ele me faz pular, para que minha cueca caia no chão. "Livre-se da cueca e passe para mim", ele diz e, claro, obedeço. Ele cheira minha cueca e depois a inspeciona, retirando alguns pelos púbicos que ele enfia embaixo de meu nariz. Ele então faz com que me masturbe, mas eu recuso. Ele dá um tapa no meu sexo, o que faz com que fique ainda mais intumescido e, mais uma vez, me rendo a seu comando. Sinto-me extremamente exposto, mas faço o que ele me pede, e começo a esfregar meu pênis em estocadas ritmadas. Ele me faz levantar um braço e examina meu sovaco peludo, o que realmente me excita. Mais tarde, respingo uma carga bem grande de creme no chão de seu apartamento. "De joelhos seu puto, e lamba tudo", grita. Obedeço, como sempre. Você acha que essa é uma fantasia realmente doentia? Pode ser, mas pelo amor de Deus, ela realmente me excita.

ARCHIE
Sou um bombeiro de 35 anos de idade e trabalho no centro de Londres. Tenho duas fantasias realmente quentes que deixam meu pau se contorcendo. Ah, sim, sou heterossexual e tenho uma linda namorada. Bem, aí vai... Na minha fantasia favorita, estou vestindo meu uniforme de bombeiro e recebo uma chamada de emergência do dono do bar local próximo. Corro para dentro do bar, sozinho, esperando ver o lugar em chamas, mas, na verdade, tudo está normal. O bar está lotado de sujeitos e garotas, todos bebendo, fumando e se divertindo. O proprietário me

conta que alguém deve ter passado um trote, porque não há incêndio algum. Para compensar, ele diz que me dará uma bebida grátis. Aceito, agradeço e engulo tudo de uma vez. O que eu não percebo é que a bebida está "batizada" com uma droga e quando me dou conta estou no palco do karaokê do bar — é uma plataforma alta, e todos os fregueses me observam. O proprietário do bar começa a esfregar meu membro por sobre minhas calças, e ele fica ereto. Ele pergunta, "Você é gay ou heterossexual?" Respondo que sou heterossexual. Ele continua a esfregar um pouco mais. Acho tudo isso muito estranho, mas por estar dopado, não há nada que eu possa fazer, e realmente não sei o que está acontecendo. Ele esfrega e esfrega, e fico com uma ereção enorme. Mais uma vez, ele diz, "Você é gay ou hétero?" "Hétero", respondo. Ele diz: "Se você é tão heterossexual, então por que seu joãozinho está endurecido como um bastão de críquete?" Todos no bar começam a rir de mim, enquanto abaixam minhas calças até os tornozelos. O proprietário então me pergunta se tenho um peito liso ou peludo. Digo-lhe que não consigo lembrar — por estar drogado, não tenho palavras. Logo, ele rasga minha camisa, revelando meu peito muito peludo, que agora está coberto de suor. Ouço mais risadas no bar, e estou ficando enrubescido de vergonha, em pé no palco e apenas de cueca. O proprietário me dá outra bebida, com mais droga, e nesse momento apago totalmente. A próxima coisa que percebo é que ele abaixou minhas calças e meu pênis peludo é revelado e está atraindo a atenção de todos. O proprietário começa a bombear meu membro para cima e para baixo, usando saliva como lubrificante. Estou ficando muito excitado, e todos estão olhando. O proprietário convida a todos os outros clientes do bar para se revezarem no bombeamento, e eles fazem uma fila bem britânica, e todos — homens e garotas — dão umas bombeadas até que ejaculo e jorro o creme espesso em todos. Essa é uma fantasia fantástica, e quando estou na cama, à noite, penso sempre nela e jorro uma grande carga de gozo. Funciona maravilhosamente bem todas as vezes.

SUGAR
Sei que é bem normal que uma mulher tenha fantasias com lésbicas, mas eu as tenho o tempo todo, mesmo quando estou sendo penetrada por Lars, meu parceiro há 17 anos. Tenho muitas fantasias lésbicas diferentes e, apesar de gostar de pênis, prefiro muito mais peitos e vaginas, pois

ORIENTAÇÃO SEXUAL

eles são muito mais suaves, sensuais e, bem, lindos, como uma pintura. Prefiro mulheres muito jovens, muito femininas, com pele suave, leitosa e branca, mamilos cor-de-rosa e uma mata bem-aparada sobre o clitóris e a vagina. Trabalho em uma clínica ginecológica como recepcionista, então passo o dia inteiro vendo uma longa fila de mulheres jovens entrando e saindo de consultórios. A maioria é muito jovem, ativa sexualmente. Às vezes, apesar de não ser permitido, leio suas fichas. Tenho acesso a elas. Se tiver uma jovem particularmente atraente, fico muito curiosa e imagino que tipo de vida sexual ela tem e que problema sexual ela apresenta; e se ela é muito, muito bonita, geralmente vou direto para casa e me masturbo pensando nela e imagino como são sua vagina e seus seios. Tenho muita inveja dos médicos na clínica (é uma cooperativa) porque eles conseguem ver vaginas o dia todo, diariamente, e eu queria ter alguma formação médica, assim eu poderia ter acesso exclusivo a corpos femininos nus. Há uma ruiva extraordinariamente bonita, de 22 anos. Sei que essa é a idade dela pela ficha médica. Ela tem uma pele incrivelmente boa e lustrosa, e adoro quando ela vem fazer seus exames anuais, não apenas porque ela é muito amigável comigo (não de uma forma sexual, apenas cordial). Em minha fantasia favorita, lhe digo que o médico está atrasado, mas se ela quiser, pode me acompanhar que lhe mostrarei onde fica o vestiário. Digo-lhe para tirar a saia e a calcinha, não de uma forma grosseira, mas de modo simpático, e ela obedece. Logo, consigo uma boa visão de sua vagina — os pelos ao redor são dourados. Peço que coloque as pernas sobre os apoios e tenho uma visão melhor. Eu gostaria de lamber aquela linda parte de sua anatomia, mas o profissionalismo (e o medo de ser descoberta) me impede de fazer isso. Simplesmente me masturbo como louca quando saio da sala, desejando que eu tivesse uma vagina tão linda.

ELOISE

Gosto de imaginar que meu marido e eu estamos fazendo um ménage a trois com Madonna. Meu marido gosta muito dela e a acha fantástica e sempre me diz que deseja que eu tivesse um corpo como o dela (de forma brincalhona, claro, mas sei que ele também está falando sério). Ele não percebe que também amo Madonna, e não apenas por razões físicas. Considero-a um grande exemplo para as mulheres — ela não tem medo de dizer o que pensa, é franca e direta e faz o que deseja. Adoro sua falta de inibição. Em minha fantasia, meu marido encontra Madonna em um show e começa a flertar com ela, dizendo-lhe que ele tem uma mulher bonita em casa e, se ela o acompanhasse, ele podia ser capaz de me convencer a fazer uma miniorgia. Madonna está definitivamente disposta a isso e vai até a minha casa. Não consigo acreditar quando vejo meu marido entrando, após o concerto, e lá está Madonna, na minha sala de estar. Após alguns drinques — todos ficamos muito bêbados —, sugiro irmos para o quarto. Madonna e meu marido começam a se beijar de língua, e acho isso muito erótico de ver — duas das pessoas mais sensuais do mundo estão dando lambidas, e estou a apenas alguns passos deles, observando. Vagarosamente coloco a mão no meio das minhas pernas e sinto, por cima de minha calcinha, que já estou muito molhada. Madonna pisca para mim e gesticula para que eu me aproxime e me junte a eles. Faço isso, e Madonna começa a beijar a minha nuca e atrás de minhas orelhas. Como era de esperar, ela é uma boa amante e realmente tem um talento especial para ser sensual com outra mulher. Espero que ela saiba como lidar com um corpo feminino. Em seguida, meu marido ajoelha e beija nossas vaginas por sobre os vestidos, depois enfia as mãos debaixo deles e retira nossas calcinhas. Ele passa a língua pela minha saia primeiro e começa a lamber minha vagina e, depois de me chupar por um minuto, passa para Madonna. Entretanto, o tempo todo, ela e eu nos beijamos de língua. Esfrego a palma da mão nos seios dela por cima de seu vestido e posso sentir seus mamilos ficando duros, e ela começa a gemer. Ela faz o mesmo comigo. Nesse ponto, estou tão excitada que, em geral, gozo e minhas pernas começam a tremer de prazer. Gostaria de seguir adiante na fantasia, mas geralmente não consigo, porque é tão sensual que atinjo o orgasmo antes que muito mais aconteça. Se ao menos eu pudesse realmente fazer isso, obviamente não com Madonna — não acho que isso aconteceria —, mas com meu marido e uma mulher bonita entre 18 e 35 anos...

SPALDING

Sou um cozinheiro de 28 anos, vivo no interior e acredito que sou o que você chamaria de "bi". Tenho uma mulher sensual e dois filhos adoráveis. Porém, muito embora seja heterossexual a maior parte do tempo, considero os corpos masculinos muito sensuais e, desde que pratiquei alguma masturbação no internato, descobri que prefiro me masturbar pensando em homens. Nunca fiz nada disso com um homem e não gostaria de fazer, mas aprecio muito minhas fantasias sexuais com eles. Minha mulher não suspeita de nada (pelo menos, acho que não), e temos uma vida sexual muito boa, mas nos últimos dois anos, só fui capaz de ter ereção ao imaginar que nossa cama estava cercada de caras nus e eretos, talvez um time inteiro de rúgbi ou futebol, todos se masturbando, tentando enfiar seus pênis em minha boca ou no meu ânus. Só de pensar nisso fico excitado e me permite dar a minha mulher uma transa realmente boa; portanto não há reclamações da parte dela. Recentemente comprei uma fita pornográfica; bem, não é exatamente uma fita pornográfica, mas uma espécie de fita sensual — é francesa e se chama *Dieux du Stade*, sobre a confecção de um incrível calendário com um time de rúgbi francês desnudo. É, aparentemente, a fita favorita de Boy George e recentemente passou a ser a minha. Ao contrário da maioria dos jogadores de rúgbi (que parecem uns brutos, com exceção daquele fofo do Jonny Wilknson, claro), todos os jogadores de rúgbi franceses parecem modelos masculinos. Eles estão posando nus para esse calendário, acredito que para caridade, ou algo assim, e eles todos têm corpos com musculatura incrivelmente definida. Você vê uma porção de bundas duras e definidas, de coxas e dorsos não muito estufados, apenas um vislumbre ou dois aqui ou ali, mas por ser sutil, é muito mais erótico. Já vi esse DVD umas cem vezes e conheço cada minuto intimamente. Simplesmente me masturbo cada vez que o vejo, e quando transo com minha mulher (cerca de três vezes por semana), imagino que todo o time de rúgbi francês (Stade Français Paris, como são chamados — verifique sua página na internet) está cercando minha cama e ejaculando em meu rosto, nas minhas costas etc. Provavelmente, até onde sei, eles são todos heterossexuais, o que os torna ainda mais atraentes.

Homens que amam lésbicas

Para muitos, a atração masculina por fantasias e pornografia lésbicas permanece o teste mais extremo da heterossexualidade. Por que se restringir a apenas uma mulher quando se pode desfrutar de duas ou mais mulheres fazendo amor uma com a outra? Superficialmente, o consumo por heterossexuais masculinos de iconografia lésbica parece bastante simples: homens heterossexuais gostam de ver mulheres nuas.

Porém, escritoras feministas observaram repetidamente que, embora na superfície uma fantasia masculina com lésbicas pareça indicar amor por mulheres, tais fantasias, na verdade, expressam hostilidade para com elas, servindo como uma objetificação pornográfica das fêmeas como objetos em um teatro masculino. A pesquisa psicanalítica, ao contrário, indica que pode haver outro componente para o amor masculino pelo lesbianismo. A renomada professora e psicanalista americana Ethel Spector Person abordou a questão da razão pela qual os homens ficam excitados ao pensar em duas mulheres fazendo amor uma com a outra, em vez de ficaram mais excitados com a perspectiva de fazerem amor com essas mulheres. Person sugeriu que os homens frequentemente ficam excitados observando duas mulheres fazendo amor porque eles têm temores secretos sobre sua própria potência e sua capacidade de satisfazer mulheres. A maioria dos homens se preocupa, em vários momentos de suas vidas, com o tamanho ou a capacidade de ereção de seus pênis; portanto, a fantasia lésbica não apenas gratifica o prazer em observar o corpo feminino nu, mas também alivia o homem do fardo de terem, eles mesmos, que satisfazer as mulheres. A professora Person também observou que muitos homens que gostam de temas lésbicos podem se *identificar inconscientemente* com as mulheres e com os corpos femininos, em vez de gostar de ver um homem e uma mulher fazendo amor; enquanto alguns homens heterossexuais conseguem se imaginar na posição de outro homem, aqueles que preferem ver duas mulheres se imaginam na posição de uma ou de ambas as mulheres. A fantasia lésbica, desprovida de qualquer figura masculina, também elimina qualquer concorrência; em outras palavras, o fantasista masculino não tem outro rival masculino, nenhuma figura paterna, nenhuma figura fraterna, nenhum patrão que possivelmente ameaçaria seu sentimento de potência.

Além disso, ao discutir com homens a excitação das fantasias lésbicas em sessões de psicoterapia e com os que participaram do meu estudo de entrevistas, descobri que muitos deles experimentaram um ou mais episódios de privação materna, frequentemente de uma natureza importante, durante os primeiros cinco anos da infância, o que estimularia uma ânsia por suprimento *maternal*, como aquele fornecido pela fantasia de mais do que uma mulher envolvida em atividade sexual.

A preocupação masculina heterossexual com o lesbianismo serve como ilustração das complexidades multifacetadas da orientação erótica e do desejo, como o conjunto de fantasias a seguir mostrará. Esses relatos revelam indícios de paixão pelas mulheres ou, ao contrário, hostilidade ou alguma combinação desses elementos?

FELIPE
Minha fantasia sexual favorita é sempre com minha ex-namorada, Billie. Saímos juntos por aproximadamente seis meses, mas ela me rejeitou. Ainda não sei por quê, mas ela disse que simplesmente não estava indo bem. Quando a vi novamente, ela estava caminhando pela cidade com os braços ao redor de uma moça fogosa e, mais tarde, descobri que ela realmente se tornara lésbica. Que perda para a humanidade; embora eu entenda por que ela ache as garotas tão sensuais, pois eu acho também, não me canso delas. De qualquer forma, fiz uma digressão. Em minha fantasia, Billie vem até a minha casa e me diz que cometeu um erro, ela não deveria ter se tornado lésbica, que foi uma fase idiota de estudante pela qual estava passando, mas que me quer de volta. Fico muito excitado, mas lhe digo que ela me magoou e se realmente me ama, como diz, e quer muito me agradar, terá de me fazer um favor especial. Ela diz que fará qualquer coisa para que eu volte. Digo-lhe que terá de trazer a namorada aqui para tomarmos um drinque e, depois, quero vê-la fazer sexo oral mutuamente e penetrarem a vagina uma da outra. Preocupo-me se Billie pensará que sou um pervertido, desejando ver duas garotas chuparem uma a outra, mas ela diz que seria um prazer e, em uma hora, volta com Bethany — sua transa lésbica quente, quente, quente. Após alguns goles de tequila, estamos todos vulneráveis. Acendo um baseado, deito no sofá e digo às garotas para me entreterem. Billie e Bethany não perdem tempo para começar a me agradar. Elas levantam as blusas, sem sutiã por baixo, e tenho uma visão bem de perto de seus seios quentes, quentes e dos maravilhosos mamilos durinhos. Isso vai ser bom. Em seguida, elas começam a abrir o zíper da saia uma da outra, e se despem. Então, as calcinhas são tiradas, e consigo ver dois matinhos de amor lindos, um casta-

nho e outro louro. Digo às garotas que dirigirei as ações, muito embora eu esteja agora tão tonto que mal consiga falar uma frase inteira. Peço a Bethany para ajoelhar na frente de Billie e começar a afastar os lábios da boceta. Digo-lhe para lambê-los e fazer muitos barulhos de quem está chupando. Ela não tem pudores com isso e, como lésbica praticante, ela é boa demais nesse aspecto. Os barulhos me excitam e posso sentir meu pau pressionando minhas calças Calvin. Também imagino que sou Bethany, porque realmente desejo estar chupando a boceta de Billie, mas as drogas tornaram minhas pernas bambas e estou paralisado no sofá. "Troquem de lugar", digo às garotas, e elas obedecem, com Bethany agora em pé, e Billie, a vadia, de joelhos, chupando Bethany. Há muito fluido escorrendo das bocetas delas, e lhes ordeno que agora elas façam 69 e que caprichem. As garotas se colocam na posição, pernas ao redor da cabeça uma da outra, e antes que eu possa me dar conta, elas estão chupando a toda, gemendo muito. Nem preciso expor meu pênis, porque apenas a visão dessas duas garotas trepando uma com a outra é tão quente que ejaculo em minhas calças naquele momento. As garotas sabem o que está acontecendo e vêm até onde estou, abrem minhas calças e lambem todo o sêmen das minhas calças e do meu pau. Digo às garotas, "Me diz: é gostoso; me diz: é gostoso", elas lambem os lábios e juntas dizem, "é gostoso". Tudo isso me faz gozar outra carga bem ali, a qual as garotas lambem novamente, dizendo em um suspiro sensual, "É gostoso". Gozo novamente.

ALEJANDRO
Ver e me juntar a duas mulheres maravilhosas seria minha fantasia ideal.

BARTHOLOMEW
Ver duas mulheres fazendo sexo.

CONRAD
Fazer sexo com duas mulheres.

MONTY
Minha fantasia principal e recorrente é fazer sexo com mulheres, não uma mulher em particular, mas apenas a ideia de sexo lésbico. Em geral, elas estão me dando prazer oral ou estamos nos beijando.

DAKIN
Lesbianismo de todas as formas.

EGBERT
Sexo lésbico.

FRANCESCO
Minha mulher tendo um orgasmo com outra mulher.

KIP
Minha fantasia sexual favorita é com minha mulher. Ela é uma gostosona de 36 anos, mas a maioria dos homens diz que ela parece ter 20 e poucos, com grandes peitos balançantes do tipo Barbara Windsor. Sou muito orgulhoso por ela continuar a se manter em tão boa forma. Em minha melhor fantasia de masturbação, imagino que chego em casa mais cedo do trabalho um dia e, para minha surpresa, encontro minha mulher com sua língua enfiada na boca da filha da vizinha, que tem 18 anos. Não sou de abusar de crianças ou qualquer coisa do tipo, mas transaria com essa garota se tivesse oportunidade, ela é tão fogosa que sempre a dispo com os olhos, pensando como sua vagina e seus lábios vaginais devem ser quando ela está nua. De qualquer forma, em minha fantasia, minha mulher chega lá primeiro. Elas duas estão com a língua na boca uma da outra, e a temperatura está esquentando. Escondo-me atrás de um armário, mas essa ação garota-garota está fazendo meu pênis enrijecer a cada segundo. A próxima coisa que percebo é minha mulher começando a beliscar os seios da jovem (vamos chamá-la de Anita). Ela está beliscando os seios de Anita e, imediatamente, os dois sutiãs são tirados, e elas começam a esfregar os mamilos juntas. Ah, cara, meu sexo está tão ereto que tenho de abrir as calças e o cinto, e começo a esfregá-lo por cima das calças. Minha mulher então começa a chupar os seios de Anita. Acho que elas devem ter me visto ou ouvido, porque nesse momento minha mulher grita: "Ei, Kip, venha cá e se junte a nós, se você for homem." Corro para lá apresentando o pênis e enfio minha ereção na boca de Anita. Ela nunca teve um na boca antes, mas com minha mulher acariciando sua bunda, ela começa a se divertir. Imediatamente, os botões voam para todos os lados e, por fim, estamos nus. Mas, enquanto transo com Anita, e enquanto minha mulher chupa meus testículos, penso como tudo é quente e o quanto desejo que isso possa realmente acontecer. Porém,

infelizmente, minha mulher é muito conservadora e, se eu desse em cima de Anita, seu pai provavelmente arrancaria minha cabeça. Também tenho uma filha jovem, logo sei o quanto os pais podem ser protetores. No entanto, como uma fantasia masturbatória, essa é fantástica.

GREGOR
Ver duas mulheres fazendo sexo com penetração de um tipo ou de outro (os detalhes exatos não importam).

HANS
Ver duas garotas se beijando, fazendo sexo oral e uma masturbando a outra.

INGRAM
Kylie Minogue e Sandra Bullock.

ELLIS
Simplesmente adoro pensar em me masturbar vendo duas mulheres penetrando a vagina uma da outra. Uma linda loura chupando uma vagina é minha excitação favorita. Realmente preciso que as garotas em minha imaginação se envolvam em grande estilo, você sabe, não apenas lamber no estilo pornográfico, mas chupar como se estivessem fazendo a última refeição. Adoraria vê-las beliscar os mamilos uma da outra enquanto fazem 69 e, depois, deixarem todo o fluido vaginal pingar pelas coxas. Eu me masturbo com vontade, machucando a pele, quando penso nisso. Às vezes, meu pênis fica em carne viva e chego a me ferir, mas pensar nessas chupadoras de vagina realmente me faz explodir em um jorro grande de sêmen por toda a minha barriga. Desejo que essas lésbicas estivessem lá para lamber a minha barriga e também as paredes de meu quarto, porque quando gozo, o esperma voa por cima de meus ombros. Suponho que daria um bom artista pornográfico. Um dia, talvez, quem sabe?

JONAH
Ver duas mulheres fazendo sexo oral.

KENT
Ver lésbicas adolescentes.

10

Exibicionismo genital

Kleiner Mann hat auch sein Stolz.
(O homenzinho também tem seu orgulho.)

Provérbio alemão

Miniexibições

O exibicionismo constitui uma parte normal do desenvolvimento humano saudável. Seria uma razão para preocupação se o adolescente, em algum momento, não mostrasse seus bíceps, exercitados arduamente na academia; ou se a adolescente, em algum momento, não exibisse seus seios em crescimento ao vestir uma camisa ou suéter justa. Evitar exibir partes apropriadas do corpo pode indicar um sentimento profundo de vergonha com relação ao próprio corpo, o que pode ser indicativo de depressão ou de outras dificuldades psicológicas. No entanto, o que acontece quando homens e mulheres também exibem sua genitália em público? A maioria dos profissionais de saúde mental consideraria a exibição genital como um sintoma preocupante. Até mesmo o aparentemente simples ato de um homem, em uma capa de chuva, mostrar o pênis para uma mulher, sem ela esperar, pode lhe provocar anos de trauma. E, embora a maioria dos exibicionistas não tenha contato físico com suas vítimas, uma proporção substancial, aproximadamente um terço, passará do exibicionismo a atos mais sérios de violência interpessoal. De fato, antes de se tornar um assassino em série, o americano Jeffrey Dahmer se expôs na Feira Estadual de Wisconsin, um aviso precoce do comportamento sexual devastador que se seguiria.

Embora o exibicionismo possa ser uma realidade clínica-forense, a maioria dos britânicos consegue limitar suas aspirações exibicionistas aos domínios da fantasia, ou a outras formas mais sutis de exibição (por exemplo, se pavonear em um jantar, presidir a feira anual do vilarejo, estrelar a peça da escola). Oito por cento das britânicas tiveram uma fantasia sexual envolvendo a exibição dos seios em público, em comparação com 2% dos britânicos; e 4% das britânicas tiveram a fantasia sexual de exibir os genitais em público, em comparação com 7% dos britânicos. Cinco por cento dos britânicos gostam de se despir em público, e 10% gostam de fazê-lo na frente de outra pessoa. Uma estimativa conservadora indicaria que aproximadamente quatro milhões de homens e mulheres britânicos obtêm satisfação sexual da perspectiva de expor seus genitais e, frequentemente, os seios. A geografia e a classe social têm pouco impacto sobre o desejo dos britânicos de se despirem. No entanto, o impulso de expor as partes íntimas diminui com a idade, sendo duas vezes mais provável que os integrantes mais jovens da população adulta fantasiem com desnudamento na frente de outra pessoa do que os adultos com mais idade.

Como expliquei em meu estudo *Exibicionismo*, publicado em 2001 e baseado, em parte, no trabalho psicoterápico e clínico com exibicionistas, as raízes do exibicionismo provêm de angústias profundas acerca da adequação corporal. Nesse breve estudo, esbocei várias razões pelas quais os homens cometerão atos de exibicionismo genital. Elas incluem:

- Defesa contra a angústia de castração, usando o ato exibicionista como um meio de reforçar a potência masculina.
- Expressão de sadismo em relação às mulheres, sobretudo ódio da mãe.
- Meio de demonstração narcisista no caso de uma pessoa que seria "invisível".
- Proteção contra o ato sexual com mulheres que possam ser consideradas perigosas ou castradoras.

- Expressão de um impulso masoquista de ser pego, preso e punido.
- Veículo para transformar desejos agressivos em desejos sexuais, conferindo-lhes, portanto, mais sintonia egoica com o próprio sujeito.

A grande maioria dos que fantasiam com o exibicionismo nunca cometerá uma ofensa sexual passível de prisão. Pergunta-se, no entanto, até que ponto a dinâmica do exibicionismo clínico dos genitais se aplica também àqueles para os quais o exibicionismo se tornou uma fonte primária de estimulação coital ou masturbatória nas fantasias.

JIM
Fazer sexo com minha parceira ao ar livre e talvez com algumas pessoas olhando, mas sem que eu saiba que estão olhando.

CARTER
Ser flagrado em pleno ato de masturbação por um desconhecido.

VICENTE
Moro no quinto andar de meu prédio. Gosto de colocar o pênis para fora da janela e me masturbar, esperando que alguém me veja. Nunca deixo o sêmen cair no chão, mas gostaria de fazer isso. Só me preocupa que ele possa atingir alguém.

LUCYANN
Sentar na varanda de meu apartamento, com as pernas bem afastadas, enquanto me masturbo na frente de adolescentes excitados (17, 18, 19 anos) que moram no prédio ao lado. Eles veem minha vulva e seguram seus membros e se masturbam também. Eles espirram seu esperma em mim, muito embora estejam a vários metros de distância.

MELVIN
Tirar meu pênis e me masturbar na frente de um grupo de garotas de 18 a 20 anos e deixá-las muito excitadas. Mostro meu pau para a mais bonita delas e lhe digo: "Chupa ele, querida, chupa ele." Ela ajoelha e o engole todo, e eu gozo em sua garganta. Depois, suas amigas fazem fila para ganharem uma dose generosa do creme de Melvin.

CASPIAN
Estou numa festa e todos os homens são mandados para um quarto escuro e obrigados a se despirem. Todas as mulheres entram na sala, uma atrás da outra, e tentam identificar seus companheiros tocando e sentindo — e até mesmo provando — seus genitais e outras partes de seus corpos. Os homens não são autorizados a falar ou se movimentar durante esse processo. Depois disso, as mulheres e os homens mudam de lugar e o mesmo processo acontece. Os resultados são comparados e todos têm de sair e transar com a parceira que identificaram como a sua. Isto é, se ainda conseguirem esperar depois de terem bolinado e apalpado tanto, isto é...

NATE
Ter alguém que me ache irresistível em público.

MELBA
Fazer sexo com meu namorado em uma festa na casa de amigos. Ficamos envolvidos pelo clima e não percebemos que seus amigos estão olhando. Quando nos damos conta, faço uma boa exibição para eles.

CHANA
Ser forçada a ter um orgasmo enquanto estou em um trem lotado. Não sou autorizada a chamar a atenção para mim e tenho de atingir o orgasmo exatamente quando o trem estiver chegando à estação, onde há pessoas esperando para pegá-lo. O homem que me proporciona o orgasmo está sempre atrás de mim e nunca vejo seu rosto.

BOSWELL
Exibir o sr. Borrachudo e deixar todos darem uma boa olhada de perto.

HONEY
Fazer sexo na biblioteca pública.

ALLEN
Sentado em uma biblioteca pública.

VASSILY
Fazer sexo com alguém que conheço, em um lugar onde podemos ser vistos.

GERMAINE
Ser uma stripper.

EDNA
Sexo com um desconhecido, em lugares públicos, por exemplo, em uma estação ferroviária, aeroporto, ou em um trem, avião etc.

AUGUSTA
Sou uma estrela pornô e estou atuando em uma cena de um filme.

BREANN
Vários tipos de sexo em lugares públicos, mas fora de visão: vestiários, trens, carros, praias, parques, escritórios etc. E em locais espetaculares: a Torre Eiffel, Grand Canyon, o espaço sideral etc., maravilhas naturais ou feitas pelos homens, e que aguçam os sentidos. O risco de ser flagrado é muito excitante. Com o parceiro ou alguém com quem fantasio, em vez de um desconhecido.

ARDEN
Ser uma roqueira e ter que me despir na frente de uma plateia excitada e suada composta de homens e mulheres, todos admirando meu corpo e gritando para que eu cante meus sucessos. Isso realmente me excita. Acho que gosto de ser admirada descaradamente por muitos desconhecidos que estão todos fantasiando comigo. Gosto da ideia de adolescentes excitados que se masturbam olhando os meus pôsteres nas paredes de seus quartos, exatamente como eu costumava fazer com David Essex e David Cassidy.

ARABELLA
Ser uma socialite rica dando uma festa de sexo ao redor da piscina, na costa da Espanha.

MURRAY
Fazer sexo em pé em um bar.

GLENDA
Ter um romance e ser seduzida por um desconhecido, depois fazer amor com ele em um lugar onde poderíamos ser surpreendidos.

WEBSTER
Ter de me despir na frente de um grupo de garotas de 17 anos que olham para meu pênis e riem dele, enquanto ele sobe e desce em um estado de semiereção.

GUILLERMO
Estou com muita vontade de fazer sexo ao ar livre com todos olhando para mim enquanto transo com minha mulher. As multidões ovacionam quando penetro a vagina que escorre, e lanço muito esperma dentro dela, fazendo-a gemer. Os caras todos querem se revezar e lhes digo que podem ficar com as sobras.

KATARINA
Ser filmada me masturbando.

HILDEGARD
Ser uma stripper e vagarosamente me despir com música apropriada.

CHASE
Ter uma determinada colega de trabalho se despindo para mim. Ela veste meias-calças com lingerie e dança sensualmente para mim.

DILLON
Sexo espontâneo, em um lugar público, com um desconhecido.

DENTON
Fazer sexo ao ar livre.

BOBBI-JO
Vagarosamente despir alguém, depois vagarosamente me despir na frente deles, excitando-os, mas eles não estão autorizados a me tocar.

MINA
Fazer sexo sabendo que estou sendo observado por trás de um espelho de fundo falso.

LORD
Eu me masturbar atrás de uma tela de vidro através da qual as pessoas podem me ver. Não consigo ver as pessoas, mas sei que estão lá.

HUD
Os rapazes do time de rúgbi fazem uma brincadeira de esconder minhas roupas e me forçam a sair do vestiário totalmente nu, na frente de uma multidão de mulheres. Elas vibram quando veem o que tenho pendurado entre as coxas gordas e, naquela noite, eu me masturbo.

ETHAN
Abordar minha parceira sem que ela perceba e fazer sexo por trás em um lugar público.

NORBERT
Ser pego me masturbando por um limpador de janelas.

FIDEL
Adoro estar ao ar livre. Sexo em um campo ou na praia, ou em qualquer lugar com o risco de ser flagrado.

LACHLAN
Fazer sexo com minha mulher, ao ar livre, com desconhecidos de ambos os sexos nos observando.

GARTH
Tomar sol nu nas dunas e ser visto e filmado em poses reveladoras.

HENRICUS
A ideia de ser observado enquanto faço sexo.

DIANE
Vi Kathleen Turner em *A primeira noite de um homem*, no centro de Londres, totalmente nua, no papel de sra. Robinson. Isso me deixou tão excitada, não porque gosto de mulheres, mas porque me excita a ideia de ficar nua e de fazer o pênis de um adolescente entrar em ação ao ver minha vagina e seios.

LAVINIA
Quero ficar totalmente nua na frente de amigos de meu marido e deixá-los andar à minha volta e me examinar. Depois, quando eles tiverem me consumido com os olhos, quero ser bem penetrada por cada um eles.

IVY
Ser observada enquanto faço sexo com meu marido e ser filmada, e ouvir "Corta" e "Continue" etc.

JEAN-MICHEL
Sexo em público, muito espontaneamente, com a parceira tomando a iniciativa.

LURISSA
Estar em um filme pornográfico e ser observada enquanto sou obrigada a atuar em cenas de sexo.

WYATT
Fazer sexo na frente de uma plateia grande.

LEONARDO
Fazer sexo ao ar livre e a excitação de ser flagrado.

CINDY
Sexo ao ar livre.

BONITA
Uma mulher ou um homem se juntando a mim e a meu marido. Relação sexual anal e vaginal com dois homens ao mesmo tempo.

EVELYN
Sexo na piscina.

MALA
Fazer sexo com outra mulher enquanto dois homens observam, depois os homens se juntam a nós.

Macroexibições

DIMITRI

Estou em uma festa, em alguma casa luxuosa em Mayfair. Todos estão vestidos com roupas de festa. As mulheres usam luvas e os homens estão todos de casaca. Estou muito elegante naquela noite e excitado por ter cheirado um pouco de cocaína antes de chegar lá. Todos sentamos em uma mesa de jantar muito comprida. Deve haver 25 ou trinta convidados sentados, todos se embebedando com champanhe da melhor qualidade. Há também uma frota inteira de serviçais uniformizados esperando para nos servir. Estou sentado no meio da mesa, ladeado por duas lindas louras aristocráticas e peitudas. Por alguma razão, a conversa passa a girar em torno de sexo, e uma das louras simplesmente me pergunta de supetão se meu pau é grande. De repente, toda a mesa se cala, e as pessoas simplesmente não podem acreditar na ousadia dessa pergunta, sobretudo em uma casa em Mayfair.[5] Destemido, lhe digo que ele mede 32 cm. Ela fica boquiaberta e incrédula. Na vida real, mede 24 cm — bastante grande, qualquer que seja o padrão —, mas, ei, essa é minha fantasia, então acrescento uns centímetros a mais. "É verdade", digo, e a vadia loura desafia minha honestidade. De repente, todas as mulheres e os homens na mesa começam a participar. A anfitriã diz: "Vamos fazer um jogo. Por que todas as mulheres não abrem as calças dos homens sentados ao seu lado? Isso mesmo, exponham os pênis deles, façam ficar eretos e depois o mordomo os medirá. O vencedor terá de mostrar o membro no meio da mesa e transar com qualquer senhora que desejar." Todo mundo começa a ficar muito nervoso, sobretudo os aristocratas pomposos, com seus pênis minúsculos. Digo que sou homem o suficiente para enfrentar o desafio e os outros homens ficam tão envergonhados que entram na brincadeira. Dito isso, o jogo começa, e faço as duas louras aristocráticas abrirem minhas calças e exibirem meu membro que mede mais de 30cm. As outras mulheres abrem as calças de seus homens, e todos, exceto eu, ficam rubros de vergonha. Todo mundo olha em minha direção e seus olhos simplesmente saltam em seus rostos. As mulheres todas desejam transar comigo, e os homens parecem que dese-

---

[5] Mayfair é um bairro chique e rico em Londres. (*N. da T.*)

jam cortar meu pênis com as facas de manteiga. Todas as mulheres retiram os membros de seus homens das calças de smoking, mas o meu é tão grande que são necessárias duas delas para fazer isso, e ele ainda está saindo, porque há tanto ainda por vir. Finalmente, impaciente, a anfitriã grita comigo: "Vamos lá, Dimitri. Tire o seu." Imediatamente, ele está todo do lado de fora, uma enorme mangueira, o tipo que você pode ver em um carro de bombeiros. Ele fica pendurado até os meus joelhos. A anfitriã então manda todos os homens subirem nas cadeiras, com as calças e cuecas nos tornozelos. Sou o primeiro a subir, porque tenho orgulho. Os outros bichas de pau mole levantam vagarosamente, com medo de mostrar seus membros mínimos. A anfitriã então manda o mordomo medir todos com uma régua, e ele começa a ler as medidas: "Lorde Windsor, 13cm; lorde Cavendish, 15cm; lorde Babaca, 10cm" etc. etc. Ele então se aproxima de mim, e o meu é mais comprido do que a régua: "Príncipe regente Dimitri, mais de 30 cm, minha senhora." Todos começam a aplaudir, e todas as senhoras estão salivando porque desejam ser fodidas. A anfitriã me faz ficar em pé no meio da mesa e me diz que posso escolher qualquer mulher e transar com ela na frente dos convidados. Escolho uma vadia rica com peitões e grandes mamilos. Rasgo seu vestido, jogo alguns pratos no chão e, em seguida, deito-a na mesa. Ela sussurra: "Por favor, não me arrebente." Começo a roçar a cabeça do meu pau contra seu clitóris. Meu membro é tão grande que só consigo colocar minhas mãos ao redor da extremidade. Peço a dois ou três dos outros caras para me ajudar a enfiar no pote de mel da senhora. Dou umas estocadas nela, quase rachando-a ao meio. Todos os convidados estão ficando tão excitados ao me ver mexer minha carne, que eles todos começam a se masturbar. Algumas das mulheres pegam velas dos candelabros e começam a penetrá-las em si mesmas, enquanto os homens agarram cubos de manteiga, lubrificando seus membros enquanto se masturbam. Adoro me exibir. Transo com a vadia até ela desmaiar e deposito um oceano inteiro de creme na bocetinha dela. Realmente, sou um integrante da aristocracia — um membro pouco significante —, mas essa é a única área em que sou um "membro" pouco significante!

CHEVY
Nos fins de semana, adoro passear pelos clubes gays de Manchester. Também vou a saunas, onde os gays passeiam apenas de toalhas. Entro

na sauna e, imediatamente, deixo cair minha toalha, e todos os outros gays observam minha masculinidade. É muito grande, cerca de 23 cm de ferramenta ereta, e os outros homossexuais apenas me olham, salivando ao pensar na refeição gostosa que os espera. Um dos mais jovens cai de joelhos e começa a segurar meu pênis. Pego meu membro, o esbofeteio e lhe digo: "Não tão rápido. Primeiro, vocês todos precisam reverenciar meu pênis." Instruo todos os homens na sauna a se juntarem à criaturinha de joelhos e a cantarem: "Você tem o maior pênis da sauna, você tem o maior pênis da sauna." Toda essa admiração faz o sangue fluir em direção ao meu sexo e ele fica ainda maior. Fico tão excitado pela reverência a ele que algumas gotas de pré-gozo começam a pingar de mim e caem no chão. Pisco o olho e mando ele lamber tudo do chão molhado, viscoso e doce da sauna. Ele faz o que mando. Glória! Eu me masturbo como louco e o gozo masculino quente se esparrama por sobre todos os caras ajoelhados, ensopando-os. Mando-lhes lamber o gozo, e imediatamente, eles dão um banho de língua um no outro. Muito embora eu tenha descarregado minha parte, meu membro ainda se mantém orgulhoso, maior do que os deles eretos. Tenho o maior pênis de Manchester.

HANK
Adoro mostrar meu pau. Acho que ele é muito bonito. Realmente me excita quando garotas o veem por acidente; por exemplo, na casa de um velho amigo há algumas semanas, ele e eu estávamos nadando na piscina. Eu não tinha sunga, então ele me emprestou uma. Subimos para seu quarto para trocar de roupa e colocar a sunga antes de mergulharmos. Tirei minha camiseta, minhas calças e, no momento em que abaixava minha cueca, sua filha de 13 anos (13? 14?) irrompeu no quarto. Ela ficou muito envergonhada e saiu rapidamente quando viu seu pai e outro sujeito completamente nus, mas eu fiquei muito excitado. Disse a meu amigo que eu precisava ir ao banheiro antes de nadar, e simplesmente fui e me masturbei até gozar. Quando fantasio, penso em mostrar meu pau para garotas de 13 a 15 anos. Gosto de imaginar que sou um jovem e lindo professor, em um internato para meninas. Ensino biologia. A lição de hoje é de anatomia humana, e estou desenhando como louco no quadro-negro. Uma das garotas, vestindo um uniforme sumário, levanta a mão e diz que entende perfeitamente de anatomia feminina, mas que a anatomia masculina é um mistério para ela. Eu poderia ser mais explíci-

to? Fecho a porta e pergunto às garotas se elas podem guardar um segredo. Todas dizem que sim. Digo-lhes que vou ensiná-las anatomia masculina por demonstração. Desativelo meu cinto, abaixo as calças e a cueca até meu pau ficar subindo e descendo, totalmente à mostra, tornando-se cada vez mais grosso a cada segundo. As adolescentes deixam escapar um suspiro. Eu então deito na escrivaninha, com minhas pernas abertas e começo a ensiná-las anatomia masculina, puberdade, ereção, ejaculação, relações sexuais e todos esses assuntos fundamentais que elas precisarão saber quando tiverem namorados. Eu as encorajo a formar uma fila e se aproximarem, uma a uma, para examinar meu pênis de perto. Uma das mais bonitas pergunta se ela pode tocá-lo e lhe digo que sim. Ela precisa usar as duas mãos para segurar a haste, já que é tão grande; então ela pisca para que a outra puxe o prepúcio. Imediatamente, a turma inteira me cerca e fita meu pênis, anotando, medindo, tirando fotografias. Logo, fico tão excitado que não consigo conter mais meu esperma e lhes mando chegar para trás, pois vou descarregar uma carga bem grande. Elas se protegem embaixo de suas mesas, enquanto uma grande descarga — um verdadeiro jorro — esguicha da ponta e inunda a sala inteira com suco masculino.

RUSTY

Acho que você me consideraria um exibicionista. Não consigo controlar, simplesmente adoro mostrar meu pau sempre. Minha mulher acha esquisito, mas, quando vamos a festas com outros casais, meus colegas dizem, "Rusty, mostre-nos seu bastão", e eu mostro. Eles todos têm uma bela visão do comprimento e, depois, o guardo novamente nas calças. Tudo começou quando eu fui fuzileiro naval. Os outros soldados e eu íamos ao campo fazer exercícios de treinamento, compartilhando barracas e coisas desse tipo. Algumas vezes, após terminarmos as obrigações, ficávamos entediados. Uma vez, um dos fuzileiros sugeriu que fizéssemos uma competição de masturbação e, claro, não víamos nossas garotas havia muito tempo, então todos estávamos a perigo e muito dispostos a participar da brincadeira. Um a um, tiramos nossos pênis para fora e ficamos em pé, a 15 metros de um grande carvalho. O acordo era se masturbar e ver se o gozo conseguia atingir a árvore! O sujeito com o tiro mais longo seria o vencedor, e ele poderia fazer qualquer coisa que desejasse com o perdedor. Nos masturbamos feitos loucos e, embora não seja gay, gostei muito de ver todos esses outros caras se bolinando. Não ganhei o tiro a distância, mas não perdi também. O perdedor, pobre sujeito, teve os pentelhos e o "cofrinho" raspados na frente dos outros camaradas. Quando me masturbo em casa, o que é raro hoje em dia, porque eu e minha garota transamos a toda hora, penso em ficar em uma praça pública e em pessoas fazerem fila para ver meu pau. Simplesmente penso nisso por alguns minutos e, de repente, estou gozando para todos os lados.

CHRISTIAN

Realmente me excita a ideia de ter meu pênis e meus testículos examinados por um grupo de médicos. Certa vez, quando adolescente, tive de ir ao hospital para fazer exame de ultrassom de meus testículos e achei tudo muito excitante. Espirram gel sobre eles e depois pegam uma sonda e a esfregam por toda parte para que possam ver dentro do saco. Isso aconteceu quando eu tinha 17 anos e tornou-se o centro de minhas fantasias de masturbação. Aqui está a minha favorita. Agora estou com 24 anos, a propósito. Sinto uma dor no pênis, então vou ao médico e ele pede que eu tire a roupa. Infelizmente, ele não consegue encontrar nada errado e me encaminha a um especialista, no hospital, que também me manda tirar a roupa. Este também não encontra nada, então convoca uma junta médica (homens e mulheres), e tenho de tirar a roupa na frente deles, e eles todos examinam meu pênis e testículos. Novamente, nada é encontrado, mas eu ainda sinto dores, então, finalmente, eles me enviam ao setor de raios X. Mandam-me tirar a roupa da cintura para baixo e uma radiologista me deita na mesa. Ela olha o meu pênis e diz: "O médico não terá dificuldade em encontrar algo aí. Há bastante aqui para todos." Adoro o fato de ela estar olhando para meu pênis. Ela me deita na mesa e espirra o gel sobre meus testículos e o esfrega neles com as pontas dos dedos. Estou quase gozando quando o médico entra. Ele dá uma olhada em meu pênis e diz: "Meu Deus, é um dos maiores que já vi nesta clínica... em toda a vida. Você se importa se eu chamar o resto da equipe para dar uma olhada?" Respondo: "Pode chamar." Mais tarde, todos os médicos, enfermeiras e estudantes de medicina do hospital veem meu pênis gordo se projetando da minha pelve. Meu membro é famoso, e há fotografias dele nas paredes e nos livros também. O médico coloca o equipamento sobre meus testículos e o examina com o ultrassom. Ele diz: "Você também tem a maior quantidade de sêmen em seus testículos jamais vista. Não é de estranhar que você sinta dor. Enfermeira, alivie este homem de seu excesso de sêmen." Sem hesitar, a linda enfermeira negra começa a me masturbar e gozo em seu rosto negro.

CHAD
Sou um fugitivo da lei e, finalmente, fui capturado. Sou acusado do estupro de uma garota de 16 anos no Texas. Embora viva na Inglaterra, nasci no Texas e todas as minhas histórias de masturbação se passam lá ou no sul dos Estados Unidos. O xerife me prende, e sou sentenciado à morte pelo próprio George W. Bush, quando ele ainda era o governador. Meu advogado apela a Bush para que ele permute minha sentença, mas o chefão se recusa a fazer qualquer coisa e minha sentença será executada por um pelotão de fuzilamento. Na manhã de minha execução, estou encostado no muro, com os olhos vendados, e me é perguntado se tenho um último desejo. Digo que gostaria de ter uma última chance de me masturbar e gozar antes de morrer. O capitão do pelotão concorda com isso, então deixo cair minhas calças e começo a brincar comigo mesmo. Meu pênis fica tão grande que as mulheres no corredor da morte podem vê-lo de suas janelas. Elas escapam de suas celas e lutam com o pelotão de fuzilamento, arrancam os rifles deles e me salvam da morte. Escondo-me na prisão das mulheres e, todas as noites tenho de mostrar meu pênis como parte do entretenimento noturno. Então, transo com tantas prisioneiras quanto consigo, incluindo as lésbicas. Só preciso de 30 segundos entre cada gozo para conseguir uma ereção novamente. Meu pênis é meu passaporte para a glória.

GINO
Sou executivo de marketing em uma grande companhia especializada em roupas femininas. Tenho de fazer uma apresentação muito importante para as executivas e, como fico acordado a noite inteira transando com um bando de universitárias, não tenho tempo para preparar minha apresentação adequadamente. Então, tenho de improvisar e as executivas percebem que estou despreparado. Uma das mulheres se levanta e diz que é ultrajante que eu esteja recebendo um salário de executivo de marketing quando meu desempenho é tão fraco. "Desempenho?" Digo: "Você quer ver bom desempenho? Bem, que tal isso?" E abro as calças e

tiro meu pau de 30cm e começo a girá-lo como um pedaço de salsicha. As mulheres ficam chocadas. Minha pica é muito maior do que o pau mole de seus maridos ou namorados, e elas decidem me dar um bônus anual, mas apenas se puderem todas sentir meu pau. Ando ao redor da sala e começo a esbofetear cada uma delas com minha pica, e isso as faz ficar muito excitadas e, portanto, começar a se bolinar. Meu pau se torna lenda na companhia e sou logo escolhido pelo corredor da sala de reuniões da diretoria — pau ainda exposto — para a sala de fotocópia, onde as executivas fazem cem mil cópias de meu torpedo ereto. As cópias são enviadas por fax para o mundo inteiro, por e-mail para todo o país, pela janela para que as pessoas da vizinhança possam todas ter uma cópia. Todo mundo está impressionado com o tamanho dele. Quando penso sobre isso, me masturbo tanto que quase me rasgo e acabo gozando em segundos.

TRENT
Vou a um ensaio e me candidato a ator de filme pornográfico. A garota na recepção me diz que não vale a pena eu me inscrever, se não tenho um pênis que meça 15cm em repouso e 25cm ereto. Digo-lhe que o meu tem 33cm. Ela não acredita e sorri. Para provar que aquela babaca está errada, deixo cair minhas calças imediatamente e meu bastão de críquete salta para fora quase atingindo meus joelhos. A garota desmaia e, em seguida, algumas outras pessoas no estúdio vêm ver a minha lança. Logo, aparecem câmeras, e todos querem fazer um teste com meu pênis. Ele é certamente o maior que já viram e, antes que eu perceba, sou um grande ator de filmes pornográficos. Todos os estúdios de pornografia me querem para filmar. Penetro as mulheres mais bonitas por trás, na boca, no ânus, dando-lhes colares de pérolas, derrubando-as quando as esbofeteio, penetrando suas vaginas, quase tudo muito verdadeiro. Meu nome de guerra? "Stoker Stone" [Rocha estocadora].

BUZZ
Tenho fantasias sexuais demais para contar a todos vocês. Portanto, apenas responderei a sua pergunta e lhe contarei a mais excitante, conforme solicitado. Sou um cientista renomado que trabalha para uma agência secreta governamental em um prédio subterrâneo — estilo James Bond,

bem *Spooks*.⁶ Estou trabalhando em uma fórmula secreta para aumento de pênis. Todos os dias, pego um grupo de homens, a maioria vagabundos e sem-teto que são recolhidos das ruas, e trago-os para o laboratório para experiências. Consigo dez deles, mando se despirem e os amarro em uma pilastra no meio da sala. Cubro seus paus com um ácido especial, projetado para torná-los maiores. O governo acredita que se os britânicos tiverem os maiores paus do mundo, ficarão mais agressivos em combate e nos tornaremos o país mais forte do mundo. Após anos de experiências, estou prestes a desistir, porque o ácido de aumento especial que espalho por todos os pênis de meus "ratos de laboratório" não parece fazer nenhuma mágica. Mas, um dia, enquanto me masturbo, acidentalmente ejaculo na mistura de ácido. Meu sêmen se mostra tão poderoso que, quando experimento essa nova mistura nas próximas cobaias, seus paus crescem instantaneamente mais 13cm. Grito de alegria porque agora, por fim, descobri que o segredo está no meu próprio membro e em meu próprio esperma. Ejaculo mais algumas vezes no ácido e, então, coloco uma dose dupla em meu próprio pênis e, que maravilha, ele chega a 38 cm. É maravilhoso, lindo de se ver. O serviço secreto organiza uma entrevista coletiva com a imprensa e sou o centro das atenções. No momento certo, recebo um sinal do chefe para desabotoar meu jaleco e revelar minha arma secreta. Ele é tão grande que a maioria das jornalistas presentes desmaia e ficam roxos de inveja. Meu membro é fotografado e, mais tarde, sou convidado para comparecer ao Palácio de Buckingham para ver a rainha. Ela adora meu pau gigante "Feito na Inglaterra" e diz que ele será um símbolo da nação. Em seguida, há uma cerimônia no palácio, fico nu próximo à rainha e, em vez de conferir o título de "Sir" às pessoas com um toque no ombro com sua espada cerimonial (muito pequena), ela agarra meu pênis e o usa para condecorar as novas damas e cavalheiros do reino. Então, como um prêmio, a rainha me pede que a penetre, enquanto o príncipe Philip espia atrás de uma tela. Entro em sua boceta, e ela me diz que sou o melhor cavalheiro da Terra e grita até gozar, porque ela nunca teve uma foda tão boa em sua vida.

---

⁶ Série da tevê BBC que retrata a vida e os perigos vividos pelos agentes dos serviços de inteligência britânicos. (*N. da T.*)

11

Fetichismo, travestismo e outras formas de amor objetal

> "Algumas mentes falam sobre coisas, e algumas mentes falam as próprias coisas."
>
> Friedrich von Schelling,
> citado por Ralph Waldo Emerson, *Journal* [Diário]

Pode ser uma surpresa descobrir que a excitação erótica primária de uma parcela da população tem origem não numa pessoa, mas sim num *objeto*, seja ele um item de roupa, um pedaço de tecido específico, ou alguma outra textura, um pedaço de borracha, couro, um utensílio de cozinha ou um legume fresco. Embora muitas pessoas possam gostar de ver a parceira vestida em um corselete, ou com um fio dental — como um presente ocasional —, geralmente, a maioria não necessita desses itens de vestuário para ficar excitado, mas, para o fetichista, o travesti ou o homotravesti, esses objetos se tornam *imprescindíveis*, e muitos desses indivíduos têm dificuldades para se excitar sem a roupa ou apetrechos específicos. Para esses homens e mulheres, a roupa se torna uma parte ritualística do ato sexual, seja mastubatório ou com outra pessoa; e nesse aspecto, o uso de roupas especiais ou de apetrechos realmente enfatiza o potencial teatral da vida sexual.

Embora o fetichismo, o travestismo e o homotravestismo representem três conjuntos diferentes de desejos e formem parte de subculturas eróticas diferentes, decidi agrupá-los no mesmo conjunto, uma vez que cada um desses comportamentos se refere à excitação sexual que ocorre da presença de um objeto físico externo. Fetichismo pode ser definido como a excitação erótica gerada pela presença de qualquer item físico que se torna imbuído de qualidades excitantes; mais popularmente, os fetichistas ficam excitados por itens como borracha, couro, botas, tênis, saltos altos, fitas, peles e outros itens numerosos demais para mencionar. Em geral, cada fetichista fica excitado por uma textura ou um tecido muito específico. O "travestismo", em contrapartida, é mais bem-definido como o forte desejo de se vestir com roupas, em geral, usadas pelo sexo oposto (sobretudo homens em vestidos). Algumas pessoas ficam excitadas ao se vestirem de forma travestida, enquanto outras, com a perspectiva de fazer amor com um travesti. Por último, o "homotravestismo", uma variante pouco conhecida do travestismo, pode ser definido como uma queda por itens de vestuário pertencentes a outro membro de seu próprio gênero (por exemplo, um homem que gosta de se vestir com as roupas de outro homem). Isso envolve, com frequência, homens com inclinações homossexuais que roubam ou pegam emprestado roupas de outro homem e, em seguida, se masturbam.

Aproximadamente 8% dos homens e 3% das mulheres britânicos se excitam com o fetichismo; 11% de homens e 2% de mulheres britânicas com travestismo; e 2% de homens e mulheres britânicos com homotravestismo, sendo as fantasias distribuídas igualmente pelas classes sociais e regiões geográficas. É mais provável que adultos jovens relatem tanto fantasias fetichistas quanto homotravestistas.

Seria inútil tentar uma explicação pontual de tais grupos psicológicos complexos nos limites deste contexto. No entanto, a maioria das teorias psicanalíticas sobre travestismo e homotravestismo, especificamente, indica que o praticante ou fantasista está lutando contra uma angústia sobre sua identidade de gênero central. Neste contexto, temos uma pequena seleção de fantasias que envolvem roupas e outros objetos físicos que excitam.

TALBOT
Você deseja saber qual é a fantasia que mais me excita, bem vou lhe dizer. É couro. Não me pergunte por quê, mas desde minha infância, acho o

couro muito estimulante e agora que sou adulto, não me canso dele. Cresci numa fazenda do interior, e tínhamos uma porção de cavalos nos estábulos; talvez tenha algo a ver com todas as selas e os outros apetrechos de couro — botas, chicotes etc. —, quem sabe? De qualquer forma, sou 100% heterossexual e adoro transar com mulheres — sempre que tenho oportunidade —, mas a experiência se torna muito mais sensual quando elas estão vestindo roupas de couro — ou eu — ou ambos. Simplesmente adoro o cheiro, a sensação e a textura. É estranho, mas se vejo uma mulher vestida de couro, sobretudo de botas ou chapéu, ou mesmo carregando uma bolsa, tenho logo uma ereção. Minha fantasia principal envolve Diana Rigg, em *The Avengers*.[7] Ela era o sonho erótico de minha juventude (que garoto da minha idade não se masturbou por ela?). Eu cheguei a ter uma revista em que ela aparecia, e então eu ejaculava em seu rosto. Fiz isso tantas vezes que, por fim, não conseguia mais abrir as páginas. Em minha fantasia, Diana entra no meu quarto, como a sra. Peel, vestindo apenas um par de botas de couro pretas. Ela se anuncia como sra. Peel, e eu lhe digo, "Puxe meu prepúcio, sra. Peel", pensando que ela achará isso engraçado. Sem hesitar, ela chega até a cama e mete a mão em minha cueca samba-canção, tira minha lança e, em seguida, conforme orientada, afasta o prepúcio e coloca a cabeça do meu pênis na boca. Sinto o cheiro do couro de suas botas pretas que sobem até as coxas, e a vejo bolinando sua vagina enquanto chupa meu sexo. Diana, o couro e a chupada, tudo junto me dá uma grande sensação, melhor que qualquer droga que usei na década de 1970, e simplesmente perco o controle. Explodo minha carga em sua boca quente e molhada, meu gozo escorre por suas bochechas e tetas, e uma ou duas gotas de meu esperma ainda caem sobre suas botas. Fantástico! Obrigado, srta. Rigg!

BLAIR
Vestir roupas íntimas femininas.

---

[7] Série de televisão britânica dos anos 1960, na qual Diana Rigg interpretava a personagem sra. Peel. (*N. da T.*)

GRIFFIN

Gosto de me vestir com as roupas íntimas de meu colega de apartamento. Ele é um gato. Ele não faz a menor ideia do quanto gosto dele. Às vezes, tiro suas cuecas do cesto de roupa suja, dou uma boa cheirada e depois as visto e vou trabalhar. Fico rijo o dia inteiro e, depois, quando volto para casa, à noite, me masturbo de maneira fantástica em sua cueca. Em seguida, as coloco de volta no cesto de roupa suja e finjo que ele sabe.

LUIGI

Você pode pensar que sou um pervertido, mas adoro pegar uma escova e esfregar a cabeça do meu pênis com ela, depois meus pentelhos e meu ânus. A escova machuca um pouco, mas consigo a maior ereção. Não consigo mais me masturbar sem a sra. Escova.

CASTOR

Olhar mulheres e garotas bonitas, que vestem meias-calças, cintas-ligas etc., se despindo.

MONTEGOMERY

Pés. Adoro pés.

VERN

Adoro fitas. Amarro-as ao redor de meu pau até que elas ameaçam cortar o fluxo de sangue. Então, espalho óleo de bebê em meu membro ereto e gozo. A ejaculação é fantástica, e caio no sono com o pau coberto de fitas cheias de esperma.

SEAN

Às vezes, roubo a cueca de meu irmão do cesto de roupa suja. Ele é dois anos mais velho que eu e é atleta. A cueca está toda suada e, por vezes, está pegajosa no lugar em que ele esteve se masturbando, acho. Visto-a e ejaculo nela. Ele nunca saberá, embora parte de mim gostaria que ele soubesse. Talvez.

MICHAEL

Adoro pensar em transar com um travesti com sua roupa completa.

MARLO
Meu parceiro uniformizado — isso realmente me excitaria.

ATHENA
Começo a fazer amor com uma linda mulher e descubro que, na verdade, ela é um lindo homem disfarçado de mulher. É um travesti! Essa fantasia realmente me excita, mas eu não desejaria fazer isso na vida real. Porém, na fantasia, tenho o melhor dos dois mundos.

FINTON
Fico realmente excitado com calcinhas de mulher. Adoro pegá-las e esfregá-las em meus testículos e pênis. Depois, gozo nelas e deixo meu sêmen secar. Às vezes, visto calcinhas, quando consigo acomodar meu membro dentro delas.

JAMES
Todas as minhas fantasias começam com calçados. Vejo uma mulher usando saltos altos ou botas na altura do joelho e isso me excita. Fantasio ser dominante a princípio, mandando em tudo, mas quando chegamos ao quarto, a mulher assume o controle completo, me usando como seu brinquedo sexual. Lambo seus saltos e depois sua vagina, mas ela nunca fica satisfeita, então ela pega um cinto e me bate na bunda e tenho que lambê-la toda novamente. O sexo assume o ritmo dela. Ela usa a boca e os seios para me estimular, me mantendo no limite, colocando a ponta da bota em minha boca enquanto me chupa, para que eu não faça nenhum barulho. Finalmente, fazemos sexo penetrativo, e depois de gozar, ela deixa o sêmen pingar, escorrer por suas pernas e tenho de lamber suas botas até limpá-las.

DANI
Fantasio que meu companheiro trabalha como segurança e me pede para roubar algumas roupas íntimas. Então, ele me leva para um escritório privado para me revistar pelada e, quando encontra a roupa íntima, me bate como punição.

JOEL
Meias-calças pretas de borracha em uma loura esbelta.

MANFREDO
Camisinhas. Tenho uma ereção sempre que vejo um pacote de camisinhas. Fico excitado ao colocá-las em meu pênis e gosto de vê-las em outros homens.

SHAW
Borracha, me esfregar em borracha e me masturbar no processo.

ABRAM
Calcinhas de mulher. Não consigo enjoar disso. Gosto de pegá-las e enrolá-las no meu pênis. Depois, ejaculo nelas.

HEINZ
Pés e meias, sobretudo se elas estão malcheirosas. Tenho um fetiche com pés há vinte anos.

ROLANDA
Meu companheiro vestindo roupas emborrachadas.

HELOISE
Estou fazendo sexo com três mulheres e um homem. As garotas vestem roupas de borracha fetichistas. Uma me lambe enquanto a outra esfrega suas tetas no meu rosto, e eu as chupo (ela usa uma máscara de borracha e apenas uma parte do seu rosto é visível). A última garota está com a vagina em cima de meu rosto, eu a lambo de vez em quando e brinco com a outra garota. A garota que está me lambendo é interrompida por um cara me estocando com seu enorme pênis e ela lambe sua haste firme antes de ele me penetrar. Depois, ela volta com a língua para meu clitóris enquanto segura meu quadril para ele dar suas estocadas fortes.

TROY
Pernas de garotas.

GRANIA
Lamber o pé de um jovem muito sensual.

EPHRAIM
Uma mulher com cabelo na altura dos ombros (de qualquer cor) vestida com roupas íntimas brancas, meia-calça e saltos altos.

CALEB
Ser amarrado e forçado a adorar os sapatos/tênis/pé de outro homem. O outro cara vestindo roupa de ginástica.

BROGAN
Ultimamente, descobri que o melhor jeito de ficar excitado é pegar uma escova de cabelo — em geral, pego a da minha namorada e, quando ela sai, esfrego a ponta da minha haste e também meus testículos com as cerdas duras, esfrego a escova para frente e para trás. Dói um pouco, mas me dá uma enorme sensação e gozo para todos os lados. Mais tarde, naquela noite, por exemplo, quando minha garota e eu fazemos sexo, penso em alguém passando a escova por baixo de meus testículos gordos e simplesmente batendo as cerdas nos pelos púbicos. Também, às vezes, imagino alguém enfiando o cabo da escova no meu ânus, e isso faz meus testículos ficarem ainda mais apertados, comprimindo a base de meu pênis. Gozo só de pensar em fazer tudo isso. Sensacional!

FELICIA
Ser forçada a fazer sexo por um grupo de mulheres enquanto estou vestida com suas roupas.

DAYTON
Fico muito excitado com as cuecas de outros homens. Sempre que vou à academia, gosto de ficar vagando pelo vestiário quando os outros caras estão no chuveiro ou na sauna. Fico de olho em todas as cuecas. Alguns trancam as suas em armários, mas outros, os mais machos, simplesmente as deixam nos bancos ou nos ganchos de pendurar roupa. Se percebo que é seguro, gosto de cheirar algumas delas, sobretudo na área do pênis. Se houver um ou dois pentelhos nelas, é um bônus. Se houvesse uma epidemia de roubo de cuecas na academia, eu teria problemas, mas uma vez em cada dois ou três meses, roubo uma, levo para casa, cheiro, depois a visto e gozo feito louco, pensando no homem que a usou. Considero as cuecas roubadas troféus e as chamo de "panos de gozo". Nunca as lavo. No

momento, tenho cerca de oito. São minha coleção. Eu queria ter os caras que as vestiram, mas sempre que coloco um par dessas cuecas cheias de esperma, fico imediatamente excitado e tenho de me masturbar.

HUGH
Shorts de cetim. É com isso que fantasio. Tem de ser de cetim, caso contrário, não serve. Vou a uma loja no Soho que os vende e onde todos me conhecem. Adoro entrar e experimentar todos os tipos diferentes nas cabines. Uma das coisas mais constrangedoras é que são muito apertados e, quando os experimento, fico tão excitado que meu pênis fica tão grande que é difícil enfiar a coisa dentro deles. Compro um, vou para casa e me masturbo. Não penso em ninguém específico, somente nos shorts. Sou casado, a propósito, tenho quatro filhos e uma excelente vida sexual com minha mulher. Ela não sabe nada sobre os shorts, mas comprei para ela muitas roupas de cetim ao longo desses anos e isso definitivamente ajuda nossa vida sexual.

DRUSILLA
Não fantasio apenas, faço. São pênis de borracha, alguns com cinta, vibradores e até mesmo escovas de dentes, também cenouras e bananas — os pepinos são, em geral, grossos demais. Tudo que posso enfiar em minha vagina, eu coloco. As escovas de dentes são ótimas, porque as cerdas conseguem tocar no clitóris e isso me faz perder o controle na hora.

BOBBI
Tenho um segredo: visto roupas masculinas. Gosto de ficar o mais macho possível e sair seduzindo mulheres ou homens homossexuais. Eles realmente pensam que sou um homem. Gozo só de pensar em algumas das muitas conquistas ao longo dos anos. Realmente estou ansiosa para ler seu relatório sobre fantasias sexuais, porque acho que esse é um assunto muito importante, mas que irrita muitas pessoas que não entendem o quanto as fantasias são importantes, sobretudo nessa onda de doenças sexualmente transmissíveis.

12

Humilhação e incitação de vergonha

> Quant à vous, le nouveau, *vous me copierez vingt fois le verbe ridiculus sum*.
>
> (Quanto a você, garoto novo, escreva vinte vezes o verbo *ridiculus sum*).
>
> A professora para Charles Bovary,
Gustave Flaubert, Madame Bovary: Moeurs de province

A abundância de fantasias de humilhação

No decorrer das entrevistas, falei com muitos homens e mulheres que me contaram que fantasiavam ser humilhados ou humilhar outras pessoas. Alguns gostariam de alternar entre essas duas posições. Na prática clínica, a fantasia de humilhação é classificada como um dos subtipos mais populares da fantasia sexual. As fantasias de humilhação, em geral, envolvem algum tipo de degradação corporal, seja a exposição forçada do próprio corpo ou do corpo de alguém. Temas comuns de humilhação podem incluir:

- Forçar alguém a se despir.
- Ser forçado a se despir.
- Forçar alguém a se masturbar.
- Ser forçado a se masturbar.
- Forçar alguém a realizar atos sexuais.
- Ser forçado a realizar atos sexuais.
- Urinar, defecar ou cuspir em outra pessoa.

- Ser urinado, defecado ou cuspido.
- Raspar o corpo ou partes do corpo de outra pessoa.
- Ter o próprio corpo ou partes do corpo raspados.
- Inspecionar o corpo ou os orifícios do corpo de outra pessoa.
- Ter o próprio corpo e seus orifícios inspecionados.

Na pesquisa administrada por computador, 3% dos adultos relataram ter a fantasia de humilhar outra pessoa e 3% admitiram ter uma ou mais fantasias de ser humilhado por alguém. De um ponto de vista conservador, isso significa aproximadamente 1,35 milhão de indivíduos que gostam de ser humilhados, e um número semelhante que fica excitado ao pensar em ser humilhado por outras pessoas. Encontramos uma certa interseção das duas categorias. Após examinar detalhadamente os dados, percebi que muitas pessoas relataram fantasias que envolviam humilhação, mas não classificaram suas próprias fantasias dessa forma. Portanto, pode-se concluir que a humilhação depende do ponto de vista do sujeito, e que ela pode ser a excitação de outra. No entanto, de um ponto de vista psicoterápico, eu concluiria que a porcentagem nacional das fantasias relacionadas à humilhação é maior que 3%.

As fantasias de humilhação têm origem em diversas fontes biográficas diferentes e servem a funções psicológicas distintas. A dinâmica de humilhação será explorada mais profundamente na Parte Quatro.

Alguns participantes da pesquisa compartilharam suas fantasias de forma tranquila e orgulhosa, enquanto outros o fizeram relutantemente, com profunda vergonha e constrangimento. Aqui, ofereço primeiro algumas fantasias breves, obtidas da grande pesquisa administrada por computador, e depois fantasias muito mais detalhadas que envolvem humilhação, retiradas tanto da pesquisa administrada por computador quanto das entrevistas de psicodiagnóstico. À medida que você for lendo essa amostra, tente pensar em duas questões-chave:

1. Que tipo de evento, na infância, poderia ter contribuído para o desenvolvimento dessas fantasias sexuais?
2. Como e por que essas fantasias produzem um *prazer* orgástico?

WILLIAM
Apareço em um lugar e lá sou agarrado por trás. Sou vendado e levado a uma sala. Então sou algemado e amarrado antes de alguém entrar e me despir. Ele lambe meus genitais até eu ficar a ponto de ejacular, mas para antes. Então, ele começa a fazer sexo comigo, me penetrando e parando. Continua assim até que outra pessoa começa a urinar em todo meu corpo. Enquanto isso é feito, a primeira pessoa começa a fazer sexo oral em mim, me levando a ejacular. Sou então libertado e levado para longe do lugar, sem ter visto ninguém.

VLADIMIR
Forçar uma jovem a se despir.

CARINA
Ser dopada e não saber o que está acontecendo e, depois, ser levada ao orgasmo e penetrada por dois homens.

UPTON
Ser abusado e dominado por uma equipe de jogadores de futebol de 16 anos, depois de um jogo. Eles estão suados, e sujos de lama e uniformizados. Ser humilhado e obrigado a fazer coisas para eles.

KARLEEN
Ser raptada por uma gangue de terroristas, despida e ter todas as cavidades de meu corpo inspecionadas. Depois, penetrada por um cara depois do outro. É tão ruim e, no entanto, tão bom.

JAY
Minha mulher sendo depilada.

MARITZA
Estou numa sala com mulheres e homens. Não são pessoas que eu conheça, mas na fantasia sei quem são. Estou amarrada pelos punhos e tornozelos entre dois pilares, por correntes e tiras de couro. Estou usando meias e sapatos. As correntes podem ser usadas para me fazer sentar ou ficar de pé, controlando minha posição. Homens e mulheres, todos vestidos de couro e borracha, se alternam para me controlar. Sou chico-

teada, estapeada, abusada verbalmente, tenho os mamilos grampeados e puxados, sou chupada por homens e mulheres. Não mais que dois de cada vez; os outros observam. O sexo é anal e vaginal. As mulheres usam um pênis de borracha e outro com cinta.

LILA
Ser forçada a me masturbar na frente das freiras da escola onde estudei. Em minha fantasia, sou adulta e, no entanto, as freiras ainda fazem com que me sinta pequena. Elas são sádicas de verdade, mas essa fantasia me excita por alguma razão especial.

SKIP
Ser examinado por uma médica vestindo roupas de camurça e couro. Os procedimentos envolvem lavagem do reto, exame retal interno, manipulação de testículos e cateterização. Finalmente, administração de gás anestésico por máscara até eu ficar inconsciente. Em seguida, ser masturbado até ejacular.

GIOVANNI
Entrar numa sala com duas lindas mulheres que não percebem que estou lá, observá-las brincar uma com a outra, depois uma me vê e me chama. Ambas começam a brincar comigo. À medida que fico mais excitado, uma delas me deita e amarra minhas mãos, de maneira que fico indefeso. Elas se revezam para me usar sem me permitir o orgasmo por um longo tempo e, por fim, me fazem ejacular nelas.

DUSTAN
De estar na escola, ser levado para o mato por alunos do último ano e forçado a me despir na frente deles, depois fazer coisas neles, como chupá-los ou lamber seus ânus e ter gravetos e seus pênis enfiados em mim.

MYLOS
Ser dominado por uma amante, preferivelmente minha mulher.

JOCK
Fazer sexo anal (penetrar) um homem entre 16 e 21 anos, enquanto ele está amarrado e o estapeio/chicoteio.

SVEN
Ter os pelos do corpo raspados em público.

DAMIAN
Depende. Esta pesquisa propôs a seguinte pergunta: "alguma vez você ...?", logo minhas respostas incluem fantasias que tive no passado, assim como as que persistem ou se desenvolveram no presente. É possível distinguir alguns temas gerais, nesse contexto geral, sendo o controle um tema importante. Fantasio com mulheres submissas (angústia pós-feminismo?), em ter poder sobre o corpo e a mente das mulheres, obrigando-as a se despir, expô-las, humilhá-las e também excitá-las sexualmente. Essa fantasia se baseia na premissa de que a falta de poder se equipara à ausência de culpabilidade e é, portanto, paradoxalmente, libertador para a pobre garota. Revelei também algumas das muitas relações com o mesmo sexo que tive na adolescência até meus 20 anos e continuo a fantasiar com elas agora. Eram e são relações, na realidade e na fantasia, puramente sexuais, sem nenhum elemento emocional.

ENID
Estou trabalhando no escritório de uma prisão masculina quando os detentos assumem o controle. Eles forçam o diretor a fazer sexo oral em alguns deles e o penetram por trás e, em geral, abusam dele. Eles também voltam sua atenção para mim, forçando-me a deitar na escrivaninha. Os homens rasgam minhas roupas o suficiente para revelar meus seios e vagina. Para começar, o líder faz comentários depreciativos a meu respeito enquanto chupa meus seios e introduz um dedo em mim. Todos os outros estão olhando e se tocando, enquanto ficam cada vez mais excitados. Outros homens me seguram para que o líder possa fazer o que quiser. Ele coloca o pênis na minha boca e me faz chupá-lo. O tempo todo estou ficando mais e mais molhada. Sua excitação cresce, e ele vai para o outro lado da mesa. Ele enfia o pênis no fundo da minha vagina e começa a dar estocadas. Ele geme ao fazê-lo. O diretor é forçado a olhar. Quando ele descarrega sua carga em mim, eles forçam o diretor a lamber todo o esperma. Em seguida, é a vez do próximo presidiário... Isso, em geral, é suficiente para me fazer gozar.

KEIRON
Ver adolescentes, garotos e garotas, serem despidos e apanhar na frente uns dos outros. Todos muito constrangidos, mas os garotos estão bastante excitados.

CHEYENNE
Urinar-me e depois ser humilhada por isso ao ser obrigada a vestir fraldas, calças de plástico e roupas de bebê (18 meses a 2 anos).

RAVI
Estou deitado no chão e amarrado, outro homem coloca seu pênis na minha boca e, depois, goza no meu rosto. Em seguida, ele urina no meu rosto e na minha boca.

MORRIS
Um jogador de futebol gostoso, defecando no meu peito, esfregando a merda nele e depois me fazendo chupar seus dedos.

MONIQUE
Ser pega infringindo a lei e ter a opção de ser julgada, apanhar ou levar chicotadas de uma autoridade.

NINO
Alguém urinar no meu pênis e chupá-lo, depois beber minha urina e me deixar urinar dentro dele. Também uma garota urinar em meu ânus e lamber, ou alguém fazer uma lavagem no meu reto.

GIANNA
Uma orgia que inclui dominação.

DASH
Chegar à casa de um homem, ser forçado a me despir até ficar de cueca. Uma coleira é colocada ao redor do meu pescoço e sou puxado por ela até outra sala para dar uma chupada no cara. Ser algemado e ser agredido com mão ou vara; ser forçado a ficar de pé no canto da sala até eu me urinar. A cueca é enfiada na minha boca, e sou vendado, amarrado e colocado dentro de uma jaula ou armário por algumas horas, urinado.

liberado da jaula e usado em sexo oral e anal intenso, depois autorizado a me masturbar na frente do homem. Em seguida, sou amarrado e recolocado na jaula.

KIEFER
Isso envolveria uma história, e eu não seria um personagem específico nela; porém, às vezes, poderia apenas assistir e, outras, poderia ser o dominador ou ainda o dominado. Envolveria uma garota sendo a escrava sexual de alguém, homem ou mulher, e obrigada a se despir, realizar atos humilhantes, como rastejar e ser agredida com a mão, uma vara ou ser chicoteada. Em seguida, ser obrigada a chupar seu senhor/senhora e depois ser muito penetrada (se fosse uma dominadora, então seria um escravo ou amigo dela a possuí-la). Tem de ter plateia.

FELICITY
Amarrar uma outra pessoa, nua, e humilhá-la.

SIMON
Encontro dois esqueitistas se beijando e, quando me afasto, eles me veem e pensam que vou contar a seus colegas. Para evitar que eu faça isso, eles me forçam a fazer sexo com eles (o que é, na verdade, bem divertido). Isso envolve eu lamber seus sovacos, ser penetrado para valer e eles gozarem no meu rosto.

CHLOE
Gosto de ser urinada e urinar em meu companheiro, se ele permitir. A masturbação também é uma diversão útil.

CHANDRA
Houve um desastre de avião no deserto. Sou atirada do avião e estou inconsciente. Acordo em uma sala luxuosa, em um palácio no deserto. Dizem-me que estou recebendo cuidados, mas na verdade estou sendo mantida prisioneira sexual por um príncipe.

TORI
Ser flagrado sem estar vestindo roupas íntimas, ou ter de trabalhar em algum lugar sem roupas íntimas, com gente espiando.

SPIRO
Ser vestido como uma garota, ser usado e agredido por um grupo de pessoas.

HELGA
Vestida de vermelho, deitar em uma cama, quando um homem entra, em trajes de marinheiro, e me diz que sou malcriada, suja e que preciso ser punida.

REGINA
Sexo dominante, ser quase escrava de um homem mais velho e pouco atraente. Isso envolveria ele deixar os amigos me usarem também; me filmar, me humilhar. Não fisicamente, mas abusar verbalmente de mim algumas vezes.

Macro-humilhações

A maioria dos fantasistas que responderam à pesquisa me forneceu descrições um tanto concisas e telegráficas de seus casos intraconjugais de humilhação, mas outros se deram o trabalho de responder com muito mais detalhes. As fantasias a seguir revelam grande parte dos contornos ocultos da mente do humilhado ou do humilhador, assim como a raiva concomitante que, invariavelmente, acompanha um episódio de humilhação. A grande maioria dos entrevistados gosta de humilhar outras pessoas, ou oscila entre ser humilhado e humilhar alguém. Curiosamente, uma proporção considerável dessas fantasias de humilhação detalhadas envolve interações entre homossexuais masculinos. Valeria a pena pensarmos, neste momento, por que os temas de humilhação se destacam tão proeminentemente entre os subgrupos de respondentes homossexuais masculinos, mas não entre as lésbicas. Sem dúvida, muitos homossexuais internalizaram uma grande quantidade de homofobia durante suas vidas, contribuindo, portanto, para o desejo de erotizar a vergonha, em vez de sucumbir a ela inteiramente, e isso pode servir como uma explicação parcial da profusão de fantasias homossexuais de humilhação.

HOWELL

Gosto de fingir que sou um funcionário da alfândega em Heathrow e que meu trabalho é assegurar que nenhum imigrante ilegal entre no país, sobretudo por causa das atividades terroristas recentes. Um grupo de hispânicos desembarca no aeroporto e apresenta documentos suspeitos, então um de meus homens me chama para revistar seis jovens com características latinas e conferir a história deles. Digo a esses homens que acompanhem a mim e a meu colega até uma salinha de entrevistas. Eles parecem apavorados, mas têm de fazer o que lhes mando porque não têm escolha. Com um olhar severo, deixando-os perceber que estou fazendo meu trabalho, mando-os se despirem. Os homens parecem chocados, e um deles diz: "Aqui é a Inglaterra, você não pode me obrigar a me despir." Respondo: "Quer apostar, hispânico seboso?" e dou-lhe um soco no estômago. Meu colega e eu começamos a chutá-lo e depois grito para os outros: "Dispam-se. Agora." Naturalmente, todos obedecem e, imediatamente, estamos em pé na frente de um grupo de jovens espanhóis, todos musculosos e bonitos e totalmente nus, à minha disposição. Começo a ter uma ereção dentro das calças. Dirijo-me a cada um deles e começo a inspecionar seus corpos, meus olhos penetrando-os como um laser, e posso vê-los suar, porque isso realmente é desconfortável, o que me excita ainda mais. Chamo-os de porcos nojentos e lhes digo que eles estão trazendo sujeira para o país e precisam ser desinfetados. Escolho um, e o faço se curvar para que sua bunda peluda fique exposta. Meu colega coloca um tipo de grampo especial no ânus desse espanhol, que mantém as nádegas afastadas, e lhe aplica um spray desinfetante. Ele grita porque provoca coceiras, mas é bom para ele. Então, repito esse processo, limpando as bundas dos outros cinco homens. Em seguida, faço-os expor as suas glandes para que eu possa verificar se existe sujeira lá e mando-os chupar o pênis um dos outros em pares e se lamberem até ficarem limpos. Eles acham isso nojento, já que são todos claramente heterossexuais, mas precisam fazer como mando, ou serão castigados severamente. Como uma punição adicional, faço-os sentar em baldes e defecarem neles, um após o outro para que cada um possa ver o outro. Então, forço-os a urinar enquanto estão agachados em cima do balde cheio de merda, mas imponho uma condição: eles não podem mirar o pênis dentro do balde. Eles têm que deixar suas mangueiras livres e se não atingirem o balde, então não tem jeito, terão de urinar no chão.

Quando isso acontece, os faço lamber a urina. Alguns dos hispânicos começam a ter ânsia de vômito, mas não mostro misericórdia. Finalmente, como parte do processo de esterilização, lhes forneço barbeadores e creme de barbear e lhes digo que, um por um, eles precisam ficar em pé no centro da sala e raspar seus pêlos, tornado-se bem lisos. Isso realmente excita a mim e a meu colega e ambos gozamos dentro das calças olhando tudo acontecer. De fato, desejo que algum funcionário bonito me pare na próxima vez que eu for a Heathrow — adoraria ser revistado nu, e ter alguém invadindo cada cavidade de meu corpo.

IMMANUEL
Dirijo uma grande companhia e tenho muito dinheiro. Meus empregados me consideram um pouco intimidador, e gosto de explorar essa imagem, porque sei que isso os faz trabalhar com mais afinco. Há algumas jovens que prestam serviço para mim como temporárias, secretárias, assistentes pessoais, esse tipo de coisa, e a maior parte delas é bem bonita. Uma, em particular, Cherisse, tem um belo par de peitos e um rosto muito bonito. Ela também gosta de flertar. Em minha fantasia mais excitante, imagino que, um dia, chamo-a no meu escritório e digo que vou despedi-la sem razão alguma. Ela fica chocada e começa a chorar: "Não, você não pode fazer isso comigo. Meu namorado está incapacitado, e temos um filho pequeno, sou arrimo de família" etc. etc. etc. Digo-lhe que não dou a mínima, mas se ela me fizer um favorzinho especial, posso pensar em mudar de ideia. "O que preciso fazer?", ela pergunta, com lágrimas escorrendo pelo rosto. Digo que ajudaria se ela começasse tirando a saia, as meias e os sapatos. Ela me olha chocada e humilhada, mas obedece porque sabe que precisa do emprego. Uau, lá está ela de blusa apertada e só de calcinha. Ando em torno dela várias vezes, apalpando sua bunda por sobre a calcinha de seda, e realmente gosto de tocar sua pele branca e macia. "Só vou arriar sua calcinha, se você tentar se mexer está despedida", digo. Ela continua chorando, mas fica lá, em pé, inerte, e arrio a calcinha, revelando uma mata aparada e lábios vaginais cor-de-rosa. Suavemente passo meu dedo indicador sobre seu clitóris e lábios e, dentro de alguns segundos, sua boceta começa a ficar um pouco molhada, e logo a vadia está pingando. Introduzo meu dedo firmemente e começo a girá-lo, deixando-a completamente molhada. Ela está com dificuldades de se manter em pé porque o dedo em seus genitais

fez a vadia começar a requebrar. Gosto muito disso e começo a apertar suas tetas por sobre a camisa, aí digo-lhe firmemente: "Fique nua, agora, ou sofrerá as consequências." Num instante ela fica nua, completamente nua, do jeito que eu gosto, enquanto estou totalmente vestido. Começo a chupar seus mamilos e mando-a se masturbar. Ela não obedece, mas eu grito e ela faz o que mando imediatamente. "Você é uma boa secretariazinha, Cherisse, e se você gozar enquanto chupo seus peitos, então talvez... apenas talvez... não a mande embora." Cherisse obedece e sua respiração acelera enquanto ela enfia um e depois dois dedos dentro dela. Instantaneamente, tudo acontece e a vadia está se contorcendo e gemendo e depois jorrando fluido feminino em seus dedos, enquanto chupo os seios dela. Adoraria fazer isso com algumas de minhas funcionárias, mas algum filho da mãe tornou esse tipo de coisa ilegal.

MURDO
Sou um soldador de 46 anos, de Aberdeen, e trabalho para uma grande empresa de construção com muitos outros caras — soldadores, carpinteiros, eletricistas etc. Recentemente, admitimos um aprendiz de soldador chamado Scott — de 16 anos — que está sob a minha supervisão. Que garoto excitante! — cabelo louro que cai sobre a testa, longas pestanas e uma face feminina com pele macia e uma barba rala que precisa ser raspada apenas uma vez a cada dois dias. Ele tem um corpo lindo, peito e ombros largos, uma cintura fina maravilhosa, quadris musculosos, coxas muito fortes e pernas bem sólidas. Quase ejaculo sempre que olho para ele. Nenhum dos outros homens sabe que sou uma bicha louca, então tenho de manter segredo sobre meu desejo por Scott. Definitivamente, Scott não é gay — que pena, porque ele seria um grande homossexual, mas ele não é, então não tem jeito. Ele não tem namorada, mas fala de garotas como se tivesse. Mas eu posso sonhar, e quando vou para casa à noite, me masturbo várias vezes pensando em Scott. Em minhas fantasias, imagino que o chamo em meu escritório e lhe digo que, como parte do treinamento como soldador, ele tem de me deixar inspecionar seu corpo e, para tanto, precisará ficar totalmente nu. Scott parece um pouco surpreso, mas como a maioria dos caras hétero de sua idade, pensa: "Bem, que diabo, se isso é o que tenho de fazer, então vamos resolver isso logo." Imediatamente, ele arranca a camiseta com um movimento rápido, expondo aquele peito maravilhoso com tufos de

pelos louros ondulados e macios embaixo do braço, que me deixam instantaneamente excitado. Aí, ele tira o jeans e fica em pé na minha frente somente de cueca branca de linho. Acho que enxergo uma ereção querendo sair da cueca e lhe digo: "Tire-as, filho." Ele pisca para mim, sabendo que estou gostando de humilhá-lo e vagarosamente abaixa a cueca até o meio das coxas, me proporcionando uma boa visão de seu membro não circuncidado, que deve ter 18cm de comprimento (me orgulho de ser capaz de saber o tamanho de um só de olhar para ele). Digo-lhe que, como parte de seu desenvolvimento profissional, ele precisa me mostrar como lida com sua maçaroca e mando-o bombear sua mangueira várias vezes e, depois, batê-la contra sua barriga. Isso ele faz com satisfação e, em seguida, não consigo mais me segurar. Pulo em cima dele e o masturbo, pegando seu jorro em minha boca. Digo-lhe para chupar o meu, mas ele hesita. No entanto, puxo sua cabeça para minha lança dura e estupro a boca de Scott. Ah, se ao menos Scott soubesse o que ele está perdendo. Eu poderia lhe dar tanto prazer. Dói tanto saber que essa fantasia nunca, nunca acontecerá. Mas ainda é uma grande fantasia, e tenho esperanças. Masturbar-me ao pensar nos caras hétero é muito mais estimulante porque a espera é sempre extremamente excitante. Se um cara gay se oferecesse para mim, eu sentiria que foi fácil demais, não seria um desafio. Portanto, que venham Scott e todos os seus colegas hétero para uma boa chupada, masturbação e talvez mesmo uma sessão ou duas de transa.

BARNABY
Sou um policial aposentado. Trabalhei por muitos anos para a polícia, na região dos Midlands. Quando estava na casa dos 20 anos, tinha um corpo muito bom, e uma porção de homens que precisei prender por uma razão ou outra ofereceriam seus favores sexuais para que eu os soltasse. Claro, nunca aceitei, porque não seria profissional, mas a tentação era enorme. No entanto, uma vez, tive de prender um cara atraente e de sorriso audacioso. Meu colega e eu o trancamos em uma cela e, depois, meu amigo foi embora. Esse homem era um verdadeiro causador de problemas e ficava gritando bem alto, ameaçando se matar. Fui até a cela dele e pedi que me entregasse todas as suas roupas, exceto a cueca. Ele se recusou, mas eu lhe disse que era para sua própria segurança, caso ele tentasse se enforcar com o cinto ou os cadarços dos sapatos, ou mesmo com as

calças. Ele acabou por obedecer e me entregou todas as suas roupas e ficou lá em pé, quase nu, só de cueca. Ele tinha um corpo bem liso, exceto por pequenos tufos de pelos escuros embaixo de seus braços, que realmente me excitavam, confesso. Em minha fantasia, volto para sua cela uns vinte minutos mais tarde e lhe digo que estamos preocupados com o fato de ele tentar se enforcar com a cueca e, portanto, é melhor entregá-la também. Ele se recusa a obedecer, e começo a gritar. Ele parece apavorado, pobre rapaz, mas faz o que mando e tira a cueca, revelando o pênis mais maravilhoso que já se viu — grosso e venoso, com muitos pelos em cachos. Digo-lhe para se abaixar e tocar os dedos do pé e, se ele não o fizer, não sairá da cela vivo. Agora, meu pênis está realmente grande. Abro o zíper e penetro meu pedaço de carne em seu ânus não lubrificado. Ele grita por piedade, mas é um criminoso, o possuo de forma selvagem. Acabo inundando com esperma sua passagem traseira — é uma sensação maravilhosa gozar dentro desse cara. E, enquanto estou descarregando, também uso minha mão para masturbá-lo, e ambos gozamos juntos. É por essas e outras que eu adorava ser policial.

ORVILLE

Aos 20 e poucos anos, eu estava nas Forças Armadas — é melhor não dizer em qual unidade — , mas estava. Agora, tenho 68. Meus colegas e eu costumávamos fazer um jogo para dar as boas-vindas aos novos recrutas. Penso muito nesse jogo, sobretudo quando me masturbo e, às vezes, gosto de reencená-lo com meu companheiro (homem — também com 60 e poucos anos). Sempre que um novo recruta chegava, eu e dois colegas (vou chamá-los de Rog e Dennis) gostávamos de sair com ele para tomar umas cervejas, sermos todos amigáveis, você sabe, fazê-lo pensar que íamos protegê-lo, esse tipo de coisa. Depois de algumas cervejas, voltávamos para nossa barraca (estávamos frequentemente acampados quando fazíamos isso) e, depois, nós o segurávamos quando ele menos esperava, o empurrávamos para o chão e imobilizávamos seus braços e pernas — em geral, um de nós sentava em seu peito — o que o fazia perder o fôlego —, outro no braço e outro nas pernas. Indefenso e numa posição passiva, desafivelamos seu cinto e abaixávamos suas calças até os tornozelos. Nesse momento, o novo recruta gritava muito, mas o mandávamos calar a boca e dizíamos que esse seria seu teste de masculinidade. Nos revezávamos, Rog, Dennis e eu, esfregando seu pênis por sobre sua cueca até ele ficar ereto. Dizíamos a ele que se tivesse uma ereção isso provaria que ele era gay e ele seria expulso das Forças Armadas (lembre que isso foi há quarenta anos, e você seria dispensado). O cara se contorcia e se contorcia e dizia que ele não era gay, mas continuávamos esfregando seu pau, insultando-o e xingando-o, fazendo-o se contorcer todo. Em seguida, tirávamos sua cueca e cobríamos seus testículos com graxa de sapato, que é muito difícil de ser removida depois. Todos os outros viriam isso no dia seguinte nos chuveiros e saberiam que ele fora "testado". Então, agarrávamos seu membro e fazíamos o que chamávamos de "masturbação forçada", puxando-o para cima e para baixo, passando as mãos sobre o prepúcio. Dizíamos a ele que se ele gozasse, isso seria uma prova de que era gay. O pobre coitado se contorcia e se contorcia e tentava não ter ereção, mas quem não teria nessa situação? Depois que ele gozava, em geral em cima das mãos de quem quer que estivesse bolinando a última vez, essa pessoa passava o sêmen no rosto dele. Depois, deixávamos ele lá, coberto de esperma e, muitas vezes, se acabando de chorar. Nós o levávamos novamente para tomar umas cervejas e dizíamos que ele era um homem de verdade e o parabenizávamos por ter passado por isso e que ele se sairia bem nas Forças Armadas. Claro que todos zombavam dele no dia seguinte nos chuveiros, mas de forma positiva. Dennis e eu fizemos isso com cerca de vinte rapazes ao longo dos anos. Nunca encontramos um que não tivesse ereção e gozasse. Isso provava apenas o que sempre suspeitei, que todos os homens têm tendência para ser gay.

EDGAR
Sou um presidiário em um instituição muito severa e sou hétero. Minha namorada sofredora vem me visitar, conversamos através do vidro e nos despedimos chorando. Ficaremos quatro semanas separados até a próxima visita. Assim que ela parte, o guarda-chefe reúne os guardas e todos os outros prisioneiros no corredor principal e diz: "Edgar, temos razões para acreditar que sua namorada lhe passou drogas em sua última visita íntima e temos de revistá-lo. Os guardas já reviraram sua cela de cabeça para baixo, mas não encontraram nada, então, se prepare para uma revista em todas as cavidades do corpo." Fico realmente apavorado com isso e digo: "Isso precisa ser feito aqui, no corredor principal, com todos os outros olhando? Vou me sentir muito constrangido." O guarda-chefe res-

ponde: "Sem dúvida. Aqui no corredor, com todos olhando. Não tenho segredos em minha prisão. Muito bem, tire a camisa." Constrangido e enrubescido, tiro minha camiseta, revelando meu peito peludo e musculoso. "Muito bem, Edgar", grita o guarda-chefe, "levante os braços acima da cabeça e mostre-nos seus sovacos — às vezes os caras gostam de esconder drogas nos pelos". Faço o que mandam, mas me sinto totalmente humilhado, e todos os outros guardas estão me olhando, juntamente com todos os meus companheiros de cela e os da minha ala do presídio, cerca de trinta homens no total. Dois dos guardas mais musculosos começam a andar ao meu redor, examinando meus sovacos. O guarda-chefe manda-os puxar os pelos e passar os dedos por eles, procurando drogas. Eles não encontram nada, mas todo esse contato íntimo, combinado com o fato de que acabo de ver minha namorada, me deixa excitado. O guarda-chefe então me diz para tirar os sapatos e as meias, o que faço, entregando-os para os guardas. Eles revistam seu interior, retiram os saltos e até cheiram, como cães farejadores à procura de drogas. Novamente, eles não encontram nada. O guarda-chefe está convencido de que escondi as drogas em algum lugar, então ele obriga seus subordinados a continuarem a fazer a revista. "Sem calças, agora, seu presidiário de merda", ele grita, e vagarosa e envergonhadamente abro o zíper de minhas calças, deixo-as cair e me afasto delas, ficando apenas de cueca. Os guardas examinam as calças e passam as mãos ao longo de minhas pernas cabeludas, apenas para se certificarem. Sei o que está por vir, e então o guarda-chefe, cara a cara comigo, diz: "Tudo bem, espertinho, tire. Agora!" Não tenho opção, a não ser retirar minha cueca, mesmo com todos os outros caras fingindo não sorrir, e eu ficando vermelho. Não quero que vejam meu pênis, mas parece que não tenho escolha; então faço o que mandam e abaixo a cueca, expondo meu membro, minha mata grossa e encaracolada e os testículos cabeludos. O guarda-chefe pede luvas cirúrgicas. Ele próprio continuará a revista. Quando veste as luvas, minha haste fica mais dura ainda. Ele se aproxima, o agarra com as mãos envoltas em plástico e lhe dá uma boa puxada. Ele então inspeciona meus pelos. "Há mata demais para que eu veja direito, teremos de raspar esse prisioneiro." Antes que eu tenha tempo de reagir, dois dos guardas me imobilizam e o guarda-chefe pisca para dois de meus companheiros de cela. Um deles espirra creme de barbear na minha mata e levanta minha lança, enquanto o outro pega um barbeador descartável e remove minha glória. Quero que o chão se abra e me engula, estou humilhado demais, mas meu pênis não se importa. Está mais rijo do que nunca; começa a vazar um pouco de fluido da ponta de minha carne não circuncidada. Eles me levantam novamente e me colocam na frente dos outros caras. O guarda-chefe grita que aqueles que forem pegos com drogas escondidas ou suspeitos de as esconderem estarão sujeitos à mesma punição: ter o pênis raspado. O guarda-chefe então diz: "Bem, agora que seu pênis está mais limpo, vejo que não há drogas escondidas nos pelos, mas e em seu prepúcio? Ele grita para que eu puxe a pele para trás, mas eu me recuso. Ele então me esbofeteia e, mais uma vez, dois dos guardas prendem minhas mãos atrás de meu corpo, restringindo meus movimentos, enquanto o guarda-chefe, ainda com as luvas de plástico, puxa meu prepúcio, revelando uma ponta roxa e suculenta. Todos gritam e esbravejam, dizendo: "Bichona, viado, babaca!" O guarda-chefe então passa para trás de mim e, sem avisar, me penetra com dois dedos e os gira para verificar se há drogas no meu ânus. Ele não encontra nada, claro, mas a sensação de ser penetrado com os dedos dessa forma faz meu membro ficar ainda mais intumescido. Eles abrem minha boca à força para se certificarem de que não há drogas em minhas bochechas e, depois, o guarda-chefe ainda coloca o dedo em minhas narinas, procurando por drogas. Quero morrer nesse momento. Digo: "Você invadiu cada buraco do meu corpo, mas não encontrou nada, por favor, me deixe ir embora." Ele me dá um sorriso diabólico e diz: "Desculpe, cara, não até que você se masturbe para nós. Não podemos deixá-lo sair pela prisão pingando seu creme no chão, podemos?" Grito um "não" desafiador, mas é inútil. Ele manda os trinta caras ficarem em fila e que cada um segure minha ferramenta e lhe dê cinco bombadas. Um por um, cada um de meus colegas de prisão me masturba para cima e para baixo cinco vezes. Ao final, recebo 150 bombadas em minha lança. Quando terminam, estou tão perto de gozar, que vejo estrelas. O guarda-chefe se aproxima mais uma vez e aperta meu pênis tanto que simplesmente explodo em suas luvas cirúrgicas. É a melhor sessão de gozo que já tive em minha vida.

PRAKASH

Minha fantasia envolve me vestir. Tenho uma namorada muito sensual e deslumbrante que fica excitada em me ver tirar minhas roupas masculinas e vestir as dela. Quando fazemos sexo, ela deita no sofá, um pouco como uma rainha em uma corte persa, gritando instruções, enquanto eu, seu humilde servente, devo fazer tudo que ela manda. Primeiro, ela me obriga a tirar a camisa, e, após fazer isso, faz comentários a respeito de meu peito masculino. Depois, tenho de tirar os sapatos, as meias e as calças. Fico em pé na frente dela, apenas de cueca, e começo a ficar ereto. Ela me diz que não tenho permissão para ficar intumescido na sua presença e que devo ficar em pé até que a ereção desapareça porque ela "tem planos para mim, mais tarde". Ela deixa a sala e espero lá, seminu, me sentindo extremamente tolo, tentando pensar em alguma coisa que faça meu pênis obedecer as ordens de minha senhora. Quando ela volta, meia hora mais tarde, ele está murcho, mas a simples visão dela, agora vestida em algo transparente, o enrijece novamente, e ela fica zangada; então, repetimos o processo. Quando ela volta uma segunda vez, meu pau ainda está duro. "Ah, que merda, vá se aliviar para que seu membro relaxe, caso contrário, ele nunca caberá em minhas minúsculas calcinhas", ela exclama. Ela chama suas amigas para assistirem e elas todas sentam no sofá enquanto sou forçado a abaixar minha cueca, revelando um enorme e grosso pau com pelos marrons e um prepúcio longo. "Agora", ela comanda, e pega meu membro com a mão e começa a esfregar os dedos sobre o prepúcio, puxando-o para trás. Sinto-me completamente humilhado, sobretudo quando as outras garotas começam a dar risadinhas, apontando para mim, que me masturbava na presença delas. Por fim, entro no clima, e meu sexo está a ponto de explodir e, sem me dar conta, atiro uma grande quantidade de esperma no chão. "Escravo, de joelhos e lamba tudo", grita minha mestre. Dessa vez, estou realmente humilhado, mas obedeço, embora nunca tenha saboreado sêmen antes. Faço o que me manda e lambo a poça espalhada de gozo que saiu do meu longo pênis marrom. Então, minha namorada/mestre me diz: "Agora que 'desmasturbamos' você e seu pênis está encolhido, você pode vestir minha calcinha usada." Ela me dá uma minúscula calcinha de seda rendada roxa para que eu vista. Sinto-me completamente ridículo porque meu físico não cabe nessa calcinha minúscula, mas a coloco na frente de todas as amigas dela, que riem, e meu pau — agora relaxado — fica coberto com o material sensual da calcinha. Tenho tantos pelos, já que não os aparo como as mulheres fazem, que eles saem pelos lados e por cima da calcinha. Pareço simplesmente um idiota. Porém, continuamos e, em seguida, as outras mulheres me ajudam a vestir um sutiã, uma blusa de seda preta, meia-calça e, finalmente, uma saia reta bem justa. Elas me dão saltos altos, uma peruca loura e me maquiam também, me transformando em algo parecido com uma garota. Sinto-me feminino, constrangido, mas meu sexo está ficando cada vez mais em riste. "Uma galinha com pênis", elas todas gritam, e eu gozo na calcinha apertada de minha namorada.

TOMASSO

Sempre que me masturbo (duas ou três vezes ao dia, 365 dias ao ano), tenho a mesma fantasia, mas ela é boa e sempre funciona, levando-me a atingir um poderoso clímax de alta qualidade. Essa é a fantasia com a qual me masturbo: tenho 22 anos e sou um universitário (homem). Meus colegas e eu somos conhecidos no campus como festeiros; em outras palavras, gostamos de nos divertir e saímos para beber sempre que podemos. Frequentemente, retornamos dos bares bem tarde e, às vezes, compramos cervejas e dirigimos pela estrada. Em muitas ocasiões só voltamos para o dormitório lá pelas 3h ou 4h da manhã. Isso certamente acontece todas as sextas-feiras e sábados à noite, mas cada vez mais durante a semana também. Meus colegas, Billy e Jake, são bacanas — todos heterossexuais — e faríamos qualquer coisa um pelo outro. Somos como irmãos. Bem, aqui está a fantasia em mais detalhes. Você sabe, uma noite, os garotos e eu saímos para beber e só retornamos depois das 5h da manhã e, embora, na verdade, não haja ninguém para nos repreender, em minha fantasia há uma monitora, uma loura linda, com adoráveis seios pontudos. Seu trabalho é esperar na entrada do corredor dos dormitórios e anotar os nomes de cada universitário que volta depois da meia-noite. Quando Billy, Jake e eu entramos — todos bêbados — às 5h da manhã, a loura, que chamo de Phyllis, nos olha carrancuda e nos diz que seremos punidos e que, por ser tão tarde, nossa punição será severa, diante de toda a escola. Estamos todos tão bêbados que não levamos Phyllis a sério; em vez disso, simplesmente rimos e vamos para nossos respectivos quartos; depois acordamos com uma ressaca horrorosa. De repente, ouço alguém bater à porta do meu quarto, à de Jake e à de Billy, que ficam perto, no mesmo corredor. Grito: "Dá o fora, porra, estou dormindo", mas não adianta; e de repente a porta de meu quarto se abre e Phyllis entra vestindo uma suéter justíssima e acompanhada de três grandes caras muito musculosos que ela me diz que são seguranças da universidade. Antes que percebamos o que está acontecendo, eles me enrolam em meu cobertor e me carregam para fora do dormitório, como um saco de batatas, e para dentro de um veículo parado, onde também estão Billy e Jake. Estou só de cueca e Billy também, mas Jake está sem nenhuma roupa, já que costuma dormir nu. A cruel segurança do campus não tem misericórdia e não o deixa colocar nem as calças. Algo nos diz que a punição será mais cruel do que pensávamos. Somos retirados da caminhonete e levados para uma cela, em algum lugar ao norte do campus, em que há apenas um balde grande e correntes nas paredes. Os guardas nos acorrentam — tentamos resistir, mas estamos de ressaca e, além disso, somos bem menores que eles —, então, é inútil tentar lutar. Após esperarmos por algumas horas, Phyllis entra, vestindo a suéter apertada, acompanhada por três outras universitárias que não conhecíamos. Estamos morrendo de sede a essa altura, ainda de ressaca, e peço água. "Ah, claro", diz Phyllis, que pega uma grande garrafa de água mineral e a coloca nos meus lábios. Lembre-se, minhas mãos estão amarradas pelas correntes, logo não posso nem levantar a garrafa de plástico. Só quero uns goles, mas Phyllis segura minha cabeça pelos cabelos e me força a beber todo o conteúdo da garrafa de uma só vez. Quase entro em choque no processo, mas engulo tudo. Duas das outras garotas estão fazendo a mesma coisa com meus colegas. Elas pegam mais garrafas de água e, muito embora pensemos que nosso castigo de beber água acabou, elas nos forçam a tomar outro litro, e imediatamente nossas bexigas estão inchadas e nossos estômagos lotados. Então, os guardas chegam com alguns bancos, para Phyllis e para as garotas, e elas simplesmente se sentam lá, nos olhando, parecendo orgulhosas, fitando-nos sem dizer nada. Billy, Jake e eu estamos confusos: por que elas estão aqui, o que estão fazendo? O que vai acontecer conosco? Passam 30 minutos e nenhuma delas diz uma palavra. Passam-se 45 minutos e depois, finalmente, 60 minutos. Meus colegas e eu começamos a nos remexer, porque não só nos sentimos uns merdas por causa de toda a bebida da noite anterior, como também estamos loucos para mijar. Finalmente, Billy quebra o gelo e diz que precisa ir ao banheiro. As garotas permanecem em silêncio. Billy começa a suplicar, mas tudo em vão. Obviamente, essa é a punição, essas garotas simplesmente vão ficar olhando enquanto urinamos! Há um balde, mas está muito longe de nós, e as garotas certamente não vão trazê-lo para perto. Estou começando a sentir dor de verdade — nada pior do que precisar urinar e não conseguir. Sinto muita pena de Jake, que está completamente nu, enquanto Billy e eu estamos ao menos de cueca. As garotas apenas olham, e seu silêncio está começando a nos enlouquecer. Por fim, Jake explode — ele não consegue segurar mais a urina — e começa a vazar. Depois de algumas gotas caírem do membro murcho no chão, ele diz: "Ah, que merda", e solta tudo, urinando pelas pernas. Como se esse fosse nosso sinal, Billy e eu não conseguimos segurar mais e aliviamos nossas bexigas também, ensopando toda a cueca em feixes quentes, tanto que é possível ver claramente os contornos de nossos pênis que estão sob o tecido molhado. Todos nós nos sentimos humilhados e achamos que esse seria o fim da punição, mas não é bem assim. As garotas então falam, pela primeira vez em horas, e Phyllis, a líder, nos diz que em função de termos sido malcriados e ficado fora além do horário permitido, nossa punição será mais severa a cada dia. Amanhã, ela nos diz que nossos ânus serão raspados; no dia seguinte, seremos forçados a nos masturbar até o orgasmo na frente de todas as estudantes da universidade; e, no último dia, teremos esferas de metal inseridas em nossas uretras com todo o corpo acadêmico olhando. Caímos no choro só de pensar nessas punições tão humilhantes e degradantes, mas não há nada que possamos fazer. Em minha cabeça, passo por todos esses dolorosos rituais — a raspagem do ânus, a masturbação pública e a manipulação do buraco da urina, que é extremamente doloroso — mas, é realmente bom ter Jake e Billy compartilhando a dor comigo — pelo menos, dessa forma, podemos nos apoiar uns aos outros. Essa fantasia me excita. Por a história ser tão longa e tão detalhada, sempre posso encontrar um ponto nela em que eu goze pela sala inteira. Em geral, não consigo chegar à tortura do buraco da urina. É suficiente, muitas vezes, apenas me urinar todo e ter o ânus raspado, o que me dá uma grande punheta.

MARIANGELA
Tenho 24 anos e vivo no norte da Inglaterra. Infelizmente, já passei por diversas operações por causa de um problema na coluna vertebral que afetou minha vida de várias maneiras. Ao longo dos anos, fui operada várias vezes e passei por vários exames médicos — alguns muito cuidadosos e frequentemente feitos com total desprezo, do tipo "tire as roupas". Minha fantasia favorita durante a masturbação (não faço sexo

com homens) envolve um exame médico feito por um cirurgião. Entro em seu consultório e ele tem um grupo inteiro de jovens assistentes masculinos lá. De forma brusca, ele me apresenta aos doutores A, B, C, D e E, seus assistentes e colegas acadêmicos, os quais o ajudarão durante o exame. O cirurgião me informa que, em função da natureza de minha condição médica, ele precisa fazer um exame no meu corpo inteiro e, para tanto, preciso ficar completamente nua, para que minhas roupas não atrapalhem. O exame começa e, como estou nervosa e me atrapalhando com os botões da minha blusa, o cirurgião grita: "Ah, pelo amor de Deus, não tenho o dia inteiro, um de vocês tire a blusa e o sutiã dessa mulher." Dr. B, um jovem médico com 20 e poucos anos, o obedece e, grosseiramente, abre os botões, quase os arrancando no processo. Mas ele faz o trabalho e tira minha blusa e minha saia. A seguir, começo a tirar sapatos e meias, mas novamente, levo muito tempo e o cirurgião sinaliza para o dr. C arrancá-los logo. Sinto como se me forçassem a me despir. E logo estou totalmente nua, com os jovens médicos segurando minhas roupas. Estou com muita vergonha do meu corpo nu sendo observado por seis homens, tento cobrir minha nudez com as mãos — uma sobre os seios e outra sobre os genitais —, o cirurgião as remove e coloca o estetoscópio frio em meu peito. Os médicos acadêmicos se juntam ao redor, parecendo interessados no exame dele, mas, na verdade, posso ver que eles estão olhando para minha vagina e meus mamilos, e um deles, dr. C, principia uma ereção, o que consigo ver pelo volume em suas calças. Digo ao cirurgião que me sinto extremamente humilhada por estar nua na frente dos médicos. Com um olhar faminto, ele me surpreende e pergunta: "Ajudaria se você não fosse a única a ficar nua aqui?" "Sim", respondo, "isso ajudaria muito". "Está bem", ele diz, "escolha um de meus colegas e mande-o ficar nu". Escolho o dr. E, que tem o corpo mais interessante e o rosto mais bonito, e aponto com a cabeça em sua direção. O dr. E parece ficar completamente estupefato com esse pedido, mas o cirurgião — seu chefe — lhe diz para parar de ser um "maricas" e se despir para que a paciente se sinta mais à vontade por estar nua. Os outros jovens médicos começam a trocar olhares zombeteiros enquanto o dr. E retira a gravata e começa a desabotoar a camisa. O cirurgião grita: "Então, senhores, vocês acham isso engraçado? Bem, todos vocês podem se despir também." Antes que eu perceba, o cirurgião fez todos os cinco médicos tirarem a roupa. Os médicos se despem e ficam de cueca, mas o cirurgião os observa até que fiquem completamente nus, como eu; e consigo ver seus pênis. Agora estou me sentindo mais descontraída porque não sou a única a estar nua. O cirurgião diz aos médicos nus que eu relaxaria se tivesse um orgasmo, já que isso colocaria meu corpo mutilado em uma posição menos tensa. Então, um por um, os médicos nus se aproximam de mim, ficam entre as minhas pernas afastadas e bolinam meu clitóris. Eles fazem fila, esfregando seus pênis na bunda uns dos outros e, em seguida, começam em mim, com suas lanças em posição de sentido. Tudo começa a ficar muito excitante. Então, o cirurgião diz aos colegas para transarem comigo individualmente, e eles o fazem, em ordem alfabética, com dr. A enfiando sua ferramenta na minha bunda e dando estocadas até gozar. Depois dr. B e, em seguida, o resto até que tenho fluido de amor dos cinco pênis dos médicos escorrendo pelas minhas coxas e pingando. Então, justo quando acredito que não há mais sexo a ser feito, os cinco médicos nus levantam o cirurgião e o carregam — estilo torpedo — para enfiar seu rosto em minha vagina, e ele começa a lamber todo o creme. Mergulho em um enorme e múltiplo orgasmo que continua pelo que parece horas e horas — muito satisfeita com minha consulta médica.

13

Incesto

naturam expellas furca, tamen usque recurret
(Embora você afaste a natureza com forcado, ela sempre retorna.)

Horácio, *Epístolas*

As devastações do incesto e de outras formas de abuso sexual

Como psicoterapeuta, passo boa parte de minha vida profissional lidando com as consequências psicológicas do abuso sexual na infância. Felizmente, hoje, a grande maioria dos homens e das mulheres na Grã-Bretanha cresce em domicílios onde as pessoas que tomam conta deles tratam seus corpos com cuidado, preocupação e respeito. Infelizmente, no entanto, muitos jovens, incluindo bebês e crianças pequenas, sofrem várias formas de abuso sexual nas mãos de mães, pais, avôs e tios, irmãos, empregados, babás, familiares dos amigos e vizinhos, assim como nas de completos desconhecidos.

Não sabemos exatamente quantas crianças britânicas sofreram abuso sexual, mas a maior parte das pesquisas conduzidas com esmero documentou que, pelo menos, um terço delas sofreu tratamento sexual inapropriado nas mãos de uma pessoa mais velha. Lloyd deMause, diretor do Instituto de Psico-história da cidade de Nova York e ilustre autoridade em abuso doméstico, estudou a incidência e a ocorrência do abuso sexual infantil por mais de quarenta anos. Em seus vários trabalhos publicados, com destaque para *The History of Childhood* [A história da infância] e *The Emotional Life of Nations*

[A vida emocional das nações], além das páginas do *The Journal of Psychohistory*, ele documentou sistematicamente que, ao longo dos séculos, os jovens sofreram abuso sexual durante a infância em um grau muito maior do que jamais imaginaríamos. Em seu ensaio memorável "The Universality of Incest" [A universalidade do incesto], que foi publicado em *The Journal of Psychohistory*, em 1991, deMause apresentou provas contundentes que sugerem que, pelo menos, 60% das meninas e 45% dos meninos, somente nos Estados Unidos, sofrem alguma forma de abuso sexual infantil.

O que exatamente constitui o abuso sexual infantil? Como se pode imaginar, a gama de abuso cobre um espectro, englobando tudo, desde um adulto manipular os genitais, o traseiro ou os mamilos de uma criança, até a inserção de objetos (pênis, dedo ou algo não corporal) em algum lugar do corpo da criança (boca, vagina ou ânus). O abuso pode ser perpetrado por uma única pessoa, ou em casos extremos pode ser realizado por um grupo de pessoas, como uma rede de pedófilos envolvida na produção de pornografia infantil.

Em função de nosso maior conhecimento acerca das formas *extremas* de abuso sexual infantil, como a pedofilia, a pornografia infantil e o abuso perpetrado por membros de cultos, algumas pessoas frequentemente subestimam o impacto das formas supostamente mais "brandas" de abuso. No entanto, em minha experiência, qualquer evento inapropriado, seja um ato, uma olhada ou mesmo insinuações verbais sexuais é, potencialmente, uma ameaça ao sentimento de segurança corporal da criança. Por exemplo, lembro muito bem o caso de uma mulher de 28 anos cujos pais tratavam seu corpo com o devido respeito, mas aos 15 anos, essa mulher entrou de repente no quarto dos pais e flagrou o pai com o pênis exposto, se masturbando enquanto olhava pornografia explícita em uma fita de vídeo. Embora uma pessoa fisicamente bonita e atraente, essa mulher nunca teve, até o momento, um namorado ou uma relação sexual de qualquer tipo e fica muito assustada quando vê o pênis de um adulto. Não é preciso ser penetrado ou mesmo fisicamente tocado para se sentir abusado sexualmente.

Os psicólogos e psiquiatras pesquisadores dedicaram muito estudo à natureza do abuso sexual infantil e, particularmente, às suas consequências. Sabemos agora que o abuso sexual infantil (seja "brando" ou grotesco) terá consequências adversas para o bem-estar geral da pessoa; além disso, quanto mais cedo e extremo o abuso, maior será o dano. Pelas investigações de vários pesquisadores clínicos e empíricos nesse campo, sabemos que é mais provável que os sobreviventes do abuso sexual infantil:

- Sofram de angústia.
- Sofram de desordens alimentares (por exemplo, anorexia nervosa, bulimia e bulimarexia).
- Envolvam-se em algumas formas de autopunição (por exemplo, cortar-se com uma lâmina, queimar-se com cigarros).
- Tornem-se sexualmente promíscuos.
- Tenham relações afetivas fragmentadas.
- Sofram de graves doenças psiquiátricas (por exemplo, depressão clínica, desordens limítrofes de personalidade).
- Fracassem nos estudos em função da falta de concentração.
- Sofram de dores físicas espúrias e outras doenças psicossomáticas.
- Experimentem a prostituição, ou se tornem prostitutos em tempo integral.
- Abusem de drogas e outras substâncias.
- Abusem do álcool.
- Sofram de raiva e agressividade profundas.
- Envolvam-se com a criminalidade.
- Tenham uma probabilidade maior de desordem do sono.
- Abusem de seus próprios filhos ou dos filhos de outros.

Esses sintomas representam apenas uma fração das consequências devastadoras do abuso na primeira infância.

Em nosso empenho em perseguir os pornógrafos infantis e outros praticantes de perversões pedófilas, frequentemente esquecemos que a grande maioria dos casos de abuso sexual infantil acontece dentro da própria casa da criança e que, na verdade, aproximadamente um terço de todas as ofensas sexuais contra ela é perpetrado por outros jovens, muitas vezes irmãos ou irmãs mais velhos. Portanto, embora precisemos continuar a dedicar nossas energias à erradicação do *abuso extrafamiliar* (isto é, o abuso sexual que ocorre fora da família), o maior perigo permanece sendo o *abuso intrafamiliar* (isto é, o incesto que ocorre dentro da família).

Para minha grande surpresa, aprendi que muitos homens e mulheres britânicos tiveram fantasias sexuais de incesto em algum momento de suas vidas sexuais adultas. Aproximadamente 3% dos homens fantasiam conscientemente com contato sexual com a irmã, e cerca de 1% das mulheres e 1% dos homens tiveram fantasias semelhantes com um irmão. Temos uma pequena sobreposição entre esses homens que fantasiam com as irmãs, assim como com os irmãos, mas, na realidade, os homens que se autodefinem heterossexuais tendem a fantasiar mais com as irmãs, e os homens que se autodefinem homossexuais tendem a fantasiar mais com os irmãos. Em termos conservadores, esses números indicariam que um mínimo de 900 mil adultos britânicos tiveram um orgasmo ao pensar nos irmãos. E, quando se incluem os que tiveram fantasias de sexo com as mães (1% de todos os homens britânicos), o número facilmente passa de um milhão de cidadãos psicológica e explicitamente incestuosos. Várias pessoas consideram essa ideia revoltante. Muitos de nós nem sequer conseguem pensar que nossas mães e pais, casados e felizes, tenham relações sexuais consensuais com propósitos procriadores. Se assim pensamos, como podemos permitir que nossas mentes imaginem atividades sexuais com um membro íntimo de nossa família nuclear?

Embora 1% dos homens fantasiem com suas mães, menos de 1% das mulheres fantasiam com os pais. Esse percentual, claro, inclui as muitas mulheres sexualmente abusadas que meus colegas e eu encontramos ao longo dos anos e que relatam tais fantasias de incesto parental no curso da psicoterapia. Porém, do ponto de vista das estatísticas nacionais, essas mulheres totalizam pouco menos de 1%, assim como as mulheres que, de fato, fantasiam com as mães, e, de forma similar, os homens que fantasiam com os pais.

O quadro se torna infinitamente mais complexo quando incluímos as fantasias com os familiares adquiridos pelo casamento, sobretudo cunhados e cunhadas. Treze por cento de todos os homens gostam de fantasiar com as cunhadas, e 3% de todas as mulheres têm fantasias correspondentes com os cunhados. Um adicional de 1% dos homens fantasia com seus cunhados. No total, quase oito milhões de britânicos tiveram fantasias com os cunhados e as cunhadas. Embora os parentes adquiridos pelo casamento não sejam consanguíneos, classifiquei essas fantasias como parte do grupo incestuoso em função do laço familiar estreito e da natureza universal do tabu que envolve qualquer contato sexual entre um adulto e um parente por casamento.

A classe social parece exercer um papel marginal na tendência para as fantasias incestuosas, sendo ligeiramente mais provável que as classes C-2, D e E fantasiem com os parentes do que as A, B e C-1. É mais provável que as pessoas de mais idade tenham fantasias sexuais com seus parentes adquiridos por casamento do que as mais jovens, talvez pela simples razão de que as pessoas em torno de 20 anos ainda não tenham parentes adquiridos por casamento, comparadas com os que estão acima dos 50. Por exemplo, 9% das pessoas com idade igual ou superior a 51 anos relataram fantasias sexuais com as cunhadas, enquanto apenas 2% dos com menos de 30 anos o fizeram. No entanto, a idade parece ter muito pouca importância na predileção pelas fantasias incestuosas.

Antes de tentarmos chegar a um entendimento mais aprofundado da fantasia incestuosa, vamos analisar as mais representativas:

NORMAN
Despir vagarosamente e depois fazer amor com minha cunhada.

TADEUSZ
Vou visitar a mãe de minha nora. Bato na porta; ela abre. Peço-lhe que se vire, ela assim faz, e coloco as mãos em seus seios. Ela desabotoa a blusa e tira o sutiã e eu acaricio seus seios. Ela me puxa para dentro do quarto (é uma casa de um andar apenas) e depois abre o zíper das minhas calças, as abaixa junto com minha cueca, coloco meu pênis em sua boca, depois vamos para a cama e fazemos amor. Em seguida, sua filha aparece e diz que quer transar, então eu a dispo e vou para a cama com ela, e fazemos amor; depois faço com a mãe novamente e assim por diante. Outra fantasia é quando vejo minha vizinha debruçada no jardim cuidando das plantas. Vou lá, levanto a saia dela, abaixo sua calcinha e a penetro.

JADA
Fantasio com meu namorado fazendo sexo com sua irmã mais nova (ela é três anos mais jovem que eu e muito atraente). Eles têm medo de serem flagrados, mas estão muito excitados e sabem que estão fazendo algo errado, mas realmente gostam muito. Posso ver isso do ponto de vista de meu namorado, ou da perspectiva de sua irmã, ou de ambos os lados, dependendo da minha vontade. Geralmente começa com eles brincando no banheiro, ele esbarra nos seios dela (ela está só de calcinha ou toalha), e eles fazem uma brincadeira sobre isso, mas continuam a tocar um no outro e ele faz sexo oral nela e depois sexo completo. O tempo inteiro eles precisam ficar muito quietos, uma vez que o resto da família está no andar de baixo e eles podem ser surpreendidos.

OBADIAH
Sexo com gêmeas.

LIONEL
Estuprar minha cunhada, que, por fim, cede completamente.

ELI
Atividades homossexuais com meu gêmeo idêntico (não sou gêmeo).

DARBY
Quero que minha mãe fique de quatro, abra o zíper das minhas calças e me chupe todo.

REMI
Sexo anal com meu irmão, e talvez com um ou dois dos amigos mais gostosos dele.

PEREGRINE
Fazer sexo com meu primo lindo.

NESTOR
Sexo com minha parceira e uma de suas irmãs (ela tem duas).

QUINN
Sexo com minha sogra e mulher.

MACKENZIE
Ser filmado fazendo sexo oral com minha cunhada.

ROBBIE
Sexo oral com minha cunhada, isto é, lambo seu clitóris e lábios vaginais enquanto a penetro com o dedo, e ela chupa meu pênis.

NICK
Transar com minha prima, que é uma gracinha. Sempre gostei dela, e a penetro em minha fantasia de masturbação. É ótimo. Obrigado por isso.

GUIDO
Tenho uma meia-irmã maravilhosa, com peitos lindos. Nunca fiz nada com ela, mas gostaria de pegá-la. Ela não sabe o que sinto por ela, mas gozo muito pensando nos mamilos, seios, nas curvas e tudo o mais dela. Gostaria também de gozar em seu rosto. Também tenho uma fantasia de ser flagrado, talvez pelo pai dela.

SYLVESTER
Sexo na cozinha com minha cunhada debruçada sobre a mesa.

WAYNE
Minha namorada fica muito excitada com o tio dela. Ele tem tesão nela e ela se excita com isso. Ela fica na cozinha escutando ele fechar a porta após a saída do último convidado. Ouve o clique da porta fechando e o som de seu tio, um cara gordo e pouco atraente, pausando, voltando e vindo pelo corredor em direção à cozinha. Ela dorme na cozinha, sua cama fica em um canto. Ele entra e diz: "Bem." Sorri para ela. Tudo que acontece depois é completamente silencioso, ele nunca fala a não ser para si mesmo, e ela consente em silêncio, em submissão deliciosa. Ele ajoelha na frente dela, desabotoa sua roupa, ela arfa de excitação, ele chupa seus pequenos seios e a leva para a cama. Ela mostra uma resistência mínima, e ele a empurrando até a cama os excita ainda mais. Ele puxa a cabeça dela para que chupe seu pênis e depois, com um gemido, ele a deixa cair na cama. Ajoelhado na frente dela, ele afasta suas pernas e penetra, e ela pinga, mas é extremamente apertada, então ele tem de agir com muito cuidado para não machucá-la. Mas o fato é que ele a machuca um pouco.

TULLY
Fazer amor com minha cunhada.

MERRICK
Minha prima me traz café e torradas na cama, porque ela quer falar com alguém e, enquanto me conta seus problemas, fica mais e mais emocionada, e finalmente eu a abraço para confortá-la. Enquanto a abraço e lhe digo que tudo ficará bem, vagarosamente ela enfia a mão embaixo das cobertas e, quando percebo, estou mais excitado do que o normal e perco o controle, coloco-a de quatro e a possuo na posição de cachorrinho; mas por estar muito excitado, não demoro a levá-la ao clímax usando dedos, língua e lábios. À medida que ela se aproxima do orgasmo, lentamente trepo nela e insiro minha ereção, que "reacordou", e trabalho devagar até nós dois gozarmos no momento em que minha mulher, que chegou do trabalho mais cedo, aplaude, pergunta se pode se juntar a nós e entra na cama com uma sacola contendo seus brinquedos sexuais que todos usamos, uns nos outros até terminarmos com uma no meu pênis e a outra no meu rosto, e minha língua lambendo seu clítoris e meus dois dedos estimulando sua vagina, e elas mudam de posição até terminarmos exaustos.

HOPE
Meu namorado e seu irmão. Falamos sobre muitas coisas e acabo beijando o irmão. Meu parceiro nos vê, não se importa, e os dois me despem e retiram toda a roupa deles da cintura para baixo. Eles dois usam as mãos para me estimular antes de me pegarem, um pela frente e o outro por trás, sendo que este mexe em meus seios. Depois que eles terminam, trocam de lugar, me estimulando mais e dizendo: "Eu sou foda!" enquanto masturbo seus torpedos, até eles ficarem prontos para me penetrar novamente. Depois que terminam, se revezam beijando meu corpo até que ficam excitados novamente. Então, um me pega por trás enquanto chupo o outro. Eles trocam de lugar novamente após terminarem, para ambos experimentarem as mesmas sensações. Depois da quarta vez, estamos exaustos e falamos em voz baixa uns com os outros enquanto me deito entre os dois e dormimos abraçados. Ao acordarmos, eles estão ambos excitados e querem repetir como nas duas primeiras vezes.

BUCKY
Fazer sexo com minha filha.

VITO
Normalmente, envolve uma chupada maravilhosa e a mulher adorando e engolindo tudo. Simples, mas eficaz. Outra fantasia diferente é que não consigo deixar de fantasiar com minha cunhada, da qual eu não gostava até que me apaixonei por sua irmã. Isso me faz sentir um pouco diabólico, mas não consigo evitar!

FREYA
Meu namorado tem um irmão gêmeo que se enfia na cama comigo. Sei que ele não é meu namorado, mas finjo que é.

BRANDON
Sexo com minha cunhada.

WHITTAKER
Sexo com um parente.

CROSBY
Estou deitado embaixo da pia consertando um vazamento e minha cunhada abre o zíper de minhas calças e faz sexo oral em mim.

YVONN
Sexo grupal envolvendo mãe e filho.

NORTON
Ver minha mãe, quando era mais jovem, fazendo sexo com vários homens de mais idade. É um estupro grupal.

ZEKE
Fazer sexo consensual e amoroso com uma mãe e sua filha mais jovem juntas.

LUPE
Tenho muita vergonha de minha fantasia, porque ela envolve Jorge, meu filho adolescente, que está com 17 anos. Jorge tem desempenhado o

papel de homem da casa, porque me divorciei do pai dele quando ele era muito pequeno. No último ano, ele cresceu e se tornou um jovem lindo — em ambos os sentidos, por dentro e por fora. Ele se parece muito com o pai — alto, magro, moreno e sombrio — e, embora o pai seja um merda, um verdadeiro canalha, ele era o homem que me fazia gozar mais que qualquer outro. Ele me deu o melhor sexo que já tive. Quando estou sozinha, à noite, na cama, o que acontece todas as noites, tenho uma fantasia bem erótica com Jorge. Imagino que ele grita de seu quarto, que fica bem ao lado do meu. Por ser uma boa mãe latina, corro lá e encontro Jorge se masturbando, puxando o prepúcio e rolando na cama com revistas pornográficas. Quando entro no quarto, ele me dirige um olhar sujo que parece dizer: "Por que você não se junta a mim, mamãe?" Digo-lhe que ele é um menino fraco e que será punido por seu pecado (somos uma família muito religiosa, católicos à moda antiga). Mas Jorge me diz que sabe que não tenho ninguém há muito tempo e que se eu não fizer sexo com ele aquela noite, ficarei como uma daquelas viúvas velhas de vagina ressecada! Fico surpresa com sua franqueza e por ele estar sendo desbocado, o que deixa minha vagina toda molhada. O tempo todo ele continua a mexer em seu pênis, para cima e para baixo, para cima e para baixo, e a sua glande pinga gotas de fluido. Ele me choca e diz: "Mamasita, se você ama seu pequeno Jorge, me chupa." Digo a ele que ele irá para o inferno, mas ele me puxa para seu pênis, abre minha boca e me manda chupá-lo. Antes que eu perceba o que está acontecendo, estou com a boca enterrada no pênis de meu filho, e é delicioso. Agarro seus testículos peludos, e ele aperta minhas tetas sobre a camisola. Continuo chupando até ele gozar na minha boca. Quero cuspir tudo, mas ele me diz que uma boa mãe engole tudo. Faço o que ele manda. Entretanto, meus dedos estão esfregando meus lábios vaginais como um animal no cio e, imediatamente, tenho o orgasmo mais molhado que já tive. Se Jorge soubesse ficaria horrorizado, mas acho o corpo dele muito sensual e tenho essa fantasia com ele, pelo menos, uma vez ao dia — às vezes duas.

BECKET

Quando me masturbo, o que é muito frequente — duas ou três vezes ao dia, 365 dias ao ano —, penso em meu tio, que é realmente um cara legal, de cerca de 40 anos. Tenho 19. Não sei quando comecei a gostar dele, mas tenho me masturbado com suas fotografias desde que me recordo. Ele é completamente heterossexual e tem cinco filhos com minha tia. Não há nada gay nele e, de alguma forma, isso faz com que seja mais maravilhoso ainda fantasiar com ele. De qualquer forma, tenho uma fantasia favorita com ele, que é a seguinte: meus pais viajam no fim de semana e, embora eu tenha 19 anos e seja bem capaz de tomar conta de mim mesmo, eles acham que talvez seja mais seguro se eu passar esse tempo na casa de meu tio. Fico muito excitado e concordo com o plano. Quando chego lá, ele me diz que sua mulher e seus cinco filhos foram visitar a sogra dele, do outro lado da cidade, então me diz que seremos "apenas nós dois" em casa durante o fim de semana, e pergunta se eu me importo com isso. Tá brincando! Fico tão excitado que quase não consigo evitar uma ereção gigantesca imediatamente. Esse vai ser um fim de semana daqueles. Atiro minhas coisas num canto do quarto e depois vou para a sala, onde ele está. Ele já abriu algumas latas de cerveja, e começamos a beber. Naturalmente, está um dia muito calorento, e peço a meu tio permissão para tirar a camiseta. Ele permite, sem problema — e então tiro minha camiseta e o deixo dar uma boa olhada em meu peito em desenvolvimento. Ele não me via desde que eu era adolescente, e na hora seus olhos começam a ficar mais abertos enquanto vê com surpresa como eu cresci. "Rapaz, você cresceu desde a última vez que o vi. Você faz ginástica? Porque seus peitorais estão bem firmes e tem até algum pelo no peito, que não estava aí da última vez." Toda essa conversa sobre meu corpo me excita e me deixa quente, e pergunto se ele tem vídeos pornográficos por ali. Ele diz que acha que tem alguns no fundo do armário, lá em cima, e para eu dar uma olhada. Levanto do sofá, entro no quarto e vejo, no fundo de seu armário, uma coleção grande de vídeos e DVDs, todos pornográficos, todos heterossexuais, com muitas fotografias de garotas de calcinhas rendadas com tetas grandes. Escolho um dos vídeos pornográficos aleatoriamente, corro escada abaixo e aperto o play. Meu tio diz que verá o filme comigo e, imediatamente, ambos começamos a ficar excitados. Ele ainda está vestido, mas eu já estou sem camisa e consigo ver meus pequenos mamilos começarem a ficar cada vez mais duros até eles saltarem de meu peito, como confeitos de chocolate. De qualquer forma, começamos a ver o filme pornográfico e, Deus, fica cada vez mais quente, até meu tio hétero começar a respirar profundamente enquanto assistimos à garota e ao cara transando, como se não houvesse amanhã. Pergunto a meu tio se ele se importa que eu segure meu pênis, e ele me diz que não há problema. Ele ainda está vestido. Fico um pouco nervoso, mas também muito excitado, e a próxima coisa que percebo é que minhas calças caem, minha cueca também e meu torpedo de 18cm está aumentando e até mesmo gotejando um pouco de pré-gozo. Meu tio simplesmente sorri e diz: "Você está ficando bem crescido." "Obrigado, tio", respondo. Começo a alisar meu pênis e, embora meu tio seja hétero, ele não tira os olhos da minha lança e, antes que eu perceba, ele se atira e o abocanha. Essa é a realização de meu desejo, da vontade e da esperança que tive durante todos esses anos e, agora, finalmente, meu tio gostoso está chupando meu membro, e é ma-ra-vi-lho-so. Começo a estocar em seu rosto, e ele está me engolindo todo, apertando meu testículo peludo. Meu torpedo fica cada vez mais intumescido e logo acho que vai explodir e a pele toda rachar porque ele está duro demais, mas a saliva de meu tio o deixa molhado, e estou quase gozando. Grito obscenidades como "Chupa meu torpedo, tio, me deixe gozar em sua garganta". E, imediatamente, libero uma grande carga de creme em sua boca, que agora se tornou um balde de sêmen, e ele engole tudo. Nos beijamos, e sinto meu esperma dentro da boca dele. Seguro seu membro e sinto uma grande poça molhada dentro de suas calças. Ele também libera sua carga. Adormecemos nos braços um do outro.

KYRA
Minha fantasia de masturbação se baseia em experiências reais que tive nos últimos anos. Estou com 19 anos agora, mas quando tinha 14, meu tio Hutch, que vivia não muito longe de meus pais, costumava nos convidar para uma visita. Meus pais adoravam o tio Hutch e ainda o adoram, logo não suspeitavam de nada — eles apenas pensavam que ele estava sendo amigável — o que era verdade, de sua maneira, suponho. O tio Hutch me dava xerez quando eu ia à sua casa, o que eu achava totalmente fantástico, já que meus pais nunca nos deixariam beber uma gota de álcool. Acho que a zonzeira provocada pelo xerez e pelo fato de estar sozinha com meu tio me deixava um pouco excitada e, embora eu tenha ficado um pouco assustada quando aconteceu pela primeira vez, por fim, me acostumei com a ideia de abrir o zíper da calça dele e, a seu pedido, masturbar sua enorme haste. Ele costumava ejacular em meu rosto e, depois, começava a passar a mão por baixo de minha blusa e

dentro de minha calcinha. Eu nunca tinha tido sequer um namorado de verdade naquela época, então essa era tecnicamente minha primeira experiência sexual e, muito embora eu soubesse que estava errado, aquilo me excitava e me fazia ficar muito molhada. Tive meu primeiro orgasmo quando tio Hutch colocou a mão dentro de minha calcinha e começou a bolinar meu clitóris e vagina, gozei muito. Isso tudo continuou em segredo por algum tempo — vários anos, na verdade. Um dia, quando eu tinha 17 anos, saí da casa de tio Hutch aproximadamente às 17h e, quando comecei a virar a esquina, encontrei meu primo Ben, que é da mesma idade que eu, claramente se dirigindo para a casa de nosso tio. Perguntei-lhe o que ele estava fazendo ali, e ele pareceu constrangido e disse que ia me fazer a mesma pergunta. Mais tarde, depois de perguntar mais, ficou claro que íamos à casa de Hutch assiduamente para termos encontros especiais entre tio e sobrinhos. Ben e eu conversamos e confessamos que achávamos tudo muito erótico, de uma maneira muito arisca, e que nenhum de nossos pais sabia que diabo estava acontecendo. Um dia, eu ia ver tio Hutch, e Ben e eu decidimos que o surpreenderíamos chegando juntos à sua casa. Hutch abriu a porta e ficou um pouco chocado ao ver seu sobrinho e sua sobrinha ao mesmo tempo, mas como era um cara esperto, imediatamente aproveitou a situação e nos convidou para entrar, nos dando cervejas e xerez, como sempre. Hutch não perdeu tempo para lhe contar que seria muito excitante se Ben começasse a me beijar, o que ele fez, e depois Hutch fez Ben apertar minhas tetas por sobre minha blusa. Em seguida, todos nós começamos a tirar as roupas e Hutch encorajou Ben a começar a esfregar seu pênis de 19 anos para cima e para baixo em meu clitóris, que já estava bastante molhado. O pênis de Ben parecia uma tábua de mergulho, saindo a um ângulo de 90° de seu arbusto de pelos castanho-claros. Meu tio me desafiou a chupá-lo, e não demorou muito Ben espirrou uma grande quantidade de sêmen em minha garganta. Engoli tudo, e depois tio Hutch enfiou sua língua na minha boca e o retirou de lá. Isso o deixou tão excitado que ele nos mandou debruçar no sofá e, em seguida, um depois do outro, ele nos penetrou, Ben no ânus e eu na vagina, mas por trás. Sempre me masturbo com isso e gozo em poucos minutos.

SELENA
Meu pai está no chão da sala vestindo as roupas de minha mãe — meia-calça, cinta-liga, vestido — e está sendo penetrado por dois homens, no chão de nossa sala de estar. Não acredito no que vejo, meu pai está inerte e sendo penetrado pelos dois lados. Sento no sofá, levanto minha saia e me bolino enquanto assisto a meu pai ser possuído. Os homens não olham para mim, eles simplesmente se atracam com meu pai. Primeiro, um goza em sua boca, o outro goza em seu ânus, e eu gozo no sofá. Os caras dizem: "Obrigado, até a semana que vem" e saem da sala. Meu pai me olha e diz: "Não conte para sua mãe, mas adoro pênis." Digo: "Não vou contar, mas você vai ter de transar comigo." Ele olha para sua princesinha e começa a tirar as roupas de minha mãe. Digo: "Não, com as roupas da mamãe." Ele sorri timidamente, e o mando deitar. Sento em seu membro duro de costas para ele. Cavalgo até gozar. Eu defeco em sua barriga; enquanto faço isso, ele goza dentro de mim. Ele está totalmente degradado, e eu levanto e olho para ele sorrindo no tapete. Ando ao seu redor, paro perto dele e lhe mando abrir a boca. Urino nele.

LENI
Passo uma porção de tempo pensando muito em todos os membros de minha família, certamente em meus dois irmãos mais velhos, certamente em meu pai e também em minha mãe, de vez em quando. Em minhas fantasias, imagino muitas cenas de grupo, em que a família toda transa ao mesmo tempo. Em minha fantasia favorita, meus dois irmãos entram no meu quarto tarde da noite, ambos vestidos só de calças (eles estão na casa dos 20 anos agora, e em minhas fantasias estão no final da adolescência). Eles se atiram na cama comigo, um irmão de cada lado, e se aconchegam, ambos esfregando seus pênis em meu corpo, para cima e para baixo, para cima e para baixo. Finjo estar dormindo, mas na verdade estou bem acordada e ficando muito excitada — é terrivelmente estimulante. Meus pais ouvem todos os barulhos de esfregação e os grunhidos que meus irmãos fazem de seu quarto, que fica próximo, e vêm, apontando uma lanterna para a cama, e ficam chocados ao verem nós três fazendo isso. Minha mãe finge estar chocada, mas meu pai já está ereto, sobe em mim e esfrega meus peitos. Meu pai desafia meus irmãos a se aventurarem mais comigo: "Vão em frente", ele diz, "tirem a calcinha dela e comecem a brincar com seu clitóris". Meu irmão mais

velho faz exatamente o que papai manda, e eu fico toda molhada, sobretudo quando Claude, meu irmão mais velho, enfia o dedo em minha vagina. Meus irmãos estão fazendo um bom trabalho, esfregando, enfiando o dedo e tudo mais, mas papai fica impaciente e empurra meus irmãos para o lado e diz que dará uma demonstração de como ter relações sexuais de maneira apropriada, então trepa em mim e penetra o pênis enquanto meus irmãos masturbam um ao outro. Até mamãe começa a se masturbar por cima de sua camisola enquanto papai começa a me penetrar. Seu suor pinga em meu rosto, mas não me importo de forma alguma porque a sensação de ser preenchida pelo membro gigante de meu pai é fantástica. Papai enfia e tira muitas vezes, e eu estou surpresa com o tempo com que ele consegue manter sua ereção, muito mais do que meus irmãos, muito mais do que meu namorado jamais conseguiu. Ele simplesmente continua, e sinto como se ele estivesse montando em mim como um touro. Tenho um grande orgasmo quando ele goza, e assim também o resto da família, incluindo minha mãe. Meu pai goza dentro de mim, e meus irmãos ejaculam um no outro e por cima da mamãe.

LEO
Não — mas envolve minha sogra!

GUSTAVO
Fui penetrado por meu pai quando tinha 16 anos. Sempre me masturbo só de pensar nisso.

LAVERNE
Já estamos na cama, meu namorado com as mãos amarradas na cabeceira e vendado. Estou transando com ele, com firmeza e profundamente, quando percebo que não estamos sozinhos. Seu filho (de 25 anos) veio visitá-lo, nos ouviu no andar de cima e veio ver que barulho era aquele. Ele está em pé, dentro do quarto, todo vestido de preto: botas, jeans, camiseta apertada e casaco de couro preto até o tornozelo. Quando nosso olhar se encontra, ele sorri para mim, tira seu pênis e começa a se masturbar, gesticulando para que eu continue com seu pai. Eu aceno para ele se aproximar de nós e começo a transar com o meu namorado novamente. Seu filho está se masturbando ao nosso lado e, então,

enquanto bolino sua bunda, o filho se debruça e começa a penetrar na boca de seu pai. Ele então sobe na cama, um joelho de cada lado da cabeça de meu namorado, se debruça e começamos a nos beijar profundamente, enquanto cada um de nós continua a possuir o pai. Em seguida, seu segundo filho (10 anos) entra, sorri, se despe e se junta a nós, começando a masturbar o pai e a brincar consigo mesmo. Em geral, gozo nesse momento.

CONSTANZA
O marido de minha irmã. Ele é muito bem-dotado, e minha irmã não é boa o suficiente para ele. Bem, é assim que penso.

RENEE
É vergonhoso, mas fico excitada com a ideia de estar na cama com meu pai. No entanto, isso nunca aconteceu na vida real, caso você esteja imaginando isso.

ROLAND
É doentio ter tesão na própria mãe? Bem, eu tenho. Quero dizer, ela é bastante excitante aos 37 anos. Estou com 17 e, portanto, isso significa que nasci quando ela estava com 20. De qualquer maneira, ainda está em grande forma, com lindas tetas e uma bunda reboladora gostosa. E mais, há algo um tanto sujo nela. Desde que meu pai partiu, quando eu tinha 5 anos, ela me diz repetidas vezes que sou o homem da casa e que conta comigo para protegê-la. Ela teve muitos namorados — todos idiotas — e desde Chris, não houve realmente ninguém sério, o que me permite fantasiar ainda mais. Sei que minha mãe se masturba porque encontrei algumas revistas pornográficas embaixo de seu colchão. Às vezes, quando chego em casa de uma noitada com os amigos, me enfio na cama, me dispo totalmente e esfrego óleo de bebê no meu pênis, deixando-o bem duro. Simplesmente continuo esfregando, tentando não gozar, o que é difícil uma vez que estou sempre por um triz. Mas, quando sinto que estou ficando intumescido, diminuo o ritmo, aperto a glande e espero um instante antes de começar novamente. Por vezes, me masturbo assim por horas. Sempre que tenho esse tipo de masturbação vagarosa, fantasio com minha mãe me chamando para seu quarto e me levando para sua cama. Ela ronrona: "Roland, você é o homem da casa, então me

mostre como o homem da casa trata a senhora da casa. Monte em cima da minha boceta, filho." Sua linguagem grosseira realmente me choca, mas ao mesmo tempo me excita, e começo a esticar minha cueca. Trepo nela e esfrego meu torpedo para cima e para baixo na bunda dela, misturando meu pré-gozo com os fluidos de sua vagina até que ambos pingamos. Ela geme: "Mete em mim, mete em mim agora, filho." Toda vez que ela me chama de "filho" me faz ficar ainda mais intumescido e penetro minha arma firme em sua boceta. É um pouco mais larga do que a da minha namorada — bem, teria que ser, pois mamãe teve quatro filhos — , mas isso me dá espaço para colocar dois dedos dentro, com meu pau, e mamãe começa a ficar louca porque meu membro está estimulando as paredes internas profundas de sua xota, enquanto meus dedos esbarram em seu clitóris. Ela esfrega as mãos em meu pau e, em seguida, passa as unhas vermelhas nas minhas costas, para cima e para baixo, quase arrancando sangue, à medida que me puxa mais fundo para dentro de sua xota. Eu a bombeio como se estivesse cavalgando um cavalo selvagem, e ela continua me chamando: "Esse é o homem da minha casa. Você é o homem da casa." Mamãe então enfia um dedo na divisão da minha bunda e faz cócegas na parte de baixo de meus testículos, isso realmente é o máximo, e eu gozo, enchendo sua vagina com muita cola branca. Faço uma bagunça dentro dela e, depois, quando fico relaxado, saio de sua boceta e vejo meu esperma pingando dela. Ela me puxa para perto, enfia a língua na minha boca e me beija forte e profundamente. Ela me olha e sussurra: "Você é um ótimo menininho. Você é o homem da casa."

VERNON

Quando eu tinha 17 anos, comecei a me masturbar com meu irmão mais novo, Bradley. Tudo começou da seguinte forma: eu estava em casa, deitado na cama e brincando comigo mesmo quando, de repente, Bradley, naquela época com 14 anos, entrou na sala e me pegou com minha glória matinal em posição de sentido. Ele pareceu muito constrangido, mas a visão de meu pau obviamente o atraiu, e ele não conseguia tirar os olhos de mim. Pensei em parar, mas de alguma forma ver Bradley olhando para mim me tornou ainda mais excitado e, portanto, simplesmente continuei bombeando minha arma. Bradley chegou perto da cama e me observou descarregar minha carga de creme na minha mão. Eu ri e lhe disse que pegasse papel higiênico. Pedi a ele para me limpar, e ele assim o fez. A partir daí, passamos a nos masturbar juntos com bastante frequência. Quando eu tinha 19 anos e ele 16, Bradley começou a passar pela puberdade atrasado, mas ele recuperou o atraso rapidinho. Acho que seu pênis cresceu cerca de seis centímetros em um ano apenas. Nesse momento, o convenci a me chupar até eu gozar. Ele se tornou um excelente chupadorzinho e engolia toda a carga. Perdemos um pouco o contato quando fomos para a universidade, conhecemos garotas, casamos e tivemos filhos. Mas ainda nos encontramos de vez em quando, masturbamos um ao outro e fazemos 69. Então, um dia, o convenci a me sodomizar e, desde então, ele sempre me obedece, sempre que eu peço. Era meio estranho que dois irmãos fizessem sexo, sobretudo quando têm mulheres a quem realmente amam e com quem gostam de transar. Bradley tem seis filhos, logo ele e minha cunhada devem ter feito aquilo como coelhos. Mas o sexo entre nós é realmente muito especial, e não se trata de traição porque ele é meu irmão. Após dez anos de casamento, percebi que tinha perdido toda a atração por minha mulher e pelas mulheres em geral, e virei um gay escancarado, transando com qualquer coisa de calças, e meu melhor sexo tem de ser com um cara mais jovem que pareça exatamente com Bradley. Sempre que encontro um cara para fazer sexo casual, peço-lhe que finja ser meu irmão mais jovem. Alguns ficam meio assustados com isso, mas a maioria fica realmente excitada, e eles encenam a fantasia junto comigo. Fantástico, porque dessa forma transo com o meu "irmão" e sou fodido por ele sempre que tenho vontade.

STANLEY

Para mim, tem que ser a mulher do meu irmão. Meu irmão — dois anos mais velho — é um pegador quando se trata de mulheres. Ele sempre levou para casa algumas verdadeiras beldades, mas ano passado ele começou a transar com Nancy, ou como minha irmã e eu a chamamos, "Nancy dos peitões", por causa dos seios volumosos. Nancy é totalmente dedicada a Frank, meu irmão, e duvido que ela alguma vez o traísse, mas na minha fantasia, a família toda sai no fim de semana para celebrar o aniversário de 80 anos de minha mãe, e todos compartilhamos um grande abrigo com muitos quartos. Frank fica completamente bêbado na festa e adormece, assim como demais membros da família. Nancy está acordada na cama, lendo, com Frank perto dela roncando bem alto. Vejo a luz acesa pela fresta da porta do quarto, entro cuidadosamente, logo avalio a situação e pergunto a Nancy se ela gostaria de vir comigo até o bar para um drinque. Ela fica entusiasmada, já que o chato do Frank está roncando. Ela veste um robe sobre a camisola transparente, calça sensuais sandálias, decoradas com pompons e de saltos altos, e me encontra no bar do abrigo. Bebemos vodca e ficamos bem bêbados e, então, de repente, Nancy me diz que Frank não tem sido um marido dedicado. Ela descobriu que ele tem um caso com alguma vadia do escritório dele, e Nancy não faz sexo há vários meses. Ela me conta que está tão frustrada sexualmente que pensa em arranjar um amante. Vejo isso como uma dica — um convite — e me debruço e começo a acariciar seu cabelo encaracolado, lhe dou um longo beijo de língua, quase chupando sua boca toda. A paixão fica cada vez mais intensa e fico muito excitado, e Nancy também. De repente, muito embora estejamos no bar, uma área pública, os botões começam a se soltar e as roupas a voar e, imediatamente, estou nu e trepando em Nancy e naqueles maravilhosos seios aos quais Frank não presta mais nenhuma atenção. Sei que é um tanto perverso alguém transar com a mulher do próprio irmão, mas que merda, isso é uma fantasia, e estou pronto para gozar. Nancy está no chão, limpo a vagina dela toda com a língua e isso lhe dá prazer e a deixa pronta para receber meu pau em sua boca. Ela me recebe e, depois, quando estou prestes a gozar, enfio minha carne em sua boceta e, em apenas três estocadas de meus quadris, gozo uma grande quantidade de esperma em sua xota, e ela geme como um animal. É o melhor orgasmo que já tive em anos, e desabo sobre ela completamente satisfeito. A vodca e o excelente sexo que fizemos nos deixa completamente esgotados, e adormeço sobre Nancy, com meu pau relaxado ainda dentro de sua vagina. De manhã, o resto da família sai do quarto e eles nos flagram com nossos corpos nus entrelaçados. Tenho um trabalho imenso para explicar toda a situação.

PERRY
Minha fantasia surge de uma experiência verídica que tive no ano passado. Tenho 18 anos e uma irmã mais velha, Kel, recém-casada com Gav, que é um cara muito legal, em torno de 24 anos, trabalha como motorista de caminhão e, por isso, passa boa parte do tempo na estrada. Meu pai morreu há dois anos e, portanto, Gav tem sido um pouco como um pai e o irmão mais velho que nunca tive. Ele me leva para pescar e remar, e pra-

ticamos muitos esportes juntos. Temos um excelente relacionamento. Uma vez, Gav tinha que dirigir pelo país, de Dorset à Escócia, para entregar alguns caixotes, e me perguntou se eu queria ir com ele. Passamos cerca de 24 horas no caminhão, parando apenas para reabastecer, urinar e comprar alguns sanduíches. Quando chegamos à Escócia, Gav disse que me levaria para jogar golfe no dia seguinte, pois conhecia um lugar muito bom. Nunca joguei golfe, mas achei que seria divertido. Nos demos muito bem e conversamos sobre tudo no caminho para a Escócia, inclusive sexo. Ele me perguntou se eu tinha uma namorada, e respondi que não me envolvia com nada mais intenso, mas que tinha dado uns amassos em uma garota na escola, embora nunca tivesse transado. Ele foi muito compreensivo e me disse que minha vez chegaria. Chegamos ao hotel que ele conhece e dormimos em uma grande cama de casal. Estávamos tão cansados que nem escovamos os dentes ou nos despimos. Devo ter dormido umas 13 horas e, quando acordei, Gav já tinha saído para nadar. Ele me mandou vestir a sunga e ir nadar também. Sentou na borda da piscina lendo o jornal enquanto eu nadava e, em seguida, fizemos sauna juntos — foi a primeira vez que fiz sauna e adorei. Conversamos mais, sobre seu casamento, sobre minha namorada, você sabe, conversas de homem, e foi muito bom. Sabia que teríamos que voltar bem cedo de manhã, e Gav disse que, como um prêmio, ele me levaria a uma churrascaria onde comeríamos o quanto quiséssemos, estilo americano de verdade, bem barato, mas primeiro deveríamos nos aprontar em nosso quarto e talvez tomar outra chuveirada. Então, fomos para o quarto, e Gav entrou no chuveiro, e eu deitei na cama só de toalha, esperando a minha vez. Depois de dez minutos, Gav saiu, totalmente nu e me deu uma olhada. Muito embora tivéssemos feito sauna juntos, ficamos de sunga por baixo da toalha, logo, aquela era realmente a primeira vez que eu o via nu em pelo, e ele tinha um corpo muito bonito. Nunca tinha feito nada com um cara antes, e nem ele, então nunca tinha pensado em nada disso ATÉ que Gav disse: "Você me viu, agora você não acha justo que eu veja você?" Fiquei um pouco chocado, mas ele se aproximou da cama e levantou uma ponta da toalha, expondo meu pênis. Ele assoviou e disse: "É um excelente tamanho. Vamos ver quem tem o maior?" Ele me puxou da cama, arrancou a toalha e ficou perto de mim, lado a lado, e pegou o dele com a mão direita e o meu com a esquerda e os comparou, como se estivesse examinando duas salsichas no supermercado. Comecei a ficar muito excitado e me esforcei muito para não ter uma ereção, mas não consegui. Felizmente, Gav estava tendo uma também. Ele simplesmente piscou para mim, beliscou minha bunda e me disse para não contar a ninguém. Então, nos vestimos, comemos carne e, após dormir, dirigimos de volta para o sul. É isso aí, essa é a história toda. Mas, na minha fantasia, Gav e eu vamos em frente, em geral, nos masturbando juntos.

RUBY
Definitivamente meu pai. Fui estuprada por ele aos 10 anos. Quando estava com 11, ele trouxe um de seus colegas nojentos e pervertidos, e eles me estupraram juntos. Em minha fantasia, imagino que me vingo. Faço com que ele fique todo excitado após dançar um pouco para ele, vestida apenas de sutiã e calcinha. Quando o vejo ficar ereto, abro seu zíper e tiro o pênis dele. Ele me diz para chupar sua lança, exatamente como eu fazia quando era criança. Coloco seu pau nojento em minha boca, mas em vez de lhe dar a chupada de sua vida, mordo-o com bastante força, arrancando sangue, e continuo a morder cada vez mais forte. O sangramento não para e, em seguida, ele morre de hemorragia. Essa fantasia me deixa muito excitada.

Incesto deslocado: masturbação com professores, chefes, enfermeiras, médicos e outras pessoas de mais idade

Desejo terminar este capítulo com mais uma seleção de fantasias que passei a chamar de fantasias de "incesto deslocado". Suspeito de que muitas mulheres ficam excitadas com professores, médicos, chefes, autoridades, em parte porque eles funcionam como pais substitutos — ficam no lugar dos pais — ao tomarem conta de nós, muitas vezes atendendo às nossas necessidades e garantindo nossa segurança física, como bons pais fariam. Portanto, não considero uma paixonite adulta por um professor como uma escolha sexual neutra, em geral, mas, ao contrário, como um vestígio de algum sentimento incestuoso sublimado que podemos ter experimentado na relação com as pessoas que tomaram conta de nós na infância. A seguir, apresento uma amostra representativa das fantasias de incesto deslocado:

BRANDY
Meu chefe, no banho, me ensaboando toda, me dando banho e me secando e, depois, me fodendo.

SAWYER
Ser estimulado com sexo oral por uma médica, e vê-la se debruçar, nua, e depois fodê-la na boceta por trás.

ANTONIA
Ser uma empregada em uma casa grande e o dono chegar em casa e me flagrar me masturbando. Aí, ele me leva para o escritório e me obriga a tirar a calcinha. Ele começa a me dar palmadas quando percebe como estou molhada, a me chamar de vadia suja e me faz chupar seu pênis e lamber seus testículos. Depois ele transa comigo para valer.

BRUCE
Ter um relacionamento com uma professora durante o período escolar, voltar à época em que eu era um garoto.

ROSABELLA
Meu chefe. Ele me diz que posso ganhar uma promoção se eu o deixar urinar em mim.

NINOTCHKA
Fico muito excitada com um homem no escritório que chamarei de Julian. Ele é advogado e trabalho como assistente pessoal para um de seus colegas. Temos pouquíssimo a ver um com o outro, porque não trabalho para ele, e raramente o vejo, uma vez que ele está sempre no tribunal, mas quando o vejo, fico incrivelmente excitada e quero fazer sexo com ele. Parece feliz com seu casamento, tem filhos, nem parece me notar. Sempre sonho com ele, em geral essa é a primeira coisa pela manhã, durante o banho. Imagino que estou trabalhando até mais tarde no escritório, e meu chefe foi para casa. Julian também está trabalhando até mais tarde e sua assistente pessoal teve de ir para casa mais cedo por

causa da mãe idosa, e Julian necessita desesperadamente de ajuda com um processo urgente. Ele me diz que sabe que isso não faz parte de minhas obrigações, mas ficaria muito agradecido pela ajuda. Secretamente, estou muito ansiosa, mas tento não mostrar. Digo a ele que é um prazer lhe ser útil, então apanho o material e entro em seu escritório. O processo envolve adultério e trata-se de um homem transando com outra mulher, e Julian tem de detalhar o processo contando o que o homem fez. Enquanto ele prossegue, tento me concentrar no histórico do sexo entre o cliente de Julian e a outra mulher, e isso me excita tanto a ponto de derrubar a caneta e o bloco. Julian se curva para pegá-los — caíram entre as minhas pernas — e ele me olha, ao entregar a caneta. Antes que eu agradeça, Julian me agarra pelos ombros e começa a me beijar como ninguém jamais o fez: firme, másculo, passional e sensual. Sinto sua barba por fazer em meu rosto e sua língua pressionando meus lábios. Sua língua se agita dentro da minha boca, e estou ficando cada vez mais molhada. Com paixão animal, Julian empurra todos os papéis da escrivaninha e me puxa para cima dele. Passo os dedos em seus cabelos grisalhos e levanto minha saia para montar nele. Não posso realmente acreditar que isso esteja acontecendo, mas está, e estou no paraíso. Julian começa a enfiar a mão por baixo de minha saia e me bolinar por cima de minha calcinha e meia-calça. Consigo sentir sua aliança roçar meu clitóris, e isso me dá uma sensação maravilhosa. Da mesma forma, a presença da aliança me lembra que estamos fazendo algo realmente sujo, e isso também é uma excitação fantástica. De repente, o advogado se torna um troglodita e suas maneiras educadas são deixadas de lado enquanto ele começa a rasgar minha meia e a tirar minha calcinha. Em seguida, ele me deixa nua da cintura para baixo, me deita de costas com as pernas no ar e se lança em minha xota, chupando e lambendo melhor do que qualquer um já fez. Alguns de meus namorados já me chuparam antes, mas sempre senti que era um grande esforço para eles, mas com Julian é muito bom, é natural, e ele faz isso muito bem. Sinto sua barba por fazer contra meu clitóris inchado e isso me faz subir ao céu. Parece que meu orgasmo se prolonga por uns cinco minutos. Quase desmaio, mas Julian não me deixa adormecer. Ele continua a lamber minha boceta até eu o afastar porque não consigo mais suportar a sensação prazerosa — quase arrebento em múltiplos orgasmos —, então agarro Julian pelos ombros e o puxo de volta para minha boca. Nos beijamos mais e depois começo a trabalhar nele, desabotoando as calças de seu terno elegante e libertando o pênis mais bonito, limpo, longo e fino que já vi. É um pau muito elegante, exatamente o que eu esperava de um homem em sua posição, e ele começa a inchar em minhas mãos. Eu o envolvo com a boca, e ele sussurra: "Ah, isso, chupa meu caralho, chupa meu caralho." A sensação na boca é ótima — tão limpo e saboroso que não consigo parar. Estou chupando, e ele está massageando minha cabeça ao mesmo tempo. Mais tarde, após aplicar uma pressão rítmica, Julian anuncia: "Vou explodir, vou explodir... Por favor... engula... minha... porra." Ele ejacula uma colherada de porra em minha boca e, claro, engulo tudo. Ambos desabamos sobre a mesa e acordamos na manhã seguinte, ainda nos braços um do outro, prontos para começarmos um novo dia de trabalho sem que nenhum de nossos colegas desconfie do que aconteceu.

KADY
Ser repreendida por um professor de meia-idade por não fazer o dever de biologia; em seguida, ter de ir à sua casa após a escola enquanto sua mulher está fora, para ter uma aula de reforço. Chego de uniforme, visto um sutiã preto embaixo da blusa branca curta e estou sem calcinha sob a saia mínima. Sou bolinada pelo professor de forma inapropriada, mas gosto disso, e peço a ele, de maneira jocosa, para parar, mas querendo dizer "continue". Ele me diz que sou atrevida e toca minha vagina que está extremamente molhada. Abre minha blusa, chupa meus mamilos, me lambe toda, me leva ao orgasmo, e eu faço sexo oral nele, mas ele não goza. Fazemos sexo vigoroso contra a parede, e saio um pouco antes de sua mulher chegar.

TINO
Uma enfermeira. Definitivamente, uma enfermeira. Sou seu paciente em um hospital, e ela precisa me dar um banho de esponja. Quando ela se aproxima do meu sexo, fico nervoso, mas ela me diz: "Relaxe." Então, relaxo, e ela começa o banho. Não demora muito para eu soltar um balde cheio de porra em suas mãos. Peço-lhe que lamba tudo. Ela obedece e me beija, passando meu sêmen de sua boca para a minha, e vice-versa. Maravilhoso!

NEELY
Uma médica está fazendo um exame rotineiro íntimo em mim, na frente de um grupo de mulheres estudantes. A médica mostra a elas como me masturbar até o orgasmo, explicando o que ela está fazendo o tempo todo. Durante todo o tempo, a parte inferior de meu corpo está exposta.

JULIO
Encenação de professor/estudante, ou médico/paciente.

COSETTE
A melhor fantasia foi a que tive com meu professor quando estava na escola. Ele era o professor de física. Sempre fantasiei fazer sexo com ele, em sua sala de aula, vestindo uniforme.

OLGA
Tenho três fantasias principais que uso enquanto me masturbo, ou enquanto faço sexo — aqui está uma delas, o tema é ser uma virgem "arrombada" por um médico. Na fantasia, sou uma adolescente sem nenhuma experiência sexual, aproximadamente 15 ou 16 anos, consulto um médico (não é ninguém que conheço) para ter minha primeira consulta íntima. Ele desabotoa minha blusa e começa a tocar meus seios com a desculpa de me ensinar a examiná-los, tornando meus mamilos eretos e me deixando excitada. Ele então me pede para praticar o auto exame enquanto me examina internamente. Ele me pergunta se meu namorado já me tocou assim antes, e respondo que não. À medida que fico mais excitada, ele me encoraja e diz que acha que estou pronta para um exame completo dessa vez e, então (enquanto age como se os médicos tivessem o dever de fazê-lo), abre o zíper de suas calças e começa a me penetrar até eu atingir o orgasmo.

CLAUDETTE
Quando eu era muito jovem, gostava de um médico e sonhava em fazer sexo com ele. Ficava muito excitada ao pensar nisso, obviamente eu sabia que nada aconteceria.

DOV
Uma mulher autoritária, como uma professora, manda que eu me dispa, e obedeço a cada uma de suas ordens.

MARLEY
Fico excitado com mulheres de mais idade, não importa quantos anos tenha. Quanto mais idade, mais experientes. Eu me masturbo pensando na avó de um colega. Ela tem 60 anos, mas você simplesmente já tem certeza de que ela engolirá tudo só pelo olhar dela.

DONATELLA
Os detalhes variam, mas um de meus temas recorrentes é a submissão, sempre com alguém que conheço. Por enquanto, agora, em geral, fantasio com o amigo do pai de meu namorado. Ele tem 40 anos e eu 20, embora não seja sua idade que me excite, mas ele próprio. Nunca ficamos sozinhos e não há razão para isso acontecer. Fantasio com algum evento aleatório em que ficamos a sós, em circunstâncias plausíveis, mas ele me força a fazer sexo — não é estupro, mas simplesmente ignora meus protestos pouco enfáticos. Seria sexo bem forte e agressivo. Também fantasio com sexo com meu namorado de forma mais submissa, mas de maneira planejada — ser amarrada e vendada — e com violência leve, como arranhar, bater e morder.

DOMENICO
Fazer sexo com uma diretora de escola.

ALGERNON
Humilhação e sexo com alguém do tipo avó — oral, vaginal e anal — e penetrar com o punho.

EDWINA
Vou consultar meu médico porque tenho dificuldades em ter orgasmo. Ele diz para eu me despir da cintura para baixo e deitar no sofá. Ele me examina internamente e começa a me estimular. Chama uma enfermeira, e ela segura minhas mãos e fala comigo enquanto ele continua a me penetrar com os dedos e a esfregar meu clitóris. A enfermeira levanta minha blusa e brinca com meus mamilos. Os dois falam comigo, me encorajam a relaxar e me perguntam como me sinto. Mais tarde, tenho um orgasmo com a enfermeira me acariciando.

LAURENT
Fazer sexo com enfermeiras enquanto estou no hospital e deixá-las me masturbar.

MARY-MARGARET
Dominação por uma ou mais mulheres lindas. Na cena, elas são pessoas em posição de autoridade, como uma professora ou chefe. Às vezes, sou forçada a ajoelhar embaixo de sua mesa, ficando entre suas pernas, e lhe dar prazer. Às vezes, elas me excitam sem alívio, depois me obrigam a fazer o que querem. Outras vezes, é o contrário, sou eu que estou no controle.

JOHNSON
Quando perdi a virgindade com uma mulher de mais idade e senti o cheiro das MARAVILHAS do JARDIM de uma mulher pela primeira vez.

FLETCHER
Uma senhora me acolhe e me obriga a fazer amor enquanto ela veste um espartilho.

GEMMA
Fazer sexo com meu professor de biologia gostosão. Tenho aproximadamente 14 anos e ele 40. Nunca fizemos nada, mas penso nisso.

HILTON
Uma fantasia com base em fatos. Visito um amigo meu, e ele não está em casa, mas sua mãe sim. Ela tem uns 40 e poucos anos, suponho. Ela me oferece um copo de suco, o qual imediatamente derrama em mim, e insiste que eu tire as roupas para secá-las. Enquanto me seca com a toalha, depois de me lavar, ela se ajoelha na minha frente e, aos 15 anos, experimento uma mulher me fazer sexo oral pela primeira vez!

SAFFRON
Ser dedada por meu ginecologista e também por sua enfermeira.

SADIE
Estou cursando mestrado agora pela única razão de continuar próxima do meu professor da graduação. Eu faria qualquer coisa para ter o sexo

mais tórrido com esse homem, porque ele é bonito demais para descrever. Quero-o tanto que frequentemente choro até dormir. Ele é casado. Outras vezes, me masturbo até ficar doída, ao pensar em seu lindo rosto. Ele tem um lindo corpo também.

DEAN
Garotas uniformizadas, enfermeiras, policiais femininas etc.

ISEULT
Sexo com um médico.

JOSEPH
Quando vou ao consultório e é uma médica que me atende, ela precisa fazer um exame completo. Durante o processo, ela fica excitada. Então, começo a apalpar suas pernas, a tirar seu jaleco e descubro que ela não veste nada por baixo, e ela me chupa, se deita no sofá comigo e fazemos sexo completo. Após ela se vestir e preencher os formulários, saio como se nada demais tivesse acontecido.

14

Violência sexual extrema

Quelques crimes toujours précèdent les grands crimes.
[Alguns crimes sempre precedem os grandes crimes.]

Jean Racine, *Fedra*

Como já observamos nos capítulos anteriores, muitas fantasias sexuais contêm ingredientes violentos, seja a violência física — na própria pessoa que fantasia, ou perpetrada em alguém —, ou a psicológica, em si mesmo ou em outrem. Na verdade, alguns investigadores renomados, como o psiquiatra e psicanalista prof. Robert Stoller, especularam que a agressão pode ser o próprio combustível da fantasia sexual, a chave da excitação.

Em nossa pesquisa, 4% dos britânicos adultos relataram que tiveram fantasias de "praticar violência contra alguém", e 6% dos britânicos relataram fantasias de "sofrer violência", sendo mais provável que homens pratiquem violência em suas fantasias e que as mulheres a sofram. Em outras palavras, aproximadamente 1,8 milhão de adultos teve, pelo menos, uma fantasia sexual de incitação de violência contra alguém. Esse número, embora bastante alto, não reflete plenamente o estado verdadeiro dos fatos, uma vez que muitas pessoas que marcaram outras categorias que poderiam ser classificadas como agressivas não necessariamente se consideram praticantes de atos violentos. Quinze por cento dos britânicos, por exemplo, fantasiam usar algemas, faixas para amarrar ou coleiras em outra pessoa, sendo que 23% relataram a fantasia sexual de amarrar alguém. Essas preferências constituem violência sexual ou podem ser realizadas de maneira mais carinhosa e controlada? Aqui, entramos em um território muito complexo sobre o que realmente constitui violência sexual. Uma pessoa pode ficar excitada ao amarrar e algemar seu parceiro na cabeceira da cama, enquanto outra pode considerar isso um ato perigoso e uma perda de controle aterrorizante.

A maioria dos profissionais de saúde mental forense, aqueles que trabalham com pessoas perigosas em instituições penais, concordaria que muitos pacientes que perpetram violência sexual experimentaram com frequência um sério abuso (seja sexual, físico ou psicológico, ou qualquer combinação deles) durante a primeira infância; e que essas experiências compõem o quadro para a erotização da crueldade mais tarde na vida. Apresentamos agora uma pequena seleção de fantasias que envolvem violência sexual em outros adultos:

DANNY
Trata-se de excitar outras pessoas, contra sua vontade, até um ponto quase insuportável.

FRANCINE
Ser mantida, contra minha vontade, geralmente por um grupo de pessoas que tem o "direito" de fazer isso (por exemplo, viajar para um país do terceiro mundo, ser detida pela polícia, levada para uma "prisão"), ser amarrada de alguma forma e ter pessoas olhando para mim como se eu fosse um objeto sexual. Em seguida, um homem me estupra (mas eu gosto disso).

ALBERT
Ser abusado física e verbalmente por uma mulher dominadora, preferivelmente uma conhecida (amiga ou colega).

BENITO
Amarrar minha namorada com cordas de seda, vendá-la e forçá-la a se submeter à minha língua enquanto a acaricio intimamente.

DELIA
Ser uma escrava sexual em um estabelecimento — um bordel de classe alta. Muita tortura sexual.

MILTON
Você vai achar isso doentio, mas às vezes, quando me masturbo, penso na cabeça de minha namorada sendo cortada por um algoz. Ela então é colocada entre minhas pernas e ejaculo no rosto dela.

RICHARD
Ser amarrado/pendurado e forçado a ver minha parceira ser penetrada... depois ser forçado a limpar o sêmen do corpo dela.

PALMER
Minha amante me veste como uma vadia, com uma microssaia, meia arrastão branca, seios falsos e uma blusa de cetim sobre o sutiã. Maquiagem pesada. Sou colocado sobre uma cadeira ou um cavalo, meus pés adornados com saltos altos e minhas pernas afastadas o máximo possível. Minha amante levanta minha saia e começa a me bater com a mão antes de usar um chicote. Quando fica satisfeita por eu ter chorado o suficiente, ela introduz seu pênis de borracha com cinta e me tortura fortemente. Em um certo ponto, ela chama alguém, que entra na sala, — um homem nu que minha amante instrui para usar minha boca. A amante, o homem e eu atingimos o orgasmo ao mesmo tempo.

AGNES
Sou uma governanta, acho, em uma casa vitoriana. A dona da casa é inválida e o marido é um tipo muito sensual. Ele gosta do jeito com que cuido das crianças, severa, mas nunca cruel. Ele se aproxima de mim uma noite e diz que tem um problema. Sua mulher está doente demais para fazer sexo e ele tem procurado uma prostituta e sente que precisa ser punido. Ele me pede que o castigue com uma chibata. Obedeço, encenando o papel de diretora repreendendo um aluno levado. Ele gosta muito disso e tem uma grande ereção quando termino. Ele me agradece, mas lhe digo que ainda não terminamos, então coloco seu pênis na minha boca e o chupo.

DUFFY
Ser amarrada e forçada a fazer sexo.

IVANNA
Ser amarrada em uma prisão e os guardas me estuprarem para obter informações.

BRENNA
Chicotear meu amor até ele gritar e fazê-lo sangrar.

COLBY
Estupro.

FLO
Sou uma escrava negra e estou em uma fila com outros escravos. O proprietário da plantação se aproxima e me apalpa, me cutuca, pega nos meus seios e coloca as mãos embaixo da minha saia para sentir minha vagina. Sou escolhida e sigo para a plantação, na caçamba de um vagão aberto. Sou conduzida até um barracão e preparada para o "sinhô" por duas negras grandes que me avisam sobre o que ele vai fazer comigo (supostamente isso já aconteceu com elas). Estou toda lavada e pronta, não sei exatamente o que vai acontecer. Ouço seus passos na varanda de madeira lá fora. Tremo de medo... mas também pela expectativa. Sei que o restante das mulheres está num barracão próximo e sabem o que vou experimentar...

JOANNE
Fantasio apanhar, ser chicoteada ou apanhar com vara em várias situações (embora nunca muito dolorosas) por um homem poderoso. Fiz algo errado e ele manda que eu me debruce sobre algum lugar e afaste bem as pernas. Grosseiramente, ele abaixa minha calcinha e diz: "Vou lhe dar uma lição, sua vadiazinha." E continua: "Se você se comportar e me der o que lhe peço, eu paro." Às vezes, ele me venda os olhos. Conto seis palmadas, depois ele introduz os dedos em minha vagina e diz: "Sei que você será boazinha agora porque está toda molhada." Ele tira um dedo molhado e o coloca no meu ânus. Eu estremeço e ele me dá uma palmada com bastante força, e me manda ficar "quieta". Ouço ele abrir o zíper e sinto seu pênis intumescido em minha fenda, enquanto ele penetra e retira o dedo de meu ânus. "E aí, você gosta disso?", ele pergunta, e eu gemo: "Sim." Sinto algo molhado e frio e percebo que ele está colocando algum tipo de óleo no meu ânus e depois coloca dois dedos nele. Ele me diz: "Você está sendo uma menina muito boa. Estou gostando muito de sua boceta molhada, mas ela não está mais muito apertada agora, então vou enfiar meu torpedo no seu traseiro. Diga-me o quanto você quer que eu coloque."

LEANNE
Ser estuprada com muita violência, amordaçada e algemada.

ANGELIQUE
Ser estuprada por uma gangue de peões de obra bonitos, que se revezam transando comigo.

CASSIUS
Fantasias de punição corporal de garotas no fim da adolescência, sobretudo dar chibatadas em estudantes uniformizadas!

OSMOND
Enfiar meu torpedo na fenda de uma vadia e jorrar fluido nela, contra sua vontade.

GWYNETH
Fazer sexo com um gordo de meia-idade, pelo qual não estou atraída... mas ele me acha muito atraente. Faço isso porque sou obrigada; posso ter problemas sérios se não o fizer.

DORO
Ser vendado por dois homens e ser incapaz de pará-los.

NOAH
Tortura na genitália. Gosto de sentir meus mamilos perfurados enquanto uma mulher me domina e puxa meus testículos e minha ferramenta.

MYRON
Ser totalmente controlado, vendado e amarrado por meu parceiro.

BILLIE-JO
Ser estuprada por um bando de negros e me sentir completamente impotente. O cenário varia, mas essencialmente eu estou sempre sendo torturada e nunca tenho controle sobre a situação.

ETHEL
Robbie Williams, penetrando minha vagina por trás enquanto introduz um vibrador na minha bunda, extremamente excitante.

LYSANDER
A maioria das vezes, envolve ser possuído com força por um grande ruivo peludo. O cara é forte, poderoso e alto. Está apaixonado, a princípio, mas à medida que a penetração prossegue, fica mais agressivo, mais implacável. Ele me faz trocar de posição a toda hora sem perguntar ou negociar. Enquanto atinge o clímax, ele perde o controle, me possuindo sem piedade. Após gozar, ele me segura pelos braços, me beija apaixonada e carinhosamente.

LENNY
Ser usado e abusado por um cara ativo e dominante. Alguém que sabe o que quer! Ser amarrado e vendado, fazer sexo em bares, clubes etc.

CLARA
Quero grampos em meus mamilos. Um homem os coloca e os deixa lá por quase quatro horas. Então, ele vai embora. Quando volta, minhas tetas estão doendo de vontade de serem chupadas e minha vagina está pingando. O homem puxa violentamente os grampos do mamilo e tenho o orgasmo mais molhado da minha vida.

SAL
Estupro grupal em uma sauna gay, onde mando um grupo deles transar com um homem extremamente bonito e ejaculo em cima dele.

TULSA
Minha fantasia sexual tem várias partes. Na primeira, estou nua, exceto por uma coleira de cachorro, em uma jaula, e à mercê de uma mulher que me domina, vestida com roupa de borracha, abusa verbalmente de mim e me cutuca com um chicote de montaria através das barras. Ela me libera da jaula e me faz rastejar aos seus pés. Então me amarra em uma cruz e chicoteia minha bunda e meus genitais até eu pedir misericórdia. Depois, ela me tira da cruz e me penetra na boca com um pênis de borracha com cinta antes de me possuir. Como um prêmio por eu ter sido uma boa escrava, ela então me deixa chupar seus mamilos. Ela me veste como uma empregada francesa, inclusive com roupa íntima rendada, e tenho de servir um jantar em que sou sexualmente abusada por suas convidadas e também obrigada a chupar os convidados homens

enquanto sou penetrada por um pênis de borracha e chicoteada por minha senhora.

ETTA
Ser mantida prisioneira até aprender a amar meu carcereiro.

GUNILLA
Sou submissa por natureza e tendo a ter histórias semelhantes, nas quais sou forçada a me tornar uma escrava, engravidar, me despir, mantendo a coleira, e preciso aprender a agradar meu senhor. Tudo se relaciona a eu me tornar um objeto, não uma pessoa, e envolve treinamento, tais como: ser forçada a usar dispositivos internos permanentemente, ter de suplicar para que sejam retirados para eu poder ir ao banheiro, tudo sob a tutela de meu senhor. Há também muitas facetas na fantasia; sou publicamente chicoteada na frente de espectadores, enquanto sou raspada (cabeça) e obrigada a agradecer a meu amo a lição recebida.

FRANCIS
Ser penetrado com a mão.

ULF
Ser estuprado por um grupo de mulheres — elas me seguram, me usam e me excitam até que eu atinja o orgasmo.

GEORGINA
Fantasio muito, a maioria das vezes com mulheres, e em outras sou eu quem domina, obrigando-as a fazer coisas umas nas outras. Sou uma grande fã de peitos. Tocar os peitos de outras mulheres me dá um grande tesão, chupá-los etc. Adoraria amarrar uma mulher e colocar grampos nos mamilos dela, depois agredi-la. Adoraria bater nela, depois colocar grampos em seus lábios e colocar pesos neles para alongá-los. Em seguida, volto a bater para fazer os grampos balançarem até ela suplicar para que eu pare. Depois, fazê-la lamber minha vagina até eu gozar no rosto dela todo. Essa fantasia pode durar muito tempo. Essa é a versão curta!

ROCKWELL
Sou gordo e de meia-idade. Minha fantasia é fazer sexo com um negro forte e musculoso que seja verbal e fisicamente dominante. Isso incluiria ele me xingar de "bicha" etc., enquanto lambo suas botinas. Ele tortura meus mamilos enquanto chupo seu pau de ébano, e, idealmente, ele goza na minha boca, seguido por uma boa urinada. (O ato de urinar é pura fantasia, NUNCA experimentaria isso.) Ele então me faz suplicar de verdade para eu ser autorizado a lamber seu ânus raspado. O dele tem sabor de homem de verdade e é todo cheiroso, mas não sujo. Ele senta no meu rosto enquanto tortura meus mamilos. Minha língua fica enterrada em seu ânus como um sinal de submissão total.

PASCAL
Minha namorada, vestida de enfermeira, me amarra e domina.

HUGO
Colocar uma espiã em uma cela, amarrá-la nas barras, despi-la, usar vários instrumentos de tortura no corpo dela para obter sua confissão e depois estuprá-la em cada orifício antes de entregá-la para os soldados se servirem dela.

IGOR
Raptar uma adolescente, telefonar para a mãe, dizer que a filha está sob meu domínio. Levar a mãe ao cativeiro para que ela nos veja. Forçar a mãe a fazer sexo comigo e outras façanhas sexuais sob a ameaça de nunca mais ver a filha. Então, colocar a mãe em uma sala, trazer a filha e repetir com ela tudo o que fizemos antes, enquanto sua mãe espia da outra sala.

ESSIE
Ser bem e duramente penetrada por meu marido. Na vida real, ele é muito gentil, mas cenas de sadismo e masoquismo me excitam muito e me masturbo com um vibrador pensando como seria se ele conseguisse puxar minhas tetas ou enfiar o vibrador com força na minha vagina. Já pedi a ele para ser rude, mas ele diz que me ama demais para me machucar dessa forma. De fato, quero sexo mais duro e vigoroso, e quero agora.

DULCIE
Estar no colo de alguém com minhas mãos amarradas para trás e vendada. Depois, apanhar. Em seguida, ser forçada a ficar de joelhos para chupar esse alguém. E ser obrigada a mostrar um bom desempenho antes de ser penetrada.

JEREMY
Ser algemado e vendado; depois ser forçado a realizar sexo oral. Em seguida, ser colocado de bruços e penetrado.

LIVIA
Ser amarrada por meu marido, provocada e levar palmadas na bunda.

MAUREEN
Fantasio fazer sexo com homens e mulheres, e gosto de ser tocada e ter os mamilos puxados quando estou me excitando. E quanto mais duro o tratamento, melhor.

NEDDA
Ser pega por trás com força e ter o cabelo puxado ao mesmo tempo.

ORSON
Convenço um heterossexual muito lindo a fazer sexo homossexual pela primeira vez. Pode ser uma celebridade, mas frequentemente é alguém que conheci socialmente. Às vezes, o cenário é muito charmoso e sedutor; outras, envolve coagir alguém (por exemplo: sou responsável por uma escolha de elenco e ele é um dos atores).

PRUDENCE
Uma versão mais amena da *A história de O*.

QUINTUS
Amarrar uma amiga e deixá-la à minha mercê, mas com vontade de fazer sexo.

EVA
Estou deitada na cama e sendo estuprada por um desconhecido, em geral um técnico, um carteiro etc. Ele é muito rude e penetra um pênis enorme

em mim, e eu realmente me esforço para não gostar, mas meu corpo fica cada vez mais excitado, e ele diz coisas do tipo: "O que você vai dizer à polícia? Que foi estuprada, mas teve um orgasmo?" E ele desdenha e ri de mim quando começo a gozar.

ROWENA
Ser estuprada por uma gangue.

SONNY
Minha melhor fantasia é ver minha ex sendo estuprada por uma gangue, abusada e usada repetidas vezes enquanto assisto.

TEGWYN
Diretor de uma escola de garotas em que a punição corporal é uma rotina diária que eu tenho de realizar.

UWE
Ser amarrado e torturado por uma linda mulher nua.

VANYA
Fazer sexo com alguém que conheço, que tem 20 e poucos anos, e transar com a mãe dessa pessoa, à força, ao mesmo tempo.

WALLY
Apanhar.

XANDER
Ser estuprado.

YANNIS
Prender todos os meus inimigos — todos os que foram cruéis comigo e penetrá-los até sangrarem e morrerem.

ANTONIO
Dirigir a esmo. Dar carona a uma garota. Ela então me provoca. Começo a ficar um pouco aborrecido, então a jogo no capô do carro e a penetro por trás. Ela me pede para ser violento, então eu dou alguns

socos nas costelas dela, antes de pegá-la pela "entrada principal", e a faço ficar de joelhos e chupar meus testículos. Ejaculo no rosto dela. Voltamos para o carro e a deixo em seu lugar de destino como se nada tivesse acontecido.

BIANCA
Ser seduzida por um terrorista. Ser sodomizada, estuprada e engravidar dele. Depois ser vendida para outra pessoa — não como sou —, mas como uma personagem que finjo ser em minhas fantasias.

GERTRUDE
Ser estuprada por uma gangue.

CRAIG
Ser chicoteado e urinado.

LARRY
Ser o diretor de uma escola feminina em que a punição corporal ainda é aplicada.

DENNY
Visitar uma espécie de clínica de sexo e ser submetida a vários métodos de excitação, por exemplo, o médico (homem ou mulher), máquinas elétricas etc.

ELENI
Imagino que estou em uma situação em que alterno entre dominar e ser dominada. Coloco-me no lugar de uma pessoa, depois no de outra, durante a cena. É uma fantasia bem agressiva — ser esbofeteada ou golpeada com uma vara, na qual a vítima sofre, mas ambas as pessoas sabem que é realmente um tesão para ela e para mim. Há, em geral, um elemento de ser "forçada" a fazer coisas, ficar sob o poder de alguém — com frequência, de uma mulher, embora o sexo seja predominantemente heterossexual. Imagino ter os mamilos grampeados, apanhar, ser forçada a chupar alguém ou algumas vezes fazer alguém me chupar enquanto apanho.

FINCH
Não vou entrar em detalhes. Envolve amarrar, exibicionismo forçado, voyeurismo, homens múltiplos, sem consentimento.

GERALDO
Tom Cruise e Penélope Cruz, amarrados.

BRUNO
Minha fantasia é muito franca e violenta, mas você perguntou pela fantasia que mais me excita, então aqui está. Sou um homem muito gentil, nunca machucaria um mosca na vida real, nunca o fiz, mas minhas fantasias sexuais são sempre violentas e envolvem transar com mulheres de modo rude e simplesmente tratá-las como pedaços de carne. Quando conheço uma nova mulher no trabalho, em um bar ou em outro lugar, instantaneamente imagino como são suas tetas e depois sua vagina e bunda; gradualmente, tiro suas roupas com os olhos. Já dormi com muitas mulheres nos últimos trinta anos, então sei bem como são as partes do corpo feminino. Após fazer isso, imagino como seria a transa; na minha mente, ela já está completamente nua. As mulheres das minhas fantasias sempre são desconhecidas — tipos de montagens — e, em geral, têm cabelo louro, sabe, como uma estrela de filme antigo, talvez Lana Turner ou alguém como ela. O estilo de cabelo é realmente importante, porque gosto de cabelo curto, ondulado e esvoaçante. Alguém como Cher, com cabelo longo e liso, me deixa completamente impotente. Uma vez despida, gosto de jogar o corpo da mulher contra um móvel, em geral, um bar ou uma mesa; parecido com a cena no filme de Lana Turner, *O destino bate à sua porta*, e também a refilmagem com Jessica Lange. Empurro a mulher para cima da mesa, a chamo de "vadia" e lhe digo que vou penetrá-la até os ossos, até ela não conseguir mais ficar de pé. Tiro meu pênis e mostro a ela. Ele é bem grande, aproximadamente 23cm e também bastante grosso, e a vadia fica muito apavorada. Vejo o medo em seus olhos. Chego perto de seu rosto e começo a esbofeteá-la com meu membro, e isso me faz começar a liberar um pré-gozo em seus lábios. Digo a ela para me lamber e mostrar que está gostando muito. A vadia obedece a minhas ordens e depois, só para mostrar seriedade, a esbofeteio com as mãos. Ela grita e me deixa cada vez mais intumescido. Então, posiciono a vadia de modo que seu tronco caia da mesa e deixe os

cabelos louros e a cabeça pendurados, mas a bunda e as pernas permanecem sobre a mesa. Os músculos de seu abdome não são suficientemente fortes para levantá-la, então ela fica caída como uma marionete. Digo que, se ela passar as pernas ao redor de meus quadris, não cairá. A vadia faz o que lhe mando. Agora que estamos na posição, enfio meu torpedo na vagina dela, indo bem fundo. Meu pênis alarga bem sua xota, e ela grita. Ejaculo na fenda dela e sempre a engravido. Às vezes, finjo que tenho uma doença venérea ou algo parecido e então lhe digo que acabo de contaminá-la, e ela começa a gritar e chorar. Gozo em baldes.

CHUCKY
Há alguns anos, tive uma experiência realmente apavorante. Sou gay, tenho 26 anos e vivo em Manchester. Naquela época, eu tinha um namorado, mas sempre foi uma relação aberta e, às vezes, quando ele tinha algum compromisso e eu sentia vontade de fazer sexo, procurava caras na internet. Certa noite, respondi a um classificado e achei que seria apenas uma aventura de uma noite e nada mais. Tive muitas dessas únicas noitadas nos últimos oito anos e nunca houve problema algum. Fui até um prédio e ele abriu a porta. Para início de conversa, eu deveria ter sentido que algo estava errado, porque ele tinha, pelo menos, vinte anos a mais do que tinha dito — deveria ter cerca de 50. Ele vestia apenas um robe atoalhado vermelho e, assim que entrei, imediatamente o abriu e mostrou que não vestia nada embaixo. Ele tinha uma ereção, mas não completa. Então me pediu para tirar as roupas, e eu desabotoei minha camisa, mas ele estava impaciente e me apressou muito. Senti-me um pouco desconfortável por estar indo tão rápido, mas me despi e fiquei lá, nu. Ele me disse que o chupasse, então fiquei de joelhos. Seu pênis não cheirava bem — não a pré-gozo, mas sim a merda. Comecei a afastar minha boca, mas ele continuou a segurar minha cabeça e então eu prossegui. Depois, ele ejaculou na minha boca e manteve minha cabeça no lugar; logo, não tive saída a não ser engolir o sêmen. Então, senti mãos em meus ombros, por trás de mim, e quase tive um ataque cardíaco porque não sabia que havia mais alguém no apartamento. Olhei ao redor e vi outro homem, aproximadamente da mesma idade, e comecei a correr para a porta. O primeiro cara me disse para não me preocupar e me apresentou o outro como seu parceiro. Comecei a me vestir, mas os dois se aproximaram de mim e me empurraram em direção à mesa de

jantar e pediram para que eu me debruçasse. Eu disse "não", mas eles colocaram todo o peso de seus corpos em cima de mim e me forçaram. Fiquei apavorado, mas também um pouco excitado. Eu sabia que eles iriam me estuprar e, de forma estranha, isso não parecia me preocupar, só esperava que eles não me matassem. Era meu verdadeiro medo. O namorado penetrou sua piroca firme na minha bunda e, depois de três ou quatro estocadas, ejaculou e mordeu meus ombros, o que doeu mais do que seu pau em me cu. Eles então trocaram rapidamente de lugar, e o outro cara me penetrou também, muito embora tivesse ejaculado em minha boca há poucos minutos. Depois que terminaram, peguei minhas roupas, só coloquei minhas calças e corri para a porta da frente, vestindo o resto das roupas no corredor, não me importando realmente que alguém visse. Fiz o exame de HIV poucas semanas depois, e graças a Deus estava bem. Mas essa tinha sido por pouco, mais do que eu esperava, e me tornou MUITO mais cauteloso quando procuro uma noitada. O negócio é que, embora isso seja uma coisa tola de fazer, se tornou uma fonte de excitação sexual, e a executo com meu namorado várias vezes, com ele fingindo ser o cara de 50 anos. Uma vez, meu namorado e eu fizemos um ménage à trois com outro cara e fiz os dois fingirem que eram os homens de 50 anos. É estranho, sabe, porque eu nunca pensava em estupro ao fazer sexo, mas agora, é quase tudo em que penso. Isso é ser perverso ou apenas diferente? Passo muito tempo pensando nisso.

DERMOT

É uma bem doentia, mas estou certo de que você recebeu piores. Estou na força aérea e meu avião é abatido em algum lugar no Oriente Médio e sou capturado por um grupo de terroristas que me trancam numa cela. Eles me dizem que, a menos que eu lhes revele todas as informações sigilosas da força aérea — sobre aviões e rotas de voos —, eles me matarão. Porém, antes, me torturam de muitas formas bem cruéis. Primeiro, me amarram a um estrado e batem em meus pés descalços com uma vara de bambu e outra de metal. Meus companheiros da força aérea me disseram que esse tipo de tortura pode matar um homem rapidamente porque, aparentemente, pode levar a uma hemorragia cerebral. Grito e mordo meus lábios até sangrarem, mas sobrevivo à tortura. No entanto, eles decidem incrementar as coisas, uma vez que veem que suporto bem. Eles me oferecem a oportunidade de ser livre se lhes revelar segredos militares, mas nada me fará trair meu país. Em seguida, eles puxam minhas pestanas, uma a uma, e depois, já que ainda não falei, eles chamam um homem conhecido como "o dentista", que é realmente tudo, menos isso. No entanto, ele tem um alicate enorme, que enfia em minha boca e arranca alguns de meus molares sem qualquer anestesia. Não consigo deixar de gritar, mas mesmo assim não falo. A tortura dura semanas, mas continuo sem falar. Finalmente, o chefe dos terroristas me diz que, apesar de todos os esforços para obterem informações militares, eles não conseguiram nada de mim e, portanto, não têm outra opção a não ser me decepar com uma espada cerimonial. Quando amarram minhas mãos e me seguram pelos cabelos, peço que atendam a um último pedido. Digo a eles que quero me masturbar a última vez. Eles não conhecem a palavra em inglês, então começo a esfregar meu pênis para mostrar-lhes. Eles se apiedam e permitem que eu me masturbe a última vez, informando que, assim que ejacular, a espada cortará minha cabeça. Começo a me masturbar por amor à pátria, literalmente, e quando meus testículos endurecem, o algoz prepara a espada. Grito que estou gozando e, no mesmo momento, eles me executam com um único golpe. Doentio, mas excitante.

LORELLE
Saddam Hussein. Essa é a minha fantasia. Todo mundo pensa que ele é feio, diabólico e nojento. Sei que se trata de um ditador brutal e um tirano, e que todos no mundo o odeiam, mas penso que seria realmente maravilhoso transar com ele, de forma muito, muito forte, e simplesmente ser tratada como um pedaço de carne. Às vezes, quando estou sozinha em casa, fecho as cortinas do quarto, deito na cama vestindo apenas sutiã e calcinha, fecho os olhos bem apertados e começo a me masturbar. Depois gosto de fingir que Saddam entra na minha casa e me faz refém. As Nações Unidas o caçam, e quando o encontram ele anuncia que se não o deixarem sozinho, serei morta. Ele me arranca da cama e coloca uma faca na minha garganta, diante da janela, para que a polícia veja que está armado, é perigoso e pretende fazer o que disse. Há um impasse enquanto as autoridades decidem a melhor ação a ser tomada, então Hussein e eu temos muito tempo para ficarmos juntos. Ele me diz que, para passar o tempo, me tratará como a cachorra que sou. Ele cobre meu rosto, rasga minhas roupas e me vira de barriga para baixo,

afastando minhas nádegas como um animal. Então, tira seu pênis, de apenas 12cm de comprimento, mas muito grosso e malcheiroso, e começa a se acariciar para ter uma ereção. Acho que ele vai me penetrar por trás, mas, em vez disso, ele me surpreende e penetra seu torpedo no meu traseiro, estuprando meu ânus e deixando um depósito de seiva no meu reto. Isso dói muito, e começo a sangrar pelo traseiro, mas também fico toda excitada durante o ato, e minha vagina está tintilando de prazer. Peço a ele o favor de me penetrar a vagina, mas ele se recusa. Ele diz que já me deu suas preciosas sementes. Suplico por mais estocadas do grande ditador, mas ele se recusa a fazer qualquer outra coisa. Ele me arrasta de volta para a janela, nua, com sangue pingando pelas coxas, e segura a faca mais uma vez para que toda a equipe da polícia possa ver. De repente, o vidro quebra, alguém joga gás paralisante através janela, e eu e Saddam Hussein somos nocauteados. Quando acordo, estou nua, no hospital do Exército, com alguns soldados armados me cercando. Eles me perguntam como estou, e lhes digo que ainda preciso continuar a transa e que, embora Saddam tenha me estuprado o ânus, ele não terminou o serviço. Os soldados ocidentais têm pena de mim e, um a um, enfiam seus membros rijos dentro da minha vagina, e isso me dá um imenso prazer e gozo e gozo e gozo e gozo, imaginando que é o torpedo de 12cm de Saddam Hussein.

RODRIGO

Gosto de fingir que sou um médico nazista, um pouco como Josef Mengele, e que tenho a responsabilidade especial de selecionar os judeus que viverão e os que morrerão, quando eles saem dos vagões de gado em Auschwitz. Não me importo muito com a chegada de homens, mas avalio minuciosamente as mulheres, e as mando se despir e virem até meu quartel para que eu possa realizar uma inspeção especial nelas. A maioria das mulheres sabe que vai morrer e permite que eu as manipule de formas realmente sádicas, fazendo tudo que quero. Enfio sondas em suas narinas, nos ouvidos, nas vaginas, nos ânus, em todos os lugares que basicamente desejo. Às vezes, arranco sangue, o que me deixa excitado. Algumas mulheres me suplicam para poupar suas vidas e dizem que farão qualquer coisa por mim, tudo que eu pedir se poupá-las da morte. Uma delas tem 40 anos e é muito carnuda e firme, com quadris e pernas gostosas, uma boa bunda e seios balançantes. Ela tem uma filha de

20 anos. Digo a ela que, se fizer sexo oral em sua filha na minha frente e vice-versa, as deixarei viver. Para mostrar que eu falo sério, pego um revólver e atiro a apenas poucos centímetros da mãe. Ela pensa que foi atingida, mas não foi. Aponto a arma para sua cabeça e grito: "Chupe-a." A mãe, já nua, como todas as outras mulheres na sala, fica de joelhos e relutantemente põe a língua para fora. Empurro mais a arma em sua nuca e lhe digo: "Faça isso como se realmente tivesse vontade." A filha começa a chorar de medo por causa do enorme constrangimento de ter a mãe fazendo sexo oral nela em um campo de concentração nazista. Com minha mão esquerda, seguro o revólver, mas com a direita, começo a me masturbar. Espirro meu esperma no cabelo da mãe e na barriga da filha.

WILHELM

Em minha fantasia, estou com uma prostituta bem peituda que veste apenas um sutiã. Ela parece um pouco uma versão barata de uma modelo da Ann Summers.[8] Ordeno que me vista com calcinha, meia arrastão, cinta-liga e sutiã, e então a mando me acorrentar a um poste. Peço que acenda um cigarro e depois o apague em meu mamilo direito. Berro como um porco. Em seguida, peço que pegue um barbeador e gentilmente o passe pelo centro de meu peito de modo que um fio de sangue comece a aparecer — não é suficiente para causar qualquer dano maior, apenas para fazer meu coração bater forte e me dar um medo horrível. O sangue começa a escorrer, e peço que o lamba. Em seguida, faço-a tirar minhas calças e começar a enfiar alfinetes em meu pênis — primeiro nos testículos, depois na haste e, finalmente, na glande. Esta última ação é a mais dolorosa de todas, e começo a gritar. Eu não gostaria que isso realmente acontecesse, porque seria muito doloroso, mas quando me masturbo, adoro o perigo disso — a impotência etc., estar tão perto do limite. Leio sobre tipos de torturas semelhantes na internet em páginas dedicadas ao sadomasoquismo, e isso agita minha mente. Fico conectado a esses sites e sempre que tenho dez minutos livres, longe de minha família, me masturbo olhando para eles.

---

[8] Rede de *sexshop* inglesas. (*N. da T.*)

EMMELINE

Às vezes, quando me masturbo, penso como seria bom castrar meu ex-marido, literalmente. Quando tinha 22 anos, casei com um cara que acreditava que fosse o homem da minha vida, mas à medida que os anos passavam, ele me tratava cada vez mais como merda de cachorro, me estuprava, sodomizava, espancava, batia em nossos filhos. Ele me deixou com marcas e hematomas em todo o corpo ao me chicotear e me atirar contra os móveis. Agora tenho um mandado judicial, a que ele obedece, e me sinto fisicamente segura, mas o ódio ainda queima dentro de mim e quero vê-lo morto. Seu pênis é seu orgulho e alegria. Durante nosso casamento, ele o usava para penetrar muitas mulheres diferentes, inclusive algumas adolescentes de 15 e 16 anos, talvez mais jovens. Esse homem deveria ser abatido como um cão doente. Às vezes, imagino que tenho um grande facão de açougueiro e, uma noite, quando meu ex está transando com alguma vadia, surjo por trás dele, miro o facão cuidadosamente em seu membro ereto enquanto ele está entrando e saindo da fenda da pobre garota, e ataco com toda a força, cortando o pênis dele na vagina dela. Ela grita, ele grita, sangue para todos os lados, mas me vinguei, e a vingança nunca foi tão doce. Claro, nunca faria uma coisa dessas — não tenho a força nem a coragem para tanto, mas é uma fantasia maravilhosa.

15

Adolescentes e crianças

> Deus me proteja desses pensamentos que os homens têm apenas em suas mentes.
>
> William Butler Yeats, "A Prayer for Old Age"
> [Uma oração para a velhice]
>
> *Parnell's Funeral and Other Poems*
> [O funeral de Parnell e outros poemas]

Flertando com menores de idade

Embora a maioria dos britânicos adultos pareça preferir outros adultos para serem seus parceiros sexuais, um número significativo de indivíduos se delicia com fantasias sexuais com pessoas mais jovens. Trinta e um por cento dos homens adultos da nação — aproximadamente 6,9 milhões de homens no total — tiveram uma ou mais fantasias sexuais com um adolescente com idade igual ou superior a 16 anos, enquanto 8% dos homens — cerca de 1,8 milhão — fantasiaram sexualmente com uma criança ou um adolescente de 15 anos, ou ainda *mais jovem*, que, se realizada, a fantasia constituiria um crime. As mulheres parecem fantasiar menos frequentemente com adolescentes, com 4% tendo fantasias sexuais com adolescentes de 16 anos ou mais, e 1% com crianças e adolescentes de 15 anos ou mais jovens.

A atração por pessoas com idade igual ou inferior a 15 anos tem origem numa variedade de fontes, abrangendo desde um desejo sádico de machucar uma pessoa a um desejo mais infantil, da parte do adulto, de recapturar a juventude perdida pela identificação com o corpo do adolescente. Examinemos o que os adultos britânicos escreveram sobre suas fantasias sexuais com adolescentes, tanto acima quanto abaixo da idade permitida. Nesta secção, incluí fantasias que se referem diretamente a um interesse sexual por adolescentes, assim como as que se referem a um interesse sexual simbólico, conforme manifestado por aqueles que fantasiam com companheiros adultos vestidos como estudantes. Em alguns casos, as fantasias não indicam a idade do jovem em questão, portanto, dei aos fantasistas o benefício da dúvida e classifiquei os objetos de prazer dessas fantasias como adolescentes mais velhos, em vez de crianças mais jovens, embora sem muitas informações mais detalhadas não seja possível obter, com absoluta certeza, uma classificação correta.

RAUL
Namorada vestida com uniforme escolar e usando marias-chiquinhas.

ERNIE
Amiga de minha filha vem à minha cama durante a noite e acordo sentindo-a em cima de mim.

NELSON
Sexo grupal com minha mulher, duas filhas, Gillian Anderson e Julianne Moore, e quatro outros homens. Com todo tipo de combinação que pudermos inventar.

ED
Fantasia genérica com uma estudante adolescente sem olhar seu rosto e idade indeterminada (mas provavelmente menor de idade), levantando a saia e se masturbando para mim, antes de me permitir desvirginá-la agressivamente.

CHANDLER
Deflorar uma jovem aparentemente inocente com seios pequenos, ao ar livre.

SANFORD
Seduzir uma virgem de 15 anos. Ela está drogada, mas quando se dá conta, gosta da experiência.

AUDREY
Orgia grupal que envolve a mim e aproximadamente uma dúzia de adolescentes negros violentos.

COSMO
Não tenho uma fantasia específica, mas a que mais me excita, em geral, envolveria uma adolescente vestindo uniforme escolar, ou pelo menos calças brancas de algodão. Posso buscá-la na escola. Ela inicia o contato sexual, provavelmente me mostrando as pernas e a calcinha. Isso me levaria a fazer sexo oral nela ainda com calcinha, possivelmente com ela sentada no meu rosto. Às vezes, duas garotas semelhantes estão envolvidas, uma sentada no meu rosto e a outra no meu pênis, gerando orgasmos mútuos. Elas sempre participam de livre vontade, nunca preciso forçá-las. Isso é pura fantasia. Não tenho desejo algum ou ânsia de encená-la na vida real.

HORTON
Uma estudante japonesa me apalpando em um trem lotado, depois saímos do trem e fazemos sexo completo em algum lugar.

NICHOLAS
Gostaria de ser um professor de um grupo de garotos com pouco menos de 16 anos. Eu os faria correr ao ar livre, ficar suados e depois os acompanharia durante o banho. Você pode adivinhar o resto.

CORINNE
Iniciar meninos adolescentes tímidos e nervosos (e existem alguns) na relação sexual.

BURTON
Instruir uma adolescente em como dar prazer a um homem com sexo vaginal, manual, oral e anal, com a assistência da mãe e/ou irmã.

FORBES
Fazer sexo com duas adolescentes muito jovens e inexperientes que me deixam lhes mostrar o modo pelo qual gosto de fazer sexo, como gosto que meu pênis seja lambido e chupado e depois fazer sexo com uma

delas em seu ânus virgem, enquanto a outra lambe o meu. Após foder as garotas, gostaria de gozar em seus rostos.

SEBASTIAN
Fazer amor com uma garota que conheci (há quase trinta anos). Ela tinha 15 na época. E eu, 28.

PANCHO
As amigas de minha filha, de 16 anos, vêm a minha casa e, acreditando que estou dormindo, começam a brincar com meu pênis. "Acordo" quando tenho uma ereção e lhes mostro como me masturbar. Depois que gozo, demonstro como uma deve masturbar a outra, usando os dedos e a língua. Junto-me a elas e enquanto cada uma delas goza, meu orgasmo me estremece todo.

ANDI
Fazer outra mulher me tratar como um bebê, examinando meus genitais e me dizendo que sou uma boa menina enquanto ela olha e bolina meu clitóris.

EBENEZER
Fico excitado ao pensar em ser vestido como um bebê, com fraldas, e ser masturbado. Fiz isso uma vez com minha namorada e foi incrível.

A mente do molestador de crianças

Nada pode ser mais devastador para uma criança do que sofrer abuso sexual nas mãos de uma pessoa de mais idade, seja um adulto ou mesmo um adolescente. Regularmente, ano após ano, os psicoterapeutas se dedicam a ajudar sobreviventes de abuso sexual na infância a se recuperarem das múltiplas formas de devastação emocional que muitas vezes afeta todos os aspectos de suas vidas. Lembro de ter trabalhado com uma paciente, abusada pelo pai e pelo irmão antes de atingir os 10 anos. Primeiro, avaliei essa mulher em um dia de verão britânico, claro e ameno, o tipo de dia em que todos apreciamos o clima maravilhoso. Quando a mulher entrou em meu consultório, exclamou: "Detesto dias quentes como hoje, porque você pode ver as pessoas de bermuda e camisas de mangas curtas, e muita carne exposta. Muitas pessoas adoram isso, mas não posso andar pelas ruas sem que toda essa carne me lembre de que fui abusada sexualmente."

Um por cento dos homens britânicos relataram fantasias sexuais com "crianças" em oposição a "adolescentes", remontando a aproximadamente 225 mil indivíduos em todo o país. Menos de 1% dos homens relataram fantasias com "crianças pequenas", e menos de 1% das mulheres admitiram fantasiar com crianças ou bebês. Claro, ter uma fantasia sexual com uma criança pequena não indica, de forma alguma, que o indivíduo cometerá o crime de pedofilia ou que arriscaria fazê-lo. No entanto, quase todos aqueles que realizam atos de pedofilia ilegais têm fantasias sexuais correspondentes com crianças ou crianças muito pequenas. Os profissionais de saúde mental e as agências de segurança pública lutam para saber que fantasistas — se é que podem ser identificados — seriam mais propensos a cometer tais crimes sexuais, violentos e devastadores, contra crianças e bebês.

Curiosamente, desses adultos que admitiram ter fantasias sexuais com crianças, a maioria são homens, entre 18 e 29 anos, ou com 51 ou mais. Os homens com idade entre 30 e 50 anos relataram ter poucas fantasias pedófilas; assim como fizeram os homens no sul da Inglaterra, excluindo Londres. Hesito em chegar a qualquer conclusão derivada de tais observações, sobretudo por causa dos números relativamente pequenos comparados com outros grupos de fantasias. Em função da ilegalidade dos atos pedófilos, não me surpreenderia se alguns dos que responderam a pesquisa evitassem relatar fantasias com crianças.

Os adultos que fantasiam com crianças tendem a apresentar um grau maior de distúrbio psicológico comparado com aqueles que direcionam suas fantasias para adolescentes de mais idade. Portanto, seria uma falácia comparar um homem que tem pensamentos sexuais com a vizinha de 15 anos com um que fantasia com uma criança com menos de 5, muito embora ambos estejam fora da lei, se puserem suas fantasias em prática. A maioria dos indivíduos com estruturas de caráter pedófilo sofreu abusos devastadores durante a infância e, com frequência, inconscientemente, infligem abusos semelhantes em outros jovens, numa tentativa desesperada de expurgar algumas das memórias dolorosas que os perseguem. Abaixo, temos uma amostra de algumas fantasias potencialmente pedófilas:

TANDY
Apalpar a vulva de minha filha. Ela tem 8 anos. No entanto, nunca faria isso.

MONROE
A maioria de minhas fantasias é baseada em histórias que li, grande parte envolve meninos afeminados e sexualmente dispostos (de 1 a 15 anos), forçados a se vestir como meninas, se tornando vítimas passivas (oral ou anal) das investidas sexuais de garotas ou garotos ligeiramente com mais idade.

ZACHARIAS
Um menino, de aproximadamente 14 anos, e sua namorada, de 12 anos, me visitam e me pedem que lhes ensinem a fazer sexo. Relutantemente, concordo e os levo para o quarto. Mando um despir o outro e irem para a cama. Depois, os ensino sobre os órgãos sexuais, usando uma terminologia popular, em vez de médica. Então, mostro a eles como fazer sexo oral um no outro enquanto olho. Em seguida, lhes ensino como fazer sexo, e eles fazem. Enquanto os observo, me dispo e começo a me masturbar. Em seguida, pedem que eu me junte a eles na cama, o que faço. Continuamos tocando os corpos uns dos outros. Então, faço sexo anal nos dois antes que a garota faça o oral em mim e eu ejacule em sua boca.

EAMON
Sexo com uma linda adolescente ou pré-adolescente cujos pais são meus reféns após sua derrota no campo de batalha.

RICA
Quero transar com um menino de 12 anos e talvez uns amigos dele. Simplesmente gosto de carne pré-adolescente, jovem e firme.

CORBY
Sou um jovem entregador de jornais. Enquanto passo por uma casa, ouço uma mulher dizer: "Tire as calças." (Essa parte realmente aconteceu.) Paro para escutar, e a mulher olha para a janela, me vê e pergunta se quero participar também. Digo "sim", e ela desce para me receber. Ela me despe assim que entro e me leva para cima, me segurando pelo pênis. Uma vez lá em cima, fazemos todos os tipos de atos sexuais enquanto o homem olha e, às vezes, participa.

JUANITA
Iniciar um garoto nas delícias do sexo.

ERVINE
Encontrar um garoto. Paquerar. Apalpá-lo e beijá-lo. Despi-lo e fazer amor com ele masturbando-o; às vezes, sexo anal.

DANA
Observar (disfarçadamente) crianças se explorando e desfrutando do prazer mútuo. A curva de aprendizagem. Algo que me escapou quando era criança. Outra fantasia, também, é manter uma mulher que odeio e sua família prisioneiras e forçá-las a cometerem atos sexuais entre si. Então, me vingaria da pessoa que causou essa situação e a penetraria na frente de sua família, esperando que ela mostrasse seu prazer aos outros.

CHERYL
Observar um idoso sodomizando um garoto e masturbando-o pela frente. O homem faz isso diante de um grupo de homens, mulheres e adolescentes, meninos e meninas, o que aumenta o tesão e a excitação, sobretudo quando o idoso força o garoto a ejacular e seu esperma é atirado para todos os lados.

DAMITA
Meninos pequenos.

16

Necrofilia, bestialidade e extraterrestres

> Não é mais do que simples fantasia?
> William Shakespeare,
> *Hamlet*

Fora deste mundo: sexo sem humanos, com marcianos, na antiguidade e no futuro

Enquanto a maioria dos britânicos fantasia com parceiros vivos, celebridades, parentes ou colegas de trabalho, alguns adultos preferem pessoas mortas, animais e sexo que ocorre em outros séculos. Embora fazer amor com Henrique VIII, em vez de um dobermann, possa representar diferentes estados da mente, cada uma dessas fantasias é estranha e não humana, por isso minha decisão de agrupá-las nesta seção específica. Cerca de 3% dos homens e 3% das mulheres têm fantasias sexuais com animais, representando 1,35 milhão de pessoas em toda a Grã-Bretanha. Não possuo números formais sobre a porcentagem daqueles que fantasiam com vampiros ou extraterrestres, uma vez que não previ a possibilidade de tais fantasias ao preparar meu questionário original. No entanto, recebi literalmente dezenas de respostas de britânicos que ficam excitados com tais pensamentos.

EDITH
Ser usada em experiências por extraterrestres.

STERLING
Ouvi dizer que o imperador Calígula amarrava mulheres da corte romana em estacas e depois soltava bestas que rasgavam suas roupas e as dilaceravam. É doentio, mas me excita — vi muitos episódios de *I, Claudius* [Eu, Claudius], acredito.

HYDE
Beber sangue me excita.

RANDY
Minha fantasia é, geralmente, baseada em uma história de um livro, filme ou seriado de TV. Uma jovem foge de uma casa de campo no século XIX, encontra um parente em Londres e cai nas garras de um personagem malévolo que a rouba. Após tê-la atraído para sua moradia em um emaranhado de ruelas, exige que ela lhe entregue todo seu dinheiro. Durante o conflito, o homem levanta a longa saia sobre a cabeça dela e a amarra como um saco. Claro que isso vira um estupro, e que ela não tem como resistir por ter os braços amarrados na saia. Para esconder o crime, ela é contrabandeada em um navio para a Austrália, com criminosos deportados, onde é vendida para um dono de bordel. Lá, ela aguarda os clientes com os seios expostos e um lado da saia levantado, preso em seu cinto, indicando que está à venda.

KILLIAN
Mulheres muito bonitas, trazê-las de volta para meu palácio. Elas adoram a ideia de estar sob o comando de um faraó e farão qualquer coisa para me agradar. Então, a competição começa. Há cerca de cinquenta dessas mulheres que disputam um prêmio e o direito de se tornar minha mulher. Cada uma delas realiza um ato sexual comigo, cada qual mais excitante do que o outro, mas, nesse ínterim, consigo ver a mulher que quero se aproximando do final da fila, enquanto sou saciado pelas outras. Meus olhos nunca abandonam os das mulheres. Quando ela finalmente chega, puxa um alfinete do vestido e fica completamente nua, revelando o corpo mais maravilhoso do mundo. A princípio, ela simplesmente me dá prazer esfregando óleo e me alimentando, mas, a cada toque, me excita cada vez mais. Ela então começa a me lavar. Quando estou totalmente limpo, ela começa a fazer sexo oral em mim, enquanto

as outras estão nuas e olham embasbacadas. Depois que me faz gozar, ela me deita e coloca a vagina no meu rosto e começo a chupar seu clitóris. Ela se contorce de prazer e seu fluido cobre meu rosto. Ela tem um sabor muito doce e cheira muito bem.

SERGIO
Viver na época de Calígula, em que vale tudo. Experimentarei qualquer coisa desde que não seja pedofilia.

HEDDA
Queria fazer sexo com o rei Charles II. Ele foi um tremendo garanhão. Aposto que tinha um pênis enorme, e eu adoraria ter sido uma de suas amantes e ter chupado aquela pica real até não poder mais.

FRIEDRICH
Um vampiro voando para dentro de meu quarto e eu acordando com ele mordendo meu pescoço. Soa pior do que é, já que sou uma pessoa que gosta de pescoços.

MACK
Basicamente, estou numa ilha — no futuro. Foi liberado na atmosfera um vírus que afeta apenas homens e mulheres feios, matando-os da maneira mais sangrenta e horripilante. O processo é muito demorado e muito doloroso, para dizer o mínimo, e começa fazendo os homens ficarem impotentes. Envolve muitos gritos e vômitos. De qualquer forma, claro que sou o único cara que não foi afetado, por alguma estranha razão, e as mulheres que sobram são todas bissexuais. No fim das contas, sou estuprado por uma gangue de maravilhosas lésbicas famintas e lindas, que estão dispostas a lutar entre si até a morte para procriarem comigo.

KRISTA
Estar usando um vestido branco, esvoaçante e transparente, amarrada a uma pedra em uma montanha, sendo oferecida em sacrifício, com trovões rugindo no céu, chuva caindo torrencialmente e ser torturada pelo líder do culto.

RHODA
Sou atacada por um cão enorme, um Great Dane, talvez, e ele não mostra misericórdia, usa seus dentes para rasgar meu vestido e lambe minha vagina, e a sensação é maravilhosa. Melhor do que o meu marido. Chupo o pau do cão, e fico com a boca cheia de esperma canino.

JOJO
Sou uma escrava na Grécia ou Roma Antiga e sou levada pelo imperador como um presente para seu filho, em seu aniversário de 18 anos, para que ele pratique sexo.

GABRIEL
Estou em um ambiente futurista arrasado pela guerra e sou o líder da resistência. Sou atraído por um dos outros combatentes e temos um romance secreto.

HARVEY
Ser amarrado nu e deixado na floresta com uma ereção coberta por mel para ser comido por formigas.

PENNY
Eu gostaria de ser a sétima mulher de Henrique VIII. Quando ele estava vivo, claro. Suspeito que ele esteja um pouco pútrido agora.

IZZY
Bem, você quer saber de tudo, não é? Você quer que eu digite tudo? Olha, falando de maneira geral, é uma fantasia em que sou uma guerreira maravilhosamente fantástica e atlética, moradora de caverna, que luta, derrota e, em seguida, faz sexo com um guerreiro de outro planeta. Tenho uma porção de outras fantasias também.

JOLENE
Às vezes, fantasio que estou fazendo sexo com um cachorro. Imagino sua língua me lambendo e, por ela ser muito áspera, tenho as sensações mais fantásticas. Aí, imagino que ele me penetra e ejacula.

DEMI
Sou um homem em vez de uma mulher fazendo sexo com um hermafrodita. Portanto, sexo da maneira vaginal normal, muito embora meu parceiro seja basicamente um homem imortal.

GROVER
Um cenário de bestialidade.

JONQUILL
Nada muito selvagem — sou mais do tipo tradicional e romântica. Suponho que minha fantasia favorita seja a ideia de um romance gótico, um castelo antigo, luz de velas, vestido comprido e um homem bonito, possivelmente um vampiro. Primeiro dançamos, depois ele me leva para o quarto. Em seguida, faz amor comigo, vagarosa e gentilmente, enquanto uma tempestade cai lá fora. Acho a imagem clássica do vampirismo muito erótica, e o imagino mordendo meu pescoço, o que seria intensamente prazeroso, e não só doloroso.

MAISIE
Quando estou vomitando e fazendo sexo ao mesmo tempo.

NONNIE
Quando meu marido se veste como um gorila, fico extremamente excitada.

PAYNE
Uma orgia romana com duas mulheres para cada homem.

OPAL
Estou nua e deitada de costas em uma rocha escorregadia, em uma encosta. Minha vagina é estimulada pelo vento que sopra e pelo calor do Sol. Tenho os braços presos por trás e, embora tenha arqueado as costas, não consigo me mexer. O sol está muito quente em meu rosto e meu corpo. Minhas pernas se afastam mais e mais (não é doloroso, mas definitivamente estimulante), e sei que logo serei partida ao meio e oferecida ao Sol.

RYAN
Chupar a glande de um grande cachorro siberiano. Suas unhas enfiadas em mim, mas não afasto minha boca da ferramenta do cachorro até ele atirar o esperma em cima de mim e pela minha garganta.

ALTHEA
Sou uma vampira e visito um homem que me atrai, mostrando um lado diferente do sexo. Sexo vampírico. Não o excito, mas ele quer mesmo ser estimulado para que possa ter a sensação completa do que significa o sexo vampírico. O lado erótico e prazeroso dele. Também fazer sexo com outras vampiras para satisfazer minhas necessidades sexuais sempre que eu quiser.

PATRIZIA
Rainha de um mundo alienígena constituído principalmente por homens, e venho a Terra para procriarmos com muitos e muitos homens ao mesmo tempo. Dez ou mais simultaneamente (todos dentro de mim ao mesmo tempo). Minha estrutura interna é alterada para que eu consiga abrigar os ovos fertilizados e, após o sexo, com mais de cem ovos diferentes fertilizados dentro de mim (cada um dentro de uma área individual no meu corpo), eles são extraídos e colocados em incubadoras, que são controladas por computador. Uma fantasia prolongada cuja história muda, mas sempre sou a Rainha de outro planeta com muitos homens, e sempre venho a Terra para fazer sexo com vários homens ao mesmo tempo.

Suas fantasias podem matá-lo? Sexo em sepulturas e outras formas de perigo

A morte ou, na verdade, a perspectiva da morte pode funcionar como uma fonte de excitação para alguns indivíduos. Lembro-me de um entrevistado que afirmou ter suas experiências sexuais mais intensas tarde da noite, em uma sepultura. Apresento agora uma amostra de fantasias voltadas para a morte.

SERENA
Sou uma aeromoça. Estou num avião. Meu ex-namorado, que é piloto, está no controle, mas ele não sabe que estou ali. Entro na cabine e o surpreendo, e fazemos sexo na cabine de comando.

SULLY
Estar toda vestida com roupa de borracha, só com as narinas descobertas. Sou colocada em um caixão; então, uma grande senhora gorda, com flatulências, senta em cima do caixão e solta gases através dos buracos de ar.

PATIENCE
Gosto de fantasiar que faço amor com um homem aidético. Gosto da roleta-russa de não saber se seu sêmen vai me contaminar com o vírus. Às vezes, sou suicida e gosto de experimentar esses pensamentos.

TINA
A ideia de meu namorado vestido em roupas pretas apertadas enquanto fazemos sexo em uma sepultura ou na praia.

LOGAN
Você pode não entender alguns dos itens listados aqui, mas tentarei explicar. Minha fantasia atual envolve minha parceira e um casal de amigos. Eles me colocam em um saco de dormir de borracha com máscara de gás acoplada e, depois, colocam outro por cima. Em seguida, põem outro saco de dormir — só que de couro — sobre tudo isso. A máscara de gás é então isolada com fita. Sobre isso tudo são colocados três sacos de dormir de pena de ganso. Depois, sou colocado em uma caixa de madeira e uma mangueira é ligada à máscara de gás. A tampa da caixa é fechada. Sinto que sou carregado. A caixa é colocada em um buraco no chão, e sou enterrado somente com a mangueira para receber ar da superfície.

Suas fantasias podem matar outra pessoa?

CASIMIR
Sempre que me masturbo, penso em minha namorada me chupando, sua cabeça entre minhas pernas. De alguma forma, sua cabeça se separa do

corpo, um pouco como João Batista, e depois que ela engole minha seiva, pego sua cabeça. É revoltante, mas também excitante, e ejaculo em minha barriga quando estou pensando nisso. Frequentemente.

ERIKA
Depois que meu marido me traiu, passei a ter pensamentos realmente mortíferos com ele. Deu-me um enorme prazer pensar nele recebendo água quente em seu pênis nu e, sobretudo, em seus testículos — seu orgulho e alegria. Uma vez, quando eu estava me masturbando, imaginei que ele estava preso e água quente era despejada sobre seus genitais e, depois, ele teve um enfarto e morreu.

MAIA
Fui vítima de abuso sexual na infância e, às vezes, sinto um ódio imenso pelos homens e fantasio que os mato. Em uma de minhas fantasias, sou a Rainha Assassina e sequestro dez homens e os forço a se masturbar. Digo a eles que serão mortos a menos que se masturbem, mas também lhes digo que, assim que gozarem, também serão mortos. Eles estão em uma situação tipo *Ardil 22*, literalmente se masturbando até a morte. Doentio?

PAULETTE
Fui molestada por meu chefe uma vez. Gosto de fantasiar que coloco o pênis dele em um moedor de carne. Realmente, me masturbei pensando nisso uma vez, e foi surpreendentemente excitante.

17

Fantasias com esposos

> O casamento é popular porque combina o máximo de tentação com o máximo de oportunidade.
>
> George Bernard Shaw,
> "Maxims for Revolutions" [Máximas para revoluções],
> in *Man and Superman* [Homem e super-homem]

A fidelidade matrimonial é uma raridade?

Após ler as fantasias apresentadas anteriormente, mais de mil, poderíamos pensar, com toda razão, que nenhum britânico ou britânica ama seu esposo ou sua esposa. Em muitos casos, isso seria bastante verdadeiro. Como psicoterapeuta de casais, posso afirmar que muitas pessoas desejam de verdade que seus esposos morram. Mas os que ainda valorizam o matrimônio podem ficar tranquilos, vocês não estão sozinhos. De fato, apesar do número enorme de divórcios e da ubiquidade da infidelidade e das doenças sexualmente transmissíveis, o casamento ainda continua sendo nosso estado de habitação preferido como nação. Nas tabelas adiante, forneço uma computação dos atuais arranjos sexuais britânicos, extraídos de dados de 2004 do Projeto de Pesquisa das Fantasias Sexuais Britânicas:

*Tabela 19 — Arranjos de convivência sexual
na Grã-Bretanha contemporânea*

Situação	Porcentagem total	Masculino	Feminino
Casado e vivendo com esposo(a)	52%	54%	50%
Não casado e vivendo com parceiro sexual costumeiro	16%	15%	17%
Não casado, com parceiro sexual costumeiro, vivendo separado	12%	11%	12%
Não casado, sem um parceiro sexual costumeiro	19%	19%	19%
Outro	1%	1%	2%

Em nossas vidas de fantasia, pensamos em nossas cunhadas, professores, vizinhos, Margaret Thatcher e Tony Blair, Kylie Minogue e Robbie Williams, roupas íntimas de cetim, cenouras e pepinos e em uma porção de outras pessoas e objetos numerosos demais para serem mencionados aqui. No entanto, também fantasiamos com nossos parceiros costumeiros e de longa data, embora com menos frequência do que eles gostariam.

É preciso fazer, num primeiro momento, uma distinção importante entre a frequência com que os britânicos fantasiam com seus parceiros durante a masturbação solitária e a frequência com que eles fantasiam com seus parceiros durante o sexo *com* eles. Quando as pessoas fazem sexo com seus esposos ou "entes significativos", aproximadamente dois terços dos britânicos adultos pensam nesses parceiros com frequência notável, enquanto cerca de um terço pensará com pouca frequência, ou nunca. Curiosamente, não encontramos diferença entre homens e mulheres; portanto, no caso da grande porcentagem dos britânicos em relações heterossexuais, as mulheres parecem não ser mais fiéis, do ponto de vista intraconjugal, que os homens, e vice-versa. Não devemos esquecer, claro, que, embora muitos adultos pensem em seus maridos e em suas mulheres, namorados e namoradas com muita regularidade durante o sexo, os britânicos também fantasiam com outros.

A Tabela 20 oferece uma indicação da frequência com que fantasiamos com nossos esposos ou parceiros sexuais costumeiros durante uma relação sexual específica.

Tabela 20 — Frequência das fantasias com esposos ou parceiros costumeiros durante o sexo

Regularidade da fantasia	Porcentagem total	Masculino	Feminino
Todas as vezes	10%	11%	8%
Muitas vezes	16%	18%	14%
Com frequência	21%	23%	18%
Não muito frequentemente	19%	19%	20%
Nunca	9%	8%	10%
Não tenho parceiro(a)	15%	14%	15%
Não fantasio	9%	6%	12%
Prefiro não responder	2%	2%	1%

Talvez não surpreenda que, à medida que os britânicos envelhecem e o relacionamento com o amante principal se desenvolve, eles começam a fantasiar com os parceiros com uma frequência cada vez menor. Por exemplo, entre o subgrupo dos amantes jovens, com idade entre 18 e 29 anos, 14% fantasia com o parceiro todas as vezes, mas quando as pessoas atingem 51 anos, apenas 6% dos britânicos fantasiam com o parceiro todas as vezes durante o sexo. Isso significa que cerca de 90% de todos os adultos pensam em outra pessoa enquanto fazem sexo com seus parceiros durante uma parcela substancial do ato sexual.

Quando os britânicos se masturbam sozinhos, sem a esposa ou o marido aninhado ao seu lado na cama, a mente se torna ainda mais fértil, e a taxa de fidelidade intraconjugal despenca. Na verdade, durante a masturbação, apenas 33% dos britânicos adultos constrói, regularmente, uma fantasia sexual com seus parceiros, conforme a tabela a seguir atesta.

Tabela 21 — Frequência das fantasias com esposos ou parceiros costumeiros durante a masturbação

Regularidade da fantasia	Porcentagem total	Masculino	Feminino
Todas as vezes	4%	3%	5%
Muitas vezes	11%	12%	10%
Com frequência	18%	22%	15%
Não muito frequentemente	19%	23%	16%
Nunca	13%	13%	13%
Não tenho companheiro(a)	20%	12%	27%
Não fantasio	15%	14%	15%
Prefiro não responder	2%	2%	2%

Uma vez mais, podemos rapidamente afirmar que grandes parcelas da população britânica não pensam em seus companheiros regularmente durante a masturbação. Na verdade, apenas 4% de nós o faz todas as vezes. Se somarmos as primeiras três categorias de frequência (Todas as vezes, Muitas vezes e Com frequência), chegamos à conclusão de que 37% dos homens fantasiam frequentemente com o(a) parceiro(a) durante a masturbação, enquanto, talvez surpreendentemente, apenas 30% das mulheres o faça. À medida que homens e mulheres envelhecem, a taxa do que alguém pode chamar de "infidelidade masturbatória" sobe, uma vez que as pessoas tentam trazer mais variedade às suas vidas de fantasia sexual. Por exemplo, entre os britânicos abaixo de 30 anos, 6% se masturbarão pensando em seus companheiros todas as vezes — sem dúvida uma porcentagem pequena, mas ainda um número significativo de pessoas. Entre 30 e 50 anos, no entanto, esse número cai para 5%, e de 50 anos para cima, apenas 3% se masturbarão pensando em seus parceiros todas as vezes, apenas a metade da taxa dos participantes mais jovens de minha pesquisa.

Fantasias com esposos

AMY
Meu marido se masturbando.

MARY-LOU
Tomar um banho quente e gostoso com meu homem e depois transarmos. Transamos a noite toda, paramos para o café da manhã e depois transamos novamente. Maravilhoso!!!!

BOB
Ser acordado para fazer sexo com minha mulher, vê-la se despir e me obrigar a fazer sexo oral nela.

BRITTA
Ficarmos sozinhos, sem as crianças.

DONNA
Fazer sexo com meu parceiro.

ELVIRA
Fazer amor com meu parceiro e ter o corpo inteiro beijado por ele.

FRANCESCA
Ficar sozinha com meu marido à luz de velas e junto a uma lareira.

MARNIE
Quero que meu namorado me penetre até eu ficar tonta. Adoro sentir seu pênis grosso entrando e saindo dos lábios de minha vagina. Gozo como se não houvesse amanhã. Eu queria poder fazer isso com ele o dia inteiro. Que droga que amanhã é segunda-feira.

GONERIL
Ser acordada por meu parceiro para fazermos sexo a qualquer hora, dia ou noite. Tem de ser na cama, de uma maneira muito romântica e carinhosa.

AURELIA
Sexo carinhoso com um homem compreensivo.

HELEN
Meu namorado me acordando enquanto ejacula dentro de mim.

ISIDOR
Orgasmo ao mesmo tempo que minha parceira.

JOAN
Sexo com meu marido, em um campo, durante uma tempestade. Nada excitante, desculpe!

KESHONDRA
Nenhuma fantasia, apenas, às vezes, penso que seria muito bom fazer sexo com meu marido naquela noite.

LOUELLA
Gosto de ter o corpo inteiro beijado, ficar excitada e fazer o mesmo com meu parceiro. Não sei mais o que pode existir no sexo.

MARVIN
Com minha mulher de 45 anos.

NIGEL
Sexo normal com minha mulher.

OTTO
Ver minha mulher nua.

PEGGY
Fogo de lenha, vinho, meu marido, muito tempo livre, apenas nós dois.

QUANESHA
Meu marido fazer amor comigo em lugares desconhecidos e no calor da hora.

REGAN
Muitos beijos e aconchegos com minha parceira, terminando com sexo vagaroso e demorado.

SANTOS
Fazer sexo com minha mulher.

TANIKA
Ser engravidada novamente por meu parceiro.

UMA
Ter as costas massageadas, acabando em sexo com meu parceiro.

VIRGINIA
Nada de fantasia — é o real que me excita — o olhar, o comportamento e o cheiro do meu parceiro.

WARREN
Estar com minha mulher.

YASMINA
Apenas ser bem-tratada por meu parceiro e receber seu afeto em lugares interessantes à meia-luz, música romântica. Tirar as roupas um do outro e fazer amor no chão.

ZENOBIA
Fazer amor com meu parceiro na relva longa, em um campo, totalmente nus, sendo perseguida ou correndo pela grama, nadar nus em um rio.

ARVID
Fazer sexo com meu companheiro ao ar livre em várias situações, por exemplo, sob uma cachoeira, na grama molhada, em um campo, em um dia quente de verão, nadar nus juntos e fazer amor dentro d'água.

BENJAMIN
No momento, é a que o meu amor, que morreu em maio do ano passado, volte para mim uma noite e façamos amor pela última vez.

RUDOLPH
O amor da minha mulher.

CAROLA
Em uma cabine feita de toras de madeira, em um dia com neve, na frente do fogo, à luz de velas com meu companheiro.

DURSLEY
A memória de meu companheiro falecido.

ELSPETH
Lembrar do passado — agora meu marido está impotente.

FENELLA
Apenas ter meu marido vivo novamente fazendo amor comigo.

BERTHA
Cantar para mim ou tocar uma música sensual em guitarra elétrica, por exemplo, em estilo salsa.

CRESSIDA
Fazer amor com meu homem, meu homem maravilhoso.

TASHA
Muito romântico, com meu namorado dizendo coisas muito amorosas para mim.

DINA
No banho, com bolhas e John.

JONELLE
Simplesmente ser uma heroína romântica, por exemplo, Elizabeth Bennett em *Orgulho e preconceito*. Chato, não?

PARTE QUATRO

As origens da fantasia sexual

O amor não vê com os olhos, mas com a mente;
por isso é alado, e cego, e tão potente.

William Shakespeare, *Sonho de uma noite de verão.*

18

O sadismo na fantasia normal

> Além da maneira como a paixão domina e aprisiona uma pessoa, ela também está envolvida em muitos relacionamentos necessários.
>
> Johann Wolfgang von Goethe,
> *Kunst und Altertum am Rhein und Main*

O jogo de strip-pôquer levado às últimas consequências

Nas Partes Um e Dois, informei que quase todo adulto sexualmente maduro cria fantasias sexuais. Frequentemente muito prazerosas, às vezes destrutivas e problemáticas — com frequência, uma mistura dos dois —, as fantasias sexuais podem ser acessadas no processo de entrevista clínica e do trabalho psicanalítico, assim como pelas confissões banais de membros comuns do público. Na Parte Três, forneci uma ampla seleção de fantasias representativas, que esboçam as preferências eróticas mais populares das mulheres e dos homens britânicos.

Nas Partes Quatro e Cinco, tentarei fornecer algum entendimento de *por que* fantasiamos e a que funções escondidas e inconscientes as fantasias servem em nossas vidas. Abordei também a questão extremamente complicada e relativa da "saúde" ou da "doença" de uma fantasia específica. Se temos uma fantasia sadomasoquista de apanharmos de nosso companheiro, por exemplo, o que isso pode indicar sobre nós? Isso significa que:

a) somos "perturbados", "perversos", "problemáticos", ou seja lá o que for, e necessitamos desesperadamente de ajuda?;
b) somos, na verdade, bastante inteligentes ao permitir que nossos impulsos destrutivos se expressem na arena relativamente inofensiva da fantasia?;
c) talvez sejamos mais sexualmente liberados e criativos do que o João ou a Maria comuns?;
d) lutamos contra nossa agressão, e essa luta pode se manifestar em outras partes não sexuais de nossas vidas?

Em outras palavras, podemos desconsiderar nossas fantasias como simples entretenimentos privados inofensivos — um pouco de esquisitice sexual nunca fez mal a ninguém — ou nossas fantasias realmente governam nossas vidas em outros aspectos?

Proponho começar minha análise psicológica pela descrição do caso de "Callum", um dos voluntários que entrevistei para o Projeto de Pesquisa das Fantasias Sexuais Britânicas. Esse senhor desenvolveu jogos de pôquer mais incomuns e coloridos em sua mente.

Quando conheci Callum, pensei: "Que homem mais macho." Um homem grande, de 1,80 metro de altura, peito em formato de barril, Callum apertou minha mão com intensidade suficiente para quebrar meus ossos. Ele entrou pesadamente na sala, se espreguiçou no sofá, como se fosse seu dono, de pernas bem abertas, cheio de si, confiante, e falou com um vozeirão: "Então, do que se trata essa entrevista, camarada?" Um construtor de 42 anos, com voz rouca de *basso profundo*, ele viera a Londres de uma pequena vila nos arredores de Newcastle-upon-Tyne para participar da entrevista, ansioso para ganhar um dinheiro extra.

Expliquei o propósito da entrevista, o que Callum já sabia, na verdade, uma vez que tinha falado bastante com minha assistente de pesquisa ao telefone antes. "Fantasias sexuais?", ele perguntou. "Tenho muitas delas, cara. Com qual você quer que eu comece?" Callum me deu a impressão de que nada o incomodava e que mantinha o controle total sobre todos os aspectos de sua vida.

Forneci a Callum mais informações sobre o projeto de pesquisa e expliquei que seria útil conhecer sua fantasia sexual (ou suas fantasias), mas que, a princípio, eu gostaria de saber mais sobre ele — o que fazia no dia a dia, como era sua família e assim por diante. Somente depois discutiríamos as fantasias sexuais. Callum participou da entrevista com entusiasmo e falou quase sem parar por quatro horas, respondendo a cada uma das minhas perguntas biográficas com detalhes bastante esclarecedores.

Apesar da aparente amabilidade de Callum, logo observei que seu humor parecia nunca se alterar. Ele usava o mesmo tom superconfiante de voz para descrever cada aspecto de sua vida. Então, me contou que tinha ganhado recentemente uma porção de dinheiro como construtor civil. Pude bem entender seu orgulho e senso de dever cumprido — a razão para a autoridade e a firmeza de sua voz. Da mesma forma, quando Callum me disse que, quando criança, tinha sido um excelente jogador de rúgbi na escola, percebi também prontamente sua confiança vocal. Mas quando me disse que sua "mamãe" tinha morrido logo após ele ter completado 8 anos, o fez com toda a calma distanciada e a frieza clínica de um correspondente de guerra experiente, como se estivesse relatando: "*Os governantes da Downing Street acabam de confirmar que a mãe de Callum realmente morreu, deixando seu filho aos cuidados do pai desinteressado.*"

Fiquei muito preocupado quando ouvi que Callum tinha perdido a mãe em uma idade tão tenra e devo ter contorcido os músculos do rosto naturalmente, como os psicoterapeutas fazem com frequência, imaginando o quanto ele teve de lutar com essa dor. Callum, sem dúvida, viu a mudança na minha expressão facial e imediatamente me assegurou: "Não se preocupe, cara, está tudo bem. Ela está em paz, e todos temos que seguir adiante." Embora eu não dissesse nada na época, senti que sua confiança externa poderia bem mascarar um estado de fragilidade interno, o qual ele considerava doloroso demais expressar e, portanto, deveria se defender com essa armadura de caráter do tipo "durão".

Não duvido de que muitas pessoas possam sobreviver e, de fato, sobrevivem, a todo tipo de perda, incômodo e abuso com resiliência considerável e que nem todos nós desabamos após um evento triste. Alguns de nós até mesmo sobrevivem a experiências verdadeiramente horrorosas e ainda conseguem seguir adiante. No entanto, devo confessar que, em meu trabalho como psicoterapeuta, nunca vi uma criança sobreviver à morte de um dos pais sem pagar algum tipo de preço emocional. Na maioria dos casos, a criança se torna muito frágil ou delicada e propensa a diversas desordens de caráter ou outras formas mais severas de doença mental, ou, ao contrário, a criança cresce e se torna uma pessoa embrutecida, em geral não solidária, desprezando a dependência e a vulnerabilidade em qualquer outra pessoa, sendo frequentemente violenta e, em algum casos, mais propensa a uma vida de crime. Comecei a suspeitar de que a postura machista de pernas abertas de Callum e seu jeito agressivo de trabalhador musculoso devem ter funcionado como uma capa protetora, projetada para encobrir o menino tenro, ferido e enlutado.

Continuamos com a entrevista. Após abordarmos a morte de sua mãe de forma corriqueira, Callum explicou que seu pai casou novamente, cerca de seis meses depois, e que, aparentemente, para a satisfação de todos, escolheu para sua nova mulher "uma gostosona de verdade e com peitões". Pisquei de surpresa e incredulidade quando ouvi Callum descrever a madrasta de forma tão altamente sexualizada. Um menino de 8 anos de idade, cuja mãe tinha acabado de morrer, estaria realmente em condições mentais de apreciar os seios da madrasta? E mesmo se esse fosse o caso, ele se referiria aos seios da madrasta como "peitões"? Imediatamente, me indaguei se houve alguma atividade sexual inapropriada entre Callum e a madrasta gostosona.

Pedi a ele que descrevesse como o relacionamento com a nova mulher de seu pai se desenvolveu e se a presença constante dela na casa o fez sentir a falta da mãe ainda mais agudamente. "De jeito nenhum", disse Callum, "tudo correu muito bem". Ele então pausou, pela primeira vez no decorrer de nossa entrevista, ficou um pouco envergonhado e revelou: "Ela me pegou uma vez me masturbando no banheiro, quando eu tinha cerca de 13 anos." Sei que Callum certamente não foi o único garoto cuja tentativa de masturbação adolescente foi interrompida pela intromissão parental intempestiva, mas perguntei em voz alta como e por que sua madrasta acabou entrando no banheiro naquela hora. Para minha surpresa, Callum me informou que ela não exatamente "entrou" no banheiro, porque em sua família *todo mundo* andava nu e ninguém prestava muita atenção nas portas fechadas. Portanto, tecnicamente, sua madrasta não se intrometeu no meio da masturbação de Callum: "Ela simplesmente estava andando pelo corredor."

Callum antecipou minha pergunta seguinte e revelou que não se importara com o fato de que sua madrasta atraente o tenha pegado com as calças arriadas. Na verdade, isso o tinha excitado muito. Ele acabara de desenvolver uma genitália pós-puberdade, e explicou que gostava muito de "exibir seu equipamento".

Ao longo da conversa, pedi a Callum para descrever sua história sexual e conjugal. Imaginei que ele fosse casado e tivesse filhos, mas, na verdade, Callum enrubesceu quando me disse que nunca tinha tido um relacionamento com uma mulher que tivesse durado mais de quatro meses. A despeito de seu corpo bem-desenvolvido, traços masculinos e sucesso como construtor civil, Callum nunca conseguiu manter uma namorada. Uma vez mais, ele sabia que eu ficaria curioso em ouvir sua explicação de por que ele achava uma relação duradoura tão desafiadora. "Bem", ele proferiu, "simplesmente gosto de surpreender com minha máquina, soltar minhas bombas e depois me mandar". Callum deu uma risadinha para si mesmo e compartilhou seu humor privado comigo: "É como meu colega Harry sempre diz, sobre mim e as mulheres: transo com elas e caio fora."

O vocabulário de Callum me preocupou bastante. Certamente já falei com muitos homens que consideravam as mulheres objetos essencialmente sexuais, com quem eles "transavam" e das quais depois se afastavam, mas Callum tinha usado uma descrição mais idiossincrática, fazendo uma analogia de si mesmo e, particularmente de seus genitais, com piloto de avião da Segunda Guerra Mundial, chegando em sua "máquina" e largando suas "bombas". Imaginei o que suas namoradas pensariam se pudessem ouvi-lo falar dessa maneira tão inquestionavelmente pejorativa. Surpreende, portanto, que seus relacionamentos durem por períodos comparativamente tão curtos?

Após discutir sua história sexual, revelando que deve ter ido para cama com mais de cem mulheres nos últimos 25 anos, Callum então passou a compartilhar comigo sua fantasia masturbatória mais excitante. Apresentarei agora a fantasia nas próprias palavras de Callum:

CALLUM
Está tudo baseado no jogo de pôquer. Sabe, gosto muito de jogar pôquer e jogo toda semana com meus colegas, Harry e Charlie, que trabalham comigo, e com quatro ou cinco outros colegas. Todos nós gostamos

muito do jogo, e sou um dos melhores jogadores e já ganhei uma quantia considerável ao longo dos anos. Mas, veja, embora esses caras sejam meus chapas, eles não são lá muito bonitos. [Risadas de Callum] Nunca quis jogar pôquer com mulheres na vida real porque não acho que elas seriam boas jogadoras, sabe, são pouco competitivas e esse tipo de coisa. Mas quando me masturbo, gosto de fingir que, em vez de caras no jogo, só sou eu e um bando de mulheres — talvez cinco ou seis delas. Uma vez que não há outros caras lá, sugiro que joguemos um strip-pôquer, e as garotas ficam muito interessadas nisso. Bem, estamos com as mãos cheias de cartas, e cada vez que alguém perde uma rodada, tem de tirar a roupa. Por fim, estamos todos nus em pelo, e eu fico lá sentado entre todas essas mulheres nuas e com o pau duro, precisando fazer algo para relaxá-lo. Então, sugiro que tornemos o jogo um pouco mais interessante: uma vez que não há mais roupas a serem tiradas, que tal jogarmos "desafio"? Observe, inventei um sistema. Cada uma das cartas tem um ato sexual especial ligado a ela, e cada cor, preta ou vermelha, significa que ou você tem de fazer algo com uma das garotas, ou elas têm de fazer algo com você. Veja, preto quer dizer que o cara faz algo com as garotas e vermelho que elas fazem algo com você. E os números funcionam assim: se você tira um dois da mesa, isso significa brincar com o seio. Se você pega um três, isso representa bunda; um quatro significa pênis; cinco, ânus; seis, chupar; sete, masturbar, e assim por diante, entende? As cartas com figura são todas coringas, e você pode fazer o que quiser. Ah, sim, e o ás significa que você tem de enfiar um dedo no traseiro, ou seja a garota no seu ou o seu no da garota. Então, para lhe dar um exemplo, se eu tiro seis de paus, que representa realizar sexo oral em uma das garotas, porque seis quer dizer chupar, e um seis preto, que tenho de fazer isso com ela. Se, ao contrário, eu pego um seis de copas, isso significaria que eu poderia escolher qualquer garota para me chupar. Depois que terminamos de jogar, alinho as seis garotas, deitadas de costas, em fila, como em uma lata de sardinhas, e penetro uma a uma, como uma linha de montagem, uma após a outra, até que elas ficam tão exaustas que caem no sono satisfeitas. Deve haver aproximadamente 10 ou 15 orgasmos na fantasia, e quando ela termina, despejo muito sêmen. Essa é a fantasia. Ao contrário de alguns caras, que gostam de se masturbar rápido e depois fechar o zíper, eu gosto de gastar tempo, e essa requer tempo, mas vale a pena. [Risada de Callum] Aposto que você nunca ouviu essa antes. Se ao menos eu pudesse encontrar uma forma de comercializar esse jogo de pôquer, aposto que muitos caras iam querer comprá-lo, e muitas garotas também.

Callum adivinhou corretamente que eu nunca ouvira tal fantasia de strip-pôquer antes, e certamente fiquei maravilhado com os detalhes desse entretenimento masturbatório. Ele apresentou um contraste grande com o cavalheiro mais idoso que entrevistei anteriormente naquela manhã e que afirmou ter apenas uma fantasia sexual simples e direta: "Transar com minha mulher." Quando pedi mais detalhes, o entrevistado respondeu: "Já disse, eu transando com minha mulher. Nada de mais, só transa normal. É isso." Fico me perguntando por que algumas pessoas parecem ter fantasias um tanto resumidas, e outras, como Callum, inventaram histórias longas e intrincadas de experiência sexual.

Perguntei a Callum se ele tinha ideia de *por que* essa fantasia específica o tocava tanto e de como e quando ela ocorreu pela primeira vez. Felizmente, Callum forneceu um trecho crucial de sua biografia: "Tenho me masturbado com essa fantasia desde sempre, acho que ela começou quando soube que meu pai e minha mãe jogavam pôquer, antes de minha mãe morrer. Acho que não era strip-pôquer, na verdade *não teria sido* strip-pôquer, mas um dos garotos na escola me contou sobre strip-pôquer quando eu tinha 10 ou 11 anos e me lembro de pensar que isso podia ser excitante."

Evidentemente, a imagem do jogo de pôquer fascinara Callum em uma idade impressionantemente tenra. No entanto, por que o pôquer se tornou um foco tão preponderante de erotização em sua mente? Afinal, muitos meninos e meninas crescem em lares nos quais um ou ambos os pais jogam pôquer ou algum tipo de jogo de cartas, mas imagino que raramente, se é que alguma vez, o jogo de pôquer se tornou uma característica tão destacada e definidora na fantasia masturbatória central pós-adolescente. Provavelmente, Callum usou o cenário do jogo de pôquer como um meio de expressão de outros desejos.

Superficialmente, a fantasia de Callum, embora rica em termos de descrição, parece se encaixar perfeitamente na imagem do "cara normal". Que homem heterossexual, autoconfiante e machão não gostaria da fantasia de ser o único homem numa sala, cercado por seu próprio harém de mulheres, todas nuas, esperando para realizar atos sexuais uns com os outros? A fantasia não contém qualquer elemento de perversão nojenta; em outras palavras, ela não inclui componentes de pedofilia, desejo algum de infligir dor física em outros participantes, e assim por diante. Então, a fantasia realmente exige qualquer comentário? Seria possível afirmar que essa fantasia confirma completamente as credenciais de Callum como um homem heterossexual de padrão ouro.

Ao reler a fantasia de Callum, no entanto, penso se ela é tão clara como a princípio parece. Naturalmente, lembrei que esse homem deitou com aproximadamente cem mulheres nos últimos 25 anos de sua vida e não conseguiu manter um relacionamento por mais de quatro meses com qualquer uma delas. Será que Callum simplesmente não deu "azar", ou sua biografia sexual pode indicar uma deficiência real, ou um déficit em sua capacidade de forjar um relacionamento comprometido e íntimo? E essa vulnerabilidade pode se manifestar em fantasias masturbatórias também? Talvez a fantasia masturbatória forneça até mesmo o desejo de ter contato sexual superficial com muitas mulheres, em vez de com uma parceira permanente.

Embora eu tenha encontrado Callum apenas uma vez, encontrei outros Callums ao longo de minha carreira psicoterápica, homens que dormiram com muitas mulheres de uma forma promíscua, como um Don Juan. Esses homens evocam muita inveja nos mais tradicionais, que têm uma única parceira, muitas vezes provocando tais comentários de seus colegas: "Seu filho da mãe sortudo, eu queria poder dormir com tantas mulheres quanto você." Mas, na verdade, quando o Don Juan chega ao consultório de psicoterapia, ele invariavelmente reclama que, embora tivesse se envolvido em atividades sexuais com um número aparentemente infinito de mulheres, ele *também* sofre de depressão e de um sentimento constante de vazio, lamentando que toda essa atividade erótica prime pela falta de sentido ou de satisfação profunda.

O escritor Juvenal, da Roma Antiga, autor das famosas *Sátiras*, famosamente afirmou, "*voluptates commendat rarior usus*", que se traduz livremente como "O prazer em tudo não é prazer". Nessa linha, pense no famoso exemplo cinematográfico de *Alfie — Como conquistar as mulheres*, brilhantemente retratado por Michael Caine, e mais recentemente, na refilmagem, por Jude Law. Embora aparentemente invejável à primeira vista, em virtude do talento espetacular de Alfie de conseguir dormir com qualquer mulher que deseje, por fim somos tomados por uma sensação de desespero, em função da falta de qualquer intimidade sustentável na vida do protagonista.

Lembro da descrição de Callum da relação sexual com uma mulher. Ele caracterizou-a assim: "Simplesmente gosto de surpreender com minha máquina, soltar minhas bombas e depois cair fora." Por um lado, esse tipo de comentário parece prototipicamente masculino, indicativo de um homem atrevido que gosta de sexo bom e sólido com uma mulher. Porém, por outro lado, a descrição de Callum também revela uma grande dose de *ódio* e *hostilidade* em relação às mulheres; e apesar de seu "amor" confesso pelas mulheres, ele escolheu descrever o ato sexual como uma expedição militar na qual seu pênis se torna um avião de combate, uma "máquina", e seu esperma, "bombas" esperando serem soltas, após o que ele "cai fora". A linguagem de Callum provavelmente horrorizaria um grande número de mulheres e, sem dúvida, muitos homens também.

Em minha entrevista com Callum, cuidadosamente indaguei se ele achava que sua fantasia continha algum elemento de hostilidade em relação às mulheres, mas de sua maneira confiante, ele simplesmente se recusou a entreter essa ideia e desconsiderou meu comentário afirmando: "É apenas uma fantasia normal, com muitas garotas. *Adoro* mulheres, cara." Sem dúvida, Callum adora mulheres, mas do ponto de vista psicoterápico, suspeito de que ele também abrigue *ressentimentos* antigos e profundos com relação às mulheres, que se manifestam não apenas em sua linguagem agressiva e militarista, mas também no fato de que ele não consegue tolerar ficar com qualquer mulher por mais de quatro meses e que, quando se masturba, as mulheres se tornam objetos *intercambiáveis*, sem nomes ou personalidades, que têm uma e apenas uma função: serem alinhadas como em uma lata de sardinhas e penetradas.

Em função do histórico de Callum, tanto a desvalorização das mulheres quanto os conteúdos específicos de sua fantasia masturbatória favorita começam a fazer muito mais sentido. Embora não saibamos muito sobre a qualidade das interações entre Callum e sua mãe biológica, sobretudo à luz do fato de que ele afirma lembrar muito pouco dela, suspeito de que sua morte tenha causado um forte impacto sobre ele. Como já indiquei, seria muito raro que uma criança de 8 anos que sofreu um impacto desse tipo não ficasse afetada, se não mesmo traumatizada, por perda tão significativa. Quando crianças pequenas perdem um dos pais, a maioria consegue lidar com o sofrimento *se* o pai sobrevivente ou a pessoa que toma conta dela permitir à criança oportunidades múltiplas de luto ao participar do funeral, comentar sobre o falecido, contar histórias, ver fotografias e vídeos e assim por diante. Esse envolvimento constante com o pai ou a mãe morta permitirá à criança "se separar", enquanto ainda se agarra a uma imagem interna do falecido. Mas, quando o pai sobrevivente tenta "seguir adiante" rapidamente, esquecer o falecido que acabou de morrer, uma variedade de sintomas se desenvolverá na criança, inclusive depressão e, frequentemente, um ou mais tipos de doenças psicossomáticas. Sem dúvida, o pai de Callum fez o melhor que pôde em tais circunstâncias adversas, mas parece evidente que o pai sentiu muito a perda da mulher e, portanto, imediatamente a substituiu com a "gostosona" com "peitões".

É possível defender a posição de que um pai trabalhador precisava de uma nova mulher o mais rápido possível para ajudá-lo na criação do filho e que, ao casar tão rapidamente, ele deveria ser aplaudido por ter encontrado logo uma figura materna substituta. No entanto, proponho que, ao casar na primeira oportunidade, o pai de Callum transmitiu a seu filho uma noção de que uma mulher pode ser rapidamente substituída por qualquer outra — como as mulheres na cama de Callum e como as mulheres no jogo de pôquer, que se tornam imateriais quando uma tira o três de ouros, contanto que alguém realize o ato sexual com Callum, ou ele o realize em uma das garotas sem nome e sem rosto.

Em minha prática clínica ao longo dos anos, trabalhei com muitos homens que perderam suas mães biológicas antes dos 5 anos de idade, em consequência de doenças na maioria das circunstâncias. Em quase todos os casos, os homens se tornam sexualmente promíscuos mais tarde, por terem internalizado modelos múltiplos de mulheres depois da mãe biológica, a madrasta, a babá e assim por diante. Claro, muitas pessoas promíscuas tiveram uma mãe viva, portanto seria superficial demais explicar toda a volúpia adulta como uma tentativa de lidar com o luto, mas endossarei a visão de que a perda da figura materna na juventude se torna um *fator de risco* razoável para o desenvolvimento da promiscuidade posterior, seja na realidade ou na fantasia.

Portanto, em função da forma como a família enfrentou a perda, Callum começou a tratar as mulheres como descartáveis. Ele também concebeu um medo profundo de que, se ficasse próximo de qualquer mulher, por mais do que um tempo breve, ela também poderia morrer, como sua mãe. Ao matá-las na marca dos quatro meses (ou antes), Callum conseguia se proteger da perspectiva de outra mulher morrer em sua companhia.

Sua atitude de denegrir as mulheres tornou-se mais pronunciada quando seu pai casou com a madrasta aparentemente erótica, que mais tarde flagrou Callum se masturbando no banheiro. Sem dúvida, isso o excitou e, como qualquer experiência sexual infantil ou adolescente, deixou uma marca profunda em sua subsequente sexualidade adulta. Um episódio tal como esse poderia ter dado a Callum a mensagem de que qualquer mulher poderia estar à sua disposição ou pronta para ser tomada. Em sua memória, a jovem madrasta gostosa não enrubesceu ao ver seu pênis. Ela não fugiu horrorizada. Porém, ela também não fechou a porta, encorajando-o a manter privado seu comportamento sexual.

Ao estabelecer sua fantasia no ambiente de um jogo de pôquer, Callum conseguiu ressuscitar algo que sua mãe biológica tinha apreciado, a saber, os jogos de pôquer que ela jogara com o pai dele. Embora ele afirme não se lembrar muito da mãe e não sentir sua falta, suspeito que essa ostentação de autossuficiência possa ser uma defesa superdesenvolvida contra o fato de que tem muita saudade dela. Portanto, ao invocar o jogo de pôquer, tanto na vida real, com seus amigos, quanto em sua fantasia masturbatória, Callum conseguiu recriar um aspecto do mundo de sua mãe morta, fazendo com que ela reviva de forma simbólica.

Porém, na fantasia, Callum não se masturba com a imagem da mãe e do pai jogando pôquer comum. Em vez disso, ele imagina um grupo de desconhecidos jogando *strip*-pôquer. Muitas pessoas ficam nuas em suas fantasias, mas no caso de Callum, tendo vindo de um lar no qual as pessoas não fecham a porta do banheiro, qualquer um poderia ver seus genitais a qualquer momento, como aconteceu com sua madrasta. Logo, a nudez desempenhou um papel de destaque em sua infância e no início da adolescência. Pergunto-me se Callum experimentou não apenas excitação, mas também alguma vergonha quando sua madrasta observou seu ritual masturbatório adolescente.

Em sua fantasia, ao contrário, ninguém entra no banheiro quando Callum está se masturbando. Ao contrário, ele se torna o *senhor do stripping* — ele comanda o jogo e tira as próprias roupas sob circunstâncias totalmente controladas. Por meio da fantasia do pôquer, Callum consegue transformar o trauma da privação e exposição genital em um triunfo de controle. Ele não tem mulheres mortas em sua fantasia. Seus pensamentos masturbatórios contêm apenas mulheres saudáveis, vivas, um antídoto perfeito para a experiência, na vida real, da morte de sua mãe; e se, por alguma razão, uma das mulheres da fantasia morresse, ele teria um conjunto inteiro de sobressalentes com as quais substituí-la.

A fantasia do jogo de pôquer permite que Callum satisfaça todo tipo de necessidades e desejos psicológicos interrelacionados, mas acima de tudo a fantasia lhe permite expressar sua agressão às mulheres. Embora se considere um homem que ama as mulheres, na realidade, ele as acha assustadoras e frequentemente sente um grande ódio delas. Proponho que ele ainda odeie sua mãe por ter morrido e que também tenha raiva de sua madrasta por ser uma figura sexualmente excitante e intrometida, em vez de maternal, porque um menino de 8 anos cuja mãe acabou de morrer precisa ter uma madrasta provedora, não uma "gostosona".

A interpretação psicanalítica das próprias fantasias sexuais de alguém, ou das fantasias sexuais de outra pessoa, nunca deveria ser considerada uma forma de entretenimento superficial e descompromissada. Até mesmo profissionais de saúde mental bem-treinados devem proceder com cautela quando interpretam a narrativa inconsciente de um paciente, porque sabemos que os sentidos ocultos da fantasia sexual podem ser tão complexos, multideterminados e convolutos quanto um sonho aparentemente bizarro. Meus colegas e eu, acredito, nunca correríamos para afirmar que *sabemos* o que a fantasia ou o sonho de alguém pode significar. Em vez disso, prefiro oferecer *especulações* bem-informadas, baseadas no que aprendemos a respeito do paciente em questão e no que já descobrimos em nosso trabalho com outros pacientes que apresentaram sintomas semelhantes. Nunca podemos ter certeza absoluta em nosso trabalho de detetive psicológico; ao contrário, apresentamos *hipóteses* a nossos pacientes, para que possamos usar essas observações como um ponto de partida para uma conversa psicoterapêutica.

Se Callum tivesse vindo me consultar como um cliente de psicoterapia de longo prazo, em vez de como um participante em um projeto de pesquisa, eu teria começado uma exploração muito lenta, metodológica e suave com ele sobre o possível significado ou significados de sua fantasia masturbatória. Ao final desse processo, poderia ter interpretado: "Eu me pergunto se sua preferência por tratar as mulheres como sardinhas em uma lata e como objetos sobre os quais você solta 'bombas' nos dá uma ideia melhor de alguns de seus sentimentos mais complicados com relação às mulheres, sobretudo as que podem tê-lo decepcionado" Um paciente defensivo como Callum pode aceitar essas ideias, mas pode também, muito provavelmente, me mandar para o inferno. Às vezes, um paciente não está pronto para trabalhar com uma ideia particularmente assustadora no início do tratamento, mas o psicoterapeuta tem a latitude, ou melhor, a obrigação, de voltar a esses pontos de vulnerabilidade em um momento posterior, quando o paciente se sentir mais forte e, portanto, mais bem-equipado para confrontar suas dificuldades.

Se Callum tivesse começado a fazer psicoterapia, suspeito de que, durante os primeiros meses de tratamento, ele teria continuado a encenar seus impulsos eróticos, levando muitas mulheres jovens para a cama, mas começaria a chegar para suas sessões me contando sobre as decepções, brigas e separações frequentes, além de como tinha começado a achar a masturbação muito mais satisfatória do que a relação sexual. Se, naquele momento, ele tivesse coragem suficiente para revelar sua fantasia masturbatória secreta sobre o jogo de pôquer, teríamos muitos mais dados relativos à sua objetificação das mulheres e sua hostilidade com elas e, ao mesmo tempo, também, seu desejo de encontrar uma forma de estar com elas. Não se deve esquecer de que, muito embora Callum abuse de suas garotas de pôquer, ele também busca profundamente a companhia e os cuidados femininos. A fantasia de strip-pôquer de Callum contém um elemento de esperança assim como de que, de alguma forma, ele encontrará uma maneira de interagir prazerosamente com as mulheres.

Após algum tempo, se Callum conseguisse permanecer em psicoterapia e não a descartasse como faz com as mulheres, então, trabalharíamos juntos para desenvolver um modelo de intimidade psicológica e de longevidade de relacionamento, que pudesse ser usado em sua vida erótica com as mulheres. Meus colegas e eu trabalhamos com homens semelhantes a Callum e, às vezes, após anos de trabalho árduo, os vemos se transformar dos "amantes inveterados", estilo Casanova, em amantes mais sólidos e confiáveis de uma única companheira. Frequentemente, os críticos acusam os psicanalistas e os psicoterapeutas de terem se tornado os criados da moralidade burguesa, transformando os festeiros, sexualmente polígamos e liberados em monogâmicos chefes de família suburbanos. Ao tratar o paciente promíscuo — tanto na fantasia quanto na realidade — devemos, claro, evitar a tentação grosseira de nos tornarmos um dr. Frankenstein da mente, reformando o paciente à nossa própria imagem. Mas, à medida que permitimos ao paciente a oportunidade de expressar sua hostilidade para com as pessoas que cuidaram dele quando criança, descobrimos que eles abandonam naturalmente sua protopromiscuidade e começam a buscar uma intimidade mais sustentável, em parte porque não consideram as relações um a um tão mortais ou assustadoras. Acima de tudo, lutamos para não impor um estilo de vida sexual ao paciente, mas, ao contrário, para explorar as arenas de feridas de sua biografia, que os impedem ou inibem de sentir as potenciais alegrias do contato interpessoal.

Hostilidades ocultas na arena masturbatória

A fantasia de Callum do jogo de strip-pôquer me faz lembrar de muitas outras fantasias de meu projeto de pesquisa, fantasias aparentemente "normais" sobre interações sexuais que não contêm violência extrema, como estupro ou assassinato, mas que, não obstante, envolvem características agressivas. O fantasista em questão, em geral, negará que a história masturbatória contém qualquer outra coisa anormal. No entanto, duvido. A seguir, vamos estudar as fantasias de homens e mulheres britânicos comuns, que vivem *fora* do sistema prisional e que, na maior parte, compartilham relacionamentos sexuais bastante tradicionais.

NEAL
Esbofetear uma secretária e fazer sexo com ela vestindo blusa, saia e saltos altos ou botas.

OREN
Vestir minha parceira com roupas íntimas sensuais e amarrá-la à cama.

PARTHENOPE
Ser usada como uma escrava sexual por um mestre ou mestra para servir os amigos.

QUISHA
Minha fantasia favorita é uma cena de estupro, mas sem violência. Estou amarrada, vendada e sou forçada a fazer sexo e a realizar o que é mandado. Fico muito apavorada, mas muito excitada. Estou completamente dominada. Pode haver uma ou mais pessoas envolvidas, ou talvez uma gangue inteira de homens jovens realmente excitantes e sensuais. Todos em ótima forma física, sem barriga de chope. Do tipo Brad Pitt. Uhmmmmmm. NO ENTANTO, NÃO DESEJO SER ESTUPRADA NA VIDA REAL — É SÓ UMA FANTASIA.

AVERIL
Segurar o homem e cobrir seus olhos para ele não poder ver suas mãos, e fazer o que eu quiser com seu corpo.

RUPERT
Penso em ser forçado a realizar sexo oral com uma mulher em um ambiente inapropriado, digamos, em uma questão de segundos após conhecê-la.

CORDELIA
Às vezes, imagino um grupo de homens se masturbando sobre mim enquanto deito no chão. Eles gozariam em todo meu corpo.

STIG
Como na maioria de minhas fantasias, esta envolve uma ex-companheira e é uma extensão de uma memória. Estamos em uma floresta e preciso urinar. Vanessa pede para me observar e diz que isso a excita. Ela então diz que precisa ir também, mas eu digo que ela não está autorizada e precisa se segurar. Então, a amarro, nua, a uma árvore e faço cócegas nela (um tema recorrente em nossa fantasia sexual e na vida real) até ela não poder se conter. Quando ela termina, fazemos sexo oral.

PERCIVAL
Gosto de dominar um homem heterossexual e penetrá-lo até ele gozar.

TRISTAN
Reencenar experiências homossexuais dos dias de escola, na adolescência, com estupro grupal suave e masturbação grupal mútua.

UNITY
Estou cozinhando. Meu parceiro chega em casa, não me cumprimenta, apenas vem por trás de mim e agressivamente beija meu pescoço. Levanta minha saia, arranca minha calcinha, me debruça em cima da bancada e muito grosseiramente me penetra por trás — sendo muito bruto. Após gozar, ele sai da cozinha sem dizer uma palavra.

Dr. Michael Balint, psicanalista de origem húngara, radicado na Inglaterra, e figura de destaque na área de saúde mental durante as décadas de 1950 e 1960, afirmou que, em um relacionamento sexual sensível, nenhum dos companheiros jamais deveria morder o outro. Não imagino que Balint tivesse em mente o estilo de morder de

Hannibal Lecter,* mas, ao contrário, imagino que ele se referia à forma mais comum de mordidinhas que os amantes, com muita frequência, praticam durante o sexo. Balint não apenas considerava a mordida sexual como uma expressão de comportamento infantil regressivo, mas também a conceitualizou como uma expressão de sadismo primitivo e, portanto, mostrou sua preocupação no caso de a mordida se tornar uma característica do ato sexual. Embora eu mesmo não tenha um ponto de vista fixo sobre morder ou não morder, mordiscar ou não mordiscar durante o ato sexual, suspeito de que a condenação de Balint se originava de seu reconhecimento de que as mordidas podem conter elementos de profunda crueldade. Certamente, se um desconhecido no metrô, de repente, se aproximasse de você e mordesse sua mão, você chamaria a polícia imediatamente. Qualquer que seja sua visão particular sobre as mordidas durante o ato sexual, Balint — como Freud antes dele — afirmava que o ato sexual contém não apenas elementos hostis, mas também que, em muitos casos, a excitação exigida para fazer amor depende efetiva e inteiramente da própria presença de tais elementos hostis.

Ao examinar a amostra anterior de 11 fantasias, certamente podemos apreciar o papel da hostilidade nelas contido. Nenhum desses fantasistas relatou uma fantasia envolvendo brisas suaves e piñas coladas nas praias do Caribe. Pelo contrário, essas fantasias, embora não extremas em comparação com outras que já encontramos — sobretudo no Capítulo 12, sobre humilhação, e no 14, sobre violência sexual —, contêm ingredientes agressivos ou secretamente sádicos. Esse conjunto específico de fantasias particulares inclui esbofetear, amarrar, escravidão sexual, estupro, sexo oral forçado, degradação e sexo forçado.

Neal, por exemplo, gostaria de esbofetear a secretária, que ele deseja ver vestida de blusa, saia e saltos altos ou botas. Para o leitor comum, a fantasia de Neal pode evocar várias reações, abrangendo os que a consideram excitante, os que desejam esbofetear alguém, os que admiram a assim chamada liberdade erótica de Neal, os que consideram essa fantasia como denigratória para as mulheres e os que

---

* Personagem de *O silêncio dos inocentes*. (N. do E.)

diagnosticariam Neal como um perverso e um fetichista sadomasoquista. Portanto, deveríamos considerar Neal um cara decente que apenas deseja um pouco de encenação de vez em quando, ou o conceberíamos como uma pessoa perturbada que deveria ser mantida longe de nossas mulheres e filhas, e certamente de nossas secretárias? No consultório, encontrei muitos Neals ao longo dos anos, que gostam de coito erótico ou de fantasias masturbatórias com tapas. Eu estimo que 90% — se não 95% — desses homens nunca, tanto quanto sei, colocaram a mão em uma mulher de uma forma desprazerosa. A maioria trata as mulheres com respeito e dignidade.

Outros homens, no entanto, às vezes, tornam suas fantasias realidade, e lembro de um paciente em particular, com quem trabalhei há muitos anos, que tinha o hábito de esbofetear, frequentemente, o que ele considerava "nada de mais". De meu ponto de vista, percebi que sua preferência por esbofetear surgiu após sua mulher ter se tornado sexualmente anestesiada e nunca mais fazer sexo oral nele. Esse "aborrecimento" sexual serviu como o gatilho imediato para o desenvolvimento do comportamento e da fantasia de bater. Mas, após exame mais detalhado, aprendi que na infância esse paciente apanhou frequentemente de sua mãe. Portanto, ao ficar zangado com sua mulher, não apenas descarregava a raiva nela por não fazer mais sexo oral nele, mas também conseguia, simbolicamente, atacar a mãe abusiva de sua infância, ao mesmo tempo.

Superficialmente, a breve fantasia de Neal, 16 palavras ao todo — "Esbofetear uma secretária e fazer sexo com ela vestindo blusa, saia e saltos altos ou botas" —, pode não chocar uma plateia esclarecida e contemporânea. Na verdade, comparado ao caso, contado a mim por um de meus colegas, de um criminoso sexual que costumava vagar pela multidão nas ruas perfurando aleatoriamente os traseiros de mulheres desconhecidas com tesouras afiadas, a fantasia de Neal parece positivamente domesticada. Não obstante, embora a fantasia de Neal possa ser considerada muito menos sinistra e ameaçadora do que muitas, ela ainda revela traços do que vim a chamar de "o sadismo comum da vida cotidiana". Lembre-se, não tenho provas de que Neal alguma vez bateu em sua secretária, mesmo se ela parecesse consentir. Ele relatou uma *fantasia* sexual, não necessariamente um *comportamento* sexual, mas ainda assim ela contém um ingrediente potencialmente agressivo, a criação de uma cena especial, com uma vestimenta especial, na qual uma punição, embora amena, pode ser administrada.

Essa fantasia específica de bater na secretária naturalmente me lembra do recente filme americano intitulado, muito simplesmente, *Secretária*, no qual o ator James Spader é um advogado que contrata uma jovem, a atriz Maggie Gyllenhall, para ser sua secretária. Ela logo descobre que suas funções incluem levar palmadas enquanto veste uma saia curta e saltos altos, assim como se submeter a uma variedade de atos sexuais. Embora ela pareça concordar com as solicitações do chefe de levar palmadas e outras formas comparativamente amenas de sadomasoquismo, devemos questionar sua capacidade para fornecer consentimento informado, pois logo no início do filme percebemos que ela tem um histórico de distúrbios psiquiátricos e se envolve em atos destrutivos muito marcantes, cortando-se com instrumentos afiados. Superficialmente, as palmadas de James Spader podem parecer apenas um pouco de divertimento excêntrico de escritório, mas quando se explora a psicologia da situação com mais profundidade, descobre-se que o que a princípio parece brincadeira adulta consensual, na verdade, pode ser a reprodução de um conjunto anterior de situações traumáticas para ambas as partes. Mais tarde, o assim chamado sadomasoquismo ameno vira humilhação explícita, assim como outras formas de crueldade física e psicológica.

Seria fácil assumir uma postura rígida, como a do psicanalista Balint, e ditar que nas interações sexuais saudáveis não se deve nunca morder e, mais ainda, nunca se deve dar palmadas ou bater. No entanto, em meu trabalho psicoterápico com casais, encontrei muitos homens e mulheres que gostam de encenar o estilo *Secretária* em sua vida erótica, afirmando que isso apimenta o romance. E muitas dessas pessoas, embora cheias de questões, nunca sofreram grandes traumas sexuais, tampouco se envolveram em outras formas de autodestruição, como a anorexia ou autoflagelação. De acordo com minha pesquisa, 18% dos homens britânicos e 7% das mulheres britânicas, aproximadamente 5,85 milhões de adultos ao todo, tiveram uma fantasia sexual de bater em outra pessoa; e 11% dos homens e 13% das mulheres, cerca de 5,4 milhões de adultos, fantasiaram ser estapeados. Embora não possamos facilmente discriminar com segurança se esses que fantasiam bater em outra pessoa e os que preferem apanhar constituem dois grupos completamente separados — é possível, afinal, gostar das duas posições —, podemos razoavelmente concluir que, atualmente na Inglaterra, entre 5 e 11 milhões de adultos obtêm prazer sexual derivado de fantasias de bater de uma forma ou de outra. Para tornar as questões mais complexas, muitos tiveram pais que batiam neles na primeira infância, enquanto outros não recordavam facilmente de tal experiência.

Aqui, chegamos a um ponto de complexidade e debate acalorado, tanto nos círculos psicoterápicos clínicos quanto nos debates públicos em geral. Se as duas partes concordam na cena de bater, deveríamos chamar a polícia, os psiquiatras, ou deveríamos apenas deixá-los em paz sozinhos? O que fazer se os tapas permanecem confinados ao mundo da *fantasia* de masturbação privada? Deveríamos telefonar para a "polícia mental", na esperança de evitar que um homem ou uma mulher que fantasie com tapas passe do pensamento à ação? E mesmo se o batedor psicológico nunca colocar a mão em outra pessoa, ele ou ela seria vulnerável, não obstante, *a levar palmadas* de alguma forma simbólica, tal como numa sala de diretoria, talvez?

Em casos bem-definidos de perversão sexual real, tais como pedofilia, estupro, abuso sexual intrafamiliar de crianças — em outras palavras, qualquer tentativa de obter satisfação orgástica por meio de danos à outra pessoa, tanto física quanto psicologicamente, com frequência ambos —, eu não hesitaria em alertar qualquer combinação de psicoterapeutas, psiquiatras, assistentes sociais, supervisores de liberdade condicional, advogados, policiais e profissionais afins que pudesse ser necessária para fazer com que a vítima e o perpetrador se sintam seguros fisicamente e recebam tratamento psicológico apropriado. Mas, como profissionais de saúde mental e membros do público, todos encontramos casos que não são tão claros, tais como as encenações em *Secretária*, ou os relatos dos fantasistas neste capítulo. Quisha, por exemplo, deixou bem claro que, embora ela goste da fantasia de ser amarrada, vendada, dominada e estuprada por um ou mais homens sem "barriga de chope", preferivelmente Brad Pitt, ela nunca desejaria passar por tal evento na vida real. E, ao digitar sua fantasia para mim no computador, Quisha escolheu usar letras maiúsculas para dizer: "NO ENTANTO, NÃO QUERO SER ESTUPRADA NA VIDA REAL — É SÓ UMA FANTASIA", enfatizando, portanto, essa diferença incalculavelmente importante.

A maioria de nós consideraria vendar, amarrar, dominar e estuprar como formas de violência. Se a fantasia "favorita" de Quisha alguma vez se tornasse realidade, então realmente seria um tremendo motivo de preocupação. Porém, na medida em que Quisha mantém seus pensamentos de estupro confinados à fantasia — alguma compartilhada por milhões de mulheres e homens —, deveríamos enviar todas essas pessoas a psicoterapeutas, permitir que continuem com suas fantasias ou ficar sentados lamentando e nos preocupando com o estado mental daqueles que gostam de uma experiência fantasiosa de estupro? Não me considero nem qualificado nem inclinado a julgar tal questão tão complicada e contenciosa. Após pensar sobre fantasias sexuais relativamente saudáveis e doentias por muitos anos, falar com centenas de homens e mulheres sobre suas fantasias sexuais e lidar com transcrições de dezenas de centenas delas, percebi que seria mais fácil adotar uma posição rápida e inflexível sobre esses assuntos do que lutar para analisar as implicações. Na verdade, fiquei surpreso como rapidamente meus colegas se enquadram em uma das seis categorias a seguir:

1. Os que consideram as fantasias do tipo Neal e Quisha produtos de mentes profundamente perturbadas e de infâncias traumatizadas.
2. Aqueles que acham tais fantasias "besteiras", comparadas àquelas dos estupradores da vida real, pedófilos e assassinos com quem eles trabalham.
3. Os que conceitualizam tais fantasias como sintomas de conflitos agressivos, não resolvidos, que interferem no funcionamento diário do fantasista.
4. Aqueles que acreditam que tais fantasias podem ser sintomas de conflitos agressivos não resolvidos, os quais podem permanecer seguramente encapsulados em uma parte obscura da mente, sem interferir, portanto, com outras áreas de funcionamento.

5. Os que consideram tais fantasias um meio potencialmente criativo de lidar com a agressividade.
6. Aqueles que levantam as maos numa demonstração de frustração abjeta, pegos entre seus instintos psicanalíticos para extirpar a patologia e seu desejo sexualmente liberado de ser solidário, tolerante e de manter a mente receptiva.

Ao longo de toda a minha carreira, em algum momento, adotei cada uma dessas seis posturas, reconhecendo a dificuldade enorme de fazer pronunciamentos sobre as fantasias sexuais privadas de outra pessoa. Suponho que agora cheguei a um ponto de vista clínico amalgamado, reconhecendo que, até onde sei, ninguém iniciou um tratamento apenas para discutir uma fantasia sexual. Os clientes vêm se consultar comigo e com meus colegas por várias razões: depressão, angústia, conflito matrimonial, vícios, perda de emprego, luto, tédio, bloqueios criativos e centenas de outras razões. Nossa tarefa permanece sendo não a de um juiz que impõe uma sentença sobre as fantasias sexuais que podem emergir, mas, ao contrário, a de alguém capaz de fornecer uma oportunidade para uma conversa inteligente, para investigar se uma fantasia pode estar relacionada com outras áreas de problemas. Se descobrisse, por exemplo, que Quisha estava sendo "penetrada", "enlouquecida" ou "vitimada" não apenas na fantasia, mas em seu trabalho, casamento, relacionamentos com amigas e encontros com irmãos e pais, então, e apenas então, eu ficaria mais inclinado a considerar sua fantasia sexual uma manifestação patológica, e que ela poderia se beneficiar do tratamento, em vez de simplesmente considerá-la a expressão de uma preferência erótica compartilhada por milhões de outras pessoas.

Voltando a Callum, revisitemos sua fantasia de jogar cartas com um grupo de mulheres, de modo orgástico, no qual eles permanecem em um estado de excitação erótica, incertos de que carta será tirada a seguir, na incerteza de se tirarem a carta seguinte, um três ou um coringa, eles seriam chupados, penetrados ou lambidos, ou se fariam isso em outra pessoa. Deveríamos classificar Callum como um sádico secreto? Ou sua fantasia expressa uma liberdade erótica que os mais sexualmente liberados anseiam desesperadamente ou condenam punitivamente — às vezes, as duas coisas?

Callum certamente tinha se tornado um pouco deprimido por causa de seus muitos relacionamentos desastrosos com mulheres, causando-lhe considerável desespero, tanto que o encaminhei a um colega psicoterapeuta para tratamento. Não obstante, apesar dessas dificuldades psicológicas, no decorrer de nossa entrevista, ele ainda me pareceu um amigo leal, com uma conversa interessante, um cidadão envolvido, que se empenha em trabalho de caridade, um profissional bem-sucedido e um homem com muitas qualidades honestas e cativantes. Não poderia descartá-lo ou diagnosticá-lo prontamente como um desviante, um perverso, um sátiro ou qualquer coisa sexualmente fora do comum. Em vez disso, eu o consideraria, como a maioria das pessoas, uma "figura mista", marcado por feridas e vulnerabilidades e, no entanto, também possuidor de talentos e capacidades.

Acredito piamente que, se a mãe de Callum não tivesse morrido tão jovem, ou se seu pai tivesse conseguido facilitar um processo de luto mais maduro, Callum teria tido um tipo de fantasia sexual diferente. Também afirmo que, se ele não tivesse sofrido uma grande perda com a morte da mãe e uma estimulação erótica inapropriada de sua madrasta, sua fantasia sexual poderia envolver um número menor de mulheres. Portanto, é possível se estabelecer um argumento psicologicamente consistente de que as fantasias sexuais de Callum têm origem diretamente em sua biografia. E, no entanto, sei que muitos homens (e talvez muitas mulheres) se tornariam sexualmente excitados com a fantasia de Callum, possivelmente utilizando essa fantasia como um apoio masturbatório ou como um meio de apimentar suas próprias vidas sexuais. No entanto, a maioria dessas pessoas não perdeu a mãe em idade tão tenra nem se masturba na frente de suas madrastas com a porta do banheiro escancarada. Logo, o trauma e a história parecem transpassar nossas vidas de fantasia, mas o trauma e a história não conseguem explicar a totalidade de nossas complexidades eróticas.

19

Lutando contra a vergonha e a humilhação

> Estranhos arroubos de paixão conheci:
> E ousarei contar,
> Mas somente no ouvido da Amante,
> O que outrora me aconteceu.
>
> William Wordsworth,
> "Strange Fits of Passion Have I Known"
> [Estranhos arroubos de paixão conheci]

A menstruação de Deborah: será que tenho câncer de útero?

Das muitas fantasias relatadas nos capítulos anteriores deste livro, os enredos de humilhação e vergonha certamente exercem um enorme papel. Na verdade, recebi tantas fantasias de ser humilhado e de humilhar outras pessoas que elas poderiam facilmente constituir um volume separado. Tanto no estudo-piloto de 2003 quanto no estudo principal de 2004, a humilhação e a vergonha aparecem de forma muito central e, portanto, essas fantasias merecem uma explicação específica, sobretudo porque ampliam o entendimento de outros tipos de constelações de fantasias.

Quando crianças, muitos, se não todos nós, sentimos vergonha — aquela dor emocional agonizante que resulta de algum tipo de humilhação. De acordo com o professor e psicanalista Erik Erikson, um dos discípulos mais perspicazes de Freud, a vergonha profundamente enraizada invariavelmente envolve, de alguma forma, a exposição do corpo. Tendemos a não sentir vergonha, a menos que alguém nos tenha ridicularizado, criticado nosso corpo, uma parte dele ou alguma de suas funções. Seja por ser forçado a ficar olhando para a parede na sala de aula, uma prática pseudopedagógica perniciosa ainda utilizada em certas culturas, ou ser xingado de "gorducho", "quatro olhos", "baleia" ou "punheteiro", o impacto da vergonha na infância pode ser devastador. Mesmo quando sentimos vergonha no trabalho, tendemos a internalizar os episódios de atraso na chegada ao trabalho, desleixo ou negligência como reflexos de nossa própria fisicalidade.

Ao longo dos anos, durante meu trabalho no consultório, ouvi centenas de histórias de vergonha. Apresentarei alguns exemplos ilustrativos das biografias de mulheres e homens que enfrentaram uma vida de vergonha, resultante de uma série de experiências pré-adolescentes terríveis em que se sentiram fisicamente expostos. Começarei essa exploração do sentido psicológico das fantasias sexuais que envolvem vergonha e humilhação descrevendo o sonho de uma mulher de meia-idade, razoavelmente saudável e bem-adaptada. Esse estudo fornecerá a base para uma análise subsequente sobre a ampla presença da humilhação e da vergonha em muitos diferentes aspectos de nossa vida.

Deborah, uma professora de 46 anos, de Glasgow, começou a fazer psicoterapia por causa de sentimentos debilitantes de autodetestação. Ela odiava seu corpo, rosto e voz; ela me disse que acreditava soar como um homem, embora eu achasse que tinha uma voz agradável, um timbre tradicionalmente feminino. Embora não sendo classicamente esbelta, Deborah tinha um corpo perfeitamente proporcional, e muitos homens e mulheres certamente a teriam considerado atraente.

Deborah me lembrou uma vez mais de que cada um de nós possui dois corpos distintos: o *externo*, que os outros veem, e o *interno*, que habita nossas mentes — uma representação mental e visual de nosso corpo —, em geral maculado pelos resíduos do trauma infantil. Frequentemente, encontramos uma enorme disparidade entre o corpo externo e nossa concepção privada dele. Minha colega psicoterapeuta, professora Susie Orbach, se referiu a esse fenômeno como o "corpo falso", ou seja, nossas experiências arcaicas e percepções internas colorem e distorcem nossa capacidade de habitar e desfrutar de nossos corpos. Deborah tinha um bom corpo externo, mas o interno estava profundamente danificado.

Nascida numa família muito pobre e trabalhadora, tragicamente a mãe morreu logo depois do 11º aniversário dela, deixando-a com um pai enlutado e deprimido e com dois irmãos mais jovens. Em função de seu pai trabalhar em uma fábrica 12 horas por dia, Deborah teve que cuidar de seus dois irmãos mais novos, Henry e Lon. Alguns meses depois da mãe de Deborah morrer de câncer de útero, Deborah entrou na puberdade e começou a menstruar. Sem a mãe para instruí-la sobre essa mudança, ela sentiu um grande choque com a primeira menstruação e lembrava muito claramente como não conseguiu achar nada melhor do que uma toalha branca no banheiro para enfiar entre as pernas de forma improvisada. De acordo com Deborah, "o fato de a toalha ser branca tornou isso ainda mais horrível para mim, uma menininha, porque o branco da toalha mostrava todo o sangue. Pensei que era hemorragia e que eu também ia morrer, como minha mãe".

Deborah se sentiu muito envergonhada, constrangida e apavorada demais para revelar o que tinha acontecido a seus irmãos ou ao pai. Incapaz de contar sua experiência para uma adulta confiável ou uma amiga, como a maioria das meninas emocionalmente apoiadas fazem, Deborah manteve em segredo completo as mudanças ocorridas em seu corpo. Durante a psicoterapia, aprendemos que, ao não discutir sua menstruação com outra pessoa, Deborah permitiu que sua mente fosse invadida por pensamentos sobre seu corpo que a atribularam, mas também inteligentemente protegeram sua mente de ter de pensar sobre a morte da mãe.

Uma vez que não tinha ninguém com quem pudesse discutir higiene e puberdade feminina, e por sua escola ter fornecido apenas a instrução mais rudimentar sobre anatomia, biologia e saúde sexual, Deborah estava completamente perdida na área de mudanças corporais. Aos 11 anos, ela também se tornou uma das primeiras meninas na escola a menstruar e a adquirir características sexuais secundárias (pelos, seios maiores etc.). Ocupada demais em casa com os irmãos e o pai, Deborah geralmente não começava seu dever de casa antes das 21h, hora em que se sentia cansada demais para se concentrar apropriadamente. Quando passava os olhos pela leitura da aula, frequentemente adormecia sobre os livros e nem tinha energia, nem queria tomar um banho, ou mesmo uma chuveirada, antes de ir para a cama. De manhã, acordava muito cedo, preparava o café da manhã para os meninos e os levava para a escola, pois seu pai já saíra para a fábrica. Portanto, por longos períodos, Deborah não teve tempo de se lavar apropriadamente e frequentemente ia para a escola com o cabelo oleoso e malcheiroso.

Um dia, durante o almoço no refeitório da escola, Deborah sentou a uma mesa de frente para dois meninos e começou a comer. Assim que começou a comer seu espaguete, os dois meninos olharam um para o outro, levantaram as bandejas e mudaram para outra mesa. Estupefata, Deborah continuou com seu almoço, mas do outro lado da cantina conseguia ver os meninos rindo dela, apontando para ela e, depois, apertando os narizes. Mais tarde, seis ou sete meninos começaram a cantar, "Deb fede, Deb fede", e apertavam os narizes para comunicar que ela exalava um cheiro horrível. À medida que as semanas passavam, Deborah adquiriu o apelido cruel de "Deb fedorenta", e alguns dos meninos escreveram isso com caneta em seu armário. Apesar de ter apagado inúmeras vezes as palavras ofensivas, alguém repetia o insulto e o apelido emplacou. Ela tinha se tornado o alvo da turma inteira. Conforme Deborah me explicou, em uma sessão, anos mais tarde: "Você conhece o ditado 'o que vem de baixo não me atinge?'" Assenti com a cabeça. Ela então me olhou e murmurou: "Isso não é verdade."

A depressão de Deborah se tornou mais aguda e, mais tarde, o diretor a encaminhou para um psicólogo educacional, que a ajudou a lidar com um novo sintoma que se desenvolvera: uma inabilidade total para se concentrar em suas lições. Infelizmente, sua mente se tornara tão absorvida pelas acusações de ser fedorenta que não conseguiu mais prestar atenção aos estudos. Deborah usava as sessões com o psicólogo educacional — um homem — para falar sobre suas dificuldades em casa e sobre a morte da mãe, mas simplesmente não conseguia ter coragem suficiente para contar a ele sobre o insulto "Deb fedorenta" e a canção horrível "Deb fede, Deb fede". Isso tudo doía muito. Além disso, ela não sabia se o cheiro emanava do suor embaixo dos braços ou da menstruação.

Em minha experiência, esses tipos de eventos infantis exercem uma influência extremamente traumática no desenvolvimento da personalidade. Esses episódios de vergonha corporal se tornam feridas profundas que não cicatrizam facilmente. Já vi crianças cujos pais os esbofetearam, chutaram, socaram, xingaram de "idiotas", "babacas" e muitos outros nomes; e, embora esses insultos verbais e calúnias cruéis machuquem, nenhum deles deixa a criança com um sentimento agudo e predominante de que seu *corpo* pode ser nojento. Mas Deborah sentia que ela de fato tinha um corpo nojento, e banho algum poderia apagar a vergonha daquela humilhação no refeitório da escola.

Quando conheci Deborah, ela me contou que, naquela época, pensava que, assim como sua mãe, ela devia ter câncer de útero. Por que então sangrava entre as pernas e por que seu sangue exalava um odor tão fétido? Tragicamente, muito embora tivesse recebido apoio de um psicólogo educacional naquele momento de sua vida, ela não confiava nele para verbalizar por completo sua vergonha. Logo, por desespero, carregou essas zombarias e acusações de vergonha e humilhação corporal consigo por mais de trinta anos, durante os quais nunca teve um namorado e nunca fez sexo, sempre se achando suja e nojenta demais, imaginando que se ousasse flertar com um homem, sem dúvida ele a rejeitaria por seu corpo ser sangrento e malcheiroso.

Em nossas sessões de terapia, Deborah trabalhou com afinco para confrontar as memórias terríveis da infância e começou a fazer um grande progresso. Após três anos de encontros semanais, ela começou a desenvolver uma autoestima maior. Como resultado de nosso trabalho e de sua coragem para continuar com o difícil processo psicoterápico frequente, um dia, ela entrou correndo em meu consultório e anunciou que encontrara um jovem no trabalho de quem estava gostando. Ela gastou a sessão de cinquenta minutos inteira falando animadamente sobre "Asher", descrevendo suas características positivas em grandes detalhes. Me senti um pouco como um pai orgulhoso naquele momento, secretamente desejando que algo criativo e prazeroso pudesse se desenvolver entre Deborah e Asher.

Após uma série de jantares e idas ao cinema cada vez mais bem-sucedidas, Deborah me contou que Asher a tinha convidado para passarem um fim de semana juntos. Até esse momento, o casal tinha apenas se beijado; portanto, a ideia de passarem um fim de semana fora e compartilharem um quarto de hotel forçaria inevitavelmente a questão do sexo. A Deborah virginal se perguntava como seria a penetração; na verdade, como seria um pênis, uma vez que nunca vira os genitais de um homem adulto tão de perto. Excitada, ela comprou algumas roupas novas para a ocasião, e me contou tudo sobre os perfumes e as loções para banho cheirosas que tinha estocado, desejando conscientemente introduzir alguns "cheiros eróticos" no cenário, mas inconscientemente esperando cobrir o aroma de suor e sangue menstrual que ainda pairava em sua mente desde seus 11 anos dolorosos.

Torci muito para que sua primeira experiência da sexualidade adulta pudesse ser um sucesso. Infelizmente, após seu fim de semana fora, Deborah sentou em meu consultório e caiu em prantos quando começou a relatar o que descreveu significativamente como seu "fim de semana *sujo*" com Asher. Na sexta-feira à noite, o casal teve um excelente jantar e bebeu muito vinho. Em seguida, no quarto, Asher começou a acariciar Deborah. Tudo seguia conforme o planejado até o momento em que Asher delicadamente retirou as roupas íntimas dela e começou a fazer sexo oral. Nesse instante, Deborah ficou completamente histérica e começou a gritar. Asher tentou acalmá-la explicando que ele realmente gostava de "abocanhar" a vagina de uma mulher e pensou que ela teria prazer, já que muitos homens não gostam desse ato específico. Mas ele não poderia saber que o próprio uso visceral da linguagem — "abocanhar" — faria com que Deborah ficasse ainda mais nervosa, e ela agarrou sua roupa íntima e se trancou no banheiro. Esse arroubo estragou o fim de semana inteiro, e Asher, naturalmente, sentiu-se muito rejeitado também. O fim de semana não terminou bem e, no domingo à tarde, Asher parou de falar com Deborah, e eles voltaram para Londres num silêncio sepulcral.

Essa história emotiva e pungente ilustra o enorme poder duradouro dos primeiros insultos e zombarias corporais. Tais humilhações corporais machucam não apenas no momento em que ocorrem, mas essas feridas também continuam a supurar por todo o ciclo da vida adulta, frequentemente afetando ou mesmo danificando potenciais áreas de prazer, tais como a arena consensual da sexualidade adulta. Muitas mulheres teriam adorado um amante carinhoso como Asher, que gosta muito de sexo oral, mas para Deborah, a exposição de sua genitália e o medo de que ela o contaminaria, de alguma forma, com o odor dos 11 anos de idade acabou sendo pesado demais para suportar. Como resultado dessa ginástica mental, Deborah desenvolveu uma neurose histérica transiente e, dessa forma, estragou o fim de semana, protegendo-se secundariamente da possibilidade de sua genitália ainda ser malcheirosa. Naturalmente, tivemos que dedicar muitos meses de psicoterapia à tarefa de desvelar o rodamoinho psicológico de Deborah.

Logo após o calamitoso fim de semana com Asher, no entanto, Deborah mostrou estar extremamente zangada com ele durante uma de suas sessões de psicoterapia. Ela murmurou: "Ele é um maníaco sexual. Ele me levou a pensar que poderíamos ter uma fim de semana romântico, mas tudo que queria era sexo. E ele é sujo, tentou lamber minha vagina, quando nem me conhecia direito." Claro, permiti que Deborah esbravejasse e soltasse seus sentimentos de ódio, fossem eles justificados ou não aos olhos de um observador externo. Pessoalmente, sentia uma compaixão imensa por Asher, que parecia ser um homem gentil, conscientemente ignorante da personalidade complexa que acolhera quando começou a namorar Deborah.

Na sessão seguinte, Deborah explicou, um tanto envergonhadamente, que tivera um sonho "horrível, horrível", que fez com que acordasse suando. Ela sonhara que Asher tinha vindo a sua casa e tentado entrar à força em seu quarto para estuprá-la. Deborah conseguiu escapar das garras demoníacas de Asher e entrou no banheiro, como fez na realidade no "fim de semana sujo". No sonho, no entanto, Asher arrombou a porta do banheiro e começou a lutar contra

Deborah no chão. Em desespero, esperando evitar o estupro, Deborah pegou a escova de metal, ao lado do vaso sanitário, a qual descreveu como "mais parecido com a pá da lareira", e bateu na cabeça de Asher, fazendo com que ele caísse de joelhos. Aproveitando que ele estava nessa posição, Deborah enfiou a cabeça dele no vaso sanitário e depois puxou a descarga para que a "água suja do sanitário" lavasse sua cabeça. Em seguida, Deborah puxou a descarga continuamente até que os canos começaram a regurgitar o conteúdo, e quantidades imensas de urina e fezes retornaram para o vaso, cobrindo Asher de excremento.

No estilo autenticamente freudiano, passamos muito tempo tentando analisar um sentido inconsciente para o sonho de Deborah. Em novembro de 1899, Freud publicou sua obra-prima, *A interpretação dos sonhos*, um trabalho de tanta importância que seus editores decidiram imprimir o ano de 1900 na página do título, para que esse volume fosse associado com a virada do novo século. Nesta obra, Freud afirma que cada sonho contém um desejo secreto e que o papel do psicanalista é ajudar o paciente a desvelar o desejo oculto que busca sua realização em um sonho — um desejo tão tabu que não pode ser facilmente realizado ou mesmo reconhecido na vida de vigília. Embora gerações subsequentes de psicanalistas e outros profissionais de saúde mental tenham questionado a validade das hipóteses de Freud, sempre achei que sua insistência no sonho como a expressão de um desejo inconsciente era um ponto de partida muito útil na arte complicada e desafiadora da interpretação de um sonho.

Reduzido a seus elementos mais simples, o sonho de Deborah tem origem fortemente nas imagens reais de seu fim de semana malogrado com Asher. O casal começa a fazer sexo, Deborah se revolta e corre para o banheiro. Porém, nesse momento, o sonho toma um rumo diferente. Em vez de Deborah chorar, como fez na vida real, e em vez de ficar de mau humor, como Asher fez na vida real, o sonho se torna fogoso e violento. Asher arromba a porta do banheiro para ter acesso a Deborah, um disfarce velado de modo muito tênue do desejo secreto de Deborah de ser penetrada. Contudo, em vez de consumar a relação, ela se arma com um bastão fálico extremamente potente (a escova de metal do vaso sanitário) e, em vez de ser a mulher passiva a ponto de ser penetrada, ela se torna um agressor mais ativo e quase caricaturalmente masculino e bate na cabeça de Asher, tornando-se a perpetradora, não a vítima. Em seguida, afunda a cabeça dele na água do vaso e puxa a descarga até os canos arrebentarem e, por fim, Asher ficar coberto de urina e fezes e, portanto, sem dúvida, muito fedorento — completamente envergonhado e humilhado.

Ingenuamente, o inconsciente de Deborah se apossou de uma situação recente da vida real adulta e a virou de cabeça para baixo. Em outras palavras, no quarto de hotel, ela sentiu uma angústia corporal profunda de que poderia estar exalando um odor horroroso e que, portanto, Asher não poderia chupá-la, mas, no sonho, ele se tornou o que fede, muito mais dramaticamente do que Deborah jamais teria fedido.

Em seus sonhos, Deborah não apenas foi capaz de transformar uma recente experiência adulta de dor em uma na qual se sente a vencedora, mas também conseguiu incorporar ingredientes do trauma infantil em seu drama teatral interno. Ao atacar Asher no sonho, ela também gerou um ataque simbólico bem-sucedido aos dois meninos no refeitório da escola e a todos os jovens que a humilharam por cheirar mal. No sonho, Deborah permaneceu limpa, sem qualquer sangue menstrual ou cheiros fétidos; e Asher, o rapaz, um símbolo de todos os colegas zombadores, contém toda a nojeira e sujeira. Afinal, *ele* planejou o fim de semana "sujo". Portanto, é possível elaborar a hipótese de que o sonho de Deborah serve como um exemplo brilhante de realização de desejo, postulada por Freud, em que Deborah se transforma em uma ativa e não fedida perpetradora da violência; e Asher, ao contrário, o depositário de tudo o que é podre e fedido. Da perspectiva da realização de desejo, Deborah conseguiu ardilosamente se tornar ativa e limpa em vez de passiva e suja (como se sentiu na infância); e, além disso, lhe foi possível descarregar sua agressão e ódio nos meninos e homens, identificando-os com os agressores de sua infância e, portanto, fazendo-os experimentar o próprio veneno.

Mas o sonho não forneceu apenas uma realização tosca de um desejo infantil e seu desejo adulto vinculado; ele também levanta uma bandeira vermelha — um sinal de perigo potencial, se desejarmos — para a paciente e para o psicoterapeuta, avisando que algum conflito psicológico permanece, contudo, ainda por ser resolvido. De acordo com os psicanalistas modernos, o sonho se torna a arena na qual as dificuldades psicológicas, sobretudo aquelas para as quais ainda não encontramos solução em nossa mente, podem ser exploradas proveitosamente. Nesse ponto de sua vida, Deborah ainda não tinha enterrado o espectro da humilhação sofrida na infância, ou da vergonha e da agressão que se seguiram. Portanto, o sonho se tornou um veículo por meio do qual ela podia transformar temporariamente o trauma de sua infância, em Glasgow, em algo que sua mente poderia lidar com maior sucesso.

Portanto, qual a relação entre o sonho de Deborah e nosso interesse anterior pelas fantasias sexuais? Bem, ao utilizar os mecanismos da análise de sonhos, podemos extrapolar alguns princípios de trabalho semelhantes para nosso entendimento da natureza da fantasia sexual, que é possível descrever como um *sonho* do tipo devaneio que acontece enquanto estamos *acordados*. Muitas pessoas se masturbam em cômodos escuros, frequentemente quartos, com os olhos fechados, em uma posição reclinada; portanto, as semelhanças físicas entre o corpo de alguém enquanto sonha, à noite, e enquanto fantasia com sexo não podem ser ignoradas.

Infelizmente, Deborah nunca se sentiu suficientemente confortável para relatar suas fantasias masturbatórias para mim durante seu tratamento. Às vezes, pergunto a um paciente diretamente sobre suas fantasias sexuais, mas, outras vezes, procedo mais diplomaticamente e espero até que o paciente traga tal material diretamente para mim. No caso de Deborah, não sei o que estimulava sua rotina masturbatória. Talvez atualmente, após ter estudado o assunto com mais profundidade, poderia ter me sentido mais à vontade para perguntar de forma direta, mas naquela época, não o fiz. Suspeito categoricamente de que possa haver uma semelhança grande entre os conteúdos dos sonhos noturnos de Deborah e suas fantasias masturbatórias conscientes, e que os sonhos podem, frequentemente, nos auxiliar a entender as fantasias sexuais masturbatórias e coitais; da mesma forma, a análise das fantasias sexuais pode nos ajudar na arte de interpretar sonhos.

Com a análise de Deborah, aprendi muito sobre as formas em que experiências da infância realmente marcam o córtex cerebral e como a mente precisa encontrar uma solução criativa para ajudar a aliviar a memória dolorosa de uma humilhação ocorrida em uma idade tenra. Um dos mecanismos de defesa que usamos — identificado pela primeira vez por Anna Freud —, a saber, a "identificação com o agressor", se torna um meio inteligente de transformar a dor em algo mais prazeroso. Ao ficar agressiva e enfiar a cabeça de Asher na privada, Deborah usou sua vida onírica para transformar Asher no "fedorento", para ela poder desfrutar a experiência tão desejada de cheirar bem. Os primeiros insultos e zombarias por ter cabelo sujo e genitália mal-lavada magoaram Deborah, tanto que em uma das sessões ela gritou: "Aqueles garotos da escola... eles me machucaram muito, *é como se eles tivessem esfolado minha alma!*"

Ser uma bicha: a história de Milo

Diferentemente de Deborah, minha paciente por muitos anos, "Milo", se ofereceu como voluntário para falar comigo como parte do Projeto de Pesquisa das Fantasias Sexuais Britânicas. Um rapaz gay de 29 anos, de um vilarejo minúsculo no País de Gales, Milo me contou instantaneamente que considerava suas fantasias sexuais "muito problemáticas". Como muitos dos homens e mulheres que participaram das entrevistas clínicas para a pesquisa, Milo tinha duas fantasias sexuais que lhe davam alívio orgástico contínuo.

Marcadamente feminino em seu jeito de ser, Milo parecia mais uma mulher do que um homem, com pestanas longas e aparentemente pintadas, sobrancelhas afinadas, que pareciam impossivelmente bem-esculpidas, três ou quatro anéis de ouro nos dedos e camisa de seda até embaixo dos joelhos, reminiscente do jovem Boy George. Filho de uma mãe dominadora e de um pai ausente, Milo se enquadrava em todos os estereótipos de homossexualidade possíveis de serem encontrados nos antigos livros de psicanálise de meados do século XX.

Milo falou com tremenda franqueza e com extraordinárias compostura e fluência; tive a sensação de que ele já tinha narrado suas fantasias sexuais antes e que não via qualquer problema em revelar todas as favoritas nos mínimos detalhes. Ele se inchou de orgulho: "Há duas, uma em que sou ativo e outra em que sou passivo." Agora, contarei as duas fantasias masturbatórias favoritas de Milo com suas próprias palavras:

MILO
As duas fantasias envolvem a mim e um garoto heterossexual — qualquer garoto heterossexual —, e quando eu digo "garoto", claro que quero dizer maior de 18 anos. Porém, ele provavelmente não tem muito mais idade que isso. Em minha fantasia "ativa", estou em um clube — um clube hétero — e vejo um cara muito bonito do outro lado da sala. Dirijo-me a ele e lhe pago uma bebida. Ele me olha com desprezo e, percebendo que sou "uma bicha louca", me empurra. No entanto, não vou deixar que ele cante vitória, então coloco uma droga na cerveja dele, e ele começa a ficar um pouco grogue. Nessa condição, ele aceita meu convite para irmos a minha casa e assistir a um filme pornográfico heterossexual. Levo ele para casa, sentamos no sofá e depois finjo que vou pegar cerveja para nós, mas, em vez disso, volto com corda e fita adesiva e, quando ele não está olhando, vou por trás dele, o amarro muito rapidamente e colo um pedaço de fita na boca. Muito embora seja bem maior que eu, ele sucumbe, e eu o tenho do jeito que quero. Então, saco um canivete e começo a cortar suas roupas — tiro seus sapatos e meias primeiro, depois rasgo os jeans, a camisa e finalmente a cueca. Ele está completamente nu e demonstra medo com os olhos, mas estou rindo. Nessa altura, o efeito da droga já passou e ele está bem acordado e sabe exatamente o que está acontecendo e que foi enganado. Em seguida, fico muito malévolo, começo a esbofeteá-lo, pego um chicote de montaria e bato nos seus mamilos, pênis e testículos. Ele começa a chorar porque não tem a menor ideia de como se envolveu numa situação tão horrorosa. No entanto, não consegue gritar por causa da fita na boca. Ele tenta levantar, mas o esbofeteio com muita força, deixando uma marca vermelha em seu rosto. Com a filmadora e o computador, digo que vou humilhá-lo e divulgar toda a cena na internet, pois roubei o caderno de endereços dele com todos os e-mails de seus amigos e de sua família e

vou enviar essa pequena cena para que todos possam ver que ele não é hétero, mas sim um tremendo gay e que gosta de ser sodomizado por um garoto bonitão. Aponto a câmera para seu dorso, mas fico fora da imagem, com exceção de minhas mãos e meus dedos. Primeiro, ligo a câmera, depois belisco seus mamilos e faço com que fiquem bem duros de modo que pareçam salsichas. Depois, passo meus dedos pelo caminho do tesouro até a região púbica e, em seguida, puxo seu pênis e começo a fazer comentários pejorativos sobre ele dizendo que isso é muito patético para um garoto hétero e que ele nunca terá uma ereção suficiente para penetrar uma garota. Começo a masturbá-lo, e ele começa a suar, ficar vermelho e a pingar suor, que escorre de sua testa. Ele está quase gozando, então lhe digo que ele pode evitar a indignidade de ejacular na frente dos amigos e da família. Ele olha para mim implorando, como se dissesse: "O que eu preciso fazer?" Digo que não o levarei ao orgasmo se ele disser um mantra. Ele olha para mim com as sobrancelhas levantadas. Digo que o mantra é... [Aqui Milo pausa por aproximadamente 15 segundos para fazer um efeito dramático] ... o mantra é: "Sou um tremendo veado e gosto de pau na minha boca e no meu cu. Sou um tremendo veado, é isso que sou." O garoto hétero concorda com a cabeça para mostrar que entendeu o que tem de fazer para evitar eporrar na lente da câmera e, portanto, arranco a fita de sua boca com muita força, removendo alguns dos pelos da barba no processo. "Diga isso", falo para ele, e ele repete, mas com um forte tremor em sua voz: "Sou um tremendo veado e gosto de pau na minha boca e no meu cu. Sou um tremendo veado, é isso que sou." Pergunto-lhe: "O que você é?", e ele responde: "Sou um tremendo veado." Digo-lhe que ele é um bom menino e, depois, embora esteja chorando de tanta vergonha, ainda puxo seu pau até ele gozar e me mijo de tanto rir de seu estado patético, amarrado, coberto de porra e humilhado na frente dos amigos e da família na internet. Você quer que eu conte a outra fantasia? É a mesma que a primeira, exceto que, na outra, a versão passiva, eu é que sou sequestrado e masturbado por um garoto hétero e ele me chama de viado e todos os meus amigos e minha família veem isso.

Após contar as duas fantasias, ambas variações sobre o mesmo tema, Milo pausa para respirar. Percebo-me bastante chocado, não tanto pelo conteúdo das fantasias de Milo, mas por sua aparente disposição de relatá-las para um completo desconhecido — um profissional da saúde mental —, com tanta naturalidade, como se eu lhe tivesse pedido para dizer as cores ou o cereal favoritos.

Perguntei a Milo se ele poderia refletir sobre essas duas fantasias e como ele entendia o poder delas sobre sua mente. Nesse momento, o jovem inteligente e bem-educado ficou silencioso e pensativo. Saiu do lugar de contador de histórias e, de repente, pareceu bem confuso. Ele deu de ombros, dizendo: "Não sei... Não sei por que elas têm um poder de excitação muito grande, e sempre funcionam comigo. Às vezes, consigo homens que encenam isso comigo. Um cara foi muito grosseiro — um garoto genuinamente hétero — que realmente gostou de me maltratar." Quando pressionei para ele buscar entender mais, Milo simplesmente deu de ombros mais uma vez, ilustrando, portanto, um dos princípios fundamentais da fantasia sexual: para algo excitar alguém com tanta potência, *suas origens devem ser inconscientes e, mais provavelmente, estar enraizadas em uma experiência traumática infantil.*

Não precisei pesquisar muito para entender melhor as fantasias sexuais de Milo. Quando exploramos sua infância, ele me contou sem rodeios que sua mãe, indubitavelmente, desejava uma filha, não um filho, e que ela costumava deixá-lo brincar com suas roupas, vestindo-o com minissaias da década de 1970 e botas estilo Twiggy dos anos 1960. Por ser um "menino bonitinho", todas as garotas adoravam maquiá-lo e, nas peças de teatro da escola, ele invariavelmente fazia os papéis femininos, ganhando fama local como uma Cleópatra muito verossímil. Um "boiola" prototípico, Milo se tornou um exemplo vivo da pesquisa do professor psiquiatra americano Richard Green (agora trabalhando na Inglaterra), um especialista em orientação sexual e em pesquisa sobre a não conformidade ao gênero, que descobriu que a grande maioria dos meninos que se tornaram homossexuais mais tarde na vida poderia ser caracterizada como sofredora da assim chamada "síndrome do menino boiola" na infância, que preferiam bonecas a carros, e assim por diante.

Embora a mãe de Milo tolerasse e encorajasse a afeminação do filho, seu pai ficava ultrajado e tentou levá-lo a um psiquiatra. No entanto, quando Milo se recusou a ir, sua mãe o apoiou. O pai caçoava de Milo e o chamava de "minha outra filha" (Milo tem uma irmã mais velha). Milo afirmou que a família achava isso engraçado, mas quando relatou essa informação para mim, acho que detectei um traço de tristeza e decepção no rosto dele e em seu tom de voz.

Ele experimentou uma sensação real de confusão em casa, não sabendo se deveria se considerar um menino ou uma menina. A confusão ficou intensa na escola, quando passava todas as tardes brincando de "casinha" com as meninas, em vez de correr nos campos com seus colegas. O tormento real para Milo ocorreu, no entanto, em relação aos esportes. Ele desenvolveu uma fobia clínica por bolas — muito literalmente. Se visse uma bola de futebol, ou uma de rúgbi, ou mesmo uma de tênis, tremia e começava a suar. Ele me contou que se "desgraçara" como atleta e que todos os outros meninos gritavam com ele a toda hora, xingando-o de "veado" ou "bicha", mas a maioria das vezes, "veado". É de surpreender que, anos mais tarde, quando Milo aprendeu a se masturbar, ele tenha incorporado os comentários maliciosos e esfoladores de alma (para usar a metáfora de Deborah) a seu repertório de autoestimulação?

No sonho de Deborah de enfiar a cabeça de Asher no vaso sanitário, ela conseguia fazer alguém ficar fedorento, virar uma pessoa fecal. Na fantasia sexual de Milo, sua mente permitiu-lhe transformar um "garoto hétero" desconhecido em vítima. Mas, uma vez que a mente mantém registros muito precisos de nossas histórias de vida, Milo não conseguia esquecer que, antes de se tornar um perpetrador, atormentando o "garoto hétero", ele tinha passado grande parte de sua infância sendo ele próprio atormentado por garotos prototipicamente masculinos, heterossexuais e que se conformam ao próprio gênero. E embora pareça claro que, na primeira fantasia de Milo, ele conseguiu obter prazer orgástico de tratar o "garoto hétero" como um "veado", ele também tem a fantasia reversa, que serve como uma reencenação literal das experiências reais de garotos heterossexuais que cruelmente o perturbaram na infância.

Como devemos entender a fantasia sexual de Milo de humilhar outro homem? Deveríamos caracterizá-la como uma perversão doentia, bizarra e cruel, repleta de sadismo e masoquismo? Ou encaramos seu filme mental com mais compaixão, considerando sua fantasia sexual como um meio compreensível de tentar superar um trauma de muitos anos atrás, um trauma que o fez questionar a própria masculinidade e seu sentimento de ser, e que resultou em vergonha maculadora e marcante? Diferentes profissionais de saúde mental adotaram uma posição distinta para esse problema, como sabemos. Francamente, me posiciono em algum lugar entre essas duas perspectivas. Embora entenda a necessidade de Milo de transformar alguém em um "veado", se libertando, portanto, da memória terrível de ser tão insultado, ao "aveadar" outra pessoa ele se envolve em um ato ao qual Anna Freud chamou de identificação com o agressor, que ela considerou um dos mecanismos de defesa inconsciente clássicos, por meio do qual evitamos a dor psicológica e a sensação de vitimização ao nos tornarmos tão cruéis quanto as pessoas que originalmente nos machucaram. Dessa forma, passamos à frente o abuso. Agora, na vida real, Milo trata os homens heterossexuais com gentileza e respeito; apenas em suas *fantasias* é que ele os tortura dessa maneira. Portanto, de certa forma, Milo se tornou um cidadão mais gentil do que os garotos que o insultaram e humilharam na escola. Apenas em seu mundo de fantasias particular ele se torna cruel. Mas será que essa fantasia de humilhação sadomasoquista teve um custo para Milo?

Sejam quais forem as vantagens ou desvantagens potenciais da vida de fantasia de Milo, ele certamente conseguiu pegar uma experiência de destruição da alma e transformá-la em uma fonte de prazer sexual. Ao fazê-lo, Milo se envolveu em uma estratégia mental que os psicoterapeutas e os psicanalistas consideram bastante normal nas pessoas que sofreram abuso físico, sexual ou emocional. Em nossa crescente experiência, descobrimos que os que sofrem humilhações na infância as reencenarão ao repassarem o abuso para outra pessoa (identificação com o agressor), ou, em vez disso, reencenarão o abuso particularmente, dentro de suas cabeças, na forma de uma fantasia sexual que pode ser experimentada tanto como excitação quanto como tranquilizante sexual, mas também, em muitas ocasiões, como perturbadora, do ponto de vista psicológico.

Li recentemente um estudo de caso sobre um paciente em psicoterapia que relatou uma fantasia masturbatória semelhante à de

Milo. Em 2002, Eric Sherman, um psicanalista de Nova York, publicou um relato de um homossexual chamado "Kevin" que se masturbava fantasiando amarrar um heterossexual e depois chamá-lo de "veado", exatamente como fez Milo. Quando garoto, Kevin sofreu ataques verbais semelhantes aos sofridos por Milo. Como Sherman escreveu no periódico clínico americano *Psychoanalytic Dialogues*:

Kevin começou a formular fantasias de vingança ao bater em seus atormentadores e os humilhar, xingando-os dos mesmos nomes com que foi insultado. Em suas fantasias, ele se sentia forte, masculino e no controle. O garoto fraco e frágil da academia de ginástica agora estava dissociado e identificado como o outro — o adulto amarrado, a criança estuprada, o impotente que sentia dor.

Durante o tratamento, Sherman também descobriu que, quando Kevin era garoto, sofrera abuso sexual de seu padrasto, "Fred", que o forçou a fazer sexo oral nele. Mais tarde, Fred instruiu Kevin: "Lave as mãos quando entrar para que sua mãe não sinta o cheiro de nada."

Milo e Kevin têm muito em comum. Ambos utilizaram as fantasias de humilhação como um elemento central em seu repertório masturbatório para lidar com as calúnias e os ataques verbais do passado. No caso de Kevin, o desejo de buscar vingança havia se multiplicado porque seu padrasto o estuprara oralmente; logo, o desejo de retaliação se tornou muito pronunciado na estrutura de personalidade de Kevin. Porém, tais desejos — extremamente agressivos — são considerados inaceitáveis em nossa cultura; e, portanto, para amenizá-los, os sexualizamos — os erotizamos —, tornamos algo horrível em algo prazeroso, algo que ocorreu uma vez na realidade, mas agora permanece seguramente confinado em nossa prisão mental.

Assim como no caso da maioria dos fantasistas que participaram deste estudo, as fantasias de Milo funcionam em dois sentidos. Ele ameniza os golpes da vergonha e da humilhação na infância ao infligir a experiência vivida em outros; e, embora de fala suave em seu cotidiano — mais civilizado do que os moleques que o molestaram verbalmente —, em sua rotina masturbatória ele se torna tão agressivo quanto os perpetradores originais. Como a maioria de nós que fantasia, as fantasias sexuais de Milo lhe trazem prazer físico, resolvem um conflito psicológico e servem simultaneamente como lembrete doloroso de uma ferida antiga.

A síndrome de Abu Ghraib

Durante o verão de 2004, apareceu nas primeiras páginas dos jornais de todo o mundo uma série de fotografias chocantes que revelavam um grupo de soldados americanos, liderados pela agora infame Lynndie England, humilhando um grupo de prisioneiros encapuzados durante a recente guerra contra o regime de Saddam Hussein. De acordo com os artigos dos jornais, os soldados americanos forçaram os iraquianos a se despirem, a mostrar seus corpos, a ficarem em todo tipo de posição sexual humilhante, assim como realizarem outras indignidades, como infringir os códigos da dieta muçulmana. Na verdade, as fotografias eram tão gráficas que muitas pessoas se perguntaram, na época, se alguém as tinha "manipulado", chocados pelo fato de os soldados americanos parecerem gostar de formas tão perversas de tortura. De fato, não era possível escapar do elemento sexual, quando milhões de pessoas se encontraram olhando para fotografias dos iraquianos nus, enquanto Lynndie England e seus colegas soldados estão em pé exibindo sorrisos de prazer e triunfo.

Na ocasião, os jornalistas de muitos países perguntaram em tons estupefatos: como um comportamento tão nojento aconteceu? Como soldados bem-treinados poderiam forçar outros soldados a retirar toda a roupa e a assumir posturas sexuais humilhantes, incluindo simulações de relações anais e sexo grupal orgiástico? Os repórteres continuaram a insistir que tal comportamento poderia ser descrito apenas como *impensável*, como uma aberração de conduta verdadeiramente bizarra que deveria ser imediatamente investigada e punida.

Devo confessar que as ações dos militares americanos — embora certamente repreensíveis — não me surpreenderam. Em primeiro lugar, há inúmeros precedentes históricos de captores tratando seus prisioneiros com crueldade abominável nas páginas de nossos livros de História. Basta apenas examinar o protocolo dos nazistas durante a Segunda Guerra Mundial para lembrar que, quando os judeus e os membros de grupos minoritários oprimidos chegaram pela primeira vez nos campos de concentração na Alemanha, Rússia, Polônia e em outras partes da Europa Oriental, os que não foram imediatamente executados foram forçados a se despir, e muitos assujeitados a exames médicos invasivos e humilhantes.

Em segundo lugar, após estudar as transcrições de mais de três mil fantasias sexuais britânicas no verão de 2004, como parte de minha pesquisa, os relatos de Abu Ghraib não me parecem nem um pouco incomuns. Na verdade, me pergunto por que não vemos *mais* exemplos de nudez e humilhação sexual forçadas nos livros de História e nos jornais, porque os eventos em Abu Ghraib correspondem muito estreitamente às muitas fantasias sexuais que formam parte desse estudo. Lembre, Deborah tinha sonhado em enfiar a cabeça do namorado no vaso sanitário com fezes, enquanto Milo forçou um "garoto heterossexual" a ejacular diante de uma câmera de vídeo conectada à internet. No Capítulo 12, sobre vergonha e humilhação — repleto de algumas das fantasias mais gráficas contidas neste livro (por exemplo, as de Barnaby, Howell, Immanuel e outros) —, muitos dos entrevistados relataram fantasias de humilhar seus "cativos" imaginários ao despi-los, raspá-los, ejacular neles e realizar outros atos de crueldade sexual não consensual. Os crimes de Lynndie England e seus colegas militares podem ser considerados uma concretização — uma *explicitação* — dos mesmos atos que se podem encontrar no cerne da vida de fantasia sexual britânica comum. Afinal, existe muita diferença real, em termos de conteúdo, entre o comportamento dos soldados americanos em Abu Ghraib e a fantasia de "Howell", um dos participantes do Projeto de Pesquisa das Fantasias Sexuais Britânicas, que se imagina um oficial aduaneiro no aeroporto de Heathrow, degradando os imigrantes hispânicos ilegais que tentam entrar na Inglaterra? Claro, enquanto os desejos de Howell parecem confinados à fantasia, tanto quanto sei, Lynndie England e seus companheiros encenaram suas tendências, e isso representa uma grande diferença; não obstante, proponho que as raízes da encenação sexual derivam, primeiro e acima de tudo, de constelações inconscientes e conscientes de fantasias previamente existentes, já formadas na mente como resultado de experiências aversivas, frequentemente traumáticas, ocorridas na infância.

A maioria dos autores das fantasias do Capítulo 12 forneceu relatos anônimos e por escrito de suas fantasias. Ao contrário de algumas pessoas que entrevistei pessoalmente, nunca conheci Howell, Immanuel ou Barnaby e, portanto, só posso imaginar que tipos de experiências infantis eles viveram, mas com base em encontros com tais pessoas em meu consultório ao longo dos anos, posso especular que eles sofreram experiências vergonhosas, bastante semelhantes às experiências de Deborah e Milo, que os levaram, na vida adulta, a gostar de infligir humilhação em outras pessoas e a reviver a experiência de ser humilhado, mas o tempo inteiro amenizando o impacto ao combinar a experiência com um orgasmo, quase como um "prêmio".

Quando se é vítima de um trauma (seja físico, sexual ou psicológico), não se pode escapar dele. Tragicamente, parece ser um dos grandes truísmos da psicologia humana que, quando alguém foi traumatizado, o trauma original continuará a buscar expressão. Uma pessoa mais emocionalmente forte, ou resiliente, com ligações mais seguras durante a infância, na maior parte dos casos, estará mais bem-equipada para lidar com o trauma, mas cada um de nós sentirá o impacto em certa medida. A fantasia se torna uma das muitas arenas nas quais nossos traumas continuarão a reaparecer, lembrando-nos repetidamente de seu impacto devastador, frequentemente além da percepção consciente.

Se um jovem como Milo sofreu zombarias e humilhações sexuais, seria difícil reprimi-las inteiramente. Mas a fantasia sexual fornece uma saída pela qual se pode tentar lidar com os traumas ao torná-los mais prazerosos. Como um de meus pacientes me disse um dia: "Brett, vivo em uma prisão mental, mas enquanto estou nela, pelo menos me asseguro de que ela esteja bem-decorada."

Ao ler todas as fantasias em grandes detalhes, sobre vergonha e humilhação, relatadas no Capítulo 12 — uma pequena amostra das muitas fantasias comparáveis no conjunto de dados mais amplo —, ficamos imediatamente surpresos com o número de homens homossexuais representados nelas — por exemplo, Howell, Murdo, Barnaby,

Orville e Tomasso —, assim como com um heterossexual autoidentificado, Edgar, que gosta de ser humilhado homossexualmente em um ambiente prisional. Isso levanta a questão de esses homossexuais terem sofrido experiências humilhantes durante os primeiros anos de seu desenvolvimento; afinal, a maioria deles teria chegado à maturidade sexual antes de a homossexualidade ser socialmente aceitável, muito antes da introdução da união civil, que foi ratificada na Inglaterra apenas em 2005. Orville, 68 anos, por exemplo, ex-recruta das Forças Armadas que, com seus colegas Rog e Dennis, abusou de novos recrutas e os humilhou, cobrindo seus testículos com graxa preta, teria se tornado sexualmente ativo muito antes de 1967, o ano em que as relações homossexuais consentidas entre homens adultos foram legalizadas na Inglaterra. Portanto, muitos desses homens talvez tivessem sofrido injúrias e calúnias semelhantes às que Milo sofreu, e possivelmente piores, sendo chamado de "bichas", "veados" e uma série de epítetos profundamente insultantes.

Como minha paciente Deborah sabia muito bem, e como um século de experiência clínica já confirmou, o velho ditado "o que vem de baixo não me atinge" pode não ser verdadeiro. Lembro-me de dezenas de pacientes que chegaram ao meu consultório em lágrimas porque alguém os tinha insultado. Esses insultos danificam o ego em construção e se alguém vira o alvo de insultos em uma idade ten-ra em que se é ainda impressionável, o impacto acaba sendo muito mais destrutivo, causando não apenas vergonha profunda, mas, como vimos em algumas das fantasias mais longas de humilhação, também o desejo de retaliação.

De acordo com minha pesquisa, literalmente milhões de pessoas na Inglaterra gostam de se masturbar imaginando histórias de vergonha e humilhação. Na vida real, ficaríamos devastados se alguém nos humilhasse em um lugar público, então por que as cenas de humilhação nos excitam em nossas fantasias privadas? Por que simplesmente não sonhamos com cenários sexuais simples, agradáveis e românticos para fazer amor com nossos parceiros costumeiros? E, ainda, onde se originam essas fantasias de exposição corporal e humilhação física? Certamente nem todo mundo que tem uma fantasia de humilhação sofreu xingamentos na infância ou adolescência.

Ao ler e reler essas fantasias de humilhação, fiquei surpreso com duas observações específicas:

1. Um número expressivo de fantasias consiste em partes do corpo sendo exibidas contra a vontade da pessoa.
2. Um número expressivo de fantasias envolve o corpo como sendo sujo ou de alguma forma fedido.

Examinemos cada uma dessas características.

Na fantasia de Howell de constrangimento de imigrantes hispânicos ilegais, ele os forçou a se despirem imediatamente, inspecionando seus corpos com olhos que penetravam "como lasers". Immanuel, o presidente de uma grande empresa, ameaçava sua funcionária ingênua forçando-a a tirar as roupas para manter-se no emprego. Ele, o chefe, guardou o último item de roupa, a calcinha dela, para si mesmo e, mais tarde, ela ficou na frente dele, "completamente nua, do jeito que [ele] gosto[a], enquanto [estava] completamente vestido". Murdo, o soldador escocês de meia-idade, realizou uma rotina semelhante com o aprendiz escocês de 16 anos; enquanto Barnaby, o policial aposentado, esperando evitar que um jovem criminoso de 21 anos se estrangulasse com suas roupas íntimas, insistiu que lhe entregasse a cueca. Orville, o oficial do Exército, despiu o novo e vulnerável recruta, enquanto Mariangela, a jovem confinada a uma cadeira de rodas, fantasiava com seus vários médicos se despindo também para que ela não fosse a única pessoa nua na sala de exames. Em contrapartida, os três fantasistas restantes neste grupo, Edgar, Prakash e Tomasso, não despiram ninguém; em vez disso, eles ficaram excitados quando outros solicitaram que se despissem ou fossem despidos. Edgar, um autointitulado heterossexual, foi extensivamente examinado por um guarda prisional, que supostamente procurava por drogas, enquanto Prakash e Tomasso sofreram punições tendo que ser despidos por mulheres jovens. Prakash foi obrigado a se despir e se masturbar na frente de um grupo de mulheres, e Tomasso — com seus amigos Billy e Jake — foi acorrentado à parede da prisão, urinando no próprio corpo, teve barras de metal inseridas em sua uretra e sua roupa retiradas no processo.

A fantasia de ser despido e examinado fisicamente serve a várias funções psicológicas interrelacionadas. Ao se masturbar pensando em ser despido e examinado, os oito homens e uma mulher desse conjunto se envolvem em atos de exibicionismo. A maioria dos garotos normais gosta de correr nu em algum momento de seu desenvolvimento inicial (dois, três ou quatro anos), mostrando seus genitais. Nessa idade, o assim chamado período "pré-edipiano" do desenvolvimento psicossexual, os menininhos se apaixonam por seu pênis, com sua capacidade impressionante de descarregar urina e sua diferença dos genitais das menininhas. Os profissionais de saúde mental infantil podem mesmo expressar preocupação se o menino evitar fazer tais atividades, uma vez que isso pode indicar um grande sentimento de vergonha do corpo e do prazer da masculinidade. Mas, se ao passarem pela puberdade, *continuarem* a exibir seus genitais em público, essa conduta será classificada como um ato de exibicionismo genital masculino, sendo essa a mais comumente diagnosticada e perpetrada das ofensas sexuais. Em minha experiência, os exibicionistas dos genitais sofrem de um sentimento profundo de angústia de castração (o medo de perder o pênis) e de um sentimento de desvalorização no mundo (como se ninguém os tivesse notado ou os levado a sério). Ao exibirem seus genitais, esses homens frequentemente tentam induzir observadores insuspeitos a parar, olhar e depois exclamar: "Meu Deus, que pênis enorme você tem! Que homem grande, ereto e fálico você é."

Claro que as garotas também gostam de correr nuas durante a primeira infância. Mas, de acordo com os psicólogos freudianos clássicos, esse comportamento exibicionista se torna cada vez menos evidente à medida que os anos passam. Curiosamente, muito poucas mulheres se envolvem em atos de exibicionismo público da genitália — quase todos os presos por esse tipo de crime são homens.

Ao expor os genitais de forma exibicionista, seja na vida real ou na fantasia, esses homens, em particular, conseguem transmitir para si mesmos e para os outros que eles têm pênis, e não vagina. Em outras palavras, eles realmente são meninos, não meninas, como frequentemente temem ser, sobretudo se ameaçados em sua masculinidade na primeira infância, e também que o pênis sobreviveu a qualquer ameaça ou ataque. Logo, essas fantasias ajudam seus autores a se sentirem potentes, seja ao controlar os genitais de outro homem ou ao demonstrar que eles têm pênis muito visíveis, que os outros podem querer examinar em detalhes.

Além disso, as fantasias exibicionistas que contêm elementos de humilhação de outra pessoa, ou dos próprios fantasistas sendo humilhados, servem como meios secretos e inconscientes de reverter o que suspeito ser uma série de episódios antigos de humilhação corporal de algum tipo. Ao revisitar uma experiência infantil de humilhação e ao ligar a ela um orgasmo masturbatório ou coital, os fantasistas em questão transformam algo antes doloroso em prazeroso. Logo, a dor se torna alegria, e a ameaça da castração se transforma na excitação da exibição.

No entanto, essas fantasias também servem a outro propósito. Conforme indiquei, muitas delas envolvem sujeira e odores corporais. Por exemplo, na fantasia de Howell, que insistiu em que os imigrantes hispânicos ilegais tirassem as roupas e descobriu que eles eram "sebosos" e suavam como "porcos nojentos" e, portanto, precisavam abrir bem os traseiros, ser desinfetados e ter os pênis limpos e livres de qualquer sebo. Mas, curiosamente, depois de ter desinfetado os homens hispânicos, Howell os força a urinar, a defecar em um "balde cheio de merda" e, em seguida, a raspar os pelos para que pareçam criancinhas pré-púberes.

Suspeito de que, inconscientemente, Howell tentou lidar com suas experiências de treinamento do esfíncter na infância, encoprese ou incontinência, e foi considerado sujo ou fedido por sua mãe, ou por alguma outra pessoa que tomou conta dele. A criança média sujará, pelo menos, seis fraldas por dia, logo frequentemente esquecemos que quando crianças todos nós passamos grande parte do tempo tendo nossas fraldas tiradas, nossos bumbuns e genitais inspecionados e depois lavados, para em seguida nos sujarmos novamente após comermos. Esse círculo constante de adultos retirando nossas roupas quando crianças, sem nossa permissão, para verificar se estamos com as fraldas sujas, examinando e depois limpando nossas cavidades corporais íntimas, pode produzir uma combinação de prazer e invasão para a criança — prazer porque é uma alegria estar limpo e ser bem-cuidado, mas também é invasivo se a mãe, ou o pai, ou a pessoa que toma conta de nós se envolve no ritual de troca de fralda com ressentimento, nojo ou gestos de limpeza bruscos que podem nos causar desconforto.

Quando Howell fez com que os hispânicos, em sua fantasia, fossem despidos e desinfetados, apenas para se tornarem sujos uma vez mais, ele inconscientemente reencenou o campo de batalha do treinamento do esfíncter, pelo qual toda criança passa. E quando Howell concluiu sua fantasia, confessando: "Adoraria ser revistado nu e ter alguém invadindo cada cavidade de meu corpo", ele conseguiu entregar o jogo, secretamente admitindo que, embora tivesse gostado de realizar esse ritual de despir alguém, lembrava tanto da alegria quanto da potencial humilhação da época em que a mãe ou o pai fazia isso com ele. Talvez a mãe de Howell tenha lavado seu pênis ou seu reto de forma zelosa demais durante o período de treino dos esfíncteres, e esses tipos de experiências contribuíram para a erotização do banho, da desinfecção e do processo de se sujar que então se tornaram elementos centrais de suas fantasias.

Como em todas as fantasias contidas neste estudo, seria tolice sugerir que uma *única* experiência infantil causa uma fantasia específica na vida adulta. No entanto, desejo propor que os ingredientes iniciais da infância servem, mais tarde, como uma *precondição* necessária para o estabelecimento dos padrões de fantasia posteriores. Com referência às fantasias específicas relacionadas à humilhação e à vergonha, afirmaria que elas nos ajudam a *dominar* as primeiras experiências de vergonha, seja por causa do treinamento invasivo, seja pelos insultos e ataques a nossos sentimentos de limpeza corporal, integridade ou potência. Uma criança pequena cuja mãe limpava seu ânus de forma rude e que, mais tarde, se tornou o alvo de insultos e injúrias na escola, se tornará, posteriormente, vulnerável ao desenvolvimento de fantasias de ser humilhado, ou de causar humilhação a alguém. Frequentemente, o fantasista *alternará* entre uma fantasia de ser humilhado e uma de humilhar alguém, debatendo-se fortemente com a agressão que sempre acontece quando nos tornamos vítimas de vergonha corporal e de outras formas de trauma infantil.

Embora gostemos de nos imaginar como arquitetos do próprio destino, escolhendo nossos próprios caminhos e nossas preferências eróticas, minha pesquisa me levou à conclusão de que inúmeras pessoas não comandam suas mentes sexuais. Ao contrário, as preferências e fantasias sexuais são marcadas por impressões infantis, frequentemente como o resultado de vergonha, humilhação e, como veremos agora, como uma consequência do trauma sexual.

20
Um estudo de caso: Paris e os pelos pubianos ruivos

> Cada um tinha seu passado fechado em si mesmo, como as folhas de um livro sabido por ele de cor; e seus amigos só podiam ler o título.
>
> Virginia Woolf, *Jacob's Room*
> [O quarto de Jacob]

O homem com o aparelho e o creme de barbear

Paris, um enfermeiro de 49 anos de Yorkshire, pegou um trem para Londres para participar do Projeto de Pesquisa das Fantasias Sexuais Britânicas. Magro, com uma vasta e branca cabeleira ondulada, Paris entrou na sala de entrevista e não perdeu tempo para me contar sua fantasia sexual favorita. Na verdade, antes mesmo de se acomodar no sofá, ele afirmou: "De fato, tenho apenas *uma* fantasia sexual favorita e a tenho todas as vezes que faço o negócio, sabe, todas as vezes que me masturbo. Você quer ouvi-la?"

Como já mencionei, ao longo das entrevistas clínicas, invariavelmente passo as primeiras quatro horas falando sobre a vida atual do entrevistado, sobre sua infância e, além disso, tomo nota de seu histórico familiar completo. Em seguida, peço detalhes do comportamento sexual. Então, e apenas então, cuidadosamente, abordo o assunto mais privado e delicado da fantasia sexual, perguntando delicadamente se a pessoa sentada à minha frente se sente confortável para descrever uma fantasia sexual preferida, usada durante a masturbação ou a relação sexual com um companheiro. Mas Paris subverteu o processo usual de entrevistas. Na verdade, ele quase não conseguia esperar para compartilhar sua fantasia comigo. Disse-lhe que ele seria muito bem-vindo para descrever sua fantasia favorita. Ele então começou:

PARIS
Bem, é muito fácil de descrever. É a mesma desde que comecei a me masturbar, o que deve ter sido quando eu tinha 14, 15 anos ou algo assim. Aqui está: sou gay, sabe, então é uma fantasia gay. Estou amarrado na cama, é uma cama comum, em um quarto escuro, não sei onde, e alguém algemou minhas mãos acima de minha cabeça, na cabeceira da cama, como um pássaro de asas abertas, sabe? De qualquer forma, lá estou eu, amarrado à cabeceira da cama, em um quarto escuro e, por alguma razão estranha, estou vestindo uma camiseta que está muito suada, mas não tenho nada na parte inferior de meu corpo, nenhuma calça, nenhuma cueca, nada. Logo, estou me sentindo muito vulnerável, muito exposto, mas também muito excitado, porque meu pênis está exposto. De repente, um homem entra, ele é grande, mas não sei quem é porque está escuro e não consigo ver seu rosto. Esse desconhecido chega ao lado da cama e está segurando um aparelho e creme de barbear. Ele me surpreende, porque espirra o creme de barbear por todo o meu púbis — meus pentelhos — e depois o espalha, e fico excitado com tudo isso. Ele coloca ainda mais creme de barbear em minha mata e depois pega a lâmina e, sabe, com movimentos para cima e para baixo, remove todos, cada pelo encrespado, até eu ficar todo raspado lá embaixo. Então, o homem guarda a espuma e a lâmina de barbear e começa a manipular o próprio pênis, que é muito grosso, e a se masturbar enquanto paira em cima de mim, e ainda estou amarrado na cama — apenas minhas mãos estão algemadas, a propósito, meus pés estão livres por alguma razão. De qualquer forma, ele continua se masturbando, e vejo seu pênis ficando cada vez mais rígido e, em seguida, bingo!, ele despeja uma grande carga de sêmen em todo o meu peito — uma grande poça de esperma, e depois ele simplesmente se vira e desaparece. Isso me faz ficar tão excitado que, quando me masturbo, esse é o momento em que passo do limite e solto minha carga, jorrando baldes de sêmen sobre meu peito. É muito excitante todas as vezes. Bem, é essa a fantasia. Esse é o tipo de coisa que você queria?

Paris me surpreendeu com sua franqueza excepcional. A maioria das pessoas que entrevistei, tanto antes quanto depois, precisava de, pelo menos, quatro horas de conversa preparatória antes de se sentir suficientemente confortável para me contar sobre suas fantasias sexuais privadas, mas Paris se lançou sem restrições. Na verdade, tive a impressão de que ele não podia esperar para me contar a fantasia, possivelmente por causa do nervosismo, talvez em função do desejo de chocar, provavelmente como resultado de seu profundo bem-estar com a fantasia, certamente como resultado de seu *desconforto* com a fantasia. Não tenho certeza. Nesse momento da entrevista, me tornei cada vez mais intrigado com a fantasia de Paris, me perguntando por que — entre todos os cenários eróticos possíveis que alguém poderia criar na mente — Paris escolheu se masturbar justo com este filme interno específico, ser algemado à cama, raspado e masturbado por um desconhecido.

Disse a Paris que agradecia muito sua franqueza em me contar sua fantasia tão completamente. Perguntei-lhe se tinha alguma ideia da razão por que essa fantasia, em especial, o excitava. Ele olhou para mim com uma expressão vazia e respondeu: "Bem, ela simplesmente me excita." Disse-lhe que outros homossexuais na amostra de entrevistas tinham fantasias com David Beckham ou alguma celebridade de Hollywood. Gostaria de saber se alguns desses assim chamados "ícones gays" o estimulavam sexualmente de alguma maneira. Paris deu uma risadinha e disse: "Acho que eu não jogaria Beckham para fora da cama, mas para dizer a verdade, nunca penso nesse tipo óbvio de coisa quando me masturbo, isso realmente me deixaria frio. Na verdade, nunca penso nos caras gostosos que vejo nas ruas ou nos clubes. Não, é somente a fantasia de ser raspado e a desse homem se masturbando em cima de mim. Não consigo explicar isso, mas essa é a fantasia. Se tentasse me masturbar pensando no Beckham, meu membro ficaria adormecido."

Um homem de aparência comum com um rosto enrugado, Paris explicou-me que, por ser um enfermeiro profissional, ele frequentemente participa de uma grande variedade de estudos científicos porque lhe agrada saber que, ao doar sangue, testar drogas experimentais ou falar com um pesquisador comportamental, ele dá uma pequena contribuição ao avanço do conhecimento humano. Paris falou com inteligência e sinceridade e me impressionou com sua honestidade. Ele então perguntou se eu queria saber algo mais, perguntando se já tinha me fornecido todas as informações necessárias. Ri por dentro e dei uma olhada no relógio — apenas dez minutos de entrevista haviam passado e eu sabia que tínhamos apenas começado. Expliquei que para entender melhor sua fantasia, eu gostaria de lhe fazer algumas perguntas sobre sua vida atual, infância e biografia sexual. Ele esfregou as mãos ansiosamente e disse: "Pode começar."

Após as apresentações, pedi a Paris que descrevesse sua vida atual para mim com os maiores detalhes possíveis. Pedi a ele que esboçasse, o melhor que pudesse, um quadro de suas atividades diárias. Paris prontamente se lançou em uma narrativa coerente, oferecendo uma descrição elaborada de sua situação de vida atual. Em minutos, soube que Paris possui um pequeno apartamento, que divide com duas gatas siamesas. Até recentemente, vivia em uma casa muito grande no interior de Yorkshire, com "Angelo", seu namorado durante 28 anos, que infelizmente, 18 meses antes da entrevista, sem aviso prévio, deixou Paris, após viverem juntos por quase três décadas, "me trocando" por um homem mais jovem — um modelo de 17 anos. A rejeição de Angelo deixou Paris com o coração partido, e ele rapidamente ganhou 12 quilos ao se deliciar com bolos, tortas, biscoitos e outras "comidas consoladoras" em uma tentativa desesperada de preencher seu vazio emocional. Seu trabalho de enfermagem no hospital local acabou sendo uma grande ajuda para desviá-lo de suas agonias domésticas, e Paris explicou que se atirava ao trabalho com vontade cada vez maior, tanto que, recentemente, o chefe de enfermagem tinha oferecido a ele uma promoção e um aumento substancial no salário. Paris também me contou sobre seus melhores amigos, um cabeleireiro chamado "Blaise" e uma colega enfermeira chamada "Jackie", que se tornaram algo como uma família postiça. Ele falou de sua paixão por seus pacientes e por seus passatempos, que incluíam tricotar e dançar salsa. Enfim, Paris me impressionou por ser uma pessoa atenciosa, inteligente e moralmente correta, perseverando, corajosa e criativamente, após uma separação tão traumática.

Solicitei que me contasse sobre sua infância com maiores detalhes possíveis. Ele afirmou que tivera uma infância normal, muito comum, e que nada extraordinário tinha acontecido. Explicou que adorava a mãe e o pai e que lembrava da infância com muito carinho. Era filho único, se saiu bem na escola e teve festas de aniversário maravilhosas; e, embora odiasse esportes, se sobressaiu em artes e artesanato, compensando, dessa forma, sua incapacidade para pegar uma bola.

Como psicoterapeuta, sei muito bem que, quando uma pessoa está narrando sua biografia, ela invariavelmente o faz de uma forma *idealizada*, amenizando aspectos ríspidos de sua história, ou mesmo evitando-os por completo; e, embora eu acreditasse no relato de Paris de sua infância, também suspeitei um pouco disso, imaginando que talvez ele tivesse deixado de me contar alguns dos mais vulneráveis e dolorosos incidentes em sua vida. Após ouvir o relato de Paris, comecei a fazer-lhe mais algumas perguntas instigantes. Indaguei sobre a vida pregressa de seus pais, sobre seus avôs, sobre sua alimentação no início da vida — seio ou mamadeira —, sobre o treino do esfíncter e sobre uma série de outras áreas de interesse para um psicoterapeuta freudiano. Paris sabia muito pouco sobre seus anos formativos, mostrando o que chamamos de *amnésia infantil* a respeito dos eventos que aconteceram antes dos 5 anos ou por volta dessa idade. Embora ouça cada entrevistado com muita atenção, me concentrando em cada mínimo detalhe da narrativa, comecei a me sentir ligeiramente sonolento com Paris. Como psicoterapeuta, pode-se ficar sonolento por uma de duas razões:

1. Ou não dormimos suficientemente na noite anterior; ou, mais provavelmente;
2. O paciente está lutando para comunicar algo doloroso ou traumático, mas ainda não conseguiu encontrar as palavras para essa experiência. E, para manter as memórias dolorosas a distância, o paciente fica *chato* em seu estilo interpessoal — quase numa tentativa desesperada de fazer o psicoterapeuta dormir para que a experiência dolorosa não seja compartilhada.

Nessa ocasião, eu sabia que tinha tido uma excelente noite de sono antes de encontrar Paris e, além disso, não tivera sintomas de sonolência antes naquele dia, ou durante a recitação da fantasia masturbatória de Paris. O cansaço ficou aparente apenas quando ele começou a discorrer sobre sua infância. Percebi a riqueza e a qualidade quase cinematográfica da narrativa da fantasia masturbatória, comparada com a narrativa esparsa, sem detalhes e quase árida, de sua infância. Os psicoterapeutas sempre estão à espreita de tais mudanças estilísticas nos padrões de fala de nossos pacientes durante o decorrer de uma sessão psicoterápica. Comecei a formular a hipótese de que algo traumático poderia muito bem ter acontecido a Paris durante sua infância e que isso não era fácil de ser traduzido em palavras, e que como resultado desse bloqueio psicológico ou repressão, Paris se tornara anestesiado, insensível, incapaz de falar desse assunto com fluência comum. Ele ficara chato não apenas como um meio de evitar falar sobre algo, mas, ao mesmo tempo, como uma forma de chamar minha atenção para essa área de sua história, na esperança secreta de que eu poderia ajudá-lo a explorar mais esse material.

Por muitos anos, trabalhei clinicamente com homens e mulheres que sofreram abuso físico ou sexual (e frequentemente os dois) na infância e descobri que sempre que perguntava sobre as memórias dessa época, o cliente ou paciente muitas vezes respondia de forma vaga e idealizada. "Ah, minha infância foi bem normal, na verdade", ou "Tipo padrão, sabe, padrão". Tais descrições possuem uma qualidade defensiva e revelam muito pouca informação formal, mas essas racionalizações, no entanto, iluminam muito mais outras coisas, porque através da racionalização ("muito normal", "do tipo padrão") o paciente recria uma atmosfera emocional tensa no consultório. Por que o verbalmente proficiente Paris me contara tanto sobre sua fantasia masturbatória e, no entanto, muito pouco sobre sua infância? Será que ele, de repente, perdera a capacidade linguística? Parece muito pouco provável. E por que eu comecei a ficar um tanto entediado? Com o intuito de solucionar esse enigma, precisei investigar mais profundamente.

O encontro de Sherlock Holmes com Sigmund Freud

Ansioso para descobrir as origens ocultas dessa fantasia masturbatória específica de Paris, pedi-lhe que me contasse algo sobre o casamento de seus pais. Minha questão era: seus pais tiveram um casamento feliz? Alguma vez Paris viu seus pais envolvidos em intimidades físicas, tais como aconchegos ou beijos? Paris respondeu que "no norte da Inglaterra, os pais não fazem esse tipo de coisa", e que, na verdade, ele não conseguia se lembrar de qualquer carinho ou aconchego em sua casa. Comentei que, sendo filho único, Paris devia ter se questionado por que seus pais não tiveram outros filhos, e perguntei se ele sabia a razão. Ele pareceu chocado, como se esse pensamento nunca tivesse passado por sua cabeça antes: "Não sei, acho que *eu* era tão fantástico que eles pensaram que seria redundante terem outro filho." Minhas antenas de psicoterapeuta entraram em estado de alerta por causa da minha desconfiança e me percebi formando uma hipótese de que, de alguma forma, a questão da sexualidade parental acabara se tornando um tópico extremamente tabu na família de Paris, levando-o a se agarrar a uma explicação um tanto grandiosa e improvável para a falta de contato físico de seus pais; em outras palavras, formulando a teoria de que "*Eu* era tão fantástico" que os pais não teriam sentido necessidade de terem mais relações sexuais.

Então, passei para o tópico seguinte sobre "disciplina". Ao longo dos anos, descobri, ao entrevistar pacientes, que quando pergunto se sofreram qualquer tipo de "abuso" na vida, sou contemplado com negativas defensivas e respostas idealizadas: "Ah, não, isso nunca existiu em minha família." Mas descobri que se usasse uma palavra menos inflamatória, como "disciplina", os pacientes mais prontamente me ofereceriam histórias em que apanharam de cinto ou chinelo, foram esbofeteados, punidos com todos os tipos de crueldade. Claramente, a mente humana acha mais fácil tolerar a noção de que nossos pais nos "disciplinaram", do que admitirem que eles podem ter "abusado" de nós.

Após gentilmente perguntar sobre "disciplina", Paris se tornou muito mais animado. Certamente, ele conseguia se relacionar com este conceito e me disse, quase com satisfação, que seu pai costumava "dar porrada" nele o tempo inteiro, tanto com cinto quanto com chinelo, porque "Eu era um abusado e provavelmente merecia isso". Uma vez mais, me pergunto por que Paris se chamou de "abusado", uma frase tão ressonante de homossexualidade; por que ele não preferiu se chamar de "malandro", "um garoto levado", um "rebelde", um "bagunceiro" ou qualquer outro nome semelhante? O que o levou a construir uma identidade baseada na noção de ser um "abusado"?

Pouco a pouco, um quadro mais convincente começou a emergir a respeito do lar de Paris. Durante a hora seguinte, percebi que a descrição inicial de Paris de ter tido uma infância muito comum, normal e sem grandes acontecimentos não podia mais se sustentar. À medida que nossa conversa progredia, ele revelava que crescera em um ambiente familiar muito mais desolado do que descreveria previamente, caracterizado pela falta de contato físico acolhedor entre seus pais e por punições físicas constantes nas mãos do pai. Paris então confessou que se perguntava se sua mãe, alguma vez, poderia ter tido um caso extraconjugal com um vizinho muito bonito chamado Roger, porque seu rosto sempre se iluminava quando Roger e a mulher, Jessica, apareciam para tomar drinques.

Ao longo da entrevista clínica, formulei uma série de hipóteses interrelacionadas sobre os pais de Paris e seu casamento:

1 Por que o casal teve apenas um filho? Talvez, eles tenham tido dificuldades financeiras ou talvez tenham desejado manter o índice demográfico em níveis baixos; mas então, novamente, talvez o componente sexual de seu casamento tenha começado a definhar.
2 Se o casamento começara a esfriar, conforme indicado pela falta de contato físico entre a mãe e o pai, será que algum dos dois teve um caso extraconjugal, seja de forma plenamente consumada, seja de forma psicológica (por meio da fantasia, por exemplo)? Certamente, eu compartilhava a preocupação de Paris sobre a possibilidade de um caso, sobretudo entre sua mãe e o vizinho Roger.
3. E se a mãe de Paris gostava do vizinho, o pai de Paris também se interessou eroticamente por alguém, além de sua mulher? E caso positivo, *quem*?

Com essas questões guiando meu raciocínio, continuei a investigar outros aspectos da vida prévia de Paris. Perguntava-me sobre o tipo de relação que ele tinha hoje em dia com os pais, ambos octogenários, ainda vivos. Ele explicou que telefona para sua mãe uma vez por mês apenas para verificar se ela está bem de saúde, mas que seu pai nunca atende ao telefone e, portanto, Paris nunca fala com ele. Mais uma vez, minhas antenas começaram a se eriçar, e perguntei por que Paris não ia visitá-los e por que ele se restringe a uma conversa telefônica mensal com a mãe. Ele não gostaria de falar também com o pai? Paris respondeu: "Meu pai e eu não nos damos muito bem. Isso não é novidade." Perguntei quando ele percebeu que o relacionamento com o pai começara a desandar. "Ah", ele respondeu, "sempre foi assim. Estou acostumado agora". Olhei para Paris e lhe disse que em função das punições físicas que seu pai lhe infligira, não me surpreendia que alimentasse sentimentos amargos com relação a ele. E, em seguida, perguntei: "Algo mais aconteceu com você na infância? Qualquer outra forma de crueldade?"

Paris negou com a cabeça resolutamente, mas depois de uma longa e refletida pausa, abaixou a cabeça, fechou os olhos e revelou que algo mais tinha acontecido durante sua infância — um episódio muito incomum que acontecera apenas uma vez. Paris lembrava que, quando tinha 9 anos, costumava dormir na parte de cima de uma cama beliche. Certa noite no verão, sua mãe saiu, possivelmente para encontrar Roger, o vizinho, ficando, portanto, o pai totalmente responsável por ele. Por causa do calor, Paris não conseguia dormir e, então, de pijamas, saiu da cama e entrou na sala, onde encontrou o pai cochilando em frente da TV. Paris acordou o pai, reclamando que não conseguia adormecer. O pai de Paris prontamente o pegou, levou-o de volta para o quarto e, em seguida, de forma muito incomum, subiu na cama também, deitando ao seu lado, na cama apertada do filho.

Paris achou isso um pouco estranho, mas seu pai explicou que ele ficaria deitado lá até que o filho dormisse. Paris então começou a resmungar: "Mas, pai, ainda está muito quente, não consigo respirar", e seu pai lhe sugeriu: "Bem, nesse caso, filho, é melhor você tirar as calças do pijama." Essa pareceu ser uma sugestão muito estranha —

ele não deveria tirar a parte de cima do pijama também? Porém, sem questionar, o garoto de 9 anos retirou as calças e expôs a parte inferior do corpo. Então, espremido em uma cama pequena com um homem muito grande, Paris reclamou que não tinha muito espaço. Seu pai tentou aliviar seu desconforto dizendo: "Ah, bem, vou tirar minhas calças também, e aí teremos mais espaço na cama." Ele retirou as calças e a cueca, mantendo a camisa, seu dorso permanecendo coberto.

À medida que Paris continuava a me contar essa história, seus olhos se tornavam muito úmidos, e percebi que ele provavelmente nunca falara sobre esse episódio da infância com outra pessoa. Sorri gentilmente para ele, permanecendo em silêncio total, tentando oferecer alguma comunicação não verbal de que reconhecia sua dificuldade em relatar essa parte da história da infância.

"Então", disse Paris, "algo mais aconteceu." Acenei com a cabeça muito ligeiramente, transmitindo meu desejo de ouvir mais. "Bem", sussurrou Paris, "ele começou a se esfregar em mim, sabe... esfregar o pênis... em mim. Era todo grande, duro e cabeludo, e para ser franco... muito assustador. A próxima coisa que percebi foi ele agarrando minha mão e guiando-a para seu membro e depois, bem, após um tempo, com toda a esfregação, ele ejaculou no meu peito todo. Ele pegou as calças de meu pijama e limpou toda a sujeira e, em seguida, deu um tapinha na minha cabeça e me disse para eu ir dormir. Saiu da cama, pegou sua cueca e calças e voltou para a sala para ver televisão." Nesse ponto, Paris começou a chorar — não torrencialmente, mas lágrimas esparsas. O clima no consultório se tornou quase eletricamente intenso, enquanto eu, sentado à sua frente, me senti muito tocado e preocupado.

"Deus, nunca contei a ninguém sobre isso", ele murmurou, pegando um lenço de papel da caixa perto dele. Ele explicou: "Não se trata de não reconhecer que isso aconteceu. Penso nisso de vez em quando, mas apenas ocasionalmente, e não penso nisso há anos." Após pegar outro lenço de papel para limpar o fluxo crescente de lágrimas, Paris me olhou rindo e disse: "Jesus, nunca pensei que fosse falar sobre isso hoje. Quando cheguei aqui, pensei que ia apenas contar minha fantasia sexual e que isso seria tudo. Em vez disso, estou tendo toda uma porcaria de psicanálise hoje. No entanto, é bom. Talvez eu precisasse falar sobre isso." Fiquei quieto, esperando ver o que Paris desejava falar mais a respeito desse ponto. Ele continuou, olhando para mim com um olhar professoral, "Sei o que você está pensando". "Ah", respondi de forma questionadora. "Sim", ele falou, de uma forma muito zombadora, "Você está pensando que esse incidente com meu pai foi o que me fez virar homossexual. Bem, não foi, porque acho que sou desde que tinha, pelo menos, 6 ou 7 anos. Sempre soube que gostava de caras, outros garotos da escola, de bandas de música, então não acho que esse incidente teve qualquer efeito realmente".

Qualquer profissional de saúde mental que faça jus a seu salário perceberá que é tão inútil quanto cruel contradizer um paciente ou cliente na primeira entrevista. Ao fazê-lo, ficam confirmados os piores temores do paciente de que o psicoterapeuta realmente é um mago invasivo, intrusivo e onisciente, que pode "ler" a mente do paciente como um mágico, afirmando saber mais sobre ele do que ele mesmo. Na verdade, apesar dos pronunciamentos de vários colegas nos campos da psicologia e da sexologia, que afirmam saber a verdade sobre as origens do homo e do heterossexualismo, nós do campo da psicoterapia, ao contrário, suspeitamos de que possa haver muitos tipos e graus diferentes de orientação sexual e que parece improvável que a orientação sexual de uma pessoa seja causada por um simples gene ou por uma única experiência traumática. Conheci muitos homens em meu consultório que tiveram experiências abusivas semelhantes ao incidente entre Paris e o pai e, no entanto, muitos deles se tornaram predominantemente heterossexuais na vida adulta.

Considerando todas essas incertezas, simplesmente respondi: "Bem, acho que é muito importante que você seja capaz de me contar essa história. Ela parece ser algo que ficou supurando dentro de você por muito tempo, e acredito que suas lágrimas possam representar algum alívio por finalmente ter sido capaz de compartilhar essa história com alguém." E continuei: "Acho que se realmente formos honestos, na verdade, não sabemos que impacto esse incidente teve em você ou sobre o desenvolvimento de sua orientação sexual. E suspeito de que você também possa estar inseguro sobre o efeito que isso pode ter causado, e que essa pode ser a razão de você desejar compartilhar isso hoje com um psicoterapeuta. Talvez, ao vir aqui, você não apenas desejasse participar deste projeto de pesquisa, mas pode ser também que você tenha visto isso como uma oportunidade de fazer contato com um terapeuta para que essa história pudesse ser verbalizada, talvez pela primeira vez."

Paris me olhou e confessou: "Sim, é a primeira vez. Nunca contei isso para o Angelo, e vivemos juntos 28 anos." Perguntei a Paris: "Você tem 49 anos, se me lembro corretamente." "Sim, está correto", respondeu Paris. "E Angelo, quantos anos tem?" perguntei. "Ah, deixe-me ver, ele deve ter, sim, ele deve estar com 66 anos agora. Ele é bem mais velho", disse Paris, abaixando a cabeça, como se tivesse pronunciado algo vergonhoso. Antecipando sua angústia, compartilhei um pensamento com ele: "Você está imaginando que eu acho que Angelo foi seu pai substituto, já que é tão mais velho que você." "Bem", exclamou Paris, "é assim que vocês psis pensam, não é? Mas é algo que sempre me perguntei e, de qualquer maneira, Angelo parece gostar de homens mais jovens".

Não queria bombardear Paris com uma saraivada de interpretações psicanalíticas sobre o desenvolvimento de sua orientação sexual ou o desenvolvimento de suas fantasias sexuais no contexto de uma simples entrevista orientada para a pesquisa. Eu sabia que era muito provável que eu não visse mais Paris e não desejava abrir toda uma série de polêmicas psicológicas que não poderiam ser suficientemente aprofundadas. Mas Paris tinha, na verdade, antecipado minha linha de raciocínio. De fato, me perguntei, muito seriamente, se sua atração por um homem com bem mais idade era resultado do prazer erótico e do medo gerado pela proximidade física que ele experimentara naquela noite em sua beliche. Em toda minha carreira, encontrei pouquíssimos homossexuais que buscavam parceiros masculinos consideravelmente mais velhos. Da mesma forma, encontrei um número muito grande de mulheres jovens durante minha prática psicoterápica que também buscavam parceiros de mais idade, e em grande parte desses exemplos, algum tipo de abuso sexual ocorrera na infância. De alguma forma, a atração por um companheiro de mais idade serve como uma lembrança de que o sexo pode ocorrer, e de fato ocorre, por meio do abismo de gerações e que essa atração também pode servir como uma indicação de que se espera desesperadamente encontrar uma nova encarnação de uma pessoa de mais idade que possa ser mais amorosa e respeitadora. Devo enfatizar, no entanto, que estou falando aqui sobre casos encontrados exclusivamente em um ambiente psicoterápico clínico. Suspeito fortemente de que a atração de Paris por Angelo possa, talvez, ter representado, em parte, uma tentação para resolver alguns sentimentos complexos com relação ao pai sexualmente abusivo.

E a fantasia sexual de Paris? Bem, não é preciso ser um detetive ou um psicólogo para enxergar uma forte relação entre a sua detalhada fantasia masturbatória central e sua experiência traumática de abuso sexual em sua beliche, que envolveu a ejaculação do pai em cima dele. Na verdade, as correspondências entre os ingredientes da fantasia e os detalhes da cena traumática se tornaram tão fortes que fica muito difícil oferecer uma explicação alternativa convincente sobre o conteúdo específico da fantasia de Paris.

Para recapitular, na fantasia masturbatória favorita de Paris ele está em uma cama, com as mãos amarradas à cabeceira e sem calças. Curiosamente, ele ainda veste a camisa, muito embora a maioria das cenas sexuais terminem em nudez completa. Então, um desconhecido, cuja face não pode ser identificada com facilidade, raspa os pelos de Paris, ejacula em seu corpo e vai embora.

Extraordinariamente, quase todos os detalhes da fantasia masturbatória de Paris podem ser relacionados a um aspecto daquela primeira noite de trauma sexual aos 9 anos. Em sua fantasia, Paris se encontra amarrado à cama sem as calças, mas ainda vestindo a camisa. Obviamente, isso se tornou uma repetição absoluta em cada detalhe da experiência original de abuso vivida com o pai. Além disso, na fantasia, Paris não vê o rosto do homem que o restringe, o raspa e ejacula nele. Isso reflete sua própria incapacidade de ver o rosto real do pai no quarto escuro; ademais, as diferenças de altura entre o corpo de 9 anos de Paris e o do pai, que é alto, teriam dificultado a visão de Paris de qualquer outra coisa que não fosse a parte inferior do corpo do pai, aconchegado a ele no espaço apertado. Da mesma forma, na fantasia, o homem atinge o clímax e despeja seu sêmen sobre o corpo de Paris, da mesma forma que o pai fizera. Na vida real, o pai de Paris convenceu o menino a masturbar seu pênis grande, enquanto na fantasia, Paris tem as mãos amarradas e, portanto, não pode fazer isso. Ele sente, sem dúvida, que o pai o forçara a tocar no pênis dele, estimulando Paris a sentir que, de alguma forma, as mãos dele estavam amarradas. Na fantasia masturbatória, a experiência infantil de ter as mãos seguras e restritas pelo pai se tornou ainda mais explícita, com a corda para amarrar as mãos de Paris à cabeceira. Com 9 anos, ele quase não tinha escolha e, quando o pai colocou a mão dele nos genitais crescidos de um homem, o garoto teve de obedecer. Claro, na fantasia, Paris não consegue de jeito algum masturbar o pai/desconhecido devido às algemas em seus pulsos; logo, na fantasia, Paris se protegeu totalmente de recriar a experiência de ser forçado a masturbar um homem mais velho.

Indaguei-me sobre o detalhe importante que envolveu a aplicação do creme de barbear na região púbica de Paris e a raspagem subsequente dos pentelhos. O pai de Paris não raspou o filho na noite em questão, porque um menino de 9 anos ainda não se tornou púbere. Talvez Paris tenha introduzido essa parte adicional do material da fantasia como um meio de garantir que nela o desconhecido o raspa para transformar sua genitália coberta por pelos em algo mais suave e, portanto, mais pré-púbere. Ao analisar esse detalhe da fantasia, podemos entender melhor que as fantasias sexuais, embora sejam frequentemente repetições exatas de uma cena traumática anterior, às vezes se transformam, acrescentando novos ingredientes ao propósito primário de melhor reproduzir a cena original. Se Paris não tivesse os pelos raspados, isso tornaria mais difícil para ele se imaginar como um menininho sendo subjugado a uma cena incomum e inesperada de contato sexual. Logo, às vezes, a fantasia será transformada para replicar o trauma original da forma exata em que ele ocorreu; outras vezes, a fantasia se tornará mais elaborada para aumentar o nível de prazer ou segurança.

Enquanto ouvia a história de Paris e começava a formular algumas hipóteses interpretativas, de repente me percebi fitando seus cabelos brancos densos e ondulados. Então, comecei a pensar: qual era a cor do cabelo de Paris quando jovem, antes de ficar branco? Às vezes, durante a entrevista clínica, a mente do psicoterapeuta vaga por um caminho aparentemente inesperado, mas por analisarmos cada detalhe muito seriamente, meus colegas e eu descobrimos que sempre que temos um pensamento aparentemente irrelevante, ele pode gerar frutos e nos fornecer mais informações essenciais. Nesse ponto, fiz um jogo calculado e perguntei a Paris muito inocentemente qual era a cor de cabelo dele na juventude. "Ruivo", ele respondeu com um olhar azedo em seu rosto. "Era avermelhado-claro, ruivo, que eu *odiava*."

Pessoalmente, nunca entendi muito bem por que tantas crianças com cabelos ruivos se tornam objeto de gozação na escola e por que os comediantes regularmente contemplam suas plateias com piadas sobre pessoas com cabelo ruivo. Suponho que, graças à raridade dessa cor de cabelo, deve haver alguma inveja. Além disso, sei que nós humanos achamos muito difícil tolerar as diferenças, sejam elas religiosas, políticas, sexuais ou quaisquer outras. Com isso em mente, perguntei a Paris se ele não teve dificuldades na escola em função de ter cabelo ruivo, e ele me disse que, na verdade, os outros meninos o gozavam por isso, xingando-o de "veado" e "bicha" por ele ter demonstrado sinais de ser afeminado, mas ridicularizando-o por causa da cor também, xingando-o de "veado ruivo" e de outros nomes cruéis. Nos anos de juventude, os colegas de escola de Paris o gozavam por causa do cabelo ruivo e, mais tarde, na adolescência, durante o banho após a prática de esportes, eles zombavam de seus pentelhos ruivos.

Senti-me satisfeito, neste momento, por ter confiado em minha intuição e por ter feito uma pergunta potencialmente irrelevante sobre a cor de seu cabelo na juventude. Depois de saber sobre o cabelo ruivo de Paris e o cruel abuso verbal que ele sofreu como resultado disso, entendi melhor suas razões inconscientes para incluir uma cena de depilação púbica em sua fantasia masturbatória primária. Ter um desconhecido eliminando seus pelos pubianos fazia com que Paris conseguisse realizar duas tarefas psicológicas inter-relacionadas:

1. Recriar seu corpo pré-púbere, livre de pelos, como um meio de reviver a cena infantil de abuso sexual com o pai e de trocar o pai

por um adulto desconhecido, minimizando, assim, o impacto da molestação intrafamilar na infância;
2. Permitir que o desconhecido o raspasse, eliminando os pelos ruivos ofensivos que o tornou objeto de gozação no pátio e, mais tarde, nos chuveiros da escola.

Portanto, por meio da análise da fantasia sexual recorrente de Paris, podemos ver vários princípios-chave em operação:

1. As fantasias sexuais na idade adulta frequentemente têm origem nas experiências anteriores.
2. Certos elementos da fantasia sexual adulta são repetições diretas de eventos reais ocorridos na infância.
3. Outros elementos da fantasia sexual adulta estão baseados em aspectos de eventos reais ocorridos na infância, que então *incorporamos*, *disfarçamos* e *transformamos*.
4. As fantasias sexuais nos permitem transformar experiências infantis dolorosas em experiências masturbatórias ou coitais adultas prazerosas.
5. As fantasias sexuais dependem da realização de desejo no sentido de que elas nos permitem reduzir a tensão psicológica por meio do ato de erotização.

Não desejo insinuar, neste ponto, que toda fantasia sexual adulta possa ser rastreada até o trauma sexual originário, ou que um único episódio de abuso sexual se torna uma base suficiente para uma posterior fantasia sexual recorrente. Afinal, Paris deve ter tido outras experiências infantis que podem ter servido de base para sua fantasia sexual primária. Contudo, por que seu inconsciente escolheu essa experiência para transformar e repetir?

Devemos lembrar que a análise da fantasia sexual nunca deve ser reduzida de forma grosseira a apenas um único momento da biografia. Deve haver muitos outros garotos e garotas que experimentaram o ato de masturbação parental forçado, mas cujas fantasias sexuais, na vida adulta, não contêm qualquer traço daquela experiência. Alguns adultos reprimem esse tipo de experiência inteiramente, enquanto outros utilizam tipos muito diferentes de eventos anteriores como base para suas fantasias. Nem todos os indivíduos são afetados da mesma forma pelo mesmo trauma. Algumas crianças são mais resilientes em função de terem tido um apoio maior dos pais ou dos avôs. Ademais, alguns entre nós nunca experimentaram abuso grosseiro, ou foram molestados, e desfrutaram tratamento mais seguro nas mãos dos pais; logo, nossas fantasias sexuais podem não ser tão abertamente carregadas de conflito. Voltaremos a esses pontos de diferença nos capítulos subsequentes.

Como Paris teve um pai abusivo e uma mãe negligente e ocupada com seu possível, se não provável, caso extraconjugal, suspeito de que o impacto de sua molestação infantil pelo pai não pode ter diluído ou contido de forma alguma. Ele não tinha um modelo estável de um pai ou uma mãe que pudesse atenuar o impacto; portanto, sua mente veio ajudá-lo a processar a experiência anterior e a torná-la a base de algo orgasmicamente prazeroso. Sua atração por homens de mais idade, como Angelo, pode ter se originado de seu desejo de encontrar uma versão melhorada de um pai, com quem ele pudesse fazer sexo de uma maneira mais apropriada no que se refere à idade.

Paris tem uma vida de fantasia sexual saudável? Se um paciente consulta um psicoterapeuta e anuncia: "Eu me masturbo imaginando ser raspado e ter meu corpo coberto de sêmen enquanto estou amarrado na cama", deveríamos encorajá-lo? Chamaríamos o hospital psiquiátrico local? Expressaríamos preocupação? Adotaríamos uma política "tudo que o excita é válido"? Ou nos empenharíamos em entender o sentido da fantasia, sem chegar a uma conclusão rápida sobre seu aspecto saudável ou doentio?

Quando um paciente conta uma fantasia sexual privada durante uma sessão de psicoterapia, tento permanecer tão neutro quanto possível, não encorajo nem desencorajo a fantasia *e* também evito adotar uma atitude de "tudo que o excita é válido". Ao contrário, descreveria minha resposta para cada fantasia sexual como sendo baseada no interesse e na curiosidade e no que eu chamaria de "preocupação benigna", admitindo a possibilidade de a fantasia poder conter traços de trauma não processado e não diluído, mas sempre lembrando que a fantasia também produz prazer. Em geral, desejo sempre investigar, com o paciente, se a fantasia pode interferir em outros aspectos do funcionamento psicológico de alguma forma.

Antes de nossa entrevista terminar, perguntei a Paris como ele se sentia com relação à vida em geral. Ele me contou que, embora sentisse saudades de Angelo, ainda tinha uma vida razoavelmente boa, apesar do fato de que, no trabalho, frequentemente sentir que as "mãos estão amarradas", reclamando de patrões que restringiam sua liberdade e criatividade. Ouso dizer que todos que alguma vez já tiveram um emprego de algum tipo serão capazes de entender a experiência de ter as mãos amarradas no trabalho. No entanto, para a maioria de nós, isso seria uma metáfora, em vez de a base de uma estimulação erótica noturna. Para Paris, o clímax pode ser bem mais intenso ao imaginar suas mãos *amarradas*, muito literalmente. Quando me contou que, no trabalho, sente como se suas mãos estivessem amarradas, me pergunto se certos aspectos de sua história privada, e de sua história sexual em particular, tinham conseguido penetrar em sua vida profissional e se ele fez algo que contribuiu para as tais interações complicadas no trabalho que resultaram nas mãos amarradas. Claro, esse tipo de pergunta não pode ser respondida totalmente com base em uma única entrevista de pesquisa de cinco horas. Somente trabalhando de forma psicoterápica, por um longo período de tempo, seria capaz de averiguar, com Paris, se sua fantasia representa algo tóxico e destrutivo em sua mente e se ela afeta negativamente outras arenas de seu dia a dia.

Quando se tenta analisar uma fantasia sexual, é preciso virar um detetive e usar não apenas a capacidade psicanalítica legada por Sigmund Freud, mas também as capacidades forenses de um Sherlock Holmes. A maioria dos profissionais de saúde mental comuns não é abençoada com os formidáveis poderes interpretativos do mais importante médico de Viena, ou com a perspicácia do mais refinado detetive da ficção, mas tanto Freud quanto Holmes servem como bons modelos de curiosidade, refletindo sobre os detalhes mais minuciosos de um quebra-cabeça e sobre seu possível significado.

Um bom psicoterapeuta, assim como um bom detetive, deve também saber quando compartilhar suas descobertas com um paciente, ou com um suspeito. Ao conduzir essas entrevistas tão revelantes, tive de lutar o tempo inteiro entre o desejo de compartilhar minhas hipóteses preliminares com os entrevistados e meu sentimento de precaução de que, se o fizesse, poderia entrar em terreno complicado que não poderia ser desenvolvido de uma forma suficientemente útil. Ao fim, transmiti alguns de meus pensamentos e impressões a Paris, que os absorveu com muito interesse e com algum divertimento, apesar de nunca ter tido contato com um psicoterapeuta antes e não estar familiarizado com a forma como pensamos e conceitualizamos. Antes da conclusão da entrevista, perguntei-lhe como se sentia e se desejava que eu usasse seu material. Ele me disse que se sentia bem e que gostou de ter chorado e de ter tido a oportunidade de "tirar isso do meu peito" — uma imagem bem ressonante. Como homem, ele precisava colocar sua história em palavras, tirá-la do peito. Como menino, ele precisava tirar o sêmen de seu pai de seu peito.

Paris me contou que ficaria feliz em autorizar o uso de seu material em meu trabalho escrito e em minhas palestras se eu considerasse isso útil para outros. Expliquei que, ao explorar os elos possíveis entre as experiências infantis e as fantasias posteriores, poderíamos aprender muito, sobretudo esse material serviria como um alerta sobre os efeitos duradouros de eventos nocivos ocorridos na infância. Apertamos as mãos, e Paris foi embora. Senti uma imensa gratidão por esse homem, por haver me permitido visitar o interior de sua mente e de sua biografia, e espero que se, alguma vez, ele ler este capítulo, se sinta compreendido e tratado com compaixão.

Mais tarde naquela noite, exausto por um longo dia de entrevistas clínicas, fui à Royal Opera House para assistir a uma encenação de *La Traviata*. Ao final da ópera, o herói, Alfredo Germont, interpreta uma canção de amor em dueto com a heroína, Violetta Valéry, uma cortesã que está morrendo de tuberculose. Embora Alfredo saiba que Violeta não se recuperará e que, na verdade, não tem mais que alguns minutos de vida, ele tenta confortá-la prometendo que a tirará de seu leito de morte, em Paris:

Parigi, o cara, noi lasceremo,
la vita uniti trascorreremo,
de'corsi affanni compenso avrai,
la tua salute rifiorirà.

(De Paris, querida, partiremos,
para vivermos juntos.
Nos recuperaremos de todos os nossos dissabores amorosos,
E você terá saúde novamente.)

Enquanto ouvia os acordes da música de Giuseppe Verdi, comecei a pensar sobre minha entrevista, naquele dia, com um homem corajoso, que sobreviveu a uma infância gélida e se tornou um enfermeiro dedicado a seus pacientes em Yorkshire. Percebi-me desejando que ele estivesse bem e que seus dissabores amorosos pudessem diminuir, e que, um dia, ele encontrasse um parceiro fiel e para a vida toda. Experimentei um sentimento de proteção parental com relação a ele. Porém, ao contrário de Alfredo, que tenta curar Violeta tirando-a de Paris, nós, psicoterapeutas, tentamos ajudar os pacientes a *não fugir*, mas a viver melhor dentro de suas cabeças. Naquele momento, decidi, chamarei esse homem de "Paris".

21
As raízes traumáticas da fantasia sexual

Que incidentes bestiais nossas memórias insistem em acalentar!

Eugene O'Neill, *Strange Interlude*
[Interlúdio estranho]

Genética ou biografia?

Por muito anos, endocrinologistas, pediatras, psicólogos e psiquiatras sugeriram que nossas vidas sexuais contêm poucos — ou talvez nenhum — elementos de livre escolha, em função da forte influência da predisposição genética e dos níveis hormonais do útero de nossa mãe durante a gravidez. Esses pesquisadores argumentam ardorosamente em favor de uma teoria protobiológica da orientação sexual e também da fantasia sexual. Como pesquisador da ciência do comportamento, aplaudo todos os esforços, sejam eles biológicos ou psicanalíticos, de fazer pesquisa básica com o objetivo de iluminar as questões importantes da vida humana. Entretanto, gostaria de estar tão confiante quanto esses psicobiólogos, que insistem em dizer que todo comportamento sexual pode ser explicado por fatores hereditários ou intrauterinos.

Embora seja impossível experimentar excitação sexual completa e, portanto fantasia sexual, sem as necessárias precondições biológicas subjacentes, minha pesquisa indica que o conteúdo detalhado de nossa vida de fantasia se desenvolve não na *genética*, mas na *biografia*. Como observamos no caso de Paris, discutido no último capítulo, a fantasia pode muito bem emergir como resultado de experiências conflitantes, traumáticas e pós-uterinas da vida real, que ocorreram durante a infância e que servem como um verdadeiro para-raios ao redor do qual a fantasia sexual subsequente pode se organizar.

Desejo propor que, assim como os sonhos, os sintomas neuróticos e outras manifestações comportamentais, as fantasias sexuais também têm origem em nossas experiências formativas, pós-parto. Claro, entendo que nossas personalidades adultas resultam de um amálgama complexo de fatores, os quais podem incluir contribuições genéticas, bioquímicas, neurofisiológicas, pré-natais e perinatais, assim como as experiências marcantes mais evidentes da infância. Certamente, seria muito difícil fantasiar sem um cérebro que funcione. Porém, nessa era de psiquiatria biológica e de farmacoterapia, corremos o risco de destruir o papel das explicações psicológicas mais tradicionais esboçadas por Freud, em primeiro lugar, e pela miríade de seus colegas ao longo de um século. Talvez, por meio da análise de alguns estudos de caso, derivados de entrevistas psicodiagnósticas clínicas, possamos começar a obter uma compreensão mais ampla de alguns dos possíveis antecedentes do conteúdo das fantasias.

Graziella e a mesa de vidro

Quando "Graziella" entrou suavemente em meu consultório, abri um sorriso largo e luminoso. Embora goste de sorrir calmamente para as pessoas no primeiro encontro, em parte para aliviar suas angústias — muitas vezes avassaladoras — de vir consultar um psicoterapeuta, nesse caso meu sorriso logo se tornou uma risadinha, em virtude da risada contagiosa de Graziella. Enquanto caminhava pelo corredor, ela começou a rir e, em seguida, com um sotaque marcadamente nortista, exclamou: "Isso é tão idiota, né? Falar das minhas fantasias com um desconhecido! Você deve achar que sou louca!" Recompus-me, me apresentei com um aperto de mão e agradeci por ela ter feito uma longa viagem até Londres.

Depois de explicar o propósito da entrevista, a animada Graziella, como muitos dos participantes da pesquisa, revelou sua história de vida sem restrições, respondendo a todas as perguntas com generosidade. Embora Graziella, 31 anos, tivesse experimentado muitos traumas e privações na vida, ela sobreviveu e conseguiu manter um bom senso de humor sobre seus apuros, pelo que a respeito muito.

Filha única de pais adolescentes e não casados, Graziella cresceu em um conjunto residencial no norte da Inglaterra. O pai alcoólatra e desempregado batia na mãe com muita frequência. Contudo, felizmente, por causa de uma intervenção, na hora certa, do serviço social local, a mãe de Graziella conseguiu mudar com a filha de um ano para um abrigo de mulheres, evitando, assim, quaisquer maus-tratos posteriores por parte do pai tirano. Infelizmente, logo depois, a mãe foi atraída por um novo parceiro que também se tornou abusivo física e sexualmente, espancando-a na presença de Graziella, atirado-a na parede, em uma ocasião, com força brutal.

Após relatar esses episódios para mim, Graziella riu e disse: "É preciso ter um senso de humor com relação a essas coisas, não é? De outra forma, isso vai te matar, entende o que eu digo?" Fiz que sim com a cabeça e, ao mesmo tempo, comecei a perceber que a filosofia tingida de humor de Graziella provavelmente se tornou um mecanismo de defesa essencial para sua personalidade e a ajudou a amenizar a dor.

Embora o pai de Graziella tivesse literalmente machucado a mãe, perguntei se ele alguma vez bateu nela, na própria filha. Resolutamente, ela negou que ele tivesse feito tal coisa. Então, expliquei que também seria útil saber se sua mãe, de tanta frustração, alguma vez bateu nela. Imediatamente, Graziella ficou mais séria e, pela primeira vez, abaixou a guarda: "Ela nunca me bateu, não, nunca, exceto por aquela única vez, mas realmente não a condeno por isso." Levantei as sobrancelhas, expressando interesse em obter mais detalhes, e Graziella descreveu o episódio por inteiro: "Eu tinha uns 3 anos, estava no apartamento do conjunto residencial, e havia uma mesa de centro de vidro na sala de estar, e eu estava colorindo com meus lápis de cera. Acho que fiquei um pouco entusiasmada e comecei a colorir o vidro também — por toda a droga do lugar. Minha mãe se debruçou por trás de mim para ver o que eu estava fazendo e acho que ela perdeu o equilíbrio e enfiou meu rosto na mesa de centro, e ela quebrou."

Graziella e eu inspiramos profundamente, cada um de nós afetado por essa história de abuso infantil. Imaginei que tipo de dano físico a mãe infligiu nela; por exemplo, se a mesa de centro havia mesmo quebrado, Graziella precisou tomar pontos? Ela ficou com alguma cicatriz? E, pior ainda, algum pedaço de vidro entrou em seu olho? Graziella respondeu que sim a todas essas perguntas, explicando que ela, na verdade, sangrou pelo chão todo e que precisou tomar muitos pontos. Então levantou do sofá, andou até onde eu estava e me mostrou algumas cicatrizes muito indistintas em seu rosto, que somente podiam ser notadas se chegássemos muito perto. Felizmente, ela quase não sofreu qualquer dano visual, e não se lembrava se teve os olhos lavados.

Graziella me disse que não conseguia se lembrar de detalhes de sua ida para o hospital. Isso, claro, não me surpreendeu. Quando crianças passam por traumas muito terríveis, tais como ter o rosto esmagado em uma mesa de vidro, frequentemente, se não invariavelmente, elas reprimem o evento, já que mantê-lo na consciência se torna doloroso demais. A professora Linda Meyer Williams, psicóloga americana que trabalha no Laboratório de Pesquisa de Famílias, na Universidade de New Hampshire, publicou, em 1994, um estudo memorável no qual demonstrou, de forma impressionante, que uma porcentagem substancial de adultos que, quando crianças, tiveram que ser atendidos na emergência de um hospital como resultado de lesões por abusos não têm qualquer memória dessas consultas, muito embora a professora Williams pudesse provar que eles receberam tratamento hospitalar ao examinar seus registros médicos. Obviamente, o trauma nem sempre pode ser mantido na consciência; muitas vezes, ele precisa de uma outra rota para se expressar.

Após relatar esse episódio terrível, no qual poderia ter morrido, Graziella explicou que, "de alguma forma", ela conseguiu crescer e que, embora fosse uma "merda" na escola, sem qualificação alguma, conseguiu montar um negócio muito lucrativo, uma firma especializada em segurança que oferece proteção para artistas em concertos de rock e em outros eventos públicos. Graziella me informou que emprega uma equipe de "grandes brutamontes", homens com ombros largos, que pesam entre 100 e 120 quilos e que vigiam a porta de vários clubes e teatros, garantindo que nenhum bêbado criador de problemas se infiltrará. Como nunca falei com uma mulher que trabalha nessa área, fiquei intrigado e pensando como Graziella conseguira ter sucesso em um campo que comumente atrai homens.

Ao responder às minhas perguntas, Graziella apenas gargalhou com seu humor característico. "Não sei, acho que basta os homens me verem chegar e já começam a tremer nas calças." Olhei para sua figura diminuta e avaliei que ela não devia ter mais de 1,65m — certamente não parecia o tipo de mulher que faria bêbados tremerem. Obviamente, alguma outra coisa que não uma presença física impositiva tinha levado Graziella a uma linha extremamente específica e incomum de trabalho, uma que claramente a favorecia e que ela tinha desenvolvido com sucesso admirável. No entanto, nitidamente, Graziella não entendia por que dedicara todas as suas energias adultas a esse tipo de trabalho, que envolvia segurança e proteção.

Graziella me contou, novamente com seu estilo bem-humorado, que nunca se casou e nunca teve um namorado por muito tempo. Ela seria lésbica? No entanto, antes que eu pudesse perguntar, Graziella antecipou minha pergunta e explicou: "Caso você esteja imaginando coisas, só transo com homens. Amo um pedaço grande de boa carne." Logo descobri que Graziella teve talvez uns trinta encontros sexuais diferentes com trinta homens diferentes durante a última década, nenhum dos quais resultou em um relacionamento duradouro. Essa confissão não me surpreendeu. Frequentemente, encontro mulheres que tiveram pais fisicamente abusivos e que têm maridos abusivos, ou como Graziella, evitaram uma ligação duradoura com um homem, vivendo com medo perpétuo de que qualquer casamento invariavelmente resultasse em maus-tratos físicos. Essas mulheres desenvolvem uma resposta fóbica ao compromisso heterossexual, e muitas experimentam o lesbianismo como alternativa.

Após aproximadamente quatro horas, abordei a questão da fantasia sexual e perguntei a Graziella se, naquele momento, ela se sentia confortável para relatar qualquer fantasia que tivesse, seja durante a masturbação, seja durante o ato sexual com um parceiro. Ela me disse que frequentemente, na fantasia, se imagina fazendo sexo com uma linda mulher. Graziella rapidamente reiterou o fato de que nunca, jamais, teve um relacionamento sexual na vida real com outra mulher, mas que durante a masturbação, ela gosta de lesbianismo. Então pedi novamente mais detalhes, e Graziella explicou que, em sua fantasia lésbica, ela sempre faz sexo com uma mulher desconhecida. Nunca consegue ver o rosto, mas sabe que essa mulher deve ter 20 ou 25 anos, "no máximo". Às vezes, no meio da fantasia, um homem aparece, observa Graziella envolvida em sexo lésbico e pede para participar. Graziella me contou que sempre recusa transformar a fantasia em um trio e que fica excitada com a ideia de que o homem precisa ficar lá, de lado, masturbando sua "grande ereção", incapaz de tocar nela ou em sua amante.

Perguntei a Graziella se ela gostava de alguma outra fantasia sexual, e ela respondeu: "Ah, sim, a que acabei de lhe contar é realmente a única que uso para propósitos comuns. Há outra, que não tem homem algum, que provavelmente é a que me dá o melhor orgasmo, que realmente atinge meu ponto G." Ela continuou a descrever sua fantasia masturbatória mais excitante e frequentemente utilizada:

GRAZIELLA
Não é grande coisa, realmente, porque não acontece muita coisa, mas estou sentada em um sofá, como este, e estou nua. De repente, um par de braços — sei que são braços de mulher — me abraça por trás e começa a acariciar minhas tetas. É inacreditável. Não tenho ideia de quem é essa mulher ou de como ela é fisicamente. Nunca vi seu rosto. Ela então começa a passar as mãos pelo meu cabelo e me empurra e fico debruçada, e ela então acaricia minhas costas e meus ombros. É maravilhoso, muito sensual, muito erótico, nada parecido com sexo com homens. [Pausa] E é isso. Eu gozo e gozo e gozo. [Pausa] Sei que não há muito nela, mas simplesmente adoro pensar nessa mulher sem rosto massageando minhas costas e meus seios e tudo o mais. Ela realmente me excita. [Pausa] Então, você acha que sou lésbica?

Não respondi à pergunta de Graziella, simplesmente porque não sabia. De acordo com seu testemunho, ela nunca teve uma experiência com lésbica na vida real. Ao contrário, ela gostava de encontros sexuais frequentes com homens cujos pênis grandes lhe traziam prazer. Porém, na fantasia, ela tirava satisfação orgástica não do pênis, mas de um carinho. Para compor ainda mais as coisas, Graziella explicou que, embora gostasse de fantasias lésbicas, nunca desejou encená-las, mesmo se uma loura linda e gostosa começasse a flertar com ela. Portanto, ela seria uma lésbica secreta e inconsciente que realmente não sabe o quanto deseja as mulheres? Poderia ser bissexual? Seria heterossexual, com uma queda criativa para a variedade? Estaria confusa? Ou Graziella desafia nossas categorias tradicionais? Deixo essas questões inteiramente em aberto.

Em vez de tentar categorizar Graziella, perguntei se ela e eu poderíamos refletir sobre o conteúdo de suas fantasias sexuais e se ela tinha alguma teoria que pudesse explicar por que preferia essas fantasias específicas em vez de muitas outras que sua mente poderia ter criado. A resposta de Graziella não me surpreendeu. Ela simplesmente encolheu os ombros e falou rindo: "Não faço a menor ideia. É assim e pronto. Eu disse que era 'doida', não disse?"

Graziella, como quase todas as outras pessoas que entrevistei, parece não ter consciência das origens de suas fantasias. Suspeito de que, se as entendesse, não se apegaria a elas com tanto afinco. Contudo, suspeito também de que nossas fantasias representem uma manifestação de nossa mente *inconsciente* e que, por essas fantasias conterem conteúdos *inconscientes*, não conseguimos, quase por definição, entendê-los; e, portanto, continuamos imersos nelas, com uma certa inexorabilidade.

Embora Graziella não pudesse entender por que escolhera se masturbar com essas imagens específicas, tenho uma teoria, derivada da entrevista com ela e de meu conhecimento de outros indivíduos com experiências, estruturas caracteriológicas e estilos de personalidade semelhantes.

Quando garotinha, Graziella sofreu muitas e variadas experiências de privação. Ela cresceu na pobreza física e emocional, nascida de um pai violento e indiferente, que batia em sua jovem mãe. Em função da periculosidade do pai, os serviços sociais levaram Graziella e a mãe para um abrigo. Tais eventos predispõem uma menina a desenvolver um relacionamento extremamente conflitante com os homens, e proponho que Graziella veio a temê-los e, ao mesmo tempo, ansiar por mais contato com eles, em virtude do misterioso desaparecimento deles de sua infância. Quando sexualmente adulta, Graziella buscou homens para suas escapadas sexuais, mas ao escolher *trinta* amantes em um período de dez anos, ela acabou por conseguir descartá-los em rápida sucessão. Sua incapacidade de criar um vínculo forte com qualquer homem evidencia sua ambivalência, a saber, o anseio por homens e o medo deles ao mesmo tempo.

Embora o lesbianismo possa ser uma tendência sexual primária por si mesmo, suspeito de que, no caso de Graziella, uma mulher que gosta de sexo com homens, sua propensão a ter fantasias lésbicas pode ter uma qualidade defensiva, protegendo-a dos perigos do pênis. Lembremos que Graziella tem duas fantasias que geram excitação:

1. Uma fantasia de sexo exclusivamente lésbico com uma mulher desconhecida que a agarra por trás e bolina seus seios, pescoço e ombros.
2. Uma fantasia de sexo lésbico com uma mulher desconhecida, durante a qual um homem aparece, mas Graziella não permite que ele participe, e ele deve se masturbar sem se envolver.

Ao fantasiar com sexo exclusivamente lésbico, ou com um homem relegado à periferia, Graziella consegue sexualizar seu desejo de punir os homens e erradicá-los de seu espaço. Muitos homens heterossexuais se sentiriam atormentados caso se encontrassem a apenas alguns centímetros de duas lésbicas e ouvissem que poderiam assistir, mas não tocar. Do ponto de vista psicanalítico, as duas fantasias masturbatórias de Graziella lhe permitem expressar sua agressividade subjacente com relação aos homens.

Contudo, no que tange à fantasia de Graziella fazendo amor com uma mulher enquanto o homem se masturba a uma distância segura, me pergunto se ela permitiu que sua mente inconsciente criasse um grupo familiar idealizado, com a mãe maternal a segurando e um homem por perto, que não usa o pênis para fins destrutivos e abusivos. Embora aparentemente sexual na superfície, essa fantasia específica pode representar uma tentativa de recriar uma unidade familiar, na qual os pais exercem sua sexualidade de uma maneira mais benigna e menos abusiva.

Essas fantasias suscitam ainda outras questões, principalmente: por que Graziella pratica o lesbianismo? Se ela abriga sentimentos ambivalentes com relação aos homens, baseados, sobretudo, em seu relacionamento complicado com um pai abusivo, então por que simplesmente não tem uma fantasia de ser cruel, importunar ou atormentar os homens? Por que acrescentar o lesbianismo à mistura? Neste ponto, nos encontramos lidando com a natureza altamente complexa e sobredeterminada das fantasias sexuais. Graziella não apenas sofreu por ter um modelo masculino terrível, mas é bem possível que tenha tido uma relação ainda mais decepcionante com sua mãe.

Na minha experiência clínica com mulheres cujos pais as estupraram ou perpetraram alguma outra forma de abuso sexual, ou físico, as mulheres em questão inevitavelmente odiavam os pais, mas, muito surpreendentemente, elas muitas vezes desdenhavam ainda mais as mães por terem falhado em protegê-las, antes de mais nada. Uma de minhas pacientes, penetrada na vagina pelo pai quando muito jovem, compreensivelmente desejava vê-lo morto, mas falou muito de seu desejo ainda maior de amarrar a mãe a um crucifixo, *de cabeça para baixo*, enfiar pregos em seus pulsos e tornozelos e deixá-la lá sangrando até morrer.

Do ponto de vista clínico, imagino que Graziella alimentou muita raiva não apenas do pai ausente, mas também da mãe cúmplice, que, na mente de Graziella, se juntara a um homem violento e, por isso, evitou que ela tivesse um pai estável. A mãe, pelo que se pode decifrar, não alimentou sua filha de uma forma amorosa, em parte porque tinha seus próprios traumas com os quais precisava lidar. Quero sugerir que as fantasias lésbicas de Graziella representam não um desejo real de adotar uma identidade lésbica consciente e em tempo integral, mas em vez disso um desejo de criar uma intimidade maior com uma mulher específica, a saber, a mãe negligente e não protetora de sua infância.

Graziella experimentou grandes perigos na infância. Durante seu primeiro ano de vida, viu o pai bater na mãe e ouviu gritos e berros.

Embora os bebês que testemunham e ouvem violência doméstica não tenham a capacidade cognitiva para entender plenamente tal comportamento cruel, eles, não obstante, absorvem uma atmosfera de medo e terror e, invariavelmente, começam a uivar como uma resposta aos barulhos perturbadores.

A mãe de Graziella enfiou mesmo o rosto da filha no vidro da mesa. É alguma surpresa que as fantasias de Graziella possam ser descritas, em sua maioria, como extremamente carinhosas e seguras, uma litania de carinhos satisfatórios? Minha hipótese é de que Graziella criou suas fantasias masturbatórias como um refúgio acalentador da violência física, da imprevisibilidade e da falta de segurança física e emocional que ela teve de enfrentar durante sua meninice. Da mesma forma, não seria surpresa que, além de criar essas imagens masturbatórias, nas quais homens perigosos desaparecem ou são relegados à periferia, Graziella escolheu uma carreira como chefe de guardas de segurança, controlando um grupo de "brutamontes", tornando o norte da Inglaterra um lugar mais seguro.

Ao estudar as fantasias de Graziella, espero poder obter um entendimento maior tanto da função de suas fantasias (fornecimento de segurança, descarga de agressão nos homens e assim por diante), assim como seus conteúdos (por exemplo, gratificação de desejos bissexuais e desejo de intimidade com uma mulher maternal). Ademais, devemos abordar cada fantasia como um quebra-cabeça gigante, ou uma história de mistério. Ao final da análise, cada pedaço deve encaixar para chegarmos a um quadro claro dos conteúdos da mente do fantasista.

Acho que agora entendo por que, em sua primeira fantasia, Graziella se entrega ao sexo com uma mulher e gosta de ridicularizar um homem ereto se masturbando a uma curta distância, seguramente fora de alcance. Acho que também compreendi sua necessidade de afeição feminina na fantasia, embora não necessariamente na vida sexual ativa. Contudo, ainda permaneço intrigado pelos detalhes curiosos de sua segunda fantasia, a saber, o fato de que sua parceira lésbica a aborda *por trás*, enquanto Graziella permanece sentada no sofá, e a parceira inclina Graziella para a frente para massagear seu pescoço e ombros. Isso pode parecer um ponto insignificante, mas descobri que, por meio da análise de tais detalhes que parecem triviais, obtemos uma melhor compreensão da psicologia secreta da fantasia sexual e do próprio cerne de nossas impressões psicológicas privadas.

Devemos nos perguntar por que o sexo lésbico se desdobrou de tal forma? Por que a companheira de Graziella não a aborda *pela frente*, se dirigindo talvez para seus seios e seu clitóris? Por que Graziella não toma a iniciativa? Por que ela senta passivamente no sofá esperando ser inclinada para a frente?

Proponho que a fantasia masturbatória de Graziella não pode ser entendida de forma alguma sem um conhecimento detalhado de um dos mais terríveis traumas — se não *o* mais terrível dos traumas — de sua infância, isto é, ter o rosto esmagado contra o vidro da mesa. Lembremos a criança de 3 anos, sentada no sofá de seu apartamento num conjunto residencial, colorindo uma figura com lápis de cera. Entretanto, em seu entusiasmo juvenil, ela começa a desenhar por todo o vidro também, provocando um ódio intenso por parte da mãe, que se aproxima por *trás* e bate o rosto da filha contra o vidro, causando sangramento, gritaria e uma emergência potencialmente gravíssima, necessitando de uma ida imediata ao hospital, seguida de pontos e cicatrizes. Esse incidente violento deve ter ocorrido muito inesperadamente e teria destruído a capacidade de Graziella de confiar novamente em sua mãe.

O caso de Graziella reflete o de Paris, descrito no último capítulo, pois ambos, como muitas das pessoas que entrevistei, começaram a se masturbar e, portanto, a obter prazer sexual de uma versão distorcida de suas experiências infantis mais assustadoras. No caso de Paris, ele transformou com sucesso o abuso sexual do pai em uma experiência sexualmente satisfatória com um homem desconhecido; e, no caso de Graziella, ela conseguiu tornar um episódio de ataque físico em uma fantasia prazerosa também. Tanto Paris quanto Graziella foram bem-sucedidos em deixar seus amantes sem rosto, disfarçando, assim, a identidade do perpetrador real, a saber, o pai de Paris e a mãe de Graziella.

Ao criar uma mulher desconhecida que se esgueira por trás dela enquanto está sentada no sofá e que inclina sua cabeça para a frente (em direção à mesa), Graziella foi bem-sucedida em, inconscientemente, reencenar sua memória infantil mais assustadora. Porém, nessa situação, ela consegue recoreografar o trauma. Em vez de esmagar o rosto de Graziella na mesa de centro, a mulher desconhecida acaricia seus seios por trás e massageia pescoço, ombros e costas, provocando prazer. Como resultado, Graziella atinge um orgasmo estrondoso e fica satisfeita.

Uma vez mais, vemos, em operação, uma observação psicanalítica muito antiga, primeiro sustentada por Freud, em 1920, e mais tarde desenvolvida pelo psicanalista americano professor Robert Stoller, durante toda a década de 1970: como seres humanos, usaremos nossas mentes da melhor maneira possível para minimizar o impacto do trauma. Freud, em particular, não focou muito o uso da masturbação e das fantasias de sexo coital como meio de reduzir a dor do trauma, mas forneceu a primeira pista de como a psicoterapia moderna e os pesquisadores comportamentais podem abordar esse problema psicológico.

Seria maravilhoso pensar que podemos experimentar os traumas inevitáveis do ciclo da vida sem sentir seus efeitos duradouros. Infelizmente, isso não parece ser possível. *Não se pode ser traumatizado sem experimentar uma consequência traumática.* Os gregos antigos certamente sabiam disso quando falaram pela primeira vez sobre "trauma", que significa, literalmente, "ferida" ou "dano". Em outras palavras, não se pode ser ferido sem algum derramamento de sangue, físico ou emocional; e a fantasia sexual parece ser um dos muitos mecanismos que usamos para nos ajudar a lidar com o impacto do trauma físico, sexual e emocional ocorrido no início da vida.

Em virtude do elevado conteúdo emocional das experiências iniciais de Graziella, ela achou muito difícil permitir que esses pensamentos entrassem em sua consciência. Suas fantasias masturbatórias, pelo contrário, lhe permitem um meio tanto de lidar com o trauma original de uma forma distorcida, sexualizada e antisséptica quanto, ao mesmo tempo, de evitar ter de encarar demais a realidade original. Logo, nossas fantasias sexuais nos protegem e nos defendem de algo potencialmente terrível. No entanto, ao fazê-lo, essas fantasias reforçam nosso desejo de nos masturbar e, assim, evitamos explorar aquilo que jaz mais abaixo. Se Graziella pudesse se envolver mais conscientemente com suas fantasias, poderia se tornar mais capaz de avaliar seu medo de homens e mulheres, assim como sua ânsia por homens e mulheres e, talvez, se envolver em relacionamentos mais confiantes e menos paranoicos em sua vida exterior.

O estranho incidente do pênis expandido

"Dahlia", uma estilista de 39 anos, de Londres, falava com voz bem baixa. Uma mulher bonita e discreta, que se vestia com muita elegância, ela se movimentava com uma graça tremenda e entrou quase deslizando pelo consultório para ser entrevistada. Ela me surpreendeu porque, em função de sua aparência e maneira refinadas, suspeitei de que ela não seria o tipo de mulher que se oferece como voluntária para revelar suas fantasias a um homem que nunca viu antes. Mas, ao trabalhar no Projeto de Pesquisa das Fantasias Sexuais Britânicas, aprendi que nunca se deve subestimar um indivíduo com base em suas características físicas estereotipadas.

Dahlia explicou que decidiu ser voluntária porque pensou que "parecia interessante". Ela não disse nada além disso, mas apesar de sua aparência tímida parecia feliz por perseverar e, depois que expliquei as exigências da entrevista e o conteúdo que cobriríamos, Dahlia prontamente assinou o contrato de consentimento informado, permitindo que a entrevista prosseguisse.

Feliz no casamento, com um filho ainda bebê, Dahlia é uma estilista de figurinos para teatro autônoma e, quando me falou sobre alguns dos filmes e peças de teatro para os quais criou as roupas, percebi imediatamente o alto grau de sua competência e profissionalismo. Quando perguntei por que se interessou por esse tipo de trabalho, ela riu muito: "Céus, por que é preciso perguntar isso? Que mulher não sonha em passar um dia cercada de roupas? Sou paga para comprar, comprar e comprar roupas e para vestir atores maravilhosos." Então mencionou o nome do protagonista atlético que estrelou um filme histórico no qual ela trabalhara recentemente, vangloriando-se comicamente: "Quantas outras mulheres casadas viram 'X' completamente despido?"

Aparentemente, Dahlia parecia gozar de uma vida sem traumas. Ela falava amorosamente do marido maravilhoso, "Robert", com quem se casara há quatro anos, e do filho "magnífico", "Lester", que rapidamente se tornara o centro de seu universo. Dahlia irradiava sua boa sorte, ganhava um bom dinheiro com seu trabalho na indústria do entretenimento e conhecia muitas pessoas famosas e atraentes. Ela me contou que tinha um grande círculo de amigos neste meio e que até encontrou tempo para aprender italiano e tocar violino. Em suma, a vida de Dahlia parecia muito perfeita.

Sua história sexual, em particular, me pareceu comum e corriqueira. Desde os 16 anos, Dahlia tivera quatro namorados constantes, nenhum dos quais parecia ser a pessoa certa até que ela encontrou Robert, um rico banqueiro de investimentos que se apaixonou perdidamente por ela. A cada parágrafo sucessivo de sua narração, a vida de Dahlia se tornava ainda mais invejável. Comecei a pensar por que uma mulher tão aparentemente saudável, com um bebê, um casamento prazeroso, uma carreira intensa, um amplo círculo de amigos e dinheiro para jogar pela janela desejaria sacrificar cinco horas mais o tempo de viagem até o consultório — ao todo, um dia inteiro — para contar a um psicoterapeuta sobre suas fantasias sexuais privadas. Mesmo assim, prosseguimos.

Quando perguntei a Dahlia sobre seus primeiros anos, ela sorriu, explicando: "Em geral, foram ótimos. Mãe boa, pai bom, dois irmãos (um mais velho e um mais novo) e duas irmãs (ambas mais novas). Você sabe, os ciúmes comuns entre irmãos e esse tipo de coisa, a raiva normal por não me deixarem ficar de madrugada na rua além da hora. Nada fora do comum." Uma vez mais, tudo soava muito simples e bonito — talvez bonito *demais*.

Sondei e sondei, perguntando sobre treinamento de esfíncter, quaisquer privações, punições, separações, atos de crueldade, sabendo que, por baixo dos panos de uma biografia exemplar, pode-se muitas vezes descobrir um trauma oculto. Dahlia respondeu às minhas perguntas de maneira não defensiva, espirituosamente. Contudo, apesar de toda minha escavação arqueológica, não descobri nenhuma preocupação grande, ou mesmo menor. Neste ponto de minha pesquisa, com base nos dados-piloto e nas entrevistas psicodiagnósticas, já começara a encontrar amplas provas de que as fantasias masturbatórias e coitais têm origem nas experiências traumáticas ocorridas no início da vida, mas, no caso de Dahlia, não encontrei nenhuma. Talvez eu tenha superestimado a importância de minhas observações preliminares. Talvez as fantasias alimentadas pelos traumas de Paris e de Graziella, descritas anteriormente, pudessem ser meros acasos ou artefatos estatísticos. Talvez eu tenha atraído uma amostra de pesquisa, desequilibrada, de pessoas traumatizadas que precisavam descarregar suas fantasias na presença de um profissional de saúde mental treinado.

Quando atingimos a quinta e última hora de nossa entrevista bastante abrangente, perguntei a Dahlia se ela seria capaz de descrever sua fantasia ou fantasias sexuais para mim, com o máximo de detalhes possível. Sem perder o ritmo, Dahlia anunciou que, embora realmente não precisasse se masturbar com muita frequência em função da intensa vida sexual com Robert, ela utiliza não uma, não duas, mas *três* fantasias separadas que sempre a levam ao clímax. Prosseguiu descrevendo cada uma, enfatizando que as utiliza apenas quando está só. Quando faz amor com Robert, ela permanece muito fiel mentalmente e pensa apenas nele.

Cada uma das três fantasias de Dahlia pode ser descrita muito sucintamente:

1. Na primeira fantasia, Dahlia imagina um pênis sendo inserido em sua vagina. Ele expande e expande, não no comprimento, mas no diâmetro, e fica cada vez mais grosso, inchando até talvez 30cm de circunferência. Surpreendentemente, as paredes de sua vagina afrouxam também e, de alguma forma, seus genitais conseguem acomodar esse pênis grosso e gigantesco. Simplesmente pensar nesse megamembro leva Dahlia ao clímax.
2. Na segunda fantasia, Dahlia se deixa levar pela imaginação, simplesmente se vendo grávida. Ao fechar os olhos e imaginar-se com um bebê em seu útero, Dahlia atinge o orgasmo.
3. Na terceira e última fantasia, Dahlia imagina Robert, seu maravilhoso marido, fazendo amor com uma desconhecida. Robert se masturba e depois penetra seu pênis na vagina da desconhecida.

Dahlia, sentada na beira da cama, se masturba; e essa fantasia, em particular, é bastante útil para estimular uma série de orgasmos múltiplos.

Após Dahlia completar seu relato dessas três fantasias, uma voz baixa dentro de minha cabeça surgiu e me percebi perguntando: "É só isso?" Depois de mais de um ano de entrevistas e coleta de dados de fantasias sexuais, de todos os tipos de fantasias convolutas e, com muita frequência, extraordinariamente gráficas, as de Dahlia pareciam muito domesticadas e diretas: um pênis grande, gravidez e sexo hétero entre o marido e outra mulher. Não ouvi histórias de ser amarrada à cama, de ter um desconhecido raspando seus pelos pubianos, de ter o rosto esmagado contra a mesa de vidro, e não achei nenhuma necessidade dela abrir uma firma de segurança que oferecesse proteção contra perigos. Talvez Dahlia realmente não tivesse tido nenhum trauma em sua infância.

Como sempre faço, perguntei a Dahlia se ela tinha qualquer ideia do significado de suas fantasias; como em todas as entrevistas, Dahlia, de outra forma verbalmente sofisticada, pareceu intrigada: "Não faço a menor ideia. Essas imagens simplesmente me excitam." Concordei com a cabeça e pensei como a entrevista poderia progredir a partir desse ponto, ou como eu poderia desvendar qualquer outro significado em sua história.

Como mencionei anteriormente, nós que trabalhamos como profissionais de saúde mental, de tempos em tempos, mantemos conversas privadas em nossas cabeças enquanto falamos com os pacientes. Às vezes, um pensamento aparentemente bizarro pode surgir em nossa mente e parecer não estar de forma alguma relacionado ao paciente; por exemplo, no meio de uma sessão, uma vez pensei: "Ah, preciso lembrar de comprar leite." Às vezes, um pensamento privado como esse pode parecer muito normal — sobretudo se, naquele momento específico, eu não tinha leite e precisava reabastecer a geladeira para fazer minhas xícaras de café ou chá nos intervalos das sessões. No entanto, esses pensamentos frequentemente parecem ter uma natureza simbólica; por exemplo, talvez a ideia de comprar leite represente não apenas a realidade concreta, mas também algum tipo de comunicação do paciente de que ele ou ela já ansiaram por leite materno durante a infância, o qual nunca foi fornecido. Na verdade, nessa ocasião específica, meu pensamento sobre comprar leite não significou apenas minha necessidade de reabastecer a geladeira, mas também, mais notavelmente, uma mensagem oculta da paciente de que sua mãe, que a visitara recentemente, não tinha demonstrado interesse suficiente por ela e não lhe forneceu alimento suficiente ou "leite materno emocional". A paciente em questão estava lutando para colocar seu ódio em palavras. Logo, meu pensamento durante a sessão — necessidade de comprar mais leite — acabou sendo um meio de "capturar" esse aspecto da angústia e da luta da paciente. Em outras palavras, naquele momento, ela precisava de mais leite materno e não conseguia pedi-lo. Afinal, lembrem o que aconteceu a Oliver Twist quando implorou por mais comida.

Profissionais da saúde mental se referem a tais pensamentos privados como "contratransferência", um termo um tanto pesado, que foi introduzido pela primeira vez por Freud, durante a primeira metade do século XX. Levamos a contratransferência muito a sério porque ela frequentemente fornece pistas valiosas.

Em meu encontro com Dahlia, me percebi fazendo uma contratransferência que certamente não comuniquei a ela. "Como Dahlia seria nua?" Embora os psicoterapeutas lutem para manter o consultório como um lugar física e sexualmente seguro, um espaço não erótico, de vez em quando temos um pensamento passageiro romântico ou sexual com alguns pacientes. Nunca levamos tais pensamentos adiante — apenas uma pessoa inescrupulosa, antiética e mentalmente comprometida seria tão pouco profissional —, mas eles frequentemente contêm informações úteis que podem auxiliar nosso trabalho clínico.

Sendo uma mulher atraente, segundo todas as definições possíveis, não seria de surpreender saber que tive tais pensamentos fugazes, mas como não penso em cada paciente atraente dessa maneira, me perguntei: Por que tive *esse* pensamento com *essa* paciente específica *nesse* momento específico da entrevista? Por que, por exemplo, não tive esse pensamento no início da entrevista, quando Dahlia entrou no consultório? Comecei a examinar meus próprios processos mentais e a explorar o sentido potencialmente sigiloso de minha questão, imaginando se meu inconsciente tinha tentado me ajudar durante uma entrevista clínica difícil. Em seguida, "caiu a ficha".

Expliquei para Dahlia que, embora ela já tivesse falado muito sobre sua infância, adolescência e vida adulta, assim como sobre seu comportamento e fantasias sexuais, eu ainda tinha mais uma pergunta. Disse-lhe que achava útil saber mais sobre sua escolha profissional, a de estilista de figurinos de teatro e cinema, que envolve colocar roupas em outras pessoas, e que essa preocupação me fez querer saber como as questões de ser vestido ou despido se manifestaram em sua família. Por exemplo, alguma vez viu seus pais nus? Ela respondeu que não conseguia se lembrar de qualquer nudez parental. Então, perguntei sobre seus irmãos e irmãs — alguma vez ela os tinha visto nus? Dahlia explicou que sendo ela e as irmãs de idades tão próximas, as meninas invariavelmente tomavam banho juntas, mas, fora isso, não conseguia lembrar de nada fora do normal. Finalmente, perguntei sobre seus irmãos. Dahlia me contou que tinha dois irmãos, um sete anos mais velho e um outro quatro anos mais moço que ela. Alguma vez viu os irmãos nus, perguntei, e alguma vez eles a observaram sem roupa?

Nesse ponto, a até aqui eloquente Dahlia, de repente, pausou e olhou muito espantada. "Bem, sim", respondeu, "houve algo". Ela continuou: "Não sabia se isso era realmente importante quando você perguntou sobre minha infância, mas sim, já que você perguntou, bem, sim, aconteceu uma coisa." Dahlia então prosseguiu me contando que seu irmão mais velho, "Mickey", teve anóxia perinatal — falta de oxigênio no cérebro no momento do nascimento —, o que lhe causou leves danos neurológicos e, como consequência, Mickey passou a sofrer de dificuldades da fala e de aprendizagem não específicas. Na primeira parte da entrevista, quando lhe pedi informações sobre os irmãos, ela pulara esses pedaços cruciais de material biográfico.

Abaixando os olhos e com um olhar ansioso, Dahlia prosseguiu explicando que Mickey era muito problemático e que, por causa das dificuldades de aprendizagem, frequentemente achava difícil distinguir o certo do errado. Envergonhada, Dahlia então confessou que, certa manhã, aos 9 anos, acordou repentinamente porque sentiu uma mão em sua vagina. Olhando para cima, viu Mickey, com 16 anos, nu em pelo, empoleirado na beira de sua cama, com a mão direita enfiada debaixo do edredom de Dahlia, bolinando sua vulva, e a mão esquerda segurando seu pênis pós-púbere completamente ereto. Dahlia me contou que gelou naquele momento, confusa com o comportamento de Mickey, ligeiramente hipnotizada pelo pênis gigantesco, cercado de pelos negros, e apavorada pelo olhar de desejo nos olhos dele. Depois, Mickey parou de tocá-la e saiu correndo do quarto.

Isso logo se tornou uma atividade diária — Dahlia acordava de manhã e encontrava Mickey se masturbando aos pés de sua cama. Ele nunca penetrou sua vagina com o dedo ou o pênis; em vez disso, estimulava sua genitália externa, enquanto se masturbava freneticamente. Dahlia não conseguia lembrar se alguma vez ele ejaculou em seu quarto, ou se, mais provavelmente, como ela supunha, ele se estimulava até um frenesi e depois corria para o banheiro mais próximo para "terminar o serviço".

Naturalmente, perguntei como seus pais ou seus outros irmãos não descobriram esse ritual matutino. Dahlia explicou que seu pai saía às 6h toda manhã para ir trabalhar e que suas irmãs mais novas e seu irmão mais novo, que sempre acordavam cedo, iam para a sala de jogos, no andar de baixo, assistir a desenhos animados na televisão. Sua mãe preparava o café da manhã, passava os uniformes escolares e fazia várias tarefas domésticas, incluindo aspirar a casa com o rádio alto ao fundo. Em outras palavras, apesar das dificuldades de aprendizagem, Mickey esperava o pai sair de casa, os irmãos mais novos se distraírem com os desenhos animados e a mãe se envolver com a agitação dos barulhos do rádio e do aspirador de pó, de manhã cedo, antes de entrar no quarto de sua irmã adormecida.

Dahlia admitiu que essas visitas matutinas a assustavam, mas que não queria colocar o irmão em apuros porque o amava muito; logo, ela não contou a ninguém. Após cerca de dois anos, esses episódios pararam, provavelmente na época em que o corpo de Dahlia começou a desenvolver pelos púbicos e ela menstruou. Depois disso, ela e Mickey ficaram mais distantes, e hoje ele vive em um abrigo, e ela raramente o vê.

Esse novo conjunto de informações não me surpreendeu; na verdade, muito pelo contrário, agora eu tinha uma sensação mais clara de por que essa mulher se ofereceu como voluntária para falar com um psicoterapeuta. Alguns dos meus entrevistados concordaram em participar no meu estudo, certamente, em parte, por dinheiro, mas Dahlia obviamente não precisava de remuneração tão modesta. Outros, como Paris, pareciam ter um desejo genuíno de ajudar na realização da pesquisa científica, mas eu não tinha a sensação de que tal ânsia contribuíra para a motivação de Dahlia. Suspeito de que ela se lembrasse da masturbação de seu irmão o tempo inteiro e, embora não fizesse nenhuma conexão *consciente* entre suas experiências quando menina e as fantasias sexuais subsequentes, imagino que alguma parte de sua mente estivesse preocupada ou, de fato, perturbada com esses pensamentos, e por essa razão, ela abrigava um desejo secreto de encontrar alguém, idealmente um profissional, em quem pudesse confiar para começar a explorar esse capítulo previamente desprezado de sua biografia. Os psicoterapeutas e outros colegas de saúde mental estão familiarizados com o fenômeno que descrevi, segundo o qual um paciente, cliente ou entrevistado fala muito e de uma forma muito íntima, enquanto evita as áreas mais cruciais de vergonha e vulnerabilidade.

Para seu crédito, Dahlia conseguiu encontrar coragem para falar sobre esse incidente de abuso entre irmãos. Com essa nova informação em mãos, finalmente comecei a entender melhor o quebra-cabeça de suas fantasias sexuais. Agora que sabemos que Mickey bolinou seus genitais e se masturbou em sua presença (tendo Dahlia apenas 9 anos, e sendo Mickey um adolescente de 16 anos), podemos perguntar se suas três fantasias masturbatórias podem ser mais bem-entendidas.

Para recapitular, na primeira fantasia ela imaginou um pênis sendo inserido em sua vagina e que crescia e ficava cada vez mais grosso. Na segunda, ela atinge o orgasmo simplesmente ao pensar em ser engravidada. Na terceira fantasia, Dahlia goza assistindo a seu marido, Robert, fazer amor com alguma outra mulher, enquanto ela se acomoda na beira da cama e se masturba. Que potenciais conexões podem existir entre essas três fantasias e a experiência de molestamento pelo irmão?

Desejo propor que, quando Mickey começou a se masturbar na frente de Dahlia, ele a aterrorizou, em parte por causa do tamanho de seu pênis. Dahlia não vê o pênis de Mickey desde que ela era criança, então não sabemos se ele possui um membro de tamanho padrão ou incomum, mas da perspectiva de seus 9 anos, deitada na cama, a genitália intumescida do irmão de 16 anos nu pode muito bem ter parecido enorme. Quando Mickey começou a tocar a vulva de Dahlia, ela pode também ter desenvolvido um medo maior, a saber, de que ele inseriria os dedos nela, ou pior, que inseriria o enorme pênis em sua vagina. Apesar do conhecimento que ela pudesse ter sobre as relações sexuais e a procriação naquela idade, Dahlia, claro, aprendeu mais tarde os fatos da vida; e muitas vezes descobrimos que o conhecimento adquirido subsequentemente, na vida adulta, se insere na formação de nossas fantasias sexuais, servindo como uma "camada" por cima do cenário infantil original. Portanto, quando Dahlia criou sua primeira fantasia de ser penetrada por um pênis que cresce e cresce e cresce dentro de sua vagina, suspeito de que ela o fez para dominar o medo traumatogênico de ser penetrada pelo pênis do irmão de 16 anos, que, para ela, naquela época, pode bem ter parecido "ter uma circunferência de 30cm".

Na segunda fantasia, Dahlia se imagina grávida. Claro, parece provável que bilhões de mulheres no mundo inteiro terão desfrutado de fantasia semelhante, literalmente, mas poucas, acredito, terão tido um orgasmo ao simplesmente pensar em gravidez. No entanto, no caso de Dahlia, me pergunto se uma menina de 9 anos ficou tão aterrorizada de ser engravidada pelo irmão de mais idade que pensamentos sobre a gravidez começaram a preocupá-la. Em sua fantasia masturbatória adulta, ela sonhava em ficar grávida não de seu irmão, mas do marido amado, Robert, experimentando, portanto, prazer no conhecimento de que Mickey, de forma alguma, não se tornaria o pai de seu filho. No entanto, o medo de que seu irmão, ligeiramente deficiente, pudesse tê-la engravidado permaneceu, algo que ela temia e, paradoxalmente, algo que ela também teria ansiado em um nível mais inconscientemente conflitante. Há muito, os psicanalistas e psicoterapeutas observaram que as menininhas escolhem os pais e os irmãos como seus primeiros amantes honorários e, frequentemente, fingem que o bebê imaginário dentro delas pode ser do irmão ou do pai. Ao se masturbar pensando em estar grávida, sobretudo sabendo que seu marido realmente depositou seu sêmen dentro dela, Dahlia pode obter o prazer de controlar sua gravidez. Em outras palavras, se alguém tornou Dahlia grávida, seria ela própria, através de sua fantasia, em vez de pelo estupro perpetrado pelo irmão adolescente.

A terceira e última fantasia de masturbação de Dahlia pode ser a mais complexa, aquela na qual ela tem a oportunidade de observar seu marido amado fazendo amor com outra mulher, enquanto ela fica sentada na cama, se satisfazendo a ponto de ter um orgasmo. Imagino que a maioria das mulheres que flagrassem o marido com outra ficaria enraivecida e pegaria uma arma, ou ligaria para o advogado e pediria o divórcio. No entanto, Dahlia se torna muito excitada sexualmente com essa fantasia, tanto que estimula os próprios genitais até atingir o clímax. Para muitas mulheres, tal fantasia desafia toda a lógica e o senso comum.

Apesar disso, quando consideramos a história infantil de Dahlia, a fantasia fica mais facilmente compreensível. Com 9 anos de idade, ela teve de suportar a angústia, o medo e a indignidade de ver o irmão se masturbar enquanto a mãe estava no andar de baixo, fora da visão, aspirando a casa ou ouvindo rádio. Seria razoável supor que Dahlia tivesse desejado que sua mãe aparecesse na soleira da porta de seu quarto, para que pudesse resgatá-la do irmão adolescente. Nessa fantasia específica, Dahlia realmente se torna a *observadora*, em vez de a *participante*. Ela orquestrou a fantasia para que um homem seguro (seu marido) faça amor com outra mulher, enquanto ela desfruta da posição privilegiada de espectadora, na beira da cama. Portanto, na coreografia de sua fantasia, Dahlia conseguiu:

1. Identificar-se com o agressor;
2. Criar uma situação na qual o perpetrador sexual é observado por um adulto;
3. Reverter a situação a fim de evitar o sexo; outra mulher é atacada em seu lugar.

Ao escrever o roteiro de tal fantasia, Dahlia conseguiu transformar algo desprazeroso em algo extremamente excitante.

Quando as três fantasias são consideradas como um tríptico, é facilmente possível entender de que forma as fantasias masturbatórias de Dahlia representam diferentes aspectos de um trauma ocorrido quando ela tinha 9 anos. Em cada uma das fantasias, Dahlia se torna a pessoa poderosa, não mais a vítima que foi na infância. Portanto, seu grupo de fantasias permite que ela supere o trauma, ou, pelo menos, suavize seu efeito tóxico.

Em função dessa informação, também é prontamente possível avaliar a determinação inconsciente da escolha de carreira feita por ela. Uma mulher competente, inteligente e capaz, Dahlia poderia facilmente ter feito sucesso em várias profissões diferentes. Por que escolheu especificamente a carreira de estilista, dedicando sua vida a vestir mulheres e homens? Embora as origens de nossas várias escolhas profissionais sejam multideterminadas, devemos lembrar que Dahlia ficou ameaçada e confusa ao ver o irmão com problemas de aprendizagem aparecer inesperadamente *nu*, apresentando uma ereção grande e ameaçadora, fazendo-a se sentir insegura e temerosa do ataque e da gravidez. Ao dedicar sua vida profissional adulta ao papel de estilista, Dahlia pode então garantir que qualquer homem nu não apenas será vestido, mas que estará suficientemente vestido com camadas e camadas de roupas de época — sua especialidade — para sua completa satisfação. Como Paris e Graziella, Dahlia mostrou ser outra fantasista sexual criativa, usando sua reflexão erótica privada para preencher uma ampla variedade de necessidades psicológicas inconscientes frequentes.

O resultado de três noitadas

"Esme", uma secretária liberal e tranquila, de 21 anos, oriunda de Shropshire, sentiu enorme prazer em me contar sua fantasia sexual favorita. Em resumo, Esme me informou que frequentemente se masturba de manhã, depois que seu namorado deixa o apartamento que compartilham. Ela invariavelmente pega um vibrador à bateria que fica embaixo da cama e proporciona em si mesma uma estimulação poderosa. Quando se masturba com a ajuda de seu brinquedo sexual, ela gosta de usar uma fantasia em especial, mais do que as outras. Esme finge que precisa de algum dinheiro para melhorar sua situação financeira difícil e imagina que responde a um anúncio que viu em uma vitrine que diz: "FOTÓGRAFO PROCURA MODELO." Quando chega ao estúdio fotográfico, um homem de meia-idade a recebe, mas Esme não consegue ver seu rosto. O fotógrafo começa a aprontar a câmera e, em seguida, pede a ela que faça um lento striptease para as lentes. Esme concorda, sabendo muito bem que ela tem o controle da situação. Apesar das exortações dele de que ela deve tirar certos itens de roupa, Esme controla o striptease com cuidado e precisão, tirando cada peça apenas quando está disposta a fazê-lo. Ela consegue ver que o fotógrafo tem uma ereção e, no entanto, ele não consegue ejacular, porque ela sabe como provocá-lo, sem deixá-lo chegar ao limite. Mais tarde, Esme retira todas as roupas e se delicia com o fato de que o fotógrafo está completamente embasbacado por ela. Ele direciona as lentes diretamente para seus seios, bunda, rosto e vagina, absorvendo cada parte de seu corpo. Depois que ele a fotografou dos pés à cabeça, Esme goza.

Mais uma vez, devemos nos perguntar por que Esme aprecia essa fantasia específica mais do que as outras? Por que ela fica tão dominada pela ideia de posar para um fotógrafo desconhecido?

Essencialmente, Esme criou uma fantasia exibicionista, o tipo que parece ocorrer menos frequentemente nas mulheres do que nos homens. Ela tem uma forte necessidade de exibir seu corpo, de ser vista e apreciada por um fotógrafo desconhecido. Com base em minha entrevista, descobri que ela não tinha o desejo ou a expectativa de ser uma modelo glamorosa, nem tinha ideias grandiloquentes de que um fotógrafo famoso a descobrisse na obscuridade e a transformasse na próxima Elizabeth Hurley ou Kate Moss. Na verdade, Esme gosta de seu trabalho, do namorado e, pelo que descobri, parece ter satisfação com a maioria das facetas de sua vida.

Com base na entrevista biográfica ampliada, no consultório, soube que Esme não experimentou qualquer abuso físico ou sexual na infância. Se sofreu alguma coisa anormal, ela certamente não se lembrava. Pelo contrário, Esme descreveu sua mãe como uma pessoa essencialmente amorosa e estimuladora de várias de suas aventuras. Porém, Esme sobreviveu a um trauma particular cujos efeitos continuam a ressoar: ela desconhece a identidade do pai.

Esme nasceu quando sua mãe ainda era adolescente e dormiu com um jovem que encontrara em um clube. Como sua mãe explicou: "Você foi o resultado de apenas três noitadas." Aparentemente, após engravidar a namorada, o namorado desapareceu, e a mãe de Esme nunca mais teve contato com ele. Na verdade, embora a mãe de Esme tivesse, certa vez, revelado o nome do homem, Esme conseguiu "esquecê-lo". Seria de esperar que Esme tivesse uma curiosidade imensa a respeito da identidade do pai e tivesse gravado o nome em seu córtex cerebral, ou poderia, pelo menos, tê-lo anotado, mas acredito que Esme reprimiu o nome do pai como um ato de retaliação, digamos, "Bem, aquele bastardo esqueceu de mim, então por que não posso esquecer dele?"

Ao longo dos anos, trabalhei clinicamente com muitos indivíduos que nunca conheceram a mãe ou o pai verdadeiro, seja por causa da morte de um deles, ou por terem sido adotados ou abandonados; e, embora muitos desses jovens tenham professado inicialmente que não deram a mínima para o pai e a mãe perdidos, quase todos eles, mais tarde, ficaram tomados por um desejo de saber o que aconteceu, e muitos, por fim, iniciaram uma pesquisa e até mesmo localizaram o pai desaparecido ao nascerem.

Esme, suspeito, desenvolveu uma estratégia um tanto diferente e muito criativa de tentar localizar seu pai desaparecido: *por meio de sua fantasia sexual*. Tenho um forte pressentimento de que o fotógrafo, na fantasia sexual de Esme, na verdade representa o pai perdido — um homem mais velho, sem rosto, que ela parece destinada a encontrar, como Édipo, que por fim encontra o pai sem ter esperado conscientemente por isso.

Embora o pai verdadeiro de Esme tenha desistido dela e fugido, seu pai na fantasia se tornou, simbolicamente, um fotógrafo, um homem que dedica a vida a *mirar* mulheres jovens de uma forma compulsiva. De fato, na fantasia de Esme, o fotógrafo desconhecido não consegue tirar os olhos dela. Ele fica enfeitiçado por ela através das lentes de sua câmera e absorve cada centímetro do lindo corpo de Esme. Na verdade, ela se torna tão encantadora na fantasia que o fotógrafo simplesmente não consegue largar o equipamento. Ao gerar essa fantasia sexual, Esme conseguiu reverter a experiência da vida real de um pai desinteressado e, em sua fantasia, recriou esse homem como alguém com interesse compulsivo por ela e por seu corpo.

Ademais, Esme conseguiu manter o controle total da fantasia, não mais sendo a garota passiva da "vida real". Antes de seu nascimento, o jovem e, sem dúvida, assustado pai fugiu, e ela, portanto, não teve a possibilidade de desfrutar um relacionamento com ele. Mas, na fantasia, ela assume o comando e, mais ainda, se torna agressiva em relação ao pai fotógrafo, excitando-o com um striptease vagaroso, mas impedindo-o de ter qualquer contato físico com ela. Esse aspecto da fantasia lhe forneceu não apenas uma oportunidade de descarregar alguma raiva compreensível no pai, mas também lhe permitiu preservar o tabu do incesto profundamente internalizado: os membros da família podem olhar uns para os outros, mas nunca se tocar.

Nem todos os traumas infantis se originam de abuso sexual. O abandono pode ser igualmente ou até mais traumático para uma criança em fase de crescimento, deixando-a para sempre desejando saber "O que fiz para afastar meu pai?". A fantasia de Esme serve como uma brilhante reversão e superação de seu trauma de abandono no início da vida, pois por meio da fantasia de masturbação, ela criou um cenário no qual se reúne com um homem mais velho e sem rosto — um símbolo de pai — que ela pode provocar, zombar e punir, enquanto desfruta de sua suprema atenção, um exame visual minucioso que ela nunca obteve dele na infância.

Ao longo dos anos, tratei um pequeno número de jovens mulheres que nunca souberam as identidades dos pais, uma situação bastante semelhante à de Esme. No decorrer da psicoterapia, essas mulheres invariavelmente expressaram uma angústia: "O que aconteceria se eu dormisse com um homem mais velho e descobrisse que ele era meu pai? Isso seria horrível." Embora a psicoterapia de Esme não tenha sido longa, ela me contou que esse pensamento também tinha lhe ocorrido; e eu suspeito de que sua fantasia sexual a ajudou a *localizar* seu pai imaginário e a mantê-lo, pelo menos simbolicamente, a salvo em sua cabeça.

A fantasia sexual de Esme funciona bastante economicamente. Seu caso privado intraconjugal lhe oferece a chance de criar um pai de fantasia, encobrindo, portanto, a perda do pai verdadeiro e lhe permitindo gostar de ser o centro de seu mundo visual. Além disso, a fantasia masturbatória cria uma arena na qual Esme pode zombar da figura paterna de uma forma retaliatória, deixando-o olhar, mas não tocar. Em resumo, a vida de fantasias de Esme lhe permite superar uma situação anterior traumática, com o bônus acrescido de um orgasmo, assim transformando, uma vez mais, a dor em prazer.

Um caso de exibicionismo fecal

Alguns leitores podem achar que a fantasia sexual de "Lucian" é mais gráfica e visceral do que as fantasias relatadas previamente. Um estudante de pós-graduação da Universidade de Londres, de 24 anos, originalmente de Huddersfield, Lucian vive com a namorada e três gatos. Ele me dá a impressão de ser um homem bem-cuidado, bem-apresentado, de fala mansa, com uma aparência harmônica e disposto a cooperar com meu projeto de pesquisa. Ele não relatou nada traumático, nem fora do comum, ao contar sua história de vida.

O mais velho de três meninos, e o único a buscar uma carreira acadêmica, Lucian estudou em uma escola apenas mediana, em Huddersfield, onde, como resultado de sua inteligência e perseverança, logo se tornou o primeiro aluno da turma. Ele me contou que os outros garotos o admiravam por sua inteligência, mas também sentia que eles secretamente o odiavam, uma reação tipicamente invejosa.

Perguntei se alguma vez os colegas dele o atacaram de alguma forma, ou zombaram dele. Lucian contorceu o rosto e virou os olhos para cima, tentando acessar alguma memória reprimida, mas não conseguiu, a princípio, lembrar de nada desagradável. Mais tarde, ele pausou, encolheu os ombros e disse: "Houve uma vez em que me senti atacado pelos outros garotos. Eu não devia ter mais de 5 ou 6 anos e lembro que tinha de ir ao banheiro. Lembro que tinha de ir ao banheiro só para urinar, mas eu ficava intimidado de tirar o pênis da calça nos mictórios — pois eles fediam —, então, quando precisava usar o banheiro, sempre ia a um dos reservados e sentava. Então, fui ao banheiro, entrei em um reservado, abaixei as calças e sentei, como você está aí. De repente, do nada, três ou quatro caras apareceram no banheiro da escola e, como macacos, subiram e olharam por cima da porta do reservado e me viram. Eles começaram a rir e a caçoar de mim, dizendo coisas do tipo: 'Lucian mija como menina, Lucian mija como menina. Posso ver seu cocô. Posso ver seu cocô. Olha, Lucian está fazendo cocô!'; lembro que tentava me defender, dizendo a eles que só estava urinando, mas minha voz era mansa demais, e eles todos continuaram rindo e depois correram de volta para a sala. Mais tarde, naquele mesmo dia, durante o almoço, eles contaram a todos os outros garotos da sala que tinham me visto fazendo cocô."

Os psicólogos infantis sempre souberam que os meninos de 5 ou 6 anos de idade passam por um grande conflito com relação a seus genitais e funções corporais privadas. Velhos o suficiente para saber tudo sobre seu pênis, mas jovens demais para usá-lo para propósitos abertamente sexuais, meninos dessa idade frequentemente se sentem muito inadequados do ponto de vista genital e muitos deles lutam para afirmar uma supremacia pseudomasculina sobre outros meninos que percebem ser menos durões, se envolvendo no que o conhecido psicanalista infantil dr. Donald Winnicott chamou uma vez de fase de "vangloriar-se e exibir-se". Lucian, um rapaz inteligente e quieto, tornou-se um alvo óbvio. Outra criança, ao ser descoberta no banheiro, poderia ter desdenhado da zombaria de seus colegas e retaliado com ofensas verbais, ou mesmo com intimidação física. No entanto, Lucian, bastante introvertido, ficou paralisado e, embora tentasse se defender verbalmente, sua voz não podia ser ouvida. Naturalmente, me perguntei se esse episódio teve um impacto marcante na mente de Lucian.

Lucian me impressionou com sua franqueza. Poucos homens de 24 anos teriam coragem de revelar tal experiência íntima de humilhação corporal durante seu primeiro encontro com um psicoterapeuta. Talvez Lucian tivesse necessidade de articular algo há muito reprimido em sua mente.

Ele falou com a mesma franqueza sobre sua vida sexual com a namorada "Genevieve", uma colega de pós-graduação em ciências humanas. Eles se encontraram ainda na faculdade, se envolveram romântica e sexualmente quase de imediato e permaneceram amantes por cinco anos, compartilhando um apartamento e a vida. Lucian me contou que a vida sexual com Genevieve é muita boa e que, quando tem relações sexuais com ela, pensa apenas nela — um dos poucos homens em minhas entrevistas que permanecem tão mentalmente fiéis.

Em seguida, perguntei sobre masturbação. Lucian explicou que, pelo fato de dividir a casa com Genevieve, tem pouquíssimas oportunidades de se masturbar e prefere fazer "sexo de verdade", mas, de vez em quando, se masturba, frequentemente no final da manhã, quando ele trabalha em casa em sua tese de doutorado e Genevieve sai para ir à biblioteca fazer pesquisa. Ele me contou que, às vezes, compra revistas pornográficas de alta qualidade, como a *Penthouse*, e se estimula olhando para as fotografias das mulheres nuas.

Então, perguntei a Lucian se ele tinha outras fantasias, ou, na verdade, se ele tinha uma fantasia favorita. Ele corou muito ligeiramente, mas depois relatou o seguinte:

LUCIAN
Às vezes, quando me masturbo muito, penso sobre... bem, você pode achar isso muito esquisito, realmente muito nojento, mas como você perguntou, bem... [Pausa]... [Pausa]... Acho muito excitante pensar em homens no banheiro, todos em fila, defecando. Deve haver três caras, todos da minha idade, 20 e poucos anos, todos de terno em um banheiro e, por alguma razão, eles deixam a porta aberta para que eu possa vê-los, todos os três. Suas calças e cuecas estão arriadas até os tornozelos, e consigo ver seus rostos tensos, gemendo, enquanto tentam defecar. Enquanto expulsam a merda, eles se levantam um pouco do assento e consigo ver o volume caindo de suas bundas... [Pausa]... e, às vezes, quando realmente me envolvo na fantasia, imagino que vou até cada um deles, um de cada vez, e urino em seus pênis. E então gozo.

Depois de relatar essa fantasia para mim em detalhes mínimos, Lucian me olha para avaliar minha reação. Eu estaria enojado ou o criticaria?

Na verdade, mantive uma expressão neutra em meu rosto, como sempre faço, tentando evitar qualquer julgamento de uma forma ou de outra. Sinto-me tentado a explicar a Lucian que, comparado com algumas das outras fantasias que ouvi diretamente, ou recebi por escrito, a dele parece relativamente amena, mas evitei fazer isso.

Em função da grande inteligência de Lucian, sua capacidade verbal e disposição para acessar as partes privadas de sua mente com relativa facilidade, senti confiança de que o próprio Lucian seria capaz de fazer as conexões entre a experiência que teve nos banheiros de sua escola primária e a subsequente fantasia masturbatória, também ocorrida em um banheiro, que se desenvolveu em um período de pré-adolescência. As semelhanças pareciam evidentes demais para merecerem comentários. Certamente, um homem inteligente como Lucian prontamente reconheceria de imediato a interconexão entre sua experiência juvenil de ser ridicularizado ao ser flagrado com as calças arriadas, supostamente defecando, e a fantasia sexual de ter três desconhecidos exibindo suas fezes, enquanto Lucian urina neles, quase como que para provar que estava certo: "Vê só, eu falei que só estava urinando, não falei?"

Perguntei diretamente a Lucian se ele tinha alguma ideia da razão pela qual achava essa fantasia tão excitante. Para minha surpresa, Lucian olhou para mim confuso, sem expressão no rosto, e encolheu os ombros: "Eu disse a você que era muito esquisito, mas simplesmente fico excitado com ela. Eu meio esperava que você me dissesse o que significa." Talvez esse encontro mais que qualquer outro me tenha ajudado a entender que as fantasias sexuais se estabelecem em nossas mentes como um modo de lidar com algum aspecto de nossa vida mental que se *separou da consciência*. Em outras palavras, algo problemático, tal como ser descoberto em um banheiro de uma forma vergonhosa, tanto pode ser lembrado quanto pode ser empurrado para a periferia da mente, um processo a que os psicoterapeutas se referem como *cisão*. Lucian não reprimiu completamente a memória do trauma no banheiro quando tinha 5 ou 6 anos. Na verdade, se lembrava dele com grandes detalhes. Porém, por causa da qualidade traumática daquela memória, ele a empurrou para as margens de sua mente, separando-a da consciência comum. No entanto, em função do trauma precisar se manifestar de alguma forma, inteligentemente Lucian conseguiu transformar essa experiência na base de sua fantasia masturbatória. Embora realmente *soubesse* as origens de sua fantasia sexual, ele também conseguiu simultaneamente *não saber*, e permitiu que a fantasia servisse como sua memória desse encontro humilhante nos banheiros.

Para recapitular, na idade de 5 ou 6 anos, Lucian experimentou um evento do qual se envergonhou, vários colegas invadiram sua privacidade ao espiarem por cima da porta do reservado e flagraram Lucian com as calças arriadas, "como uma menina", presumindo que ele deveria estar defecando. Mais tarde, eles o humilharam verbalmente na frente de seus colegas. Embora essencialmente heterossexual em suas escolhas amorosas e sendo capaz de funcionar com sucesso com Genevieve, uma mulher adulta, Lucian não conseguiu encontrar uma forma de processar o trauma do banheiro naquela época e, portanto, este emergiu anos depois, após a puberdade, em sua fantasia masturbatória privada. Contudo, agora, Lucian fez um uso inteligente, embora não intencional, do mecanismo de *reversão* em sua fantasia. Ele criou uma forma pela qual atinge o prazer sexual ao pensar em três contemporâneos, todos masculinos, com 20 e poucos anos, surpreendidos com as calças arriadas, em um banheiro, onde as portas dos reservados estavam simplesmente escancaradas. Ele se masturba e tem sensações prazerosas nos genitais ao olhar esses três homens tencionando os músculos faciais para defecar. Em seguida, como o *coup de grâce*, Lucian urina nos homens, justificando-se, de uma vez por todas, ao mostrar a todos que ele não estava defecando, mas apenas urinando. Por meio de sua fantasia masturbatória, ele não apenas consegue escapar de uma acusação que o liga às fezes malcheirosas, mas também se vinga de seus atormentadores infantis ao cobri-los de urina.

A fantasia de Lucian suscita uma série de questões provocadoras:

1. Poderia uma experiência infantil passageira, de talvez apenas 60 segundos de duração, ter tido um efeito marcante e determinante na subsequente fantasia masturbatória adulta de alguém?
2. Por que a fantasia não emergiu nas relações sexuais de Lucian com Genevieve?

3. Como Lucian pôde conseguir lembrar a experiência anterior, mas não conseguir fazer uma conexão consciente entre o trauma original e a fantasia subsequente, ambas bastante semelhantes no conteúdo?
4. Possivelmente, outras crianças tiveram experiências similares em banheiros na mesma idade. Por que elas não usam essas cenas como base para suas atividades masturbatórias posteriores?

Não temos respostas óbvias para essas perguntas. Suspeito de que as questões de modéstia e vergonha corporal já haviam exercido um papel crucial no crescimento de Lucian entre as idades de 0 a 5 anos e que ele já adquirira muita sensibilidade com relação a ser visto nu por membros de sua família. Lucian não conseguiria necessariamente se lembrar dessas experiências e, portanto, não conseguia descrevê-las adequadamente, mas quando, mais tarde, lhe perguntei sobre qualquer nudez em sua casa, ele me disse que, tanto quanto sabia, nunca viu a mãe ou o pai nus e que eles sempre mantiveram a porta de seu quarto inteiramente fechada. Até hoje, embora seu corpo pareça bem esbelto e atlético, ele fica muito envergonhado na academia onde se exercita, sempre colocando uma toalha ao redor da cintura antes de tirar a cueca. Portanto, para um menino com angústias com relação à nudez, tamanho do pênis e outros aspectos da exposição corporal, ser flagrado no banheiro teria um impacto muito forte em sua mente jovem, enquanto um menino mais grosseiro teria achado o ato de descoberta um tanto divertido e respondido da mesma maneira.

Com meus pacientes em psicoterapia de longo prazo, sempre compartilho, no momento apropriado, minhas hipóteses sobre os possíveis significados de seus comportamentos, sintomas e fantasias. Quando um psicoterapeuta vê um paciente regularmente, uma, duas, três, quatro ou cinco vezes na semana, ele tem muitas oportunidades de discutir esses problemas de forma lenta e metódica. Porém, com os entrevistados de meu projeto de pesquisa, os quais encontrei uma única vez, embora durante cinco horas, duvido que eu tivesse recebido respostas tão francas se os tivesse encontrado em diversas ocasiões. Acredito que me ver uma única vez permitiu aos entrevistados contar suas histórias mais íntimas e depois desaparecer — assim como fariam em um confessionário. Logo, na maioria dos exemplos, me abstive de compartilhar minhas impressões psicanalíticas com os entrevistados, já que não teríamos tempo para discutir as implicações apropriadamente.

Porém, Lucian, de forma incomum entre meus entrevistados, me perguntou diretamente, quase argumentativamente, sobre minhas impressões de suas fantasias masturbatórias. Em linguagem direta, disse-lhe que conseguia ver muitos paralelos entre sua fantasia sexual e o episódio que ele me contou algumas horas antes em nossa entrevista, aquele de ser surpreendido no reservado do banheiro da escola. Após fazer essa conexão aparentemente óbvia, Lucian ficou boquiaberto. Ele parecia absolutamente estupefato e respondeu: "Meu Deus, você tem razão. E pensar que eu me masturbei todos esses anos com essa fantasia... sem perceber isso!"

22

Os quatorze significados da fantasia sexual

Homo sum; humani nil a me alienum puto.
(Sou humano, e nada do que é humano me é estranho.)

Terêncio, *Heautontimorumenos*

A fantasia sexual como automedicação

Afinal, por que fantasiamos? Com a vida ficando cada vez mais ocupada, será que não temos coisas melhores para fazer? Freud afirmou que as fantasias sexuais resultam de experiências de frustração, tentativas desesperadas de gratificar desejos frequentemente proibidos. Isso parece um bom lugar para começar; e, sem dúvida, a hipótese de satisfação de desejo me serviu bem em meu trabalho com os pacientes.

Porém, suspeito de que possa haver outras funções e outros significados para nossas fantasias sexuais. Como parte do questionário administrado por computador que enviei aos participantes adultos do Projeto de Pesquisa das Fantasias Sexuais Britânicas, perguntei a cada participante sobre suas teorias privadas acerca de suas fantasias sexuais. Em particular, pedi a eles que indicassem quais, entre as seguintes frases, descreviam o papel das fantasias sexuais em suas vidas:

- As fantasias me ajudam a aliviar o tédio.
- Elas me animam quando estou deprimido.
- As fantasias me ajudam a realizar atos que não posso realizar na vida real.

- Elas me deixam fazer sexo com pessoas com quem eu não faria ou não poderia fazer sexo na vida real.
- As fantasias me permitem explorar pensamentos e atividades sexuais diferentes.
- O (A) meu (minha) parceiro(a) se torna mais atraente para mim em minha fantasia.
- Elas me ajudam a ficar excitado(a) com meu(minha) parceiro(a) ou parceiros(as).
- Não consigo me controlar. As fantasias simplesmente surgem em minha mente.
- Prefiro as fantasias às experiências sexuais reais.
- As fantasias fazem o mundo exterior desaparecer.
- Não são adequadas.
- Outros.
- Prefiro não responder.

Como os participantes da pesquisa responderam? A tabela a seguir revela as respostas conscientes a essa questão-chave sobre as motivações para fantasiar. Os participantes tiveram a opção de escolher mais de uma resposta; logo, a contagem final excedeu em muito os 100%.

Tabela 22 — Descrições da função da fantasia sexual

Descrição	Porcentagem total	Masculino	Feminino
Aliviar o tédio	19%	26%	12%
Função antidepressiva	21%	24%	18%
Realizar atos impossíveis de realizar na vida real	25%	30%	19%
Envolver-se em atos sexuais com pessoas inacessíveis	34%	43%	25%

*Tabela 22 — Descrições da função
da fantasia sexual (cont.)*

Descrição	Porcentagem total	Masculino	Feminino
Explorar pensamentos e atividades sexuais diferentes	40%	45%	34%
Aumentar a atratividade do(a) parceiro(a)	5%	6%	4%
Aumentar a excitação com o(a) parceiro(a) ou parceiros(as)	25%	24%	26%
Simplesmente surgem em minha mente	26%	35%	18%
Fantasias são preferíveis a experiências sexuais reais	5%	5%	5%
Fantasias fazem o mundo exterior desaparecer	10%	9%	11%
Não são adequadas	10%	5%	16%
Outros	4%	3%	4%
Prefiro não responder	2%	2%	3%

Os dados revelam alguns resultados muito interessantes. Em primeiro lugar, de acordo com os relatos, cada um de nós fantasia por razões diferentes. Nenhuma categoria única emergiu como favorita absoluta, sobrepujando as outras; portanto, de acordo com nossos conhecimentos e nossas percepções internas conscientes, fantasiamos para atingir resultados diferentes. Para alguns de nós, as fantasias aliviam o tédio ou a depressão ou fazem o mundo exterior sumir. As hipóteses antidepressivas da função das fantasias sexuais se aplicam a aproximadamente 21% de todos os adultos britânicos, que usam a fantasia como uma válvula de escape. Também empregamos as fantasias como um meio de experimentar atividades ou parceiros potenciais com quem, de jeito algum, conseguiríamos fazer sexo... jamais. Muito surpreendentemente, 43% dos homens britânicos e 25% das mulheres britânicas — cerca de 15,3 milhões de britânicos no total — usam as fantasias sexuais como um meio de desfrutar atos sexuais com pessoas impossíveis, tais como estrelas de Hollywood, por exemplo. E quando fazem sexo com os parceiros, 24% dos homens e 26% das mulheres — mais de 11 milhões de britânicos — usam fantasias para ficarem mais eroticamente estimulados. Logo, na Grã-Bretanha contemporânea, o caso intraconjugal permanece ativo nas mentes de uma grande parte da população.

Uma análise rápida da Tabela 22 revela um resultado particularmente notável. Para a maioria das respostas possíveis (tédio, depressão, experiência etc.), entre 20% e 40% da população responderam afirmativamente. No entanto, quando perguntei aos britânicos da pesquisa quantos deles fantasiavam com seus parceiros para pintá-los com cores mais atraentes, apenas 6% dos homens e 4% das mulheres admitiram que usam fantasias sexuais para melhorarem a atratividade de seus amantes costumeiros. Esse dado por si só certamente ressalta a quase ubiquidade do caso intraconjugal, já que parece patentemente claro que, quando fantasiamos, desejamos nos anestesiar do tédio de nossas vidas cotidianas, e isso frequentemente inclui os companheiros com os quais estamos intimamente envolvidos.

Uma perspectiva clínica

Considero a lista de descrições muito reveladora. Obviamente, para muitos de nós, a fantasia fornece uma oportunidade de fugir das armadilhas de nossas vidas e mentes e explorar novos companheiros, novas posições e novas atividades que não conseguimos ou ousamos acessar na vida cotidiana.

Por mais útil que seja esta lista, desejo sugerir que pode haver outras funções para a fantasia sexual que talvez não sejam tão conscientemente acessíveis. Com base nos dados de minhas entrevistas — quantitativos gerados por computador — e em minhas investigações clínicas ao longo de décadas, identifiquei 14 razões diferentes para fantasiarmos, muitas das quais podem estar interrelacionadas. Enumerarei agora as várias funções das fantasias, ilustrando cada uma com material extraído das entrevistas psicodiagnósticas que fazem parte do Projeto de Pesquisa das Fantasias Sexuais Britânicas.

1. Realização de desejo

Baseada na sugestão inicial de Freud de que as fantasias têm origem em frustrações sexuais e na incapacidade para atingir gratificação plena, a hipótese da realização de desejo exerceu um papel crucial no pensamento psicanalítico ao longo do século. Os desejos que exigem satisfação podem ser conscientes ou inconscientes.

"Claudia", uma mulher de 45 anos, desejou ter relações sexuais com seu lindo cunhado, "Richie". Incapaz de violar o tabu do incesto e não disposta a magoar sua irmã "Adeline", Claudia confinou sua paixão por Richie ao seu ritual masturbatório privado. Fantasiar com a penetração vaginal pelo pênis de Richie sempre a levou a atingir um orgasmo muito satisfatório, e Claudia adormecia completamente satisfeita.

Da mesma forma, "Derek", um físico de 81 anos, um dos membros mais velhos de minha pesquisa, explicou que nunca fantasiava com mulheres quando se masturbava. Ao contrário, ele se imaginava verificando o escaninho de seu laboratório universitário, descobrindo uma carta do rei da Suécia, que informava que ele tinha ganhado o Prêmio Nobel. Um cientista moderadamente bem-sucedido, mas que nunca recebeu grande reconhecimento de seus pares, Derek sublimou quase toda sua libido no trabalho, transformando seus projetos de pesquisa em amantes. Portanto, Derek preferia ter sucesso como físico do que como amante, e regularmente se masturbava pensando em receber uma carta de Estocolmo. Muitos de nós não considerariam uma missiva sueca genitalmente excitante, mas para Derek essa carta se tornou o cerne de seu pensamento mais eroticamente prazeroso.

Quase toda fantasia sexual contém um elemento de realização de desejo. Sem a gratificação deste, não atingiríamos o clímax. Invariavelmente, são desejos proibidos, como o de Claudia pelo cunhado, ou estão longe do alcance, como o de Derek, que, muito provavelmente, nunca receberá um Prêmio Nobel, para sua decepção.

2. *Autoconsolo ou autorremediação*

As fantasias sexuais amenizam nossos problemas cotidianos e permitem alívio físico instantâneo, assim como psicológico, quando nos encontramos sobrecarregados por angústias, conflitos, depressão, ou mesmo medo de um colapso iminente. A função da fantasia é a mesma dos paliativos medicinais comprados no balcão da farmácia, disponíveis a qualquer hora do dia ou da noite, sem receita médica.

"Daryl", um trabalhador da construção civil de 19 anos, veio ao meu consultório por causa da pesquisa, depois que sua primeira namorada o largou sem qualquer aviso prévio evidente. Enviado por seu clínico geral, Daryl mostrou muitos sinais de depressão moderada e, na carta de recomendação, o médico escreveu que ele estava à beira de um colapso, que começara a se masturbar compulsivamente, tanto que chegou a rasgar a pele do pênis. Quando encontrei Daryl, ele me contou que se masturbava de seis a sete vezes por dia e que sem esses prazeres masturbatórios, fantasiando, na maioria das vezes, com sua agora ex-namorada, ele achava que enlouqueceria, já que não sabia como viver sem ela.

"Boyd", ao contrário, não perdeu a namorada, mas sim o emprego. Assistente de produção em uma rede de televisão, 28 anos, Boyd trabalhou com afinco, mas não o bastante para restaurar os lucros decrescentes de seus empregadores. Despedido não por sua incompetência, mas por um corte de custos geral, ele mergulhou numa espiral de depressão durante as quatro semanas que ficou em casa, freneticamente se candidatando a novos postos, esperando com tensão por entrevistas. Para não fumar e beber demais — uma vulnerabilidade antiga —, Boyd comprou alguns DVDs de pornografia de sadismo e dominação e se masturbou furiosamente com as imagens na tela. Como ele me explicou: "Após me masturbar, eu fico sonolento, sabe, como um bebezinho, e depois, cochilo. E, quando acordo, me sinto renovado. Acho que aqueles DVDs me ajudaram a passar pelo meu tempo de desemprego."

3. *Experimentação*

As fantasias nos dão a oportunidade de experimentar pensamentos sexuais que nos causam conflito e que esperamos e tememos poder um dia ser encenados. Na psicoterapia, frequentemente falamos de "experimentação", os primeiros passos cambaleantes de um paciente para atingir certo objetivo maturativo. Por exemplo, um paciente extremamente agorafóbico pode se sentir apavorado demais para ir a uma festa ou qualquer reunião social. Lembro-me de um paciente agorafóbico que considerava qualquer grupo de três ou mais pessoas completamente devastador. Um dia, esse senhor me contou que puxou conversa com uma senhora no ônibus — a primeiríssima vez em sua vida que fizera tal coisa. Ele se sentiu extremamente orgulhoso, e isso provou ser um ponto de partida importante para mais atividades sociais no futuro.

"Florence", uma virgem de 39 anos, considerava os homens tão intimidadores que, apesar de sua atratividade evidente, nunca aceitava qualquer convite de colegas de trabalho para jantar ou mesmo para ir ao cinema. Florence também evitava se masturbar, uma vez que seus pais puritanos consideravam sujo qualquer toque desnecessário nos genitais. Seu pai, um clérigo, frequentemente citava para ela a literatura medieval denunciando o sexo como sujo, pois o pênis descarrega não apenas sêmen, mas também urina. Florence me disse que buscou terapia para suas inibições emocionais e que, à medida que seu tratamento progredia, seu mundo interno cruel e punitivo começava a amenizar, até que um dia ela relatou seu primeiro ato sexual de "autoprazer", fantasiando com um jovem no escritório chamado "Ray". Levou mais de um ano para Florence encontrar coragem suficiente para flertar com Ray, o que acabou acontecendo posteriormente; eles namoraram por um certo tempo e tiveram vários encontros sexuais. Para Florence, sua primeira fantasia sexual com Ray serviu como forma de experimentação, o que a permitiu começar a conceitualizar algo que previamente permanecia um tabu completo.

"Baxter", um heterossexual de 56 anos, ansiava por fazer sexo anal com sua mulher. Ela achava a ideia revoltante e declarou que nunca se submeteria a tal forma de penetração. Frustrado, Baxter logo incorporou imagens de relação anal com a mulher, tanto na atividade masturbatória quanto nas relações coitais com ela. Quando penetrava a vagina dela, às vezes ele fingia que realmente inseria o pênis em seu reto. Embora nunca conseguisse convencê-la a tentar sexo anal, suas fantasias representavam uma forma de experimentação.

4. Elaboração da brincadeira infantil

Muito antes de fantasiarmos com assuntos abertamente sexuais na vida adulta, cada um de nós teve tempo suficiente durante a infância para desenvolver sua capacidade de fantasiar. Os psicólogos do desenvolvimento e os psicoterapeutas infantis não sabem exatamente quando se começa a fantasiar, mas suspeitamos de que essa atividade começa bem cedo, possivelmente ainda durante o terceiro trimestre da gravidez, embora isso permaneça no reino da especulação. Porém, certamente, um recém-nascido fantasiará com comida na forma de leite materno, e uma criança pequena com o dia em que ela será capaz de ficar de pé com segurança, assim como o fazem mamãe e papai. Quando desenvolvemos uma capacidade mais formal de brincar, sabemos que elementos da fantasia se tornam cruciais. Por exemplo, imagine duas crianças pequenas brincando de casinha. Uma dirá: "Finge que eu sou a mamãe e você é o papai", ou seja lá o que for. Quando observamos as crianças brincando de uma maneira ininterrupta, podemos facilmente ficar deslumbrados pela criatividade das cenas que às vezes se desenvolvem. Recentemente, observei um menino de 4 anos que fingia que era sapateiro e parava todos os adultos que encontrava e se oferecia para consertar seus sapatos por apenas uma pequena quantia. Todos os adultos, dispostos a se envolverem na brincadeira, tinham de tirar os sapatos, porque o garotinho de 4 anos fingia ser um sapateiro, e ele os retornava em condições perfeitas e parecia feliz por ter recebido uma quantia imaginária.

Quando garota, "Brenda", agora com 27 anos, fantasiava com um lindo príncipe de desenho animado. Ela e sua irmã ligeiramente mais velha, "Carissa", fingiam que o príncipe propunha casar com as duas, e elas usavam os vestidos compridos da mãe e encenavam um casamento "de mentira". A fantasia de casar com um príncipe se tornou um tema importante nas fantasias sexuais de Brenda, e, à medida que crescia, suas atenções se voltavam do príncipe da Disney para ninguém menos que sua alteza real, o príncipe William, encontrando, assim, um equivalente adulto criativo para o príncipe das primeiras brincadeiras infantis.

Quando menino, "Gene", o mais velho, reunia o irmão mais novo e as irmãs pequeninas e os vestia para encenar peças para os pais. Gene, agora com 63 anos, tornou-se ator. Posteriormente, ele se casou com uma colega de profissão e tiveram dois filhos, ambos, não surpreendentemente, na indústria do entretenimento, de uma forma ou de outra. Gene me contou que quando ele e a mulher fazem amor, ele imagina que estão transando no palco, na frente de milhares e milhares de pessoas que pagaram para assisti-los. É muito fácil ver a interconexão entre as primeiras experiências prazerosas das brincadeiras infantis, ter atenção parental abundante, e o desenvolvimento subsequente de uma fantasia coital aprazível.

5. Estabelecimento de relações objetais

Os psicanalistas descrevem frequentemente as relações humanas como relações "objetais". Na superfície, este termo parece profundamente inamistoso, senão alienante. Contudo, ele permanece em uso profissional há muitas décadas porque, embora reconheçamos que a maioria das pessoas se relaciona com outras *pessoas*, em vez de com *objetos*, frequentemente tratamos as próprias pessoas como objetos, lhes infringindo crueldade ou nos relacionando apenas com uma parte delas, por exemplo. Uma mulher pode reclamar dizendo: "Meu marido só está interessado em minha vagina." Esse tipo de afirmação se torna indicativo de uma relação objetal. No entanto, o termo pode também ser usado para descrever uma forma mais sofisticada e sensível de interrelacionamento, e podemos dizer de um paciente curado e saudável que suas relações objetais agora são ricas e recompensadoras.

Todos nós lutamos para manter e desenvolver nossas relações objetais e sempre soubemos que fantasias sexuais podem funcionar como um meio de ajudar os solitários e isolados a estabelecer este tipo de relação. Considere os seguintes casos clínicos extraídos de minhas entrevistas de pesquisa psicodiagnósticas.

"Theodore", um bancário de 53 anos, de Colchester, sofre de um longo passado de problemas de saúde mental, incluindo um colapso psicótico na juventude que o deixou quase sem amigos e certamente privado de uma parceira sexual. Em suas fantasias sexuais, Theodore se imagina como o centro de um grande grupo de mulheres, todas agarrando suas roupas ao mesmo tempo, rasgando cada item um a um e depois o satisfazendo até o orgasmo. Embora muitas pessoas — homens, em particular — também desfrutem dessa mesma fantasia, para Theodore ela realiza uma função psicológica importante. Permite a ele passar de uma postura de fuga psicológica, em que sempre considerara as mulheres aterrorizantes, para uma de relação objetal psicológica, em que é capaz de se envolver com mulheres, embora de uma forma intercambiável, com cada mulher sendo igualmente substituível pela próxima. A fantasia de Theodore transmite seu forte desejo e necessidade de buscar contato com múltiplas fontes e, por essa razão, ele acha a fantasia particularmente prazerosa, reconhecendo a realização pessoal de conseguir interagir com tantas pessoas.

Um outro homem que chegou para a entrevista, um corretor de bolsa aposentado de 69 anos chamado "Wade", tinha muitos amigos, ou, como ele descreveu, "amigos demais, na verdade". Sobrecarregado pelos negócios de sua vida, Wade "desintoxicou" sua agenda, há anos, e me contou que parou de responder às ligações telefônicas e às cartas de amigos preocupados, pois sentia que todos os seus relacionamentos eram sem sentido. Dentro de alguns anos, ele se transformou, doentiamente, de um socialite em um eremita. Após se casar novamente — sua ex-esposa pediu o divórcio e disputou com ele arduamente a guarda dos filhos —, Wade gradualmente começou a se reequilibrar e pouco a pouco a se socializar. Nesse momento, ele começou a se masturbar novamente, uma prática que abandonara durante o período de depressão, quando absolutamente nada o excitava. Ao se masturbar, Wade pensava em si mesmo como um ator pornográfico e como um stripper, encenando diante de grandes multidões. A perspectiva de fazer sexo ou de tirar as roupas na frente de admiradores não apenas o fazia se sentir mais jovem, mas também, como explicou, "mais conectado". Wade sorriu forçado e me perguntou: "Isso me torna um maníaco sexual?" Nesse contexto, assegurei-lhe que não achava que ele era um maníaco sexual, mas me perguntei se, talvez, ele sentisse alguma angústia com relação às suas fantasias sexuais. Ele admitiu que sim, mas depois confessou, muito emocionado: "Mas, pelo menos, estou tendo essas fantasias. Elas me fazem sentir que estou em contato, enquanto antes, quando estava no fundo do poço, não gostava dos seres humanos de jeito nenhum." Claramente, tanto Theodore quanto Wade, dois homens com dificuldades em se sentir "em casa" com outras pessoas, usavam as fantasias construtivamente para erigir pontes para o mundo social.

6. Objetos e fenômenos transicionais

Durante a década de 1960, o pediatra inglês e psicanalista dr. Donald Winnicott escreveu sobre como a criança humana, impotente e dependente, progride satisfatoriamente através dos estágios do ciclo da vida, desenvolvendo de forma gradual uma maior independência psicológica. Embora Winnicott identificasse muitos fatores facilitadores do crescimento saudável, sobretudo os cuidados constantes de figuras parentais amorosas, ele também enfatizou a importância de objetos, sons ou pensamentos que auxiliam o bebê vulnerável na importante tarefa de se separar do pai e da mãe, sem se sentir totalmente abandonado no processo. Winnicott teorizou sobre a importância de travesseiros ou brinquedos macios, tais como ursos de pelúcia, que oferecem à criança alento na forma de maternagem simbólica. Ele se referiu a esses objetos como "objetos transicionais" e observou que, embora um urso de pelúcia nunca substitua o amor da mãe, a maciez do urso ou do travesseiro, como a do seio materno, fornece algum alento transicional, que permite à criança forjar um relacionamento com aquele objeto, dando, portanto, à mãe sobrecarregada de trabalho alguns minutos de descanso.

O bebê não só precisa ter objetos transicionais para auxiliá-lo na separação do corpo da mãe, mas, de acordo com Winnicott, o bebê também se beneficia da experiência de ouvir a voz da mãe chamando-o de um cômodo diferente da casa, por exemplo, o que lhe oferece um sentimento de segurança de que a mãe não desapareceu, mas que ela não precisa estar imediatamente ao alcance também. Às vezes, saber que a mãe "mantém" o bebê em mente ao *pensar* nele será útil para estimular o crescimento e o desenvolvimento positivo. Winnicott se referiu a essas experiências como "fenômenos transicionais", sons ou pensamentos que não podem ser tocados de forma concreta, mas que, apesar disso, dão ao bebê uma indicação de que a mãe não está perdida.

"Emmy" poderia facilmente ser descrita como uma mulher "pegajosa". Ela levava seu pobre marido, "Tobin", à loucura, porque nunca o deixava sozinho. Tobin nunca tinha cinco minutos de sossego em casa sem que Emmy se intrometesse e começasse uma conversa animada. Um dia, ao limpar o armário de roupas do marido, Emmy encontrou uma de suas revistas pornográficas. Por pura curiosidade, sentou e começou a folhear as fotografias de mulheres nuas. Até aquele momento, ela não acreditava ter tido uma fantasia sexual, mas agora se surpreendia por estar excitada, sobretudo com uma fotografia de um modelo masculino nu fazendo amor com uma modelo feminina nua. Ela se imaginou como a modelo e como seria enganar Tobin. Mais tarde, se masturbou com a fotografia e, imediatamente, descobriu um novo passatempo. Gradualmente, ela ficou menos pegajosa com relação a Tobin, que não conseguia realmente entender por que Emmy começara a ficar tão "calma". Afinal, o comportamento dele não mudara em nada. Inconscientemente, Emmy usava suas fantasias como fenômenos transicionais que a auxiliavam a intermediar uma separação psicológica mais completa do estado de fusão no qual se encontrava na relação com Tobin. Nesse exemplo, tanto a mulher quanto o marido gostaram da liberdade e da independência psicológica maiores. Emmy nunca contou a Tobin sobre a revista, mas de várias formas ela acredita que a pornografia lhe forneceu um mundo privado, todo seu.

Para "Preston", um jovem de 19 anos que ainda vive na casa dos pais, as fantasias sexuais se tornaram fenômenos transicionais importantes, que o auxiliam em seu desejo de se separar psicologicamente de uma mãe excessivamente intrusiva que, em particular, frequentemente adentra o quarto e o surpreende se masturbando. Consciente de que pode ser homossexual, mas não completamente convencido disso na idade tenra de 19 anos, Preston me contou que invariavelmente se masturba pensando nos meninos bonitos de sua turma de faculdade. Em uma de suas fantasias recorrentes, Preston imagina que "pega" um jovem atraente no campus e o traz para a casa dos pais para fazer sexo. À medida que a fantasia prossegue, Preston leva o homem para o quarto e, quando eles começam a despir um ao outro, ouve os passos da mãe na direção de seu quarto. Como um raio, Preston corre para a porta e a tranca. Quando a mãe começa a bater à porta repetidamente, insistindo para entrar, Preston se entrega à relação anal com o jovem. Evidentemente, essa fantasia era excitante para Preston, porque lhe permitia desfrutar da experiência de trancar a mãe do lado de fora, ao menos uma vez, oferecendo-lhe a oportunidade de explorar a própria sexualidade do seu jeito. Claro, pais intrusivos causam um impacto profundo na mente humana, e para os que cresceram com mães e pais invasivos, seu legado não pode ser desprezado com tanta facilidade; logo, enquanto outro jovem homossexual pode escolher ter o cenário de sua fantasia em uma academia de ginástica, na floresta ou na piscina, a fantasia de Preston acontece na casa dos pais dele. Na fantasia, ele consegue, pela primeira vez, trancar a porta, controlando, assim, a potencial intrusão física e psicológica da mãe.

7. *Comunicação de conflito interno*

Às vezes, as fantasias sexuais podem ter uma função primária de comunicar um conflito psicológico profundo, não analisado e não processado. Embora este possa ser entendido conscientemente pelo fantasista, com mais frequência é "separado" da consciência e, portanto, tornado indisponível ao pensamento posteriormente.

"Garcia", um professor recém-formado de 24 anos, confessou sua fantasia sexual predominante com muita vergonha. Ele me contou que fantasia com garotos jovens de sua turma, sobretudo garotos de 11 ou 12 anos. Insistiu que nunca, *jamais*, colocou um dedo sequer neles. Ele sabia tudo sobre as consequências ruins da pedofilia e até mesmo assistiu a palestras na universidade, como parte de seu treinamento para ser professor, sobre as consequências devastadoras, a longo prazo, do abuso sexual em crianças. Garcia me contou que eu poderia ficar sossegado de que os garotos de sua turma estariam sempre a salvo. Ele confinava suas tendências pedófilas à sua mente. Apesar de suas fantasias — que, se realizadas, o colocariam na cadeia —, achei Garcia uma pessoa inteligente e articulada, com uma grande dose de compaixão. Quando soube mais sobre sua história, repleta de abuso infantil de vários tipos, comecei a formular hipóteses de que seu desejo de ter contato sexual com meninos de 11 anos residia não no desejo primário de molestá-los (embora o efeito fosse esse), mas numa tentativa desesperada de amar um menino como ele desejou ser amado naquela idade, a mesma idade em que seus pais o enviaram para um colégio interno no exterior. Garcia usava sua fantasia masturbatória como um meio de "descarregar" o sofrimento e a confusão e, felizmente, como resultado de nossa entrevista, consegui encaminhá-lo a um colega que tinha experiência no tratamento de pessoas com fantasias e tendências pedófilas. Dessa forma, espero que Garcia consiga aprender a lidar com seus impulsos e a começar a ficar menos temeroso de companheiros de idade apropriada, sejam femininos ou, mais provavelmente no seu caso, masculinos.

"Joelly" me explicou que desfruta de fantasias em que faz sexo com um homem de mais idade, sobretudo um grisalho que ela encontra em um bar de hotel enquanto toma um drinque. Essa mulher de 39 anos nunca teve uma experiência sexual de qualquer tipo com o pai. Na verdade, o pai de Joelly tratou seu corpo adolescente em crescimento com dignidade e respeito. Porém, ela tem uma mãe muito sedutora que flertava com "qualquer coisa que se mexesse". Ao observar sua mãe flertando, frequentemente Joelly se sentia muito inadequada, e à medida que avançava pela adolescência, ela começou a adotar mais e mais os maneirismos manhosos e insinuantes da mãe. Quando foi para a universidade, Joelly se tornou tão boa na arte de sedução que vários colegas a chamavam de "provocadora". Levou certo tempo para Joelly descobrir que suas fantasias de sexo com homens de mais idade, embora não flagrantemente erradas em si mesmas, se originavam de seu desejo "edípico" de roubar o pai da mãe. Após um período em psicoterapia de casal, o comportamento sedutor de Joelly se tornou menos pronunciado, e ela não piscava mais o olho para os companheiros de suas amigas com tanta regularidade.

8. Obter prazer da punição masoquista

Às vezes, podemos utilizar nossas fantasias não como fonte de prazer sexual, mas como forma de punição por algum crime que cometemos, seja ele real ou imaginário. Frequentemente, as fantasias de autopunição emergem após um grande sucesso, em vez de um fracasso, uma descoberta clínica que contraria a lógica e que foi primeiramente identificada por Freud quando ele afirmou que a maioria de nós não consegue suportar a culpa de se tornar mais bem-sucedido do que nossos pais e, portanto, nos sabotamos sempre que possível para aliviar esses sentimentos.

"Jocelyn" recebeu recentemente uma promoção na empresa. Como resultado, essa advogada comercial, de meia-idade, também recebeu um grande bônus, um novo escritório e uma Mercedes Benz. Obviamente, ela conseguira a realização profissional, mas todo esse sucesso teve um impacto negativo sobre sua mente e, em seu tempo livre, reclinada na privacidade de seu novo escritório, ela começou a navegar por páginas de pornografia sadomasoquista na internet, se masturbando ocasionalmente em sua cadeira, quando acreditava que todos já tivessem ido embora. Tempos depois, seu chefe descobriu o segredo dela e comunicou a seu superior, levando Jocelyn a receber uma advertência formal, sem mencionar a grande vergonha e culpa por ter "causado isso a si mesma". Suspeito de que a culpa por ter atingido tal sucesso profissional ativou seu sentimento de culpa inconsciente, que ela aliviou se sabotando, usando o computador do escritório para ver pornografia, e não o de sua casa, o que ela poderia fazer facilmente.

"Lyndon" também usou suas fantasias para se punir. Um médico bem-sucedido, com fama crescente em sua especialidade, Lyndon gostava de visitar na área de King's Cross, em Londres, prostitutas que o flagelassem. Ele pagava um extra para que elas se envolvessem em encenações com ele, nas quais ele fingia ser um paciente muito doente, e a prostituta tinha de vestir-se como enfermeira e realizar todo tipo de exames em seu corpo. Isso o levava a um frenesi, tanto que depois manteve relações sexuais "uma ou duas vezes sem usar proteção". Lyndon explicou que tinha orgasmos explosivos com essas prostitutas, mas que se sentia vulgar e sujo depois e, em duas ocasiões, contraiu piolhos-do-púbis das prostitutas que visitou, uma punição horrível e vergonhosa de fato para um médico inteligente e que atua na área de saúde e higiene públicas.

9. Defesas contra a intimidade e a fusão

Muitas vezes, a perspectiva de intimidade se torna tão assustadora que fazemos tudo o que estiver ao nosso alcance para erguer barreiras potentes contra a construção de relacionamentos. Com frequência, a fantasia sexual se torna estreitamente relacionada com um vício masturbatório, tanto que o uso compulsivo da fantasia masturbatória funciona como um meio de manter as outras pessoas a distância. Certamente, não desejo sustentar o ponto de vista de que um adulto precisa ter um relacionamento sexual para ser psicologicamente saudável, mas idealmente deve-se ter a *capacidade* de formar relações íntimas. Muitos viúvos e viúvas, por exemplo, decidem não casar novamente após o falecimento do esposo, não por causa de sua incapacidade para manter um relacionamento, mas por várias razões, incluindo uma frequentemente compreensível fidelidade ao companheiro morto. Contudo, para muitos, a intimidade se torna não um objetivo ansiado, mas, ao contrário, um obstáculo assustador.

Conheci "Dora" durante o Projeto de Pesquisa das Fantasias Sexuais Britânicas. Ela já tivera um relacionamento de longa data com um namorado, há anos, morto na guerra do Golfo. Agora, aos 38 anos, Dora permanecia solteira por mais de 15 anos, nunca tendo aceitado até mesmo um convite para jantar com um potencial pretendente. A princípio, Dora teve uma grande depressão após a morte trágica do namorado, mas, com a ajuda de amigos e da família, se reequilibrou e voltou ao trabalho em um órgão público municipal. Infelizmente, ela nunca recuperou a alegria e a vitalidade que tivera. Inicialmente, ela não tinha libido nenhuma, mas após dois ou três anos, encontrou uma livraria local especializada em literatura erótica para mulheres e, durante a última década ou mais, dependia exclusivamente de suas fantasias masturbatórias, estimuladas por essa literatura. Suas fantasias favoritas envolviam cenas românticas, deitada em praias, ou brincando sob cachoeiras. A perspectiva de sexo com um homem real e vivo, em vez de um ficcional, permanece assustadora demais para essa mulher lamentavelmente traumatizada. Após a entrevista, encaminhei Dora para uma instituição pública de saúde mental próxima de sua residência, na esperança de que ela possa fazer psicoterapia ou aconselhamento.

Devo mencionar que, embora tenha encaminhado Dora e alguns outros para psicoterapia após as entrevistas, o fiz em menos de 5% dos casos. A grande maioria dos entrevistados da pesquisa lidou extremamente bem com a experiência e não mostrou nenhuma necessidade ou desejo de obter mais apoio psicológico.

"Elwyn" também teme a intimidade, embora não como resultado direto de um forte trauma, como no caso da enlutada Dora. Ao contrário, com 40 anos, Elwyn cresceu em um lar com uma mãe solteira frágil, porém agressiva, que gritava com ela e seus irmãos ferozmente. Se ele chegasse dez minutos atrasado da escola, ela gritava; se esquecesse de lavar as mãos antes do jantar, ela gritava; e se esquecesse de desligar a luz do banheiro, ela gritava. Após deixar sua casa no País de Gales para estudar em uma faculdade na Escócia — um ato revelador de distanciamento —, Elwyn começou a fazer sexo com mulheres, mas nenhum de seus relacionamentos durou mais de dois ou três meses. Mais tarde, ele desistiu de tentar, depois de ter o coração partido em diversas ocasiões. Voltou-se então para a pornografia como seu principal suporte erótico, usando uma variedade de revistas diferentes e, além disso, tornou-se proficiente no uso de linhas telefônicas de bate-papo, livros, vídeos e internet. De fato, ele se tornou, indiscutivelmente, um viciado em pornografia. Curiosamente, embora experimentasse todas as variedades de pornografia, ele nunca visitou uma prostituta, protegendo-se, portanto, contra a dor da rejeição de uma mulher experiente e prontamente disponível. Quando perguntei sobre suas fantasias sexuais específicas, Elwyn me contou que gosta de se masturbar, sobretudo pensando em amarrar uma mulher como um peru e depois "penetrá-la bem forte na boca, fazendo-a engasgar com [seu] pênis". Suspeito de que essa fantasia se origina de um desejo profundamente enraizado de calar a mãe verbalmente intrusiva, enfiando algo em sua boca.

10. Descarga de agressão

Como já sabemos, um grande número de fantasias sexuais contém um imaginário forte de violência, seja ela oculta ou explícita. A maioria (embora não todos) de nós concordaria que amarrar um parceiro pode ser amplamente visto como um ato de agressão, mas como classificaríamos outras formas de sexualidade, como "empurrar", "golpear", "estocar" e todas as outras atividades potencialmente "rudes" que constituem uma parte do assim chamado sexo "normal"?

"Cory", um universitário de 20 anos, gostava de se masturbar pensando em Kylie Minogue. Ele tinha pôsteres dela nas paredes de seu dormitório e ficava facilmente excitado assistindo a seus DVDs. Quando descreveu sua fantasia principal como "uma noite com Kylie", encorajei-o a fornecer mais detalhes, e ele explicou: "Eu a jogo em cima da cama, rasgo suas roupas e enfio meu pênis nela. Dou-lhe boas estocadas e a penetro duramente, com sua cabeça batendo na cabeceira da cama, fazendo bastante barulho." Se essa fantasia se tornasse realidade, e se Kylie Minogue concordasse em fazer sexo com Cory, não se poderia acusá-lo de fazer algo ilegal ou anormal. No entanto, claro, a agressividade subjacente se torna muito aparente, sobretudo em sua escolha dos verbos de ação, tais como "jogar", "rasgar", "enfiar", "penetrar" e "bater". Embora bem tranquilo na superfície, Cory veio de um lar desfeito e pobre, e parece claro, com base em nossa conversa, que ele experimentou muitas coisas que o deixaram zangado; e, portanto, não surpreende que use sua fantasia com a cantora famosa como um meio de descarregar boa parte da agressão reprimida.

"Dexter", o jardineiro de um parque municipal, 41 anos, trabalhava arduamente durante o dia, se extenuando fisicamente e, portanto, se sentindo merecedor de muita diversão durante a noite. Ele ia, com frequência, para bares e boates chiques e paquerava todas as mulheres bonitas. No entanto, Dexter não tinha uma alta "taxa de sucesso", e muitas das mulheres que ele abordava o rejeitavam sem rodeios. Se ele não conseguisse se dar bem com uma das "cachorras bêbadas", ele voltava para casa sozinho e "se masturbava" enquanto se envolvia em "papo sujo" com uma mulher ao telefone. Dexter explicou que se tornava ainda mais eroticamente excitado ao se imaginar "esbofeteando a vadia" do outro lado da linha. Pedia que ela fingisse que ele tinha batido no rosto dela, implorando-lhe que gritasse: "Ai, isso doeu muito." Essa descarga de agressividade excitava Dexter e, por fim, ele gozava. Quando indaguei sobre disciplina nos primeiros anos de sua vida, Dexter me contou que o pai bateu nele "uma ou duas vezes", mas que, de outra forma, seus pais o tratavam amorosamente. A menos que Dexter tenha conseguido reprimir episódios adicionais de violência, devemos entender que, embora muitas fantasias sexuais sejam reencenações exatas de abuso anterior, muitas outras se desenvolvem de forma mais complexa e menos facilmente compreensível.

11. *Fuga de uma realidade dolorosa*

Embora todas as fantasias contenham desejos, algumas delas serão o que se pode chamar de "desejos de esperança" (por exemplo, "Eu realmente queria, um dia, se tiver sorte, dormir com Scarlett Johansson"). Esses desejos de esperança não são necessariamente realistas, mas representam uma busca por um possível contato. Afinal, a srta. Johansson teve relações com parceiros, logo, pelo menos, algumas pessoas conseguiram conquistar sua afeição. Muitas pessoas abrigam fantasias semelhantes com relação à loteria, teorizando que algumas pessoas ganharam uma grande quantidade de dinheiro, logo, embora as probabilidades matemáticas sejam minúsculas, ainda é possível ser um ganhador. No entanto, outros desejos, embora sinceros, podem nunca ser realizados, e eles servem frequentemente como maquiagem que nos ajudam a evitar partes profundamente dolorosas da realidade. Refiro-me a esses desejos como "desejos antidesenvolvimentistas" (por exemplo, "Um dia, vou acordar e descobrir que sou outra pessoa, alguém irresistível, talvez James Bond, e inúmeras mulheres me seguirão pelas ruas"). Embora imaginar-se como um Casanova moderno não seja o maior de todos os crimes, longe disso, descobri que esses tipos de fantasias — imaginar-se como outra pessoa — nos impedem de enfrentar a barriga da meia-idade, a calvície incipiente, os seios murchos, as bolsas embaixo dos olhos e todos os outros aspectos do envelhecimento que nos lembram de nosso destino fatal inexorável.

"Lana", uma linda mulher de 37 anos, desejava desesperadamente ter um filho. No entanto, por causa de uma queda trágica quando praticava montanhismo dez anos antes, ela ficou completamente paralisada da cintura para baixo, e seu médico confirmou que nunca poderia ter filhos. Incapaz de sentir um orgasmo, ou na verdade qualquer sensação física na parte inferior do corpo, Lana ainda tinha sua própria versão de fantasias sexuais às quais se referia como "sonhos sexuais", e nas quais um lindo guarda das montanhas a resgatava após a queda e fazia amor com ela, engravidando-a e, em seguida, nove meses depois, a ajudava a dar à luz um bebê lindo, saudável e fisicamente perfeito. Essa fantasia é muito compreensível para alguém na situação de Lana. Porém, descobri que, quando acordada, Lana se sente tão constrangida e envergonhada por ser deficiente, ter um corpo incapaz, que raramente sai de casa. Embora, ao longo dos anos, ela tenha encontrado vários homens em cadeiras de rodas que ficaram parcialmente paralisados por acidentes de um tipo ou de outro, ela os considerou indesejáveis porque busca desesperadamente um homem com um corpo perfeito. Embora sua fantasia lhe desse conforto temporário, me perguntei se ela não teria uma qualidade antidesenvolvimentista em vez de uma qualidade de esperança e, por isso, encaminhei Lana para uma instituição local de aconselhamento, no norte da Inglaterra, confiando que uma série de conversas prolongadas com um colega compreensivo contribuísse, de alguma forma, para uma aceitação maior de suas capacidades e realidades físicas.

"Lyn", outra entrevistada para o Projeto de Pesquisa das Fantasias Sexuais Britânicas, explicou-me que só tem uma fantasia. Sempre que se masturba, ela se imagina tendo uma relação sexual terna e amorosa com seu falecido marido "Gerald", que morreu há 16 anos de câncer. Agora, aos 71, Lyn falou de sua depressão e tendência a beber em excesso à noite. "Eu gostaria de poder me descrever como uma 'viúva alegre'", lamentou, "mas sem Gerald, acho que estou apenas marcando passo". Embora quase ninguém possa culpar Lyn por fantasiar com o marido com quem teve uma longa vida conjugal, é possível se perguntar se as fantasias persistentes com Gerald podem ter fornecido a ela um reforço orgástico de que ele seria o único homem possível no planeta, militando, portanto, contra a probabilidade de ela poder encontrar outra pessoa para ter relações sexuais ou um relacionamento de mais companheirismo. Embora os jovens leitores possam pensar que a idade de 70 anos seja uma sentença de morte, as pessoas mais idosas a consideram, talvez, como meramente o começo da velhice. Conheço muitos nonagenários que gozam de relações sexuais saudáveis, e podemos nos perguntar se Lyn não poderia encontrar um meio de estar entre eles daqui a vinte anos.

12. *Descarga de aspirações sádicas*

Embora as fantasias sexuais nos permitam descarregar nossos impulsos agressivos, às vezes esses impulsos e as tendências à agressividade ultrapassam a negatividade humana comum e entram no domínio da patologia homicida. As fantasias sexuais podem frequentemente servir como uma saída para os aspectos mais sádicos da natureza humana e, além disso, podem ser um sinal de alerta, para a polícia, os psicólogos forenses e outros indivíduos envolvidos, do grau de periculosidade potencial de uma pessoa. Infelizmente, temos poucos dados sobre as fantasias masturbatórias dos assassinos; tais informações poderiam nos ajudar a diferenciar pessoas comuns que têm apenas fantasias homicidas daquelas que realmente evoluem para os crimes mais hediondos. Sabemos, por exemplo, dos diários na prisão do assassino em série Dennis Nilsen — um homem que matou 12 rapazes em sua casa em Muswell Hill, norte de Londres, e posteriormente desmembrou muitos dos corpos —, que, quando se masturbava, fantasiava frequentemente com os cadáveres. Se apenas os órgãos de segurança pública ou o setor psiquiátrico soubessem dessas fantasias masturbatórias de Nilsen em anos anteriores, poderíamos tê-lo identificado como um paciente potencialmente de "alto risco" e oferecido tratamento psicológico imediato.

Conheci "Whitney" durante os primeiros estágios de minhas entrevistas clínicas psicodiagnósticas para este projeto. Desde o momento em que entrou pela porta, seu olhar era de suspeita paranoica — olhos que se movem rapidamente, olhadas furtivas e rosto congelado em um olhar vidrado —, muito semelhante às fisionomias de pacientes psiquiátricos internados por muito tempo, com quem trabalhei antes, só que bem mais sinistro. Este homem de 56 anos cooperou plenamente com minhas perguntas e investigações e não hesitou de forma alguma em me contar que suas fantasias sexuais favoritas envolviam arrancar sangue do corpo de uma mulher. Tendo sido casado, agora divorciado, Whitney explicou que nunca causara realmente nenhum sangramento de verdade em uma mulher e não se considerava uma pessoa perigosa. Contudo, ver sangue, na fantasia, pelo menos, o excitava consideravelmente. Devo confessar que, embora tenha trabalhado com afinco para tentar estabelecer conexões simbólicas entre as primeiras experiências da infância de Whitney e seu amor subsequente por sangue, falhei terrivelmente. Whitney me respondeu com rosnados monossilábicos monótonos e, embora tenha se mostrado superficialmente prestativo, suas respostas de uma só palavra tornaram difícil desenvolver uma conversa diagnóstica mais profunda. Tal estilo interpessoal anêmico é frequentemente indicativo de grande confusão psicológica mais profundamente enraizada. Muitas vezes, com pacientes assim, é preciso muitas outras entrevistas por um período de tempo mais prolongado para formar as conexões necessárias. Achei minha entrevista com Whitney muito desafiadora, um pouco como arrancar um dente e, devo admitir, senti uma grande sensação de alívio depois que ele saiu da sala. Não duvido de que ele nunca tenha perpetrado dano físico a uma mulher, embora não possa garantir isso. Mas suspeito de que suas fantasias lhe permitiram descarregar um ódio assassino, que, se liberado, poderia de fato resultar em uma explosão criminosa violenta.

Conheci também "Chester", um motorista de táxi de 29 anos, do sudeste da Inglaterra, que me contou que batera em sua jovem mulher "muitas vezes", antes de ela fugir, e que se sentia profundamente envergonhado e arrependido por ter perdido o controle sobre suas emoções. Ao fantasiar, ele frequentemente pensava em encenar o papel de um demoníaco e lascivo conde da Transilvânia, não necessariamente o Drácula, mas alguém com estilo semelhante. Ele se imagina capturando donzelas com seios bem grandes e mantendo-as prisioneiras em castelos, negando-lhes água e comida por dias a fio, até que elas desmaiassem e cedessem a seus avanços sexuais. Afirmando uma vez mais que nunca machucaria uma mulher, Chester então explicou que, à medida que a fantasia se desenvolve, ele coloca uma das garotas enfraquecidas no peitoril da janela de uma cela, bem no alto do castelo. Na fantasia, Chester, no papel de "conde", desembainha o pênis e o enfia na vagina da enfraquecida donzela, com tal força que ela tomba para trás, para fora da janela, cai e morre. Nesse momento, Chester chega a um clímax magnífico. Consegui obter uma história mais completa de Chester do que havia conseguido de Whitney, e descobri, curiosamente, que a mãe de Chester morreu em um acidente aéreo, quando ele tinha 7 anos. Ao saber desse acontecimento incomum e trágico de sua biografia, percebi, de repente, que seu desejo de empurrar uma donzela de uma janela alta e olhá-la cair para a morte certamente está relacionado com a morte horrível da mãe caindo de uma altura de dez mil metros. Ao erotizar a morte de uma donzela — gostar de vê-la morrer de uma forma sexual — ele conseguiu, simbolicamente, assumir o controle da morte profundamente trágica da própria mãe.

13. *Domínio do trauma*

Muitas fantasias sexuais envolvem o domínio de experiências traumáticas. Chester, por exemplo, o conde imaginário da Transilvânia, usou sua fantasia especialmente vívida como uma tentativa de dominar o trauma doloroso da morte da mãe. No caso de Chester, ele também usou a fantasia, predominantemente, para expressar impulsos sádicos contra as mulheres, alguns dos quais ele encenou ao bater na esposa. Porém, para muitos de nós, o domínio do trauma não precisa necessariamente envolver a descarga de sadismo inconsciente; ao contrário, a erotização do trauma simplesmente se torna uma solução criativa para um evento doloroso da vida.

"Bunny" me surpreendeu ao dizer que nunca fantasia. Eu sabia, pela pesquisa do computador, que uma pequena proporção de mulheres, em particular, afirma nunca ter tido fantasias sexuais, mas nenhum dos homens ou das mulheres que veio a Londres para as entrevistas se enquadrava nessa categoria. Afinal, se não se tem fantasias sexuais, por que uma pessoa se disporia a falar com um psicoterapeuta por cinco horas precisamente sobre esse assunto? Levantei a sobrancelha ligeiramente incrédulo e, em seguida, Bunny confessou: "Bem, tudo bem, eu fantasio, acho, mas não é uma fantasia suculenta, como as que você costuma ouvir." Ela então me explicou que sempre que fecha os olhos e se masturba, essa aprendiz de cabeleireiro de 22 anos vê estrelas — literalmente —, estrelas brilhantes no céu. Apenas pensar nessas estrelas a excita — às vezes elas são amarelas, às vezes vermelhas, às vezes laranja. No entanto, o brilho e o cintilar das estrelas fazem Bunny ficar excitada, e ela logo chega ao clímax pensando em estrelas. Aparentemente, ela só desenvolveu essa fantasia durante o último ano. Logo descobri que, 18 meses antes, enquanto voltava para casa do trabalho, dois adolescentes pularam em cima de Bunny e a jogaram no chão, atordoando-a parcialmente, e depois rasgaram sua saia e a estupraram, penetrando sua vagina sem preservativo. Felizmente, ela não ficou grávida nem infectada com uma doença sexualmente transmissível, mas o ato de ataque físico, sexual e psicológico fez com que se tornasse profundamente angustiada, deprimida e incapaz de agir durante, pelo menos, seis meses. Após voltar ao trabalho no salão, ela conheceu um jovem cabeleireiro chamado "Donovan" e começou um relacionamento com ele, o que acabou sendo uma boa experiência corretiva. Quando Bunny faz sexo com Donovan, ela pensa apenas nele. Contudo, quando se masturba, sua mente gera imagens de estrelas brilhantes.

 A princípio surpreso por encontrar uma mulher que considera as estrelas sexualmente excitantes, solicitei mais esclarecimentos, mas nada que Bunny disse fazia qualquer sentido mais profundo, e fiquei perplexo. Então, fiz uma inferência, pensando na expressão coloquial "ver estrelas", algo que frequentemente dizemos depois de bater com a cabeça, e perguntei a Bunny que pensamentos passaram por sua mente quando os dois estupradores a empurraram no chão e começaram a rasgar sua roupa antes de penetrá-la. Para minha grande surpresa, Bunny respondeu da maneira mais inconsciente: "Ah, vi estrelas, sabe, como luzes piscantes bem em frente dos meus olhos. Acho que deve ter sido porque bati a cabeça."

Suspeito de que Bunny, na verdade, literalmente viu "estrelas" no momento do impacto e que, ao focá-las, conseguiu se distanciar do estupro terrível que acontecia naquele momento. Aprendi, após anos conversando com sobreviventes de abuso sexual infantil, que, quando a penetração começa, esses jovens frequentemente se imaginam flutuando, em um estado distorcido, como se outra pessoa estivesse sendo estuprada por procuração. Bunny se envolveu em uma estratégia psicológica semelhante, concentrando-se nas estrelas em vez de no estupro em si, e essa manobra mental ajudou-a a suportá-lo psicologicamente. Mais tarde, quando ela começou a se masturbar, estrelas e outras luzes coloridas se tornaram uma fonte de prazer sexual, ajudando assim a erotizar o trauma, e a dominá-lo posteriormente, para o que o namorado Donovan, amoroso e gentil, contribuiu grandemente.

"Clifford", um advogado de 64 anos, me contou que parou de fazer sexo com a mulher há cerca de dez ou 15 anos, simplesmente porque o sexo tinha ficado muito enfadonho e sua mulher não concordava com nenhum de seus pedidos sexuais, sobretudo dizer "obscenidades". Em um esforço para compensar a falta de vida sexual, Clifford se tornou "viciado" em masturbação, mas ainda assim ele pode gozar apenas quando imagina que sua amante, na fantasia, está gritando: "Me chama de suja, me chama de gostosa. Me manda chupar seu pau enquanto você lambe minha boceta." Ele então responde: "É, puta, vou comer sua boceta suja enquanto você chupa meu pau." Toda essa obscenidade, conhecida na literatura clínica como "coprolalia", excita Clifford tremendamente e é necessária para que ele atinja o orgasmo. Embora muitas pessoas achem as atividades coprolálicas excitantes, para Clifford a capacidade de ouvir e de falar obscenidades assume um significado especial. Ao obter informações biográficas sobre sua infância, soube que seus pais punitivos se revezavam para lavar sua boca com sabão — literalmente —, uma forma bárbara de "disciplinar crianças" que era muito popular nas décadas de 1940 e 1950, a época da infância e adolescência de Clifford. Sempre que ele pronunciava uma obscenidade, como "droga" ou "porra", seus pais o arrastavam esperneando e gritando até o banheiro e realmente enfiavam uma barra de sabão em sua boca até ele começar a cuspir bolhas. Quando criança, ele sempre pensava que ia morrer e ficava horrorizado. Embora Clifford não fizesse uma conexão consciente entre os incidentes do sabão e seu amor pela fala suja, o elo parece bastante claro. Ao usar linguagem grosseira com sua amante imaginária e ao implorar que ela faça o mesmo, Clifford conseguiu triunfar sobre a crueldade dos pais que nunca o deixaram pronunciar nem sequer "caramba" ou um "poxa". Ao se deliciar com frases coprolálicas, Clifford conseguiu que envolver em um ato desafiador, com nuances oralmente triunfantes, como que proclamando para seus pais que o único objeto que ele comerá será a vagina de uma mulher, certamente não uma punitiva barra de sabão. Clifford, como Bunny e muitos dos fantasistas apresentados neste estudo, utiliza as fantasias como um meio de lidar com traumas anteriores, em geral não processados, de uma maneira criativa e excitante.

14. *Equilíbrio do* self

Desde que iniciei este projeto de pesquisa, frequentemente questiono o que a psicologia humana seria sem a capacidade de fantasiar — suspeito de que nossas mentes seriam tremendamente áridas. Embora nossas fantasias possam, muitas vezes, ser fantásticas, problemáticas ou desconcertantes, de acordo com alguns padrões, passei a vê-las como extensões de nossa *capacidade de criatividade*, a mesma criatividade imaginária que ajuda os romancistas a desenvolverem enredos convolutos, os pintores a conceberem novos trabalhos artísticos, os compositores a compor novas melodias e harmonias e os joãos e marias a manterem uma conversa interessante em um jantar ou em um bar. No entanto, não apenas nossas fantasias nos mantêm criativamente abastecidos; às vezes, elas nos resgatam do colapso completo e da perda de um sentido de *self*, exercendo uma função que conceitualizo como o "equilíbrio do *self*", nos colocando em uma posição psicologicamente mais equilibrada.

"Tyler", um homem de 30 anos, extremamente competente e essencialmente sadio do ponto de vista mental, trabalha em um banco de investimentos. Estressado ao máximo, com responsabilidades financeiras imensas, frequentemente se sente "à beira de um colapso". Claro, ele usou a palavra em seu sentido coloquial, em vez de em seu sentido psiquiátrico formal. Não tenho provas de que Tyler pudesse estar em risco imediato de se tornar esquizofrênico, por exemplo, mas ele se sentia como se sua mente pudesse se estilhaçar em pequenos cacos a qualquer momento. Quando discuti o papel do sexo e das fantasias sexuais em sua vida, ele respondeu, muito lucidamente: "Elas me ajudam a não enlouquecer; se não pudesse fantasiar e me masturbar ao mesmo tempo, acho que minha cabeça explodiria como um daqueles personagens de desenho animado." Durante nossa entrevista, descobri que Tyler tinha muitas fantasias diretas: relações sexuais com a namorada, com Britney Spears, alguns jogos de amarrar ("nada muito pesado") e alguns atos sexuais envolvendo cerejas e creme chantili. Certamente, comparado com alguns outros materiais contidos neste livro, Tyler parece bastante domesticado na escala das fantasias. Mas sua capacidade de fantasiar lhe fornece não apenas satisfação de desejo, alívio para o estresse, alívio para a depressão e muito mais. Em seu caso, parece que sua principal função é a capacidade de mantê-lo mentalmente são.

"Caitlin", uma dona de casa de meia-idade, dos Home Counties, me contou algo parecido. Ela explicou que passa os dias em casa cuidando do lar, mas que desde que os quatro filhos foram para a universidade, ou se casaram, seu mundo se tornou muito vazio. Ela descobriu uma página na internet com histórias eróticas e, para sua enorme surpresa, aprendeu que na "idade velha e madura de 58 anos", ela se excitava com pornografia, algo com o qual nunca se envolvera antes. Com o marido no escritório e as crianças longe, Caitlin explicou que não tem mais tanta atividade de casa para fazer e, como nunca teve um trabalho fora do lar por causa de seus compromissos anteriores com o cuidado das crianças, ela agora passava os dias lendo, vendo televisão e explorando fantasias sexuais na internet. Caitlin aprendeu, para sua surpresa, que as histórias lésbicas de qualquer descrição realmente a excitam, algo que ela certamente nunca explorara antes, "apesar de ter frequentado um colégio de freiras". Quando criança, considerava a homossexualidade um pecado, mas agora, adulta, se tornou mais tolerante e, na verdade, excitada com o pensamento de duas mulheres envolvidas em qualquer tipo de contato físico. Como Caitlin explicou: "Embora eu tenha uma vida boa, ela fica vazia, muito vazia, e sem a internet, sinto que alguém tirou parte de meu *self*. Sim, penso assim. Sinto isso como parte de meu corpo. Sem isso, não sei como eu passaria o dia."

23

As fantasias podem ser desprovidas de trauma?

De minha própria grande desgraça
Faço minhas pequenas canções

Elizabeth Barrett Browning,
"From Heine" [De Heine]

A alavanca de câmbio de Tom Cruise e o sorriso de Michelle Pfeiffer

Todas as fantasias se originam de trauma corporal, sexual, abuso no início da vida ou humilhação? Após examinar os casos que apresentei nos capítulos anteriores, é possível concluir que todos os entrevistados sofreram crueldade física, abuso sexual ou humilhação de algum tipo, seja a ejaculação do pai no filho, Paris; a colisão de Graziella com o vidro da mesa; o encontro de Dahlia com o irmão com problemas de aprendizagem; ou o constrangimento de Lucian pelas zombarias dos colegas no reservado do banheiro da escola. Certamente, nem todos sofreram tais crueldades durante a infância e, mesmo se tivessem sofrido, seria realmente o caso de esses episódios serem fatores suficientemente fortes para determinar a natureza de nossas fantasias eróticas?

Uma cantora de jazz de 34 anos, de Dundee, "Marissa", me contou que tinha uma fantasia sexual constante: o ator hollywoodiano Tom Cruise. Desde que ela o viu pela primeira vez dançando de cueca em um filme romântico para adolescentes, *Negócio arriscado*, ela permaneceu eroticamente fiel a ele e nenhum outro homem a excita tanto, nem mesmo seu gentil namorado "Flynn", seu parceiro constante nos últimos oito anos. Embora Marissa goste de fazer sexo com Flynn, ela sempre se envolve em um caso intraconjugal, fantasiando com Tom Cruise durante o ato sexual com o namorado.

Marissa me pareceu ser uma jovem charmosa, acolhedora e de fala mansa, que parecia levar uma vida razoavelmente saudável em Dundee. E embora "traia" Flynn fantasiando com Tom Cruise, ela explicou que seu anseio por Tom nunca realmente interfere em seu afeto por Flynn, com quem espera se casar um dia. Da mesma forma, ao recontar sua história infantil, Marissa falou de ter crescido em um lar amoroso, com pais carinhosos que a amavam cegamente.

A fantasia de sexo com Tom Cruise parecia inocente, quase infantil. Afinal, Marissa não escolhera um durão como Steve McQueen ou Vin Diesel, mas, ao contrário, um ator com aparência juvenil que atrai, a princípio, as adolescentes. Quando pedi a Marissa para elaborar a fantasia, sua relação sexual imaginária com o ator ficou mais picante. Ela explicou que, em sua fantasia favorita, ele passa correndo por uma estrada, em um carro esporte vermelho vistoso e, quando a vê tentando pegar carona, para e abre a porta para ela. Ela imediatamente entra no carro e, estupefata com o lindo rosto dele, senta em cima dele de pernas abertas, e eles começam a se beijar. Tom fecha as portas do carro, engrena a marcha e dispara em velocidade supersônica. Ele agarra o câmbio uma vez mais e aumenta a velocidade, com Marissa ainda por cima dele, suas coxas bem abertas. Mais tarde, Tom a penetra sem proteção, e quando o carro atinge uma velocidade estonteante de 200km por hora, ele ejacula dentro dela.

Resumindo, essa parece ser uma fantasia erótica muito direta, e imagino que muitas outras fãs de Tom Cruise também fiquem excitadas com ela. Talvez não seja preciso explorar mais: um ator de cinema bonito, um carro esporte bacana, uma alavanca de câmbio — o que mais pode querer uma mulher? E como não havia traumas evidentes em sua biografia, me perguntei se não tinha encontrado finalmente uma fantasia sexual normal e sem trauma constitutivo.

No entanto, por ser um entrevistador implacável até o fim, continuei procurando a razão de essa fantasia específica excitar tanto

Marissa. Se ela amava Tom Cruise com tanta paixão, por que não fantasiava fazer sexo com ele na cama dela, ou em uma reencenação de um de seus filmes, *Top Gun* talvez, ou mesmo como parte de um trio com o namorado Flynn? Por que sua fantasia repetitiva sempre acontece em um *carro esporte*, zumbindo pela estrada, e em um carro esporte *vermelho*, para completar? Tentei envolver Marissa em um diálogo sobre os detalhes específicos de sua fantasia sexual, mas ela não ajudou muito. Por não possuir muita capacidade para conversas profundas, Marissa sentia que, ao recontar sua fantasia, como fizera, já ganhara seus honorários e para ela não parecia haver motivo para eu saber a cor do carro esporte de Tom, exclamando: "Não importa não. Vermelho é uma cor ótima."

Uma vez que Marissa havia me impressionado como uma jovem encantadora e que sua atração por Tom Cruise parecia razoavelmente saudável, realmente comecei a acreditar que não havia nada mais a ser dito. Talvez algumas pessoas simplesmente gostem de atores de cinema porque os acham sensuais — fim de papo.

Quando estávamos perto da conclusão de nossa entrevista, perguntei a Marissa se havia algo mais que ela gostaria de me contar, qualquer outra informação que achasse útil. Pensei se não esquecera de perguntar a ela sobre qualquer parte importante de sua vida, muito embora eu tivesse passado cinco horas com ela, cobrindo o que pensei ser todos os aspectos imagináveis de sua biografia. Marissa tossiu e, em voz baixa, voluntariamente, falou: "Não sei se você precisa saber isso, mas além de minha irmã Colleen e meu irmão bebê Pip, também tive outro irmão, mas ele morreu há mais de vinte anos. Acho que talvez você quisesse saber sobre isso."

Meu queixo caiu, literal e metaforicamente, ao descobrir, de repente, que Marissa tinha outro irmão. Perguntei-me por que ela não tinha falado desse irmão antes, e Marissa respondeu: "Bem, você me perguntou se eu *tenho* irmãos e irmãs, então só falei sobre Colleen e Pip, eles são meu irmão e minha irmã. 'Barney' não é mais meu irmão, bem, é mas não é, entende? Ele está morto, então não considero ele meu irmão, bem, considero, mas não considero. Ah, você entende." Marissa continuou a tropeçar em suas palavras, incerta se ainda deveria classificar Barney como irmão.

Naturalmente, fiquei muito preocupado quando soube que a família de Marissa enfrentou a perda de Barney, e me perguntei se ela conseguiria me contar como e quando ele morreu. Os olhos de Marissa começaram a encher de lágrimas, enquanto explicou que, logo após seu 11º aniversário, seu irmão mais velho, Barney, então com 18 anos, acabara de passar no exame para motorista e, louco para impressionar a namorada, pegou o carro para dar uma volta, na estrada, perto da casa da família. Tragicamente, Barney de alguma maneira perdeu o controle do carro e bateu de frente, em alta velocidade, em um caminhão articulado, morrendo instantaneamente. A namorada de Barney sobreviveu, mas não conseguia se lembrar de nada dos momentos imediatamente anteriores à batida. Marissa me contou o quanto todos amavam Barney e como sua morte repentina devastara a família inteira, mas eles decidiram que deveriam "continuar" e, portanto, resolveram não avivar sua memória. Embora os pais de Marissa não os proibisse de mencionar Barney, os filhos rapidamente perceberam que seria melhor evitar o assunto, algo que Marissa também fez em sua longa entrevista comigo.

Embora ela falasse apenas de sua irmã Colleen e de seu irmão mais novo, Pip, durante a primeira parte da entrevista, suspeito de que minha pergunta final permitiu a Marissa compartilhar a história dolorosa do acidente de trânsito de Barney e de sua morte. Ela nunca encontrou um profissional de saúde mental antes e talvez tenha, inconscientemente, esperado que, ao se oferecer para falar comigo sobre suas fantasias masturbatórias e coitais, poderia também ter a oportunidade de falar sobre o irmão tão querido.

Perguntei a Marissa se ela seria capaz de me contar algo sobre Barney. Ela aproveitou a oportunidade para descrever seu irmão morto como bonito, engraçado e sensual, um dançarino de discoteca e um rapaz com um futuro pela frente. Sua descrição de Barney soa como os louvores que se leem com relação a Tom Cruise nas revistas de cinema. Embora não saiba se Cruise é conhecido por ser um dançarino, Marissa me explicara antes que se apaixonou primeiramente por ele após tê-lo visto dançando de cueca no filme *Negócio arriscado*. A fantasia de Marissa com Tom Cruise poderia ser, de alguma forma, uma tentativa de reencarnação de seu irmão morto? De alguma forma, parecia inapropriado, nesse momento, compartilhar meus pensamentos recentemente formulados com Marissa sobre a origem de sua fantasia sexual, sobretudo em função do fato de que ela começara a chorar por se lembrar do irmão. Portanto, mantive minhas ideias para mim mesmo e continuei a escutar Marissa enquanto ela me contava mais e mais sobre Barney, que, na verdade, parecia ser um jovem educado e amoroso cuja morte, sem dúvida, traumatizou a família.

Após mais 20 minutos, Marissa se recompôs e anunciou que agora se sentia confortável para terminar a entrevista e os testes psicológicos. Ela o fez, e eu lhe agradeci a contribuição para minha pesquisa e a coragem para conseguir falar de um evento profundamente importante de sua vida, que permaneceu semissecreto por tanto tempo. Marissa me contou que se sentia muito melhor por ter se lembrado de Barney dessa forma e que desejava sucesso para o meu projeto.

Depois que ela saiu do consultório, meus pensamentos começaram a vagar, como se Marissa tivesse, de repente, me oferecido a peça que faltava no quebra-cabeça psicológico. A fantasia sexual com Tom Cruise poderia ser uma transformação direta da cena terrível da morte de Barney? Comecei a esboçar hipóteses.

Sabendo que Marissa acabara de completar 34 anos e depois de ler um artigo de jornal que anunciava o quadragésimo aniversário de Tom Cruise há um ou dois anos, rapidamente verifiquei que a diferença de idade entre Marissa e Barney seria quase exatamente a mesma que entre ela e Tom. Embora um homem atraente, idolatrado por inúmeras fãs de cinema no mundo inteiro, pensei que Marissa tivesse se apaixonado por Tom Cruise *oportunisticamente*, um homem quase da mesma idade que seu irmão Barney, inscrevendo Cruise como um sujeito importante em seu enredo psicológico privado. Ao se agarrar a um homem atraente que lembrava o irmão de muitas maneiras, Marissa conseguiu usar o ator como um meio de trazer o irmão de volta à vida, de forma simbólica.

Essa hipótese se torna ainda mais forte quando questionamos por que Marissa escolhe fazer amor com Tom Cruise em um carro esporte, dirigindo em alta velocidade pela estrada, em vez de em qualquer outro local mais prático. Talvez, ao formular sua fantasia em um carro rápido, com uma alavanca de câmbio, Marissa consiga usar Tom Cruise para reencenar a última viagem de carro do irmão, mas em vez de haver uma batida de carro, Marissa obteve os serviços imaginários de um exímio piloto tipo *Top Gun*, piloto e homem de ação — o herói da série de filmes *Missão impossível* — para pegar o volante. Com Tom na direção, o carro e todos os passageiros estarão a salvo, e ninguém morrerá, muito embora Marissa permaneça sentada no colo do motorista o tempo todo, provocando a ejaculação dentro dela.

É possível imaginar uma garota de 11 anos um tanto enamorada de seu irmão mais velho, atraente e bonito, que acabou de aprender a dirigir; e é possível especular que uma garota dessa idade poderia, a bem da verdade, sentir um pouco de ciúmes da namorada de Barney, desejando que também pudesse dar uma volta no carro novo do irmão. Nessa fantasia, então, Marissa consegue realizar várias funções psicológicas simultaneamente. Ela não apenas faz amor com o lindo herói hollywoodiano, mas ao fazê-lo, em um carro esporte, também consegue tomar o lugar da namorada (um substituto simbólico do lugar da mãe na afeição do pai); ademais, e talvez mais crucialmente, ao se masturbar com a fantasia de sentar em um carro esporte em alta velocidade que não bate, Marissa consegue, embora fugazmente, desfazer o horror prolongado da morte do irmão. Além disso, ao ter o substituto do irmão, Tom, inserido em seu corpo, é possível especular que, dessa maneira, Marissa consegue ter seu irmão *dentro* dela, se não genitalmente, então, com certeza, psicologicamente, internalizando sua memória cultuada.

Portanto, a fantasia de andar em alta velocidade com Tom Cruise em uma estrada, sem morrer, sem dúvida traz grande prazer a Marissa, cujo irmão, tristemente, não sobreviveu à sua última viagem em um carro esporte. Toda vez que Marissa se masturba com essa fantasia específica, e toda vez que invoca essa fantasia durante o ato sexual com o namorado Flynn, ela consegue trazer o irmão de volta à vida de uma forma inconscientemente simbólica, ao usar pensamentos eróticos para ajudá-la a dominar o trauma. Uma vez mais, vemos a operação do mecanismo básico inconsciente de domínio do trauma através da erotização, transformando o terrível e não processado em algo sensual e tratável.

Me esqueci de perguntar a Marissa se ela se lembrava da cor do carro do irmão. Talvez ele dirigisse um carro vermelho, mas, da mesma forma, este podia ser azul ou branco, ou de qualquer outra cor imaginável. Na verdade, após Barney bater no caminhão articulado, suspeito de que o carro tenha ficado manchado de sangue; e, pegunto-me, portanto, se, na fantasia, Marissa colocou Tom Cruise no carro esporte vermelho em um ato de desafio mental, tornando o sangue vermelho de Barney em um matiz brilhante de tinta vermelha sensual. Na análise freudiana, cada detalhe contém significados e, embora nunca possamos garantir que tenhamos feito uma interpretação absoluta, devemos nos esforçar para entender o sentido de todos eles.

A princípio, a fantasia sexual de Marissa de uma viagem pela estrada com Tom Cruise me deixou perplexo. Parecia bem inocente, o tipo de fantasia que outros entusiastas de Tom Cruise poderiam facilmente gostar. Mas quando se descobre que Marissa perdeu o irmão mais velho em um trágico desastre de carro, de repente, a fantasia de fazer amor com um lindo homem, de mais idade, dirigindo freneticamente em uma estrada — e *sobrevivendo* — faz um sentido infinitamente maior.

Do ponto de vista metodológico, a análise da fantasia de Marissa revela que, apesar da quantidade de dados biográficos que se coletam sobre uma pessoa ou sobre seus desejos eróticos, frequentemente não é possível fornecer um entendimento completo da fantasia até que uma parte crítica de informação se torne disponível. É um tanto como desvendar o Código Da Vinci, uma situação em que muitos tentam resolver a charada, mas a solução derradeira depende da obtenção de, pelo menos, uma parte crítica dos dados, que pode não se tornar aparente até o último capítulo da investigação. Logo, no rastro da fantasia de Marissa e de outras semelhantes, agora me pergunto se *toda* fantasia sexual contém uma chave *secreta*, esperando ser descoberta por meio da análise psicológica.

Mas como podemos entender o sentido das fantasias de pessoas que não sofreram abuso, humilhação nem luto? É possível ter uma fantasia sem um trauma constituinte, descomplicada e que não precise ser decifrada de uma maneira sherloquiana?

Durante o decorrer de minhas entrevistas, falei com "Del", um jovem psicólogo de 23 anos que pareceu extremamente desconfiado de meu estudo. De maneira verdadeiramente bombástica, Del exigiu saber que tipo de psicologia eu praticava. Disse-lhe que trabalho dentro da uma tradição psicanalítica ampla e que os escritos de Sigmund Freud foram muito úteis para mim como psicoterapeuta. Arqueando suas sobrancelhas em descrença, Del assegurou-me de que os freudianos estavam ultrapassados e que os professores de sua universidade descartaram Freud como um produtor não científico de mitos psicológicos. Quando tentei explicar que havia muitos profissionais de saúde mental na Grã-Bretanha que se baseavam mais nos parâmetros freudianos do que em qualquer outro, Del me interrompeu e exclamou: "Aposto que você só está tentando mostrar que todas as fantasias sexuais têm a ver com as mães, não é?" Tentei convencer esse jovem mal-humorado e provocador explicando que, embora tenha estudado e treinado dentro da escola freudiana, luto para manter minha mente aberta e que me esforço para evitar prejulgar os dados. Expliquei que se eu já soubesse as origens das fantasias sexuais, não estaria realizando um estudo tão extensivo sobre o assunto. Esse comentário pareceu acalmá-lo e, por alguma razão, ele me permitiu continuar com a entrevista.

Quando cheguei à última hora de nossa conversa, perguntei se ele poderia me contar sobre sua fantasia sexual mais excitante. Ele sorriu, como se estivesse invocando a fantasia em sua mente naquele mesmo momento e respondeu: "Sexo com Michelle Pfeiffer." Quando tentei obter mais informações sobre a natureza precisa ou as circunstâncias da fantasia, Del simplesmente riu e exclamou: "Já lhe disse. Sexo com Michelle Pfeiffer. É isso, sexo puro e simples com ela. Ela tem o sorriso mais incrível que eu já vi. Fico muito excitado." Inocentemente, perguntei por que Del gostava dessa fantasia específica. Ele me olhou com total incredulidade, pensando em por que um pesquisador necessitaria fazer uma pergunta tão óbvia. "Ela é quente... queima, na verdade", ele respondeu, revirando os olhos para cima. Apesar de todos os meus esforços subsequentes para sondar, Del se recusou a levar a conversa adiante. Na verdade, acredito que ele gostava de me ver em uma situação desconfortável, pois parecia absolutamente determinado a provar que nenhuma análise freudiana seria necessária para entender seu desejo autoexplicativo por Michelle Pfeiffer.

Nesse ponto, Del se tornara cada vez mais difícil, e decidi que seria melhor adotar os testes padronizados de papel e lápis que constituem a parte final da entrevista. Del pareceu ter pena de mim, e talvez se arrependendo de algo de sua maneira até aqui polêmica, sorriu e disse. "Se você está pensando que a Michelle Pfeiffer parece com minha mãe, você está redondamente enganado. Minha mãe é uma mulher adorável, mas é baixa, gorda e tem tetas minúsculas. Ela não se parece em nada com Michelle Pfeiffer." Evitei responder ao comentário dele, mas, claro, pensei por que ele decidira deixar escapar essa informação.

A fantasia sexual favorita de Del de relações sexuais com a glamorosa Michelle Pfeiffer tinha um sentido oculto e arcaico? A mãe dele realmente se parece com Michelle Pfeiffer? Ou ele simplesmente gosta da Michelle Pfeiffer porque "Ela é quente... queima, na verdade", tem um sorriso incrível e, portanto, nenhuma explicação adicional é necessária?

Como muitos dos entrevistados de minha pesquisa, fiz um bom progresso revelando as raízes secretas, ocultas, invariavelmente traumáticas de suas fantasias sexuais. Porém, com Del, e com alguns outros participantes, fiquei confuso. Esses poucos entrevistados não experimentaram nenhum trauma pertinente ou, se experimentaram, não consegui descobri-los. Del claramente desejava que eu acreditasse que ele teve uma infância extremamente normal, sem eventos desagradáveis contidos em seu armazém de memórias. Ele também queria que eu entendesse que sua mãe é baixa, gorda e tem seios pequenos e que, portanto, qualquer tentativa de minha parte em conceitualizar Michelle Pfeiffer como um equivalente simbólico de sua mãe estaria totalmente equivocado. No entanto, penso no motivo que levou Del a descrever a aparência física da mãe.

Então, percebi que, embora sua mãe possa ser baixa, gorda e ter seios pequenos e que nenhum diretor de Hollywood poderia confundi-la com Michelle Pfeiffer, deveríamos tentar imaginar qual seria a imagem dela para Del durante as primeiras semanas e meses de sua infância. Para um recém-nascido alimentado no seio, mesmo uma mãe tão pequena quanto 1,60m parece uma gigante, com seios grandes e nutrientes, fornecendo-lhe um fluxo constante de leite. Sabemos que, de acordo com um número cada vez maior de estudos conduzidos pelos psicólogos do desenvolvimento, quando a mãe sorri para o bebê, este em geral sorri de volta com um olhar de alegria e prazer por ser reconhecido e apreciado. Talvez o prazer se desenvolva primeiro na relação de nutrição entre a jovem mãe e seu bebê. Talvez o desejo de Del por Michelle Pfeiffer represente a atração de um homem adulto por uma linda e sensual atriz de cinema e também o amor de um menininho pela mãe nutriente que, na época de seu nascimento, não parecia pequena, gorda e sem seios, mas, ao contrário, muito voluptuosa, com um sorriso envolvente. Talvez o protesto de Del de que Michelle Pfeiffer e sua mãe não tinham *nada* em comum pode nos levar a questionar se, em algum lugar, no recesso de sua mente, existe realmente uma conexão psicológica entre a mãe — a mulher que uma vez o pressionou contra seu corpo — e Michelle Pfeiffer — a mulher contra quem ele gostaria de pressionar seu corpo, agora que se tornou um homem biologicamente maduro.

Por muitos anos, trabalhei em uma faculdade de medicina ligada a um grande hospital universitário, em Londres, onde ensinava psicologia para jovens médicos em treinamento. Durante nove anos na equipe, aprendi muito sobre a arte do diagnóstico e, imediatamente, passei a apreciar que, no caso de muitos pacientes do departamento de emergência, o diagnóstico frequentemente é bastante autoevidente. Sangue brotando de um pulso lacerado, por exemplo, indica uma provável tentativa de suicídio. Em outros casos, a causa pode ser mais obscura, mas, quando os resultados dos testes chegam, o diagnóstico correto se torna mais evidente. Uma tosse persistente pode ser o resultado de uma infecção respiratória transitória, ou pode indicar algo mais grave e apenas um raio X fornecerá a informação necessária para definir o diagnóstico. Em pouquíssimos casos, no entanto, nem o sintoma atual, nem a entrevista clínica, ou a história de vida, ou os testes associados fornece ao médico um diagnóstico claro, e ocasionalmente, o médico-estagiário fica confuso e passa a monitorar o paciente para obter mais dados, ou espera até que um médico mais experiente dê sua opinião.

O diagnóstico psicoterápico, assim como o diagnóstico médico, pode, muitas vezes, ser razoavelmente direto, mas também pode, por vezes, ser mais complicado. Em algumas ocasiões, nunca é possível saber a história completa, e os bons psicoterapeutas precisam conseguir tolerar a falta de solução. Pensando sobre Del, percebi que não tinha nenhuma resposta convincente para o significado de sua fantasia, mas, ao contrário, várias hipóteses de trabalho.

No caso de Del seria possível, por fim, vir a descobrir que:

1. Sua fantasia se desenvolveu por causa de uma experiência traumática da vida real, envolvendo alguém parecido com Michelle Pfeiffer.
2. Sua fantasia com Michelle Pfeiffer representa uma transformação simbólica de uma experiência da vida real com uma figura maternal amorosa; e no esforço de evitar uma ligação incestuosa, ele transferiu sua afeição pela mãe para uma substituta idealizada — Michelle Pfeiffer.
3. Sua fantasia não contém antecedentes traumáticos ou mesmo históricos. Ele fantasia com Michelle Pfeiffer simplesmente porque gosta de se masturbar pensando em mulheres bonitas.
4. Sua fantasia pode resultar de muitas outras fontes, ainda não identificadas pela psicoterapia clínica moderna ou pela psicanálise, ou pode ser mais bem-explicada por paradigmas intelectuais alternativos, como a psicologia evolucionista (que pode proclamar, por exemplo, as virtudes dos quadris apropriados para gerar filhos de Michelle Pfeiffer).

A fantasia de Del nos lembra da importância da modéstia na coleta, análise e interpretação dos dados. Talvez apenas um número maior de entrevistas clínicas prolongadas nos permitiria encontrar o segredo do interesse de Del pela srta. Pfeiffer — ou talvez não.

O retorno de Jasper

Comecei este estudo com uma discussão sobre o jovem executivo "Jasper", uma pessoa economicamente privilegiada, que parecia ter tudo, exceto paz de espírito. Apesar da namorada linda, da carreira lucrativa, dos bens caros e da vida social intensa, Jasper lutava sexualmente com a fantasia obcecada e repetitiva de assistir a mulheres jovens atacando uma a outra com luvas de boxe, se masturbando com um DVD alemão que mostrava tais cenas em detalhes. Quando introduzi Jasper como personagem desta narrativa, o fiz para ilustrar a natureza privada das fantasias sexuais, sua amplitude e seu impacto sobre uma relação romântica. No entanto, naquele momento, não ofereci qualquer informação biográfica sobre a infância de Jasper, ou qualquer informação sobre os fatores que possam ter contribuído para o desenvolvimento de sua queda pela masturbação.

Comecei minha discussão da fantasia sexual com Jasper porque pensei que, na superfície, ele parecia bastante "normal", extremamente bem-sucedido, muito sofisticado, o tipo de homem que as mulheres gostariam de namorar e que os homens podem desejar imitar. No entanto, por trás do exterior reluzente, Jasper abriga um segredo que o atormenta.

Mas como sua fantasia sexual se originou? Quando perguntei a Jasper por que as *fräuleins* do boxe o excitavam tanto, ele pareceu confuso, incapaz de oferecer uma explicação coerente para seu comportamento masturbatório. A esse respeito, Jasper não diferia de quase nenhum dos outros entrevistados.

Apesar de sua habilidade verbal, o vocabulário de Jasper mostrou-se surpreendentemente escasso quando contou a história de sua família. Soube que ele cresceu em uma região distintamente desprivilegiada de Essex e era o único filho de pais em conflito constante. Jasper também tinha uma irmã, "Linette", cerca de cinco anos mais velha. Ele descreveu seus pais como "extremamente" jovens, sua mãe tinha apenas 22 anos na época de seu nascimento; o pai, 24. Frequentemente desempregado por causa de farras alcoólicas, o pai de Jasper teve muita dificuldade para sustentar a família, e quando conseguia um emprego em uma fábrica, muitas vezes era despedido após algumas semanas ou meses. A mãe mostrou-se uma provedora mais confiável, trabalhando como caixa em um supermercado local. Embora trouxesse para casa um salário regular, quase não tinha tempo para estar com Jasper, e o filho mais novo cresceu em um lar com carências afetivas, sendo cuidado intermitentemente pela irmã Linette e por uma sucessão de vizinhos. Esse quadro frio, quase dickensiano, jazia sob o estilo de vida urbano glamoroso que Jasper por fim criou para si.

Felizmente, Jasper não sofreu abuso físico ou sexual e não viveu nenhum luto. Ele se sentia fisicamente seguro. Mas, infelizmente, em compensação, também se sentia muito desprezado e abandonado do ponto de vista emocional e, por causa das bebedeiras do pai e da longa jornada de trabalho da mãe, Jasper se tornou um fantasista proficiente muito cedo, sempre criando histórias e peças, frequentemente entrando em um mundo de sonhos de sua própria invenção.

Aos 10 anos, Jasper voltou da escola para casa uma tarde e ouviu muitos gritos vindo do quarto dos pais, no andar de cima. Quando subiu a escada, o barulho se intensificou e ele ouviu o som de bofetadas e socos. Chamou pela mãe, que gritou com ele para ir para seu quarto e fechar a porta imediatamente. Jasper obedeceu às ordens da mãe, embora tenha mantido o ouvido atento. Por fim, os gritos se intensificaram e logo Jasper ouviu barulhos mais altos na escada e o som de portas batendo lá embaixo.

Timidamente, o menino emergiu do quarto e encontrou a mãe encolhida ao pé da escada, o rosto preto e azul, tocando as costelas com dor. Ela explicou que o pai de Jasper tinha acabado de deixar a casa e que não voltaria nunca mais. Realmente, após esse episódio, Jasper nunca mais viu o pai novamente. Obviamente, os pais dele tinham um histórico antigo de dificuldades conjugais e de violência doméstica, que tentavam manter bem escondido das crianças. No entanto, alimentada pelo comportamento alcoólatra do pai, a briga tinha se agravado resultando em muitos golpes brutais, o que terminou com o pai dando um último soco e empurrando a mãe escada abaixo, causando-lhe a quebra de uma costela. Jasper não se lembra de ter chorado — apenas de ficar atordoado —, mas se recorda da mãe sussurrando para ele: "Com a saída de seu pai, amor, você agora é o homem da casa."

Esse episódio doloroso mudou completamente o cenário da infância de Jasper, e ouvi-lo me deixou muito emocionado. Sem um modelo de masculinidade por perto, Jasper se preocupava com o fato de poder se tornar um "maricas" e, portanto, para se endurecer, começou a andar com a turma levada da escola. Aos 14 anos, ele e os colegas descobriram as revistas pornográficas e regularmente se deliciavam em sessões de masturbação grupal no porão da casa de um amigo, revezando as revistas, excitando-se com nudez das lindas mulheres. Logo, ele e os amigos começaram a fumar maconha e a cometer pequenos delitos, como furtos em lojas. Como Jasper disse: "Deus, eu podia ter me tornado um criminoso, não sei por que não virei."

Felizmente, uma de suas professoras reconheceu a forte aptidão acadêmica de Jasper e o acolheu e incentivou, orientando-o para os exames de admissão universitária. Por fim, ele conquistou uma vaga na Universidade de Cambridge, onde estudou literatura inglesa. Por meio de seus contatos em Cambridge, conseguiu um emprego no setor financeiro como banqueiro de investimento e, aos 29 anos, começou a ficar bastante rico.

Jasper não se lembrava de quando as fantasias com boxe começaram, mas explicou que as tinha há muito tempo, bem antes de comprar o filme alemão. Encontrar o DVD, *Boxen — Frauen*, foi um golpe de sorte; e ter localizado esse filme o fez sentir que outros compartilhavam sua fantasia, que provocava tanta vergonha e culpa.

Perguntei a Jasper se ele, alguma vez, praticara boxe quando criança ou vestira as luvas por alguma razão. Para minha surpresa, ele me contou que nunca tinha visto um par de luvas de boxe em sua vida, a não ser no DVD alemão. Olhamos-nos, um tanto confusos, nos perguntando por que as luvas de boxe tinham adquirido um apelo tão erótico. Certamente, entrevistei muitos participantes da pesquisa e tratei diversos pacientes que desenvolveram uma fixação fetichista com um item de roupa, como um pedaço de tecido, um travesseiro, uma galocha, calcinhas e assim por diante, mas em quase todos os casos conseguimos estabelecer uma conexão da vida real entre o objeto de fetiche e uma experiência infantil anterior que envolvia um dos artigos mencionados. No caso de Jasper, não conseguimos encontrar qualquer elo explícito.

Em minha conversa com Jasper, especulei sobre o significado das nuances lésbicas na fantasia: duas lindas mulheres peitudas, vestidas com roupas minúsculas, dando golpes uma na outra. Perguntei se ele gostava de outros tipos de pornografia lésbica. Ele me contou muito candidamente que vira muitos vídeos de lesbianismo em noites masculinas e "noites de garotos" e, embora apreciasse as mulheres maravilhosas e de seios grandes nos filmes, o lesbianismo por si não lhe causava nenhuma ereção. Para ficar excitado, ele precisava pensar simultaneamente nas luvas de boxe *e* nas boxeadoras juntas. Fantasiar com luvas de boxe o deixava mole, assim como fantasiar apenas com duas mulheres quaisquer, com as mãos nuas, ou seja, desluvadas.

Persegui o tema do lesbianismo com Jasper porque muitos colegas e eu descobrimos que as fantasias sexuais dos homens com lésbicas, frequentemente consideradas uma prova definitiva das credenciais da masculinidade do homem, podem não ser nada disso. Na verdade, como já indiquei, os estudos psicanalíticos dessas fantasias revelaram que os homens que viveram uma grande privação maternal precisam fantasiar com frequência com *quatro* peitos, em vez de *dois*, como um meio de compensar a ausência materna (seja física ou emocional) durante o primeiro ano de vida. Jasper, claro, se qualificava como alguém que experimentara certo grau de privação emocional por causa das horas de trabalho da mãe; daí, meu interesse em avaliar sua atração pelo lesbianismo.

À medida que a entrevista prosseguia, conheci muito melhor os contornos da biografia de Jasper, tanto sua vida passada quanto a presente. Entre os muitos dados que compartilhou comigo, percebi que a troca de violência entre os pais pode bem ter sido o episódio mais traumático de seus anos de desenvolvimento. Perguntei a Jasper se o pai, alguma vez, batera na irmã, Linette. Ele respondeu que, tanto quanto sabia, ele nunca batera nela; ele guardava seu abuso físico para a mulher. Jasper parecia curioso para saber por que eu perguntei isso. Então, o surpreendi perguntando qual era a cor do cabelo da mãe e da irmã. Ele me disse que a mãe tinha cabelo louro e que o da irmã era castanho.

Expliquei a Jasper que tinha uma ideia e que me perguntava se as duas mulheres da fantasia, uma loura e outra morena, poderiam representar a mãe e a irmã mais velha. Destaquei que, em função do abuso físico que ocorrera em seu lar, e em virtude do fato de que a mãe tinha lhe dito que ele era o homem da casa na idade tenra dos 10 anos, Jasper poderia ter se sentido amedrontado ao assumir tal responsabilidade quando não tinha nem capacidade física nem emocional para exercer tal papel. Contei-lhe que suspeitava de que ele precisava de ajuda e que talvez ao vestir versões simbólicas da mãe e da irmã com luvas de boxe, ele poderia, em sua mente, armá-las e transformá-las em pugilistas, para que, se o pai ou qualquer outro homem reaparecesse, elas seriam capazes de se proteger.

Jasper olhou para mim inquisitivamente, fungou e respondeu: "Isso não faz nenhum sentido para mim. Sei que você é psicoterapeuta e tudo mais, mas não me soa verdadeiro." Ao longo dos anos de prática clínica, me acostumei com o fato de os pacientes invariavelmente rejeitarem minhas hipóteses. Algumas vezes, eles o fazem porque minhas especulações não fazem sentido e podem estar muito erradas; em outras ocasiões, porque realmente coloco o dedo em uma verdade desconfortável, que eles precisam de mais tempo para assimilar. Frequentemente, tive pacientes que me disseram: "Sabe aquele comentário que você fez ano passado sobre minha mãe, que eu achei loucura — bem, acho que você está certo, mas levei um tempo para admitir isso."

A recusa de Jasper em aceitar minha interpretação, portanto, não me aborreceu. Ofereço todas as observações aos pacientes de uma maneira provisória, ideias flutuantes para pensarmos juntos. Dessa forma, frequentemente me considero mais um dr. Watson que um Sherlock Holmes. Entre os personagens imortais de Arthur Conan Doyle, Watson se comporta com grande modéstia, sem medo de fazer perguntas tolas ou de se enganar, enquanto Holmes sempre sabe a resposta certa e parece nunca errar.

Expliquei a Jasper que talvez minha observação não fizesse sentido algum, mas que essa podia ser uma ideia que podíamos manter em mente, juntos, ao pensar sobre o possível sentido da fantasia sexual. Jasper pareceu gostar desse comentário e concordou em pensar mais sobre isso.

Não vejo Jasper desde nossa entrevista para o Projeto de Pesquisa das Fantasias Sexuais Britânicas e acredito que nunca mais o verei.

Não sei se ele pensou mais sobre o possível significado de seu comportamento masturbatório, se quer pensar, se precisa pensar, se suas fantasias continuaram a lhe causar sofrimento, se suas fantasias mudaram, ou se ele encontrou alguma forma de incorporá-las com menos conflito às relações sexuais com Lucy, sua companheira. Embora tentado a fazer uma série de entrevistas de acompanhamento, não fiz isso até o momento em que escrevi este livro, em função dos inúmeros compromissos em meu trabalho clínico. Portanto, não sei se Jasper acabou reconhecendo alguma validade em minhas hipóteses, ou se considerou minhas interpretações como bobagens.

Conforme indiquei anteriormente neste capítulo, às vezes encontramos uma chave convincente que abre a porta para uma fantasia, às vezes fracassamos e, com mais frequência, localizamos várias chaves, uma das quais pode talvez abrir a porta para o mundo secreto da fantasia. Nos capítulos anteriores, me esforcei para apresentar uma gama de estudos de caso retirados das entrevistas, por meio das quais espero ter demonstrado que o psicoterapeuta pode, com frequência, ajudar o indivíduo a identificar os traumas subjacentes, que convincentemente contribuem para o desenvolvimento de uma determinada fantasia sexual. Mas, apesar da capacidade e da experiência de qualquer psicoterapeuta específico, ele ou ela também pode fracassar, ou fornecer, no máximo, uma *hipótese de trabalho* para o possível significado de uma fantasia, que precisa ser testada e retestada à medida que informações biográficas novas surgirem.

Com base nos casos que estudei até aqui, tanto em minha prática psicoterápica quanto nos dados retirados das entrevistas psicodiagnósticas, posso concluir que aproximadamente 90% deles contêm incidentes obviamente traumáticos que se tornaram erotizados e, portanto, contribuíram para o desenvolvimento de uma fantasia sexual relevante, cujos conteúdos frequentemente coincidem com os conteúdos do episódio biográfico mais evidentemente traumático do período pré-adolescência. Nos demais casos, não pude estabelecer de forma confiável uma conexão entre um trauma pré-adolescente e uma fantasia sexual adulta subsequente. Contudo, aprendemos com o trabalho clínico com clientes e pacientes que muitos traumas permanecem reprimidos no inconsciente e, portanto, não podem ser rapidamente acessados no decorrer de apenas uma entrevista, por mais longa que seja. Portanto, com base nos dados e no tempo disponíveis, posso razoavelmente concluir que *o trauma funciona como um ingrediente fundamental na gênese das fantasias sexuais adultas.* Claro que encontrei fantasias sexuais que parecem desprovidas de conteúdo traumático, mas, em cada um desses casos, é possível estabelecer, pelo menos, um elo razoável entre o conteúdo da fantasia e as primeiras experiências infantis de uma natureza prazerosa.

Não estou sendo neutro?
A pesquisa científica como uma atividade conjunta

Tendo sido um psicoterapeuta freudiano por muitos anos, desenvolvi um interesse cada vez maior por dois tópicos específicos: o impacto das experiências infantis no desenvolvimento da personalidade adulta e o impacto das experiências traumáticas (sejam elas pré ou pós-adolescentes) no desenvolvimento da personalidade adulta. Ao ouvir diversas narrativas particulares de confusão emocional, cheguei à conclusão — compartilhada por centenas de milhares de colegas no mundo inteiro — de que as experiências da primeira infância, sobretudo aquelas de natureza traumática, exercem grande influência em nossas experiências posteriores na vida. Essa ideia pode não convencer a todos. Muitas pessoas não desejam reconhecer o impacto do abuso ou do abandono no início da vida, por causa da dor envolvida, mas essas experiências aparecem e reaparecem diariamente em meu trabalho com pacientes, tanto que não é possível praticar psicoterapia sem reconhecer completamente o papel formativo dessas impressões iniciais.

É possível propor que a visão dos psicoterapeutas, sobretudo os freudianos, é influenciada pelo fato de que encontramos apenas os sujeitos que tiveram infâncias difíceis, turbulentas ou traumáticas. Para início de conversa, as pessoas saudáveis, com infâncias felizes, nunca recorrem à psicoterapia, porque parecem não precisar. Claro, isso pode muito bem ser verdade. No entanto, trabalhei não apenas em hospitais psiquiátricos e centros comunitários de saúde mental com homens e mulheres que foram extremamente abusados e estavam psicologicamente doentes; também trabalhei em um ambiente de consultório particular, que atrai, em geral, pessoas muito mais saudáveis, a maioria das quais, se não todas, apesar disso, sofreu de alguma maneira, e os sofrimentos do início da vida impactaram seus estilos caracteriológicos atuais.

Certamente, reconheço que os pacientes com quem trabalhei e os entrevistados com quem falei longamente, como parte desse projeto de pesquisa, podem não ser representativos da população britânica como um todo, mas eles também não podem ser descritos categoricamente como *não* representativos. Como os entrevistados originalmente chegaram a mim por meio de um banco de dados de membros da população *não institucionalizada*, que foram selecionados aleatoriamente, suspeito de que seriam considerados mais "normais" do que o contrário.

Qualquer cientista social que faz pesquisas precisa, no entanto, lidar com, pelo menos, dois problemas metodológicos importantes: a possibilidade de *amostras não neutras* e a possibilidade de um *entrevistador não neutro*. As amostras não neutras indicam uma tentativa de tirar conclusões amplas com base em um grupo de pessoas não representativas. Por exemplo, se quisermos testar a hipótese de que todas as mulheres na Grã-Bretanha gostam de cerveja, obteríamos, com toda a probabilidade, diferentes resultados dependendo da amostra escolhida. Se eu administrasse um questionário sobre as preferências etílicas para dez mulheres em um bar próximo, eu poderia obter respostas muito diferentes do que se eu tivesse aplicado o questionário a dez mulheres em um convento, por exemplo. Com isso em mente, é facilmente possível supor que meus estudos de caso — a maioria dos quais contendo um grande número de traumas no início da vida — podem ser pouco representativos da população como um todo. É possível supor, por exemplo, e antes de tudo, que apenas uma pessoa traumatizada se ofereceria como voluntária para participar de uma entrevista sobre fantasias sexuais.

Não posso provar e também não posso refutar que meus entrevistados sejam mais traumatizados do que a média dos britânicos hoje. Poderíamos defender a posição, para fins de comparação, de que apenas uma pessoa com uma grande força e integridade egoicas (em outras palavras, alguém dotado de muita saúde mental, ou alguém que se sinta suficientemente confortável consigo mesmo) teria a coragem e a habilidade para falar livremente sobre as próprias fantasias sexuais. Talvez os entrevistados de minha amostra de pesquisa sejam mesmo muito mais saudáveis do que a média dos britânicos. Na verdade, não sei. Certamente, pareceram-me pessoas bem sólidas, nem mais nem menos do que os que encontraria em minhas viagens cotidianas. Até onde sei, nem um único entrevistado passou algum tempo em uma instituição psiquiátrica, e menos de 5% tinha procurado aconselhamento de qualquer tipo. Nenhum experimentara psicoterapia ou psicanálise intensivas. Sei apenas que acumulei cuidadosamente um grande conjunto de dados, muitos dos quais contêm indícios clínicos dolorosos de experiências traumáticas no início da vida e muitas das quais impactaram o desenvolvimento sexual dos indivíduos envolvidos.

Com o intuito de compensar a dificuldade potencial de uma amostra não neutra, devemos lembrar que completei, é claro, os dados das entrevistas com os de um questionário formal preenchido por 17.170 britânicos (13.553 completaram as respostas primárias e 3.617 as respostas-piloto) — uma amostra verdadeiramente representativa do cadastro YouGov —, que claramente revelaram que um número expressivo de britânicos sofreu um trauma importante em um ou dois momentos de suas vidas.

No que se refere à não neutralidade do entrevistador, esforcei-me por conduzir a mais ampla entrevista possível com cada um dos meus sujeitos de pesquisa, cobrindo todos os aspectos de suas vidas, abrangendo desde seus passatempos favoritos às suas fantasias preferidas. Embora não tenha perguntado diretamente: "Você já sofreu algum trauma na vida?", sempre conduzo minhas entrevistas em um estilo psicoterápico, passando muito tempo em silêncio, o que permite ao entrevistado se envolver no processo de "livre associação", falando sem inibição, restrições ou censura. E, em função de passar muitas horas com cada entrevistado, estabelecemos um certo grau de confiança entre nós, o que permitiu uma revelação mais detalhada das áreas mais privadas de suas biografias.

AS FANTASIAS PODEM SER DESPROVIDAS DE TRAUMA?

Certamente, destaquei o possível papel do trauma na gênese das fantasias sexuais; em parte, porque esse tema apareceu com uma frequência surpreendente e também porque poucos investigadores das fantasias sexuais anteriormente avaliaram o potencial do papel do trauma. A maioria de nós deseja se considerar o arquiteto supremo da própria vida sexual, escolhendo os parceiros, as fantasias e a pornografia. No entanto, os dados sugerem que podemos ter menos controle consciente de nossas fantasias e predileções sexuais do que gostaríamos. A resposta correta para esse problema não é meramente sexológico-acadêmica, mas, ao contrário, é um tópico de relevância imediata para os psicólogos e para o público também.

Apesar do tamanho imenso da amostra, de entrevistados e de participantes via computador, conduzi esta pesquisa na esperança de apresentar não uma exploração definitiva do tema, mas uma contribuição a um corpo cada vez maior de conhecimento sobre as fantasias sexuais. A pesquisa científica em geral procede a passos mínimos, com cada novo trabalhador construindo sobre as descobertas prévias dos colegas das gerações anteriores. Dessa forma, a investigação científica se torna não o domínio de um único autor, mas uma atividade conjunta, na qual cada um de nós junta seus dados na esperança de, mais tarde, fazer surgir um quadro mais completo e verdadeiro. Alfred Kinsey abriu o campo da pesquisa sexológica de uma forma inédita e Nancy Friday iniciou um debate público sobre fantasias sexuais específicas. Espero ter usado o melhor das metodologias dos dois, assim como os melhores aspectos da psicanálise freudiana e da teoria do trauma contemporâneo para criar uma abordagem mais abrangente e integrada das origens desenvolvimentistas das fantasias sexuais.

PARTE CINCO

As fantasias sexuais e o mundo externo

Não importa o que você faz no quarto, desde que você não o faça nas ruas e assuste os cavalos.

Sra. Patrick Campbell

24

As fantasias destroem os relacionamentos?

> Doze anos não significam que vocês são um casal feliz.
> Significam que vocês são um casal há muito tempo.
>
> Neil Simon, *Meu melhor inimigo*

A culpa e os casos intraconjugais

Pense no dia de seu casamento, ou no momento em que você conheceu seu amante. Dada a excitação sentida por tantos de nós quando finalmente consumamos nossa relação com um companheiro, por que se desejaria mentir ou mesmo fantasiar com *outro* ou *outra coisa*?

Consideremos o caso de "Diego", um eletricista de 41 anos de Suffolk, que só dormiu com uma mulher até hoje — sua esposa. Um católico devoto, ele encontrou "Carmella" há vinte anos, na igreja, em um pequeno vilarejo ao sul de Madri. Diego ficou muito atraído pela donzela espanhola de cabelos negros e, após receber permissão do pai da jovem, pediu-a em casamento. Depois de três anos, Diego e Carmella mudaram para a Inglaterra na esperança de encontrar um trabalho lucrativo e se tornaram cidadãos ingleses.

Durante os primeiros anos de casamento, Diego e Carmella tinham relações sexuais duas ou três vezes por semana, mas depois do nascimento de Cristoforo, o primeiro dos cinco filhos, a vida sexual deles se tornou cada vez menos frequente; e, por fim, após a chegada de Luisa, a mais nova, deixou de existir. Com o passar do tempo, Carmella engordou 25kg, e Diego perdeu o desejo, revoltado com a visão da "*mujer* [mulher] gorda, gorda, gorda, com tetas murchas". Nas raras ocasiões em que Diego conseguia ter uma ereção na cama, era necessário apenas uma olhada para Carmella e ele imediatamente ficava flácido; em outras palavras, ele ficava mole.

Para gratificar seus desejos ainda vivos, Diego percebeu que estava ficando cada vez mais viciado em masturbação. Como eletricista, ele passa a maior parte dos dias viajando pelos vilarejos de Suffolk em uma grande caminhonete. Frequentemente, estaciona na estrada, longe de sua casa, se esconde na parte de trás da caminhonete, encolhe-se debaixo de um velho cobertor e se masturba até gozar. Diego fantasia com uma linda *muchacha* [garota] que viu na rua, ou acessa fotografias pornográficas em seu telefone celular. Ele gosta dessas sessões privadas de masturbação e as contou para mim na entrevista. "Tira todo o estresse. Sinto-me limpo, como se tirasse um grande peso dos ombros... e dos testículos."

Após exaltar as virtudes da masturbação em sua caminhonete, Diego pareceu deprimido, confessando: "Bem, é verdade, sinto como se um grande peso saísse de cima de mim, sobretudo de meus testículos, mas ao mesmo tempo, outro peso se instala. Me sinto mal com relação a Carmella. Eu nunca mentiria, mas é como se eu mentisse para ela o tempo todo. Ela morreria se soubesse como seu marido é sujo." Diego me perguntou, como psicoterapeuta conjugal, se a maioria dos homens fantasia com alguém diferente da mulher. Garanti a ele que uma porcentagem muito grande de homens se envolve no que denominei *caso intraconjugal*. No entanto, como suspeitava, saber disso lhe trouxe pouco conforto; ele suspirou e lamentou: "Então, vamos todos arder juntos." Um católico fervoroso, Diego temia que por ter cometido tal crime "horrível" nessa vida (em outras palavras, a infidelidade mental) certamente seria punido após a morte.

Antes de deixar o consultório, Diego me olhou com uma expressão dolorosa no rosto. Obviamente, sua culpa tinha atingido proporções enormes, a ponto de fazê-lo sofrer muito. Ele jogou as mãos para cima dizendo: "Sei que Carmella ficou gorda e feia, mas ela é minha mulher. Ela é a mãe de meus filhos. Por que faço isso? Por que eu traio?"

Eu seria superficial demais se explicasse os casos intraconjugais ou as fantasias sexuais da forma como ele fez. De acordo com Diego, ele simplesmente *teve* de começar a se masturbar pensando nas "*muchachas*" de Suffolk porque Carmella, sua mulher há muitos anos, tinha ficado gorda. Os quilos adicionais de Carmella podem mesmo ter contribuído para a perda de desejo por parte de Diego. Podemos identificar essa cadeia de pensamento como a "Teoria de Diego", ou a "Teoria do Senso Comum" dos casos. Após um tempo, o ato sexual com a mesma mulher ou o mesmo homem pode se tornar enfadonho, com a adoção de posições familiares e encenação de papéis testados e aprovados. Como um de meus entrevistados disse: "Senhorita", explicou, "*Desencanto* é um filme fantástico, meu filme favorito, na verdade, mas não consigo vê-lo todas as noites, não é?" Portanto, pode-se facilmente entender a tentação para se expandir o repertório erótico.

Contudo, como já sabemos, frequentemente, se não sempre, as raízes da fantasia sexual são de fato muito profundas. Portanto, para entender o impacto das fantasias nas relações conjugais e não conjugais, devemos nos aprofundar mais. Às vezes, nos envolvemos em casos intraconjugais para trazer variedade a nossas vidas, ou simplesmente para nos divertir e brincar; mas, muitas vezes, o caso intraconjugal serve como uma reencenação do trauma infantil, ou uma fuga de uma realidade externa ou interna dolorosa, ou mesmo uma proteção contra o medo de ser dominado pelas demandas emocionais e físicas de nosso companheiro ou companheira.

O caso do viciado em pornografia da internet

Que impacto as fantasias sexuais têm sobre nossas relações íntimas? As fantasias aumentam o prazer com nossos companheiros ou elas colocam em risco nossos casamentos? Talvez possamos fornecer uma resposta mais completa para essas perguntas ao explorar um caso clínico.

Desde o final da década de 1990, em função da popularidade da internet, tenho trabalhado com um número cada vez maior de casais casados ou parceiros de longa data que se apresentaram para fazer psicoterapia de casais porque, na maioria dos casos, a mulher descobriu que o marido acessa constantemente a internet em busca de pornografia. A cada ano, meus colegas e eu observamos que essa tem sido uma área de grande procura, com mais e mais casais ligando para marcar consultas. Na verdade, a pornografia da internet e seu uso compulsivo (e, às vezes, perverso) se tornou uma questão tão problemática e preocupante que meus colegas e eu — da Sociedade de Psicanálise e Psicoterapia de Casais — dedicamos não menos que três conferências e dias de estudos diferentes somente a esse tópico durante os anos de 2005 e 2006.

Considere o caso do "sr. Jaccoby" e da "sra. Jaccoby", um jovem casal atraente, bem-educado e afável, de 36 e 35 anos, respectivamente, que chegou ao meu consultório em sofrimento profundo. Após cerca de uma década de atividade sexual razoavelmente feliz, o casal pa-rou inteiramente de fazer amor depois do nascimento de suas filhas gêmeas. Cada parceiro racionalizou a falta de sexo convencendo o outro de que, em virtude das demandas da educação dos dois bebês, não tinham tempo para contato físico íntimo e que quando tinham cinco minutos livres, após as gêmeas dormirem, eles próprios precisariam colocar o sono em dia também. Nem o sr. Jaccoby nem a sra. Jaccoby pareciam muito preocupados, argumentando que retomariam às relações sexuais depois que as gêmeas ficassem independentes e parassem de acordá-los no meio da noite.

Um dia, a sra. Jaccoby se encheu de coragem e perguntou ao sr. Jaccoby se ele havia voltado a se masturbar, uma pergunta razoável haja vista o fato de que o casal não mantinha relações sexuais havia quase um ano. O sr. Jaccoby negou que se masturbasse, explicando que as gêmeas o exauriam. A sra. Jaccoby admitiu que também não tinha tempo para isso. Aparentemente, o sr. e a sra. Jaccoby acreditavam um no outro completamente, já que, como a sra. Jaccoby observou: "Nossa relação sempre se baseou na honestidade e confiança absolutas."

Contudo, uma noite, a sra. Jaccoby foi para a cama mais cedo, às 21h, com a garganta inflamada, e o sr. Jaccoby se ofereceu para cuidar das filhas. À 1h da manhã, a sra. Jaccoby acordou e, para sua surpresa, descobriu que o marido não estava na cama. Ela se vestiu e andou pela casa tentando encontrá-lo. Para seu horror e choque, ela o encontrou no escritório, dormindo na frente do computador, com as calças literalmente arriadas até os tornozelos e com um lenço de papel amassado na mão. A sra. Jaccoby olhou para a tela do computador e começou a ter ânsias de vômito ao, de repente, perceber que seu marido deve ter se masturbado e caído no sono assistindo a pornografia extremamente sádica, na qual se paga para ver mulheres inserindo objetos grandes e perigosos em suas vaginas.

A sra. Jaccoby ficou furiosa e começou a gritar com o marido, que acordou abruptamente, muito envergonhado e humilhado. A evidência do ritual masturbatório privado de Jaccoby não poderia ser negada, uma vez que sua mulher o flagrara. Imediatamente, ela ameaçou pedir o divórcio, enfurecida e perturbada com o fato de que não apenas tinha um marido que gastava o dinheiro duramente economizado pagando por "pornografia depravada", mas que também mentira para ela, a enganara e, pior ainda, revelara suas fantasias sádicas de longa data, tudo de uma vez. Como poderia fazer amor com o sr. Jaccoby novamente sabendo que ele chegava ao orgasmo vendo mulheres se masturbar com diversos instrumentos potencialmente letais?

Quando entraram em meu consultório, a situação parecia sombria. A sra. Jaccoby falava de uma maneira convicta, parecida com a de um advogado durão que preparou um caso incontestável contra um acusado pilantra e que tinha toda intenção de condená-lo a várias sentenças perpétuas a serem cumpridas simultaneamente. "Não posso continuar nesse casamento", ela gritava, "porque de um só golpe descobri que meu marido é um traidor, um mentiroso, um maníaco sexual *e* um psicopata." Seus gritos atingiram tal intensidade que comecei a pensar que o colega do consultório ao lado ia bater na porta e nos pedir para diminuir o barulho.

O sr. Jaccoby tentava desesperadamente defender-se. Aterrorizado pela perspectiva de a mulher pedir a guarda das gêmeas, assim como o divórcio, ele se ofereceu para se submeter a qualquer forma de reabilitação para salvar o casamento, até mesmo pegando a carteira, tirando dela os cartões de crédito e entregando-os a sra. Jaccoby, na esperança de que ela seria a carcereira e o impediria de usá-los para acessar páginas sádicas na internet.

A sra. Jaccoby jogou os cartões de crédito no chão de mancira desdenhosa e, para meu espanto, gritou: "Talvez possamos fazer você parar de acessar a internet, mas essas imagens já estão em sua cabeça. A única maneira de eu aceitar você de volta é se você fizer uma lobotomia!" Em vários aspectos, a sra. Jaccoby focara com precisão ímpar a angústia central naquele momento. Ela parecia menos incomodada com o uso dos sites pornográficos que com o reconhecimento de que essas imagens poderiam agora estar armazenadas na mente dele para sempre e que ele poderia invocá-las durante qualquer sessão futura de sexo com ela, ou que ele poderia até mesmo ter usado essas imagens para se excitar durante os encontros eróticos com ela no passado. A sra. Jaccoby se tornara tão incrivelmente angustiada pelo fato de o marido tê-la traído, não extraconjugalmente, mas intraconjugalmente.

Como muitos homens em sua situação, o sr. Jaccoby começou a explicar que as mulheres da internet não significam nada para ele. Ele sequer sabia os nomes delas. "Sem dúvida", ele alegou, "você precisa me dar uma chance, quero dizer, não é como se eu tivesse transado com sua irmã". Essa acabou sendo uma defesa muito infeliz, e a sra. Jaccoby, já em um estado mental atormentado e persecutório, replicou: "Ah, então agora você quer transar com minha irmã? Vou ligar para meu advogado amanhã." Mais uma vez, o sr. Jaccoby se defendeu dizendo: "Mas todos os homens veem pornografia, isso não é nada demais. Eu só faço isso de vez em quando." Infelizmente, a sra. Jaccoby não parecia convencida.

Nesse ponto, fiquei extremamente preocupado com a possibilidade de terem perdido o controle da situação e que não seria possível restaurar a tranquilidade e a alegria daquele casamento. No entanto, o sr. e a sra. Jaccoby *concordaram* em pedir ajuda, o que sempre considero um bom sinal. Perguntei-me se o desânimo que eu senti espelhava alguma parte deprimida, dentro de cada um deles, que não podia ser facilmente expressa.

Positivamente para ambos, os Jaccoby concordaram em fazer psicoterapia de casal intensiva, que durou quase três anos. A sra. Jaccoby conseguiu expressar a raiva que sentia pelo sr. Jaccoby por seus "crimes" na internet, e o sr. Jaccoby permitiu que ela o fizesse sem assumir uma posição tão defensiva imediatamente — o que não era uma tarefa fácil para um homem na linha de tiro, já sobrecarregado pela própria vergonha e culpa. Passamos um bom tempo explorando a razão pela qual o sr. Jaccoby ficava excitado ao pensar em mulheres ferindo as próprias vaginas e se sua excitação com essas imagens realmente representava um deslocamento de seu próprio desejo de ferir figuras femininas significativas de sua história.

Imediatamente, uma litania de episódios de crueldade emergiu, à medida que o sr. Jaccoby revelava como apanhou de sua mãe rotineiramente durante a infância e como ela frequentemente administrava lavagens dolorosas e humilhantes em seu reto, até a idade de 13 ou 14 anos. Talvez, imaginamos, o desejo de enfiar objetos duros dentro dos genitais de uma mulher possa ser uma tentativa inconsciente de reverter a dor por ter tido objetos inseridos em seu reto. Essa interpretação fez muito sentido para o sr. Jaccoby e ele chorou, o que reacendeu alguma ternura e compaixão na sra. Jaccoby pelo homem com quem ela alegremente se casara e com quem tivera duas lindas meninas.

Dedicamos também atenção considerável ao impacto do nascimento das gêmeas na vida sexual do casal. Parir dois bebês grandes, cada uma com mais de três quilos, tinha, de acordo com a sra. Jaccoby, "praticamente me rasgado em duas", e ela teve muitas complicações obstétricas durante o parto, incluindo o medo de que uma das gêmeas fosse estrangulada pelo cordão umbilical, uma ocorrência nada incomum. A chegada das gêmeas, resultado de uma gravidez não planejada, trouxe muita alegria ao lar dos Jaccoby, mas também muito sofrimento, por causa do nascimento inesperado não de uma, mas de duas bocas famintas, o que acabou sendo um grande dreno nos recursos físicos, emocionais e financeiros do casal.

Para minha surpresa, durante uma sessão, o sr. Jaccoby deixou escapar: "Quando vi aqueles dois bebês saindo da sua vagina, eu quis empurrá-los de volta para dentro." A sra. Jaccoby olhou espantada — assim como eu — e nos indagamos se a excitação do sr. Jaccoby pela pornografia sádica, que tinha se aguçado logo após o nascimento das gêmeas, poderia ter alguma conexão com o desejo de empurrar objetos para dentro da vagina de uma mulher para que nada mais possa sair de lá, como os bebês, por exemplo, ou, talvez, possa mesmo ter representado um desejo de enfiar os bebês de volta, dentro do corpo da sra. Jaccoby. Não apenas o sr. Jaccoby falou mais extensamente nesse momento sobre seu ressentimento para com as filhas, mas também de seu ódio em relação a sua irmã e seu irmão mais jovens, com os quais pouco fala, embora todos vivam bastante perto uns dos outros. Especulamos se a ideia das mulheres de inserir objetos grandes em suas vaginas o excitava porque isso lhe fornecia um meio não apenas de atacar sua mãe odiada e de reverter o trauma das lavagens do reto, mas também era um meio de evitar que a mãe produzisse mais rivais. Frequentemente, uma fantasia desempenha uma multiplicidade de funções.

Essa observação pareceu fazer muito sentido para os dois; e ao longo dos meses seguintes, o sr. Jaccoby relatou que sua tentação de se conectar à internet se tornava "menos poderosa a cada dia que passava". Gradualmente, a gritaria que caracterizava as primeiras sessões com esse casal se transformou em uma fala reflexiva e trocas mútuas. À medida que nosso trabalho progredia, todos conseguimos achar mais fácil analisarmos juntos os sentidos do sintoma do uso da pornografia na internet pelo sr. Jaccoby e a natureza do casamento deles.

Estaríamos errados em supor que a psicoterapia de casal se torna uma arena na qual examinamos apenas uma metade da relação. Embora a sra. Jaccoby tivesse começado o tratamento esperando que eu "curasse" o marido, como se "apenas *ele*" tivesse feito algo desagradável, logo ficou claro que ambos contribuíam poderosamente para a criação da atmosfera emocional do lar. A sra. Jaccoby, filha de pais divorciados, não percebia quanto rancor guardara dentro dela, em virtude de uma série de acontecimentos por que passou, sobretudo durante seus primeiros anos de vida. O pai traiu a mãe, deixando-a muito deprimida e, em mais de uma ocasião, suicida. Ainda criança, uma vez a sra. Jaccoby teve que arrancar um frasco de comprimidos das mãos da mãe para evitar que ela tivesse uma overdose. Na verdade, ela tivera de escutar muitos discursos da mãe menosprezada sobre "as maldades dos homens" e como estes são escravos de seus pênis.

Juntos, exploramos o impacto desses eventos infantis sobre o desenvolvimento da sra. Jaccoby e sobre sua escolha de um parceiro conjugal. O sr. Jaccoby se solidarizou com a mulher quando ela se permitiu mostrar mais vulnerabilidade em sua presença, e ela ficou tocada e encantada por ele ter lhe oferecido apoio emocional e carinho, algo que desaparecera de ambos os lados desde o nascimento das crianças. Examinamos as formas nas quais a sra. Jaccoby usava o marido como um saco de pancadas, atacando-o verbalmente, mesmo quando ele não fazia "nada errado", em parte como um meio de se vingar da mãe e punir o pai.

Com tantos esqueletos saindo do armário, a atmosfera pesada que uma vez permeou meu consultório finalmente começou a desanuviar e, para meu grande contentamento, após nove meses de sessões terapêuticas, os Jaccoby anunciaram que retomaram sua vida sexual e que, embora estranho a princípio, eles acharam aquilo "tão fácil quanto andar de bicicleta". Pergunto-me se o sr. Jaccoby lançou mão de alguma fantasia sádica para se excitar e se a sra. Jaccoby pensou sobre isso também, mas quando trabalhei com eles, eu ainda não tinha começado minha pesquisa sobre fantasias sexuais e não corri para perguntar sobre suas vidas de fantasias. Perguntar sobre as fantasias sexuais de um casal com três pessoas presentes na sala pode gerar uma exposição extrema e deve ser feito apenas após reflexão muito cuidadosa e com grande diplomacia clínica; de outra forma, um ou ambos os membros do casal podem se sentir invadido.

Agora sei, como resultado das minhas pesquisas, que as pessoas podem ter diferentes fantasias sexuais durante a relação sexual e durante a masturbação. Frequentemente, as fantasias mais primitivas e mais sádicas surgem na mente durante a privacidade da masturbação solitária, enquanto durante a relação sexual pode haver uma tendência maior para pensar no companheiro. No entanto, como afirmei anteriormente, a linha entre as fantasias coitais e as masturbatórias pode não ser tão nítida, e já encontrei centenas de casos em que um membro do casal pode ficar excitado *apenas* ao utilizar fantasias masturbatórias privadas, e frequentemente carregadas de vergonha, para facilitar a excitação durante o coito.

À medida que o tratamento psicoterápico com os Jaccoby se desenvolvia, a desconfiança, a dor e a devastação começaram a retroceder, e nossas sessões passaram a ter uma qualidade mais normal, na qual nos permitíamos pensar sobre o impacto do nascimento das meninas e como o casal lutava para se transformar de uma *dupla* em um *quarteto*. Falamos também sobre a frustração de ambos com suas respectivas carreiras. O sr. Jaccoby achava seu emprego frustrante e pouco criativo, enquanto a sra. Jaccoby considerava a maternidade em tempo integral um peso e ansiava por voltar a um ambiente de escritório — angústias comuns que preocupam todo casal jovem com filhos.

Após quase três anos, o casal terminou o trabalho psicoterápico por acordo mútuo. O sr. Jaccoby parara de usar a internet, embora confessasse que ainda tinha fantasias sexuais com mulheres. No entanto, afirmou que não ficava mais excitado ao pensar em mulheres enfiando agressivamente objetos em suas vaginas, para alívio da sra. Jaccoby. Ele explicou que ficava excitado ao pensar em mulheres usando um vibrador e que ele e a sra. Jaccoby tinham conseguido integrar vibradores no repertório erótico deles, o que pode ser considerado uma sublimação mais saudável de seu antigo sintoma. O ato sexual voltara, e ambos se candidataram a novos empregos. O casal pediu que apertássemos as mãos e partiu com sorrisos de gratidão nos rostos, satisfeitos por termos trabalhado tão duro para chegar a um novo equilíbrio e, em seguida, fortalecer esse casamento antes ameaçado.

Um ano mais tarde, recebi um cartão de Natal dos Jaccoby anunciando que a sra. Jaccoby engravidara. Seis meses depois, chegou uma fotografia das gêmeas com 5 anos, ambas segurando um novo e lindo irmão. Naturalmente, escrevi para parabenizar os Jaccoby. O nascimento de um bebê nem sempre significa uma realização. Como minha ex-professora e colega, dra. Estela Welldon, observou em seu consagrado livro *Mother, Madonna, Whore: The Idealization and Denigration of Motherhood* [Mãe, Madona, Prostituta: a idealização e a desvalorização da maternidade], publicado em 1988, o nascimento de um filho pode significar o começo de um ciclo de abuso; portanto, nunca se deve presumir que a chegada de uma criança indica saúde e felicidade. Porém, no caso dos Jaccoby, o nascimento de um novo bebê revelou, acredito, que ambos superaram muitas angústias anteriores, sobretudo o ódio do sr. Jaccoby de seus irmãos mais novos, e, portanto, um novo bebê no seio da família poderia ser tolerado e até mesmo acolhido.

Claro, nem todas as histórias terminam tão bem quanto a dos Jaccoby. Ao longo dos anos, meus colegas e eu encontramos inúmeros casamentos destruídos por casos intraconjugais e extraconjugais também. Certamente, trabalhei com vários casais que abrigavam, em particular, fantasias sexuais completamente incompatíveis e cujos relacionamentos terminaram desastrosamente. Lembro de um caso de um homem que fantasiava com mulheres de seios fartos e cuja mulher *também* fantasiava o mesmo. Por um tempo, eles até compartilharam as revistas de pornografia do marido, mas, por fim, o marido ficou compreensivelmente enciumado do crescente interesse da mulher pelo lesbianismo e o relacionamento terminou. Lembro também de outro casal em que, uma noite, o companheiro confessou que gostava de fantasiar com homens nus e a companheira admitiu que preferia fantasiar com mulheres nuas. Esse casal acabou se separando, após ele encontrar um namorado, e ela, uma namorada. Contudo, a história não terminou aí. Um ano mais tarde, o jovem em questão deixou o namorado para reatar seus relacionamentos sexuais com mulheres, e a jovem também deixou a namorada e embarcou em um encontro sexual satisfatório com outro homem. Parece que, quando consideramos a questão das fantasias sexuais e seu papel no contexto de um relacionamento, é bem possível que não haja regras rígidas e estáveis.

Um segredo sexual escondido pode melhorar um casamento?

Ao longo de minha prática psicoterápica e no curso das entrevistas psicoterápicas clínicas para os projetos de pesquisa, encontrei não apenas casamentos e concubinatos desafiados pelas fantasias sexuais, ou destruídos por elas, mas também esbarrei com outros que parecem sobreviver precisamente *porque* um ou os dois companheiros mantêm uma fantasia sexual secreta. O caso a seguir nos ajudará a explorar a questão inquietante sobre a possibilidade de um segredo sexual — seja uma fantasia ou uma encenação —, alguma vez, adquirir um valor potencial em um relacionamento.

"Malvina", 56 anos, que vive num vilarejo na Cornuália, entrou no consultório vestindo um conjunto de *tweed* e um colar de pérolas. Lembrava um personagem dos filmes ou romances das décadas de 1930 ou 1940, parecendo exatamente como um cruzamento entre um suspeito de Agatha Christie e um figurante de P.G. Wodehouse. Perguntei-me se ela conseguiria falar sobre suas fantasias sexuais; também pensei se eu me sentiria confortável em discutir fantasias sexuais com uma senhora tão recatada.

Surpreendentemente, a discussão sobre sexo acabou não sendo um problema para Malvina, uma vez que ela se lançou no processo da entrevista com gosto, explicando que compartilhava a casa com "Avery", o marido, havia 38 anos, com quem teve cinco filhos saudáveis, todos já adultos. Ele trabalhava como clínico geral na vila onde moravam, e Malvina me contou que, por causa do trabalho de Avery, eles conheciam e gostavam de todo mundo. Tudo parecia muito idílico.

Embora Malvina e o marido tivessem tido uma vida sexual razoavelmente satisfatória e de alguma forma sem grandes surpresas, durante o longo casamento, ela me contou que a atração por Avery desaparecera completamente nos últimos cinco anos, embora Malvina não soubesse dizer por quê. Ela explicou que simplesmente começara a achar o corpo dele nojento. Seu interesse decrescente no marido coincidiu com a descoberta do sadomasoquismo. Numa festa na vila, Malvina encontrou "Kurt", um professor de música local, com uns dez anos a menos que ela. Embora Malvina conhecesse Kurt há muito tempo, "alguma coisa despertou" entre os dois nessa ocasião específica e, para sua surpresa, ela foi à casa de Kurt mais tarde, naquela noite. Solteiro há muitos anos, Kurt explicou a Malvina que mantinha um quarto "calabouço" em sua casa, repleto de dispositivos restritivos, chicotes, correntes, algemas e amarras. A princípio, Malvina ficou chocada, já que tinha feito apenas sexo muito conservador com Avery, mas, como ela me explicou, "algo dentro de mim começou a se agitar, e eu senti um real formigar de excitação lá embaixo".

Logo Kurt atiçou Malvina a se despir e a amarrou em um aparelho extraordinário, que lembrava uma mesa de cirurgia de um hospital. Nua e algemada, Malvina deitou-se com uma "ansiedade terrível" enquanto Kurt colocava um grampo dentado em cada um de seus mamilos cada vez mais eretos. Ele então ligou os grampos a um sistema elaborado de corda e polia e, em seguida, começou a puxar. Enquanto Kurt puxava, suavemente a princípio e depois mais vigorosamente, Malvina sentia uma combinação excruciante de dor e prazer misturados quando os grampos perfuravam seus mamilos. Por fim, ela gozou sem sequer ter os genitais tocados — um orgasmo que jamais tivera.

Essa atividade sexual sadomasoquista logo se tornou uma preocupação tão grande para Malvina que ela marcava encontros com Kurt todos os dias da semana na hora do almoço para uma sessão que durava, pelo menos, 90 minutos. Se, por alguma razão, precisasse faltar a um encontro, ela se sentia solitária e esgotada. Malvina explicou que Kurt abrira um mundo inteiramente novo para ela, de cuja existência ela nunca suspeitara, mas que parecia "perfeito".

Além das atividades sadomasoquistas com Kurt, Malvina começou a colecionar pornografia sadomasoquista, que guardava em uma bolsa escondida em uma mala trancada em seu sótão. Ela conseguiu algumas dessas pornografias diretamente da internet e o restante foi comprado — uma combinação de revistas e livros de histórias — em viagens furtivas para cidades maiores, como Exeter ou Birmingham. Quando Malvina não conseguia encontrar Kurt, ela se masturbava com a pornografia sadomasoquista, apreciando fantasias sexuais com mulheres sendo torturadas.

A situação de Malvina levantou um número de questões interessantes. Acima de tudo, é impossível não perguntar como uma discreta dona de casa de meia-idade e mãe de cinco filhos, cuja experiência sexual havia sido limitada à posição missionária com seu marido sério e equilibrado, poderia, de repente, se tornar uma praticante proficiente de sadomasoquismo, integrando uma sessão diária de 90 minutos de sexo ardente em sua vida doméstica. Quando abordei a questão para Malvina, ela gargalhou, emitindo um risada solta. "Sim, é muito divertido, não é? Há pouco tempo, eu era quase virgem, uma vez que Avery e eu não faziamos aquilo há séculos, e agora, sou como a nova Cynthia Payne." Malvina então observou que, até encontrar Kurt, ela quase não sabia nada sobre sadomasoquismo e pensava que a dor sexual era "nojenta". Porém, agora, mudara de ideia completamente e acrescentou: "Dei um giro de 180 graus. Você já se deparou com esse tipo de coisa antes?"

Embora não tivesse tocado nas histórias sexuais de outros ao longo de minhas entrevistas com Malvina, na verdade já observei esse fenômeno anteriormente, quando pessoas com preferências eróticas enraizadas, de repente, acordam um dia receptivas a algo completamente inesperado. Um paciente que atendi há muito tempo, um senhor com 60 e poucos anos, abruptamente anunciou para a mulher que desejava deixá-la para se tornar homossexual. Ele nunca havia sequer beijado outro homem antes, mas durante os últimos anos tinha começado a abrigar um número maior de fantasias e sonhos sexuais e sabia que não podia mais negar esse conjunto crescente de indícios. Como ele me disse: "Era como um vulcão que de repente entrou em erup-ção em minha mente, sem qualquer aviso, como a explosão do Krakatoa."

Desde então, encontrei esse fenômeno em muitos indivíduos nos últimos anos e, tomando emprestada a descrição poética de meu ex-paciente, passei a me referir a isso como o "Complexo de Krakatoa", uma referência ao vulcão que irrompeu numa ilha remota da Indonésia, no verão de 1883. Embora a maioria dos homens e mulheres adultos pareça ter identidades sexuais relativamente estáveis, que se fixam na primeira infância e não variam muito ao longo da vida, outros experimentarão o inesperado e mudarão seus repertórios ou orientação sexuais aparentemente da noite para o dia. Surpreendentemente, os sexólogos e psicólogos dedicaram muito pouca atenção a esse grupo de indivíduos, e espero que a história de Malvina possa estimular mais pesquisas sobre o assim chamado Complexo de Krakatoa. Claro, a orientação sexual realmente não se altera de um momento para o outro — Malvina e os outros tinham estruturas de fantasia inconsciente desenvolvidas em suas mentes que os predispuseram a padrões e preferências sexuais específicos —, mas, para muitos de nós que experimentamos o Complexo de Krakatoa, certamente é como se um vulcão entrasse em erupção sem aviso, e cada um pode identificar a conjuntura crítica em que suas preferências sexuais mudaram em um instante, sem erro.

Quando perguntei se o marido de Malvina suspeitava de algo, ela negou furiosamente. Por ser um clínico geral muito ocupado, ele dedica longas horas a seu consultório e, portanto, ela tem o dia inteiro livre só para ela. Contanto que faça o jantar, o que sempre consegue fazer, Avery fica contente. Perguntei se Malvina desejava deixar Avery e ir viver com o professor de música. "Ah, não", ela retrucou, "só quero fazer sexo com Kurt, e além disso, não temos nada em comum. Mas Avery e eu somos casados. Somos almas gêmeas. Só não fazemos sexo, apenas isso."

Em meu trabalho como psicoterapeuta de casal, descobri que, quando um dos membros embarca em um caso extraconjugal, frequentemente o outro ficará chocado se o segredo for, por fim, revelado. No entanto, o choque, muitas vezes, durará por um curto prazo, pois uma vez que o segredo é compartilhado, a parte ofendida de repente percebe, "Ah, sim, *agora* sei por que você voltou para casa às 3h da manhã naquela noite, e agora sei por que você esqueceu o meu aniversário, e agora sei por que você teve que sair correndo da cerimônia de formatura de nosso filho". De repente, o traído reconhece que ele ou ela já tivera acesso a uma quantidade imensa de pistas que, sabe-se lá por que, não puderam ser reconhecidas.

Malvina me contou que tem toda a intenção de manter seus encontros secretos com Kurt no futuro; na verdade, ela até mencionou que se não tiver suas sessões com ele, duvida que seu casamento com Avery sobreviva, apesar dos 38 anos de relacionamento e seus cinco filhos crescidos. De acordo com Malvina, seus encontros sadomasoquistas secretos diários salvaram o casamento. Certamente, ela faz uma defesa muito convincente da necessidade de manter em sigilo as fantasias e os encontros sexuais.

Após Malvina deixar o consultório, me senti nitidamente desconfortável. Ao longo de todos os anos de treinamento e de prática como psicoterapeuta, nunca soube de bons resultados quando se mantém segredos. Na verdade, sempre observei o oposto — pessoas enlouquecidas por causa de segredos na família.

Para ser franco, continuo indeciso sobre o que pensar da situação de Malvina. Certamente, não estaria sozinho ao me sentir ultrajado se estivesse no lugar de Avery e descobrisse as infidelidades de minha esposa. Por outro lado, Malvina criou um arranjo que, pelo menos, de um ponto de vista consciente, parece trazer-lhe muita satisfação; portanto, apesar de minha propensão clínica a desvendar segredos e a minimizar a destrutividade potencial das relações predominantemente sadomasoquistas, me esforcei para manter a mente aberta. Ela não é a primeira mulher a levar uma "vida dupla", nem será a última.

Nas sessões anteriores deste capítulo, discuti o caso de Diego, tomado de culpa por causa de suas fantasias intraconjugais, o caso do sr. e da sra. Jaccoby, que sobreviveram à sua batalha conjugal contra a pornografia da internet com a ajuda da psicoterapia, e o caso de Malvina, que continua a praticar sadomasoquismo extraconjugal e a utilizar fantasias sadomasoquistas sem o conhecimento consciente do marido. Escolhi essas três situações — entre muitos cenários possíveis — para ilustrar a grande variedade de formas nas quais as fantasias sexuais podem funcionar dentro do relacionamento sexual ou nas relações estabelecidas há muitos anos. Nenhum casal usa as fantasias sexuais da mesma forma que outro e, para o bem ou para o mal, nós clínicos não temos a menor ideia do que constitui o casamento perfeito e, certamente, nenhuma fórmula para o que constitui a forma mais saudável de manifestar uma fantasia sexual.

Alguns de meus colegas têm, às vezes, me sugerido que, em um casamento verdadeiramente saudável, as fantasias sexuais não são necessárias. Como um psicanalista colocou: "Apenas uma pessoa realmente perturbada precisaria lançar mão de fantasias. Se a qualidade do casamento é estável, seria suficiente fantasiar com o marido ou a mulher. Somente uma pessoa infantil precisará de fantasias." Em um determinado nível, entendi essa posição clássica, mas, em seguida, mencionei os dados de minha pesquisa para esse psicanalista cético — informações pelas quais é possível concluir que mais de 90% dos britânicos fantasiam com muita regularidade e que quase 90% dos homens e quase 60% das mulheres usam pornografia. Meu colega tropeçou em suas palavras, muito chocado com esses números.

Pesquisar esse tópico em relação a relacionamentos e casamentos me fez entender que cada casal constrói um vocabulário e uma atmosfera sexuais particulares. Para algumas pessoas, o arranjo tácito que se desenvolveu entre Malvina e Avery seria frágil, mas para outros essa situação pode ser bem adequada. Talvez, Avery, o médico da Cornuália, também tenha uma amante e, portanto, pode estar muito satisfeito que Malvina tenha Kurt. Como psicanalista, afirmaria simplesmente que um casamento saudável em geral exige extrema honestidade, mas que nós profissionais de saúde mental entramos em um terreno pantanoso se tentamos prescrever ou condenar comportamentos específicos para nossos pacientes. Nossa tarefa primária sempre permanece a de ser positivo para com esses indivíduos que nos visitam buscando ajuda para aspectos de suas vidas, abertos ou encobertos, secretos ou compartilhados, sexuais ou de outra forma, que lhes causam sofrimento ou desespero.

Não entendo plenamente a razão pela qual Malvina veio ao meu consultório. Talvez ela se sentisse culpada com sua situação e, inconscientemente, desejasse uma consulta para descobrir se eu considerava perversa sua vida sexual. Talvez ela precisasse de algum dinheiro adicional e um bilhete de ida e volta para Londres para que pudesse comprar mais pornografia ou visitar um clube sadomasoquista. Não posso dizer que tenho a resposta.

Devemos compartilhar nossas fantasias... ou encená-las?

Nos últimos anos, dei muitas palestras sobre fantasias sexuais para colegas clínicos em várias organizações psicológicas na Grã-Bretanha. Durante a discussão que se segue a esses discursos, meus colegas invariavelmente fazem muitas perguntas iluminadoras e compartilham suas próprias experiências e pontos de vista de uma forma útil. Embora os colegas levantem questões diferentes sobre o assunto, uma se destaca como a mais frequente: "Em sua opinião profissional, você acha que os casais deveriam compartilhar suas fantasias um com o outro e deveriam alguma vez encená-las?"

Arriscando decepcioná-los, só posso dizer que gostaria de saber a resposta para essa pergunta tão inquietante. Conheço muitos casos em que os casais compartilharam suas fantasias sexuais, frequentemente com consequências positivas e, com igual frequência, desastrosas. Da mesma forma, conheço casos em que os companheiros encenaram várias fantasias e foram bem-sucedidos e obtiveram prazer, e outros casos em que tais tentativas terminaram em lágrimas. Ilustrarei essas possibilidades diferentes com algumas breves histórias.

Uma noite, deitada na cama, "Kara", uma professora de 41 anos, perguntou ao marido de longa data, "Salvatore", um poeta de 39 anos, sobre o que ele pensava quando se masturbava. Kara já fizera essa pergunta muitas vezes, e ele sempre respondia: "Em você, querida. Sempre penso em você." Essa resposta mentirosa parecia satisfazer o narcisismo de Kara, mas recentemente ela descobrira uma revista pornográfica enrolada dentro do bolso do casaco de Salvatore e não conseguia mais acreditar que ele não fantasiava com outra pessoa. Por fim, Salvatore admitiu que se masturbava pensando em outras mulheres e explicou que gostava sobretudo de pensar em ejacular nos rostos delas. Kara ficou horrorizada e disse a Salvatore que nunca permitiria que ele fizesse isso com ela, uma vez que considerava tal ato uma forma de degradação, mas que não se importava se ele se masturbasse com tais pensamentos. Na verdade, agora que Kara sabia que tinha uma ou mais estrelas de pornografia como rivais, gostava de pensar que Salvatore ejacularia nelas e a manteria pura.

Outro casal — "Yuri", um motorista de táxi de 23 anos e "Celine", uma assistente de cozinha de 24 anos — também revelou suas fantasias sexuais. Após Yuri contar sobre suas fantasias de fazer um trio com duas mulheres bissexuais, ele pressionou Celine a revelar as dela, e, pela primeira vez, ela relatou que frequentemente enquanto transa com ele pensa em ser penetrada "de forma selvagem" por um afro-caribenho bem-dotado. Sabendo da vasta experiência sexual de Yuri, Celine presumiu que ele teria uma mente aberta para suas fantasias, mas, na verdade, ele ficou furioso ao pensar em um afro-caribenho realizando atos sexuais com sua namorada. O rosto ficou vermelho, e ele ficou louco de ciúmes e saiu imediatamente do apartamento, buscando refúgio no quarto de hóspedes da casa de um amigo. No dia seguinte, quando Yuri voltou para casa, Celine começou a chorar: "Por que eu não poderia fantasiar com *um* negro imaginário? Afinal, você está fantasiando com *duas* pessoas." Yuri respondeu que a descrição do grande pênis do negro feita por ela o fez se sentir inadequado, enquanto ele a protegera ao evitar explicitamente descrever o tamanho dos seios das duas bissexuais em sua fantasia. Yuri então retaliou ainda mais ao zombar de Celine, dizendo-lhe que as mulheres com quem fantasiara tinham seios muito maiores do que os dela. Uma briga logo se desenrolou com um insultando o outro de maneira cada vez mais infantil. Posteriormente, eles concordaram que nunca mais discutiriam suas fantasias sexuais.

"Riley", de 29 anos, desempregado, e "Lissa", também de 29 anos, oftalmologista bem-sucedida, casaram há dois anos e gozavam de uma vida sexual razoavelmente satisfatória. Uma noite, Lissa timidamente insinuou que tinha uma ideia nova para apimentar a vida sexual deles. As pupilas de Riley aumentaram de expectativa. Lissa explicou que frequentemente fantasiava em se vestir com um minúsculo vestido de festa preto, com meias arrastão pretas e sapatos "transe comigo", e depois se empoleirar em um banco de bar em um hotel elegante. Ela explicou que Riley entraria no bar 30 minutos mais tarde, após ela ter tomado alguns drinques, e começaria a flertar com ela, como se nunca a tivesse visto antes. Na fantasia de Lissa, Riley encontraria a forma de atraí-la, alugar um quarto no hotel e conduzi-la para uma sessão de sexo ardente. Riley ouviu atentamente a fantasia de Lissa e a repreendeu por nunca ter-lhe revelado. Ele aproveitou a oportunidade para encená-la e, no fim de semana seguinte, reservou um quarto no Hotel Savoy, no centro de Londres, e, conforme planejado, "paquerou" a própria mulher, fingindo ser um estranho sedutor. Tanto Lissa quanto Riley concordaram que nunca tiveram sexo tão excitante e desde então repetiram esse cenário em vários outros hotéis.

"Mark", um jornalista de 41 anos, e "Marge", uma assistente social de um abrigo de mulheres, 31 anos, tiveram uma vida sexual bastante tensa por muitos anos, atormentada pelos frequentes episódios de depressão e de disfunção erétil de Mark. Um dia, ele disse a Marge que "havia anos" fantasiava em fazer sexo anal com ela. Ele sempre conseguia uma ereção poderosa ao se masturbar pensando em penetração anal com Marge e esperava que pudessem tentar fazer isso. Ela resistiu à sua sugestão por muitos meses, por não gostar da própria ideia de sexo anal. Como assistente social em um abrigo para mulheres espancadas, Marge tinha muitas clientes cujos companheiros as haviam sodomizado e, em todos os casos, as mulheres tinham se sentido grosseiramente violentadas. Por fim, após muita sedução por Mark, ainda sujeito a episódios intermitentes de impotência, Marge permitiu a penetração anal. O que constituiu, para ela, um grande erro. Marge não apenas experimentou uma enorme dor física, como também, após Mark retirar o pênis, ficou incontinente e, incapaz de segurar as fezes, defecou nos lençóis. Isso provocou ânsias de vômito em Mark, e ambos ficaram profundamente aflitos. Esse episódio de tentativa de relação sexual anal causou uma fissura enorme na relação deles e, um ano depois, o casal iniciou o processo de divórcio.

Compartilhar ou encenar fantasias pode significar uma grande vantagem para uma relação, como observamos no caso de Riley e Lissa, ou pode ser entendido, como com Kara e Salvatore. Da mesma forma, compartilhar ou encenar fantasias pode prejudicar uma relação ou revelar vulnerabilidades e feridas em um relacionamento já repleto de dificuldades, como nos casos de Yuri e Celine e de Mark e Marge. Obviamente, os psicoterapeutas não podem oferecer nenhuma diretriz sobre como as fantasias devem ser gerenciadas; cada casal deve administrá-la entre si. Porém, deve-se proceder com cautela. Não pode ser acidental que a grande maioria dos homens e mulheres britânicos nunca tenha compartilhado suas fantasias sexuais mais verdadeiras e privadas com os companheiros.

Ao longo de todo este capítulo, tentei explorar o impacto das fantasias sexuais sobre os casamentos e concubinatos de longa data, examinando não apenas como as fantasias geram culpa ou prazer, mas também como podem provocar crises no relacionamento ou contribuir para a manutenção de segredos conjugais. Examinei também as questões conflituosas acerca do compartilhamento das fantasias ou de sua encenação com o parceiro ou parceiros. É importante enfatizar que o uso de fantasias pode diminuir ou aumentar de intensidade, dependendo do estado do casamento ou do relacionamento em um dado momento. Uma entrevistada, "Phoebe", me contou que após ela e o marido sobreviverem aos primeiros meses "difíceis" das relações sexuais, se acostumando aos corpos nus um do outro, todas as suas fantasias sexuais antigas pareciam "esvaecer", uma vez que Phoebe passou a amar tanto o corpo do companheiro que elas agora se tornaram redundantes. "Tamara", uma outra entrevistada, teve uma experiência exatamente oposta. Ela nunca fantasiava e gostava de sexo com o marido até descobrir que ele começara a traí-la. Embora ainda casada, ela agora considera impossível fazer sexo com ele *a não ser que* fantasie com outra pessoa. As fantasias podem permanecer estáticas durante toda a vida, mas, para muitos indivíduos, elas mostram certo grau de fluidez e, muitas vezes, se transformam em barômetros tanto da satisfação quanto da longevidade conjugal.

25

Normalidade e perversão no quarto e no escritório

> Uma mente lógica é como uma faca que é só lâmina
> Ela faz sangrar a mão que a usa.
>
> Rabindranath Tagore, *Stray Birds* [Aves desgarradas]

Sua fantasia é perversa?

Sejam quais forem as origens das fantasias sexuais, fundamentadas por traumas ou não, e apesar do impacto que causam em nossos relacionamentos, seja ele deletério ou não, muitas pessoas desejam saber: "Minha fantasia é saudável ou é um sinal de perversão?" Na verdade, o medo de ser considerado sexualmente "perturbado", "anormal", "incomum" ou "perverso" pelo companheiro, ou até por si mesmo, constitui talvez o maior obstáculo para que as pessoas discutam suas fantasias de uma forma mais franca. No entanto, antes de prosseguirmos, precisamos definir o que realmente constitui uma perversão. Por muitas décadas, os profissionais da saúde mental e o público em geral usaram o termo "perversão" de uma maneira abrangente, com frequência exacerbando o sentimento de vergonha e culpa das pessoas com relação a seus pensamentos, sentimentos e práticas sexuais. Durante grande parte do século XX, os psicanalistas descreveram todos os que se envolvessem em atividades homossexuais como perversos, por exemplo; porém, atualmente, sustentamos um ponto de vista muito mais tolerante e compreensivo. Os profissionais de saúde mental não consideram mais os gays e lésbicas automaticamente perversos, como ocorrera naquela época. Reconhecemos que muitos homossexuais, assim como os heterossexuais, podem ser extremamente saudáveis ou extremamente problemáticos, estando a maioria das pessoas, independente da orientação sexual, em algum lugar intermediário.

Embora não consideremos mais as orientações sexuais divergentes como perversões — uma remanescência do século XIX —, ainda mantemos o uso do termo "perversão", mas o usamos de maneira específica e cuidadosamente definida. O falecido professor Robert Stoller, psiquiatra e psicanalista americano, elaborou a definição mais amplamente respeitada de perversão. Ele a conceituou, muito diretamente, como uma forma erótica de ódio. Em outras palavras, uma perversão poderia ser descrita como qualquer ato por meio do qual se obtém prazer orgástico de ferir alguém ou mesmo a si próprio. A pedofilia, por exemplo, ou o estupro, ou qualquer forma de incesto, todos constituiriam perversões clínicas, nas quais uma vítima é ferida como resultado da busca do perpetrador por uma combinação de gratificação sexual e agressiva.

Na Grã-Bretanha, a dra. Estela Welldon, uma renomada psiquiatra e especialista em psicoterapia forense — o ramo da saúde mental dedicado ao diagnóstico, ao tratamento e à prevenção da perversão e violência sexuais —, nos ofereceu uma definição ainda mais rica e completa da perversão, que considero extremamente útil em meu trabalho. Em uma explicação cuidadosa do conceito, com base em sua longa experiência em tratar pacientes perigosos com psicanálise, a dra. Welldon observou que uma perversão autêntica será caracterizada por nada menos que 12 características interrelacionadas:

1. A pessoa envolvida em uma perversão não tem capacidade de escolha. A perversão é experimentada como uma compulsão. Em outras palavras, se o paciente pratica a pedofilia, por exemplo, ele afirmará que não tem opção e que nenhuma ameaça ou punição legal evitará que se engaje na atividade perversa.
2. O praticante da perversão trata o outro como um *objeto*, em vez de uma *pessoa*. No vocabulário psicanalítico, consiste num exemplo de relação com alguém como um "objeto parcial", em

vez de como um "objeto total". Em outras palavras, a vítima será meramente um orifício para o perverso.
3. O perverso não tem nenhuma consideração com aquele em quem a perversão é aplicada. Os protestos tais como: "Ah, mas, na verdade, adoro essa criança" não são nada além de racionalizações.
4. A perversão é praticada compulsiva e repetidamente.
5. A perversão é frequentemente escondida ou encapsulada e, portanto, praticada em segredo.
6. A pessoa envolvida na atividade perversa, em geral, considera suas ações bizarras ou inexplicáveis e, portanto, é incapaz de entender as origens de tais encenações perversas.
7. As perversões sexuais são usadas para aliviar angústias sexuais reprimidas. Os comportamentos sexuais não são usados para criar intimidade com outra pessoa.
8. As perversões são encenadas para expressar o ódio em vez do amor.
9. Na maioria dos casos de perversão, o perpetrador viola os limites corporais da vítima.
10. O perverso engana.
11. O perverso é, em geral, incapaz de viver o luto por suas perdas infantis, o que pode contribuir para o desenvolvimento da perversão em primeiro lugar.
12. A atividade perversa serve como uma defesa maníaca contra um estado de depressão subjacente.

Em meu trabalho, procuro usar o termo "perversão" pouquíssimas vezes, restringindo-o predominantemente aos pedófilos, estupradores e a outros que obtêm prazer sexual ao ferir outras pessoas, ou, em casos extremos, a si mesmo. Os psicoterapeutas forenses, em geral, diferenciam entre aqueles que *fantasiam* sobre algo perverso (em outras palavras, alguém que se masturba pensando em estupro, por exemplo) e aqueles que realmente se envolvem em uma *encenação* de comportamentos perversos, violando a segurança física de outra pessoa. Evidentemente, um estupro real não pode ser considerado algo diferente de uma perversão. Uma fantasia de estupro se torna mais difícil de ser classificada. Certamente penso que, em muitos casos, os que ficam excitados com fantasias de estupro podem, na verdade, estar canalizando a agressividade para a fantasia, tornando menos provável, portanto, se envolverem na encenação do estupro.

A internet desafiou nosso pensamento nessa área. Por muito tempo, os profissionais de saúde mental forense classificaram apenas as encenações corporais reais como perversões, mas, atualmente, alguém pode se masturbar com imagens profundamente violentas, divulgadas pela internet, de maneira compulsiva e repetitiva, o que se poderia, portanto, qualificar como uma perversão sexual.

Considero perversão quando a fantasia sexual preenche dois requisitos essenciais:

1. Exige a perpetração contínua de sadismo em alguém ou no "objeto amoroso".
2. Se torna tão atraente que impede que o sujeito construa uma relação íntima com outra pessoa, interferindo em ações bem-sucedidas em outras áreas da vida.

Considere a história de "Julius", um idoso de 70 e tantos anos, que começou a se masturbar quando tinha 15 e que continuou a fazê-lo, pelo menos duas vezes ao dia, nos sessenta e tantos anos posteriores. Julius teve uma fantasia masturbatória central ao longo da vida, da qual nunca se cansa. Ele se masturba pensando em amarrar uma garota específica que o rejeitou na adolescência e penetrá-la tão violentamente que ela começa a sangrar pela vagina. Ele a esbofeteia com o pênis, marcando suas bochechas, e goza enquanto a chama de "vadia fodida" e "vaca fodida". Julius namorou várias mulheres, por prazos curtos, ao longo dos últimos cinquenta anos, mas nunca foi bem-sucedido em formar uma parceria duradoura com uma mulher. Na verdade, sua fantasia masturbatória permaneceu a companheira mais constante. Consideraria a fantasia de Julius perversa, não como uma forma de julgamento, mas como uma maneira puramente descritiva, em virtude da natureza duradoura, fixa e inalterada e ao conteúdo extremamente sádico. Muitos homens têm fantasias agressivas com mulheres, mas a grande maioria também faz amor com suas parceiras de forma carinhosa e sensível, dando, portanto, provas de uma vida erótica mais adaptável e criativa. No entanto, no caso de Julius, as fantasias se tornaram tão envolventes que podem bem ter evitado que ele se tornasse mais íntimo.

Ao pensar sobre a perversão, pode ser importante lembrar que algumas pessoas consideram as próprias fantasias perversas, algo que nenhum especialista faria, em parte por causa de um sentimento profundamente internalizado de vergonha com relação a todos os assuntos sexuais. "Loretta", 20 anos, ruborizou ao explicar que eu ficaria enojado com sua fantasia sexual, que ela considerava "muito perversa". Preparei-me para uma história de crueldade absoluta, mas na verdade Loretta me contou que fantasiava fazer amor com um professor universitário casado. Esperava por mais detalhes, mas ela não os forneceu. Perguntei com voz calma: "Há alguma outra coisa que você deseje me contar sobre sua fantasia?" Loretta respondeu: "Não, é isso. Não é horrível? Estou tentando superar isso, mas ele é tão lindo." Em sua cabeça, fantasiar com um homem casado e, além disso, de mais idade, constituía um grande crime psicológico, uma verdadeira perversão em sua mente. Imagino se Loretta ainda considera sua fantasia sexual perversa após ler a gama extraordinária de fantasias contidas nesta coleção — que já descrevi como a Arca de Noé das fantasias sexuais, contendo exemplos de tudo que um ser humano pode imaginar.

As fantasias podem destruir nossas vidas?

Como sabemos, nossas fantasias podem nos fornecer uma quantidade enorme de prazer diurno e noturno, e podem funcionar, em parte, como nosso cinema particular, em que escolhemos o filme, os atores, a iluminação, os cenários, as roupas e os objetos de apoio, assim como o roteiro. Contudo, para muitos indivíduos, sobretudo os que têm histórias repletas de trauma, as escolhas se tornam um luxo impossível e, em vez disso, o roteiro será, na maioria, senão em todos os exemplos, pré-selecionado. Para os que enfrentam traumas marcantes, as fantasias sexuais podem exercer um efeito maligno em suas mentes e relacionamentos. Além disso, elas também podem influenciar a vida profissional, estragando oportunidades de realização.

Anteriormente, descrevi em detalhes o caso de Paris, o enfermeiro de meia-idade que gostava de se masturbar fantasiando que tinha as mãos amarradas na cabeceira da cama enquanto um desconhecido raspava seus pelos pubianos e depois ejaculava em cima dele. Rastreamos essa fantasia até a experiência infantil, aos 9 anos, em que Paris compartilhou sua cama com o pai, que ejaculou sobre ele. Quando Paris chegou à maioridade, teve um longo relacionamento com Angelo, um homem de bem mais idade, que o tratava com muita crueldade. É possível argumentar que o trauma prévio de Paris com o pai e seu subsequente reforço por meio da masturbação constante o predispuseram a buscar um parceiro parecido com o pai, que abusaria dele de várias formas. A conexão entre o trauma infantil de Paris, sua fantasia sexual e sua escolha sexual de parceiro parece bastante clara.

Você pode, no entanto, lembrar que, quando Paris começou a me contar sobre sua vida profissional como um enfermeiro hospitalar, ele relatou: "Minhas mãos estão amarradas." Ouvi-lo me fez pensar se seu sentimento de frustração no trabalho poderia estar relacionado de alguma forma com sua fantasia de realmente ter as mãos amarradas à cama, ou às primeiras experiências infantis de se sentir como se o pai tivesse amarrado suas mãos, como o pai quase sufocara Paris ao deitar a seu lado na cama beliche naquela noite fatídica. Minha conversa com ele me forçou a pensar se as fantasias sexuais, na verdade, infiltram o local de trabalho — o escritório, se preferir — assim como o quarto.

Minutos após conhecer "Herman", outro entrevistado, soube que ele dirigia uma grande companhia de projeto de software, que empregava 25 pessoas e que tinha um faturamento anual de mais de dez milhões de libras. As credenciais profissionais de Herman me impressionaram e me perguntei como ele encontrava tempo para deixar seu escritório em Hertfordshire e passar cinco horas numa entrevista comigo. Levando em conta o tempo de deslocamento necessário — cerca de duas horas na ida e na volta —, suspeito de que Herman não conseguiria passar tempo algum em seu escritório naquele dia. Ele explicou que, embora o sucesso que obtivera com sua atual companhia tenha sido imenso, apenas recentemente se recuperara de uma série de golpes financeiros, nos quais suas *três* companhias de informática anteriores foram à bancarrota dentro de 18 meses após serem abertas. Ele brincou ao me contar isso: "Devo ser amaldiçoado ou coisa parecida."

Herman não apenas enterrara três companhias, mas também três mulheres, metaforicamente falando. O primeiro casamento durou apenas seis semanas, quando descobriu que a mulher começara a fazer sexo com o irmão dele. O segundo terminou após um ano, quando descobriu que a mulher preferia mulheres. O terceiro acabou por "incompatibilidade sexual". Herman explicou que sua terceira mulher tinha uma fome enorme de sexo, e ele simplesmente não conseguia acompanhar o ritmo dela. Com apenas 41 anos, Herman já casara e divorciara três vezes, entregando uma pequena fortuna a cada uma das ex-mulheres e, da mesma forma, perdera três empresas anteriormente lucrativas. Certamente é possível se referir a ele como um desafortunado. Ele preferiu pensar nele mesmo, simplesmente, como "azarado".

Como se pode esperar, Herman teve uma infância muito tensa. Descrevia sua mãe alcoólatra como distante e imprevisível, espancando ele e seu irmão mais novo frequentemente. Herman colecionou uma série de golpes físicos cruéis em seu rosto e seu traseiro, administrados regularmente durante os acessos de raiva da mãe bêbada. Na verdade, muitas vezes ele ficava bastante confuso, porque "nunca sabia que falta havia cometido. Os golpes simplesmente vinham sem qualquer aviso e sem qualquer provocação de [sua] parte". O pai parecia uma figura passiva e inútil, que tolerava o alcoolismo da mulher e nunca protegia os filhos dos abusos físicos perpetrados por ela. Quando a mãe de Herman ficava muito bêbada, ia ao quarto dele, pegava suas coisas, "o que encontrasse pelo caminho", e começava a rasgá-las em pedaços, fossem roupas, livros escolares, papéis ou outros itens pessoais. No mundo infantil de Herman tudo seria, por fim, atacado e destruído.

Quando tinha 13 anos, Herman se apaixonou perdidamente por "Faye", uma linda menina de sua turma de escola — seu primeiro romance adolescente. Um dia, depois das aulas, ele a levou para casa dele, e foram para o quarto para fazer o dever de casa juntos. A mãe ficou enfurecida quando descobriu que Herman levara uma garota para o quarto e tivera a temeridade de trancar a porta. Ela invadiu o quarto, bêbada, e começou a zombar de Faye com comentários sexuais grosseiramente inapropriados. Herman lembrou especialmente de sua mãe escarnecendo: "Você não vai querer sair com meu filho. Ele tem um pau muito pequeno. É patético." Compreensivelmente, Herman se sentiu completamente mortificado e me contou que desejou que o chão se abrisse e o engolisse. Tal encontro brutal com a mãe de Herman deve ter aterrorizado a jovem Faye, que se recusou a falar com ele depois desse episódio.

A universidade acabou sendo uma grande trégua para ele, porque, finalmente, pode deixar o ambiente carregado de sua casa. Embora aliviado por estar longe, Herman passou por grandes dificuldades acadêmicas. Um rapaz inteligente, sem dúvida, mas de alguma forma ele conseguiu sabotar o próprio trabalho, deixan-do de terminar suas monografias e faltando a, pelo menos, dois exames cruciais. Suspeito de que Herman conseguiria facilmente obter um diploma com louvor, mas, na verdade, ele saiu da faculdade três anos mais tarde com um diploma sofrível a duras penas. De alguma forma, um padrão de autodestruição já criara raízes na estrutura de caráter de Herman.

Fora seu breve encontro adolescente com Faye, Herman não teve nenhuma outra namorada na escola ou na universidade, se contentando com a masturbação. Em sua fantasia favorita, Herman se imaginava em pé, diante de uma plateia de mulheres de meia-idade que o repreendiam por ser um "perdedor". Para puni-lo, essas mulheres abaixavam as calças e a cueca dele e depois batiam em sua bunda. Em seguida, elas zombavam de seu pequeno pênis, xingando-o, sobretudo de "pinto de agulha". Na vida real, Herman me contou, ele tem um pênis de tamanho perfeitamente normal, mas em sua fantasia, imagina seu pênis uns 5 a 7 centímetros menor. Embora muitos considerem sua fantasia sexual profundamente dolorosa e digna de pena, Herman atinge um grande e prazeroso clímax ao pensar no grupo de mulheres de meia-idade batendo nele, zombando de sua genitália e chamando-o de "perdedor".

Após se graduar na universidade, Herman começou o primeiro de seus negócios e casou com a primeira de suas várias mulheres, mas, como sabemos, os três negócios e os três casamentos terminaram de maneira desastrosa. No momento atual, Herman conseguira se reequilibrar financeiramente ao estabelecer um negócio novo e extremamente lucrativo, mas me confidenciou um medo particular: "E se tudo se quebrar aos meus pés, exatamente como todos os meus outros negócios?" Quando Herman articulou sua angústia com relação ao colapso do negócio aos seus *pés*, não consegui deixar de pensar na correspondência entre a escolha do vocabulário e o conteúdo de sua fantasia sexual. Alguma mãe tirânica arriaria as calças da empresa somente para descobrir um minúsculo "pinto de agulha", totalmente baseada em aparências e não em conteúdo? Parecia claro para mim que as primeiras experiências infantis de Herman contribuíram para sua vida de fantasias e que, por sua vez, o ensaio masturbatório de sua fantasia de punição tornara-se a força que coloria não apenas os relacionamentos conjugais, mas também os relacionamentos comerciais. Na verdade, temi pelo futuro de seu atual negócio.

Em meus encontros com os entrevistados para o Projeto de Pesquisa das Fantasias Sexuais Britânicas, estive extremamente consciente da principal natureza de minha tarefa: conduzir uma entrevista. Tive de resistir à tentação de embarcar em um trabalho psicoterápico com alguns dos participantes mais emocionalmente complicados na amostra de entrevistados. No entanto, nunca me desviei de minha responsabilidade ética como psicoterapeuta: a de tentar ser útil, se isso fosse de algum modo possível. Resolvi meu dilema permanecendo um entrevistador, primeiramente, concluindo cada entrevista o mais completamente possível, mas, nas horas apropriadas, também oferecia expressões de preocupação psicoterapêutica; e, durante minha conversa com Herman, abordei seu medo justificado da possibilidade de sabotar sua quarta companhia também, apesar do sucesso atual.

Disse a Herman que entendia perfeitamente sua angústia com relação ao futuro bem-estar da companhia de informática e que certamente começava a enxergar um padrão emergente entre sua vida pregressa, suas fantasias e a destruição dos casamentos e de seus negócios anteriores, e imaginava que ele também conseguia detectar uma tendência cada vez mais evidente. Herman concordou com minha observação. Expliquei que, em minha experiência, essas primeiras tendências e estruturas do início da infância frequentemente colorem nossas vidas mentais de forma insidiosa, muito inconscientemente, e pensava se ele acharia interessante falar com um de meus colegas. Herman deu uma risadinha e me contou que não tinha interesse por psicologia. Lembrei-o gentilmente de que, na verdade, ele se oferecera para falar com um profissional de psicologia e que dedicara um dia útil inteiro justamente para esse propósito. Sugeri que talvez uma parte dele reconhecia algo potencialmente destrutivo em sua personalidade e, talvez, uma parte dele também desejasse alguma ajuda. Uma vez mais, ele descartou meus comentários.

No final da entrevista, agradeci a Herman por sua participação generosa e reafirmei que ele seria muito bem-vindo se me contatasse novamente em qualquer momento, no futuro, e se sentisse necessidade de uma referência para terapia. Expliquei que tenho colegas de muita confiança que trabalham perto de Hertfordshire com quem ele poderia se encontrar. Herman levantou as sobrancelhas em uma expressão de interesse, mas depois apertou minha mão e partiu, e nunca mais ouvi falar dele. Talvez seu fracasso em buscar ajuda psicológica seja ainda outra expressão de sua luta internalizada com a destruição, como se parte dele tivesse se identificado com a mãe que entra no quarto e destrói todas as suas coisas.

Talvez Herman, agora, tenha buscado outras formas de ajuda, talvez não. Ao longo dos anos, meus colegas e eu encontramos um número infinito de Hermans — sérios, bem-intencionados, que, apesar de seus dotes e capacidades, parecem determinados a se autossabotar. Sugiro que a fantasia masturbatória central pode nos oferecer uma pista a respeito daqueles que possam correr mais risco de ter esses comportamentos; e ainda desejo enfatizar que a psicoterapia provou ser, frequentemente, um método bastante valioso no tratamento daqueles que ainda estão enredados em tendências autodestrutivas profundamente enraizadas.

A mulher que viveu em um banheiro

"Despina", mãe de três filhos, 29 anos, residente no norte da Inglaterra, me contou que concordara em vir para a entrevista porque, pura e simplesmente, precisava do dinheiro. Uma faxineira de uma estação ferroviária, Despina ganhava muito pouco, e com o

Natal se aproximando, achou que seria útil participar do estudo de entrevistas. Ela então pausou e acrescentou: "Bom, também tenho interesse na psicologia. Realmente gosto de saber o que faz as pessoas funcionarem." Despina piscou para mim, o que me pareceu uma maneira de flerte, e ronronou, "Além disso, nunca me encontrei com um psiq... um psicó... um..." Ela tropeçou na palavra, gaguejou e, por fim, conseguiu dizer corretamente.

Assim que Despina começou a contar sua história, imediatamente entendi por que ela começara com o flerte. Quando tinha 8 anos, o irmão de 12 abusara sexualmente dela periodicamente, inserindo os dedos em sua vagina e seu ânus. Aos 9, o pai começou a abusar dela também, forçando-a a fazer sexo oral nele. Quando tinha 10, um adolescente que vivia perto de sua casa a estuprou em várias ocasiões. Aos 12 anos, seu irmão, então com 16, começou a estuprá-la também com o pênis, tanto na vagina quanto no ânus. Além disso, Despina explicou que a mãe mantinha um bastão na bolsa o tempo todo, um bastão grande e grosso, como um cacetete de polícia. Se ela "não se comportasse", a mãe golpeava as costas de suas mãos e coxas, com um mínimo de três golpes em cada ocasião. Ouvir o relato de Despina sobre suas experiências infantis me emocionou imensamente. Com tantos abusos sexuais e físicos, não me surpreendia que Despina tivesse sexualizado suas relações adultas com os homens e flertasse como uma defesa característica contra um ataque esperado.

Despina me lembrou muito de minha primeira paciente psicoterápica, uma mulher com uma história semelhante, cujos pais costumavam bater nela até ela desmaiar. Passados mais de vinte anos de meu trabalho com essa paciente específica, nunca esquecerei suas primeiras palavras em nossa primeira sessão. Ela me olhou com terror e perguntou: "Então, quando você vai me bater?" Estupefato, perguntei por que ela pensou que eu bateria nela. Ela simplesmente me olhou e disse de uma maneira totalmente isenta de emoção: "Se você não me bater, bem, será o primeiro homem em minha vida que não fez isso." Como estagiário, experimentei um grande impacto. Certamente nunca imaginei, naquele ponto de minha carreira, que uma mulher poderia ser abusada por todos os homens de sua vida: pai, irmãos, tios, professores e até mesmo o padre local.

Durante a entrevista com Despina, me percebi modulando a voz, falando em tons baixos, ansioso para diminuir seu medo de que eu também seria um molestador. Sabendo que ela enfrentara experiências horríveis quando jovem, perguntei-lhe como conseguira sobreviver a tanto abuso. Despina agitou os olhos uma vez mais e respondeu: "Muita droga, muita bebida e muito sexo." Em retrospectiva, eu deveria saber a resposta, pois quando alguém enfrenta abuso físico e sexual tão repetido e persistente, não se tem muitas alternativas, sendo a loucura o resultado mais provável, em muitos casos, mas também o abuso de substâncias e outras formas de vício — algo, na verdade, que anestesia a mente.

Não surpreende, nessa história tão marcada pelo abuso, que Despina achasse impossível se concentrar em suas lições na escola. Ela deu uma risadinha e disse: "Sou burra como uma porta. Não tenho um neurônio sequer." Ela deixou a escola com 15 anos, sem qualquer qualificação e, em um ano, casou com "Corbin", o pai de seus três filhos. Como era de esperar, Corbin também batia em Despina regularmente. Uma vez, ele arrancou quatro chumaços de cabelo dela e lhe causou uma grande humilhação, mas também muito sangramento no couro cabeludo. Um bêbado contumaz, Corbin estuprava Despina sempre que queria. Como explicou, os três filhos poderiam ser descritos como produtos não planejados de estupro conjugal.

Ouvi muitas histórias terríveis durante meu trabalho de entrevistas para este projeto de pesquisa, mas a de Despina pode muito bem ser qualificada como a mais fria e devastadora. Sua vida parecia cruelmente amarga em todos os aspectos.

Perguntei-lhe se ela tinha alguma alegria na vida, e ela explicou: "Bem, gosto de uma boa risada, gosto mesmo. E quando tenho dinheiro, vou a um clube local, que às vezes tem uma noite para mulheres, e assisto a um striptease masculino. Não conseguimos os de primeira linha, mas temos alguns protagonistas bons." Quando perguntei o que, em particular, ela gostava nos strippers masculinos, seu rosto endureceu, e ela exclamou: "Bem, nada mais justo que as garotas vejam os homens se exibirem para variar." Claro, me ocorreu que, como uma criança muito abusada, o corpo de Despina estaria em exposição em muitas ocasiões; portanto, fazia um enorme sentido, do ponto de vista psicológico, que ela desejasse extrair alguma vingança assistindo aos dançarinos masculinos se despindo.

Despina então me olhou um tanto envergonhada e anunciou: "Imagina, tive um problemão com Corbin outra semana. Eu queria sair para ver alguns strippers com as amigas e lhe disse que ele teria de tomar conta das crianças. Ele ficou furioso porque *ele* queria ir para o bar naquela noite." Perguntei o que tinha acontecido, e Despina respondeu: "Bem, Corbin apenas me olhou de cima a baixo e disse: 'Merdinha, te arrebento se você sair com as garotas', e então não saí." Incredulamente, perguntei: "Por que Corbin a chamou de 'merdinha'?" Despina riu e disse: "Ah, todo mundo me chama assim. É meu apelido. Desde que eu era criança. Todos me chamam de 'merdinha.'" Devo ter mostrado horror, incapaz de manter minha expressão neutra de costume. Despina me assegurou: "Está tudo bem, não me importo. Gosto disso. As pessoas fazem isso carinhosamente."

Para meus ouvidos, "merdinha" soa muito mal — um apelido brutal, que denigre, que mortificaria a maioria das pessoas. No entanto, em vez de buscar mais discussões sobre o apelido de Despina, nesse momento, investiguei mais acerca de seu trabalho, pois sabia apenas que ela era faxineira em uma estação ferroviária. Quando perguntei o que isso envolvia, Despina explicou que ela era responsável por todos os banheiros, e observou: "É um trabalho nojento, mas tem de ser feito por alguém. Às vezes, acho que passo a vida inteira com a cabeça enfiada no vaso sanitário, limpando o mijo e a merda dos outros." Perguntei-me se Despina alguma vez pensava em encontrar outro emprego, sobretudo porque já trabalhava nesse havia oito anos. Ela me olhou de uma maneira patética e entoou: "Bem, querido, o que mais você quer que eu faça? Talvez eu pudesse me tornar psicóloga. Acho que seria muito boa." Respondendo ao seu comentário concretamente, perguntei se ela não pensava em concluir os estudos, e ela ficou chocada: "Quem, eu, ir para a faculdade? A única maneira de eu ver o interior de uma faculdade é se eles me contratarem para limpar os banheiros."

Despina não conseguia lembrar quem primeiro a chamou de "merdinha" — talvez a mãe; ou o pai. De qualquer forma, o apelido se enraizou muito cedo e pegou desde então. De alguma forma, sua própria identidade tornou-se excremento, ser estrupada, espancada, engravidada e viver a maior parte da vida em um banheiro cercada pelos restos de urina e fezes de centenas e centenas de desconhecidos. Se alguma vez alguém abordasse a questão sobre os determinantes infantis para a escolha da carreira na vida adulta, Despina certamente seria uma testemunha exemplar.

À medida que a última hora da entrevista se aproximava, começamos a falar sobre as fantasias sexuais de Despina. A princípio, ela corou, preocupada com a minha reação. Permaneci em silêncio, permitindo-lhe mais espaço para organizar seus pensamentos e falar. "Bem", ela sussurrou, "tudo tem a ver com minha família. Meu irmão e meu pai". Confirmei com a cabeça, em silêncio, encorajando-a. Após uma pausa pequena, ela se preparou e começou a falar novamente: "Eles dois me estupram ao mesmo tempo, um na boceta e outro na bunda. Depois, eles gozam dentro de mim e, quando terminam, me fazem chupar seus paus. O do meu pai tem gosto bom, porque ele estava na minha boceta, mas o do meu irmão é nojento, coberto de merda. Mas ele me faz lambê-lo e tenho de limpar tudo. Ele diz: 'Dá um brilho nele, merdinha.' E então eu gozo."

Nesse momento, Despina começa a chorar. Seu flerte, sua couraça externa, derrete e, de repente, consigo ver traços da menina abusada, sentada no sofá à minha frente. Ela confessou que nunca revelou os conteúdos de sua fantasia sexual e que, ao ouvir-se falando alto, se sentiu muito doente, preocupada com a possibilidade de ser uma "perversa completa". Disse-lhe que, com base em sua história de abuso e por ter sido zombada com um apelido como "merdinha", fazia um grande sentido para mim que ela reunisse todos os ingredientes infantis dolorosos, os combinasse ordenadamente na mesma fantasia e depois os erotizasse para chegar ao orgasmo. "Então faço sentido, não é?", ela perguntou, "Sim, faz sim", respondi.

Soube que Despina começara a se masturbar com essa fantasia quando tinha 18 ou 19 anos e, embora utilizasse muitas e variadas fantasias ao longo dos anos, incluindo o lesbianismo, essa cena com o irmão e o pai era a mais excitante. A história de Despina, como a de Herman, demonstra novamente o impacto da crueldade na infância, que depois se torna sexualizada e reforçada na mente do indivíduo durante a fantasia, e que, em minha avaliação, contribui para os padrões autodestrutivos de comportamento durante a vida profissional. Pergunto-me se os pais de Despina sabiam que, quando chamaram a filha pela primeira vez de "merdinha", a levaram a passar uma vida inteira limpando banheiros, com a cabeça enfiada em um "vaso sanitário", literalmente.

26

As dez dimensões fundamentais da fantasia sexual

É algo muito pouco cavalheiro ler a caixa de cigarros de alguém.

Oscar Wilde, *A importância de ser fiel*.

Questões penetrantes revisitadas

No início deste livro, formulei 22 questões específicas sobre fantasias sexuais. Embora tenha abordado a maioria delas em detalhe ao longo destas páginas, tentarei agora fornecer algumas respostas concisas.

Questão 1: O que é uma fantasia sexual?
Uma fantasia sexual pode ser definida como uma imagem, um pensamento ou um drama plenamente elaborado, que passa pela nossa mente, sobretudo, durante a atividade sexual — tanto coital quanto masturbatória —, frequentemente resultando em um orgasmo. As fantasias sexuais devem ser diferenciadas dos devaneios ou pensamentos sexuais fugazes. Elas podem ser muito simples ou extremamente complexas, tenras ou sádicas e podem nos causar prazer ou dor psicológica. Em geral, mantemos nossas fantasias sexuais escondidas de nossos parceiros e até mesmo de nossos psicoterapeutas, ou de outros confidentes.

Questão 2: Em que consiste uma fantasia sexual "normal"?
Tendo estudado mais de 19 mil fantasias sexuais britânicas, não

posso identificar uma fantasia denominada "normal". Seria fácil demais descrever como normal *apenas* as que envolvem o ato sexual genital amoroso com o parceiro ou esposo de longa data. Certamente, entrevistei muitas pessoas casadas e felizes que abrigavam fantasias muito agressivas, que de fato incluíam frequentemente seus esposos amados. Com base nos dados, devo concluir que a mente britânica contém muita diversidade e complexidade e, portanto, falar em uma fantasia "normal" talvez não faça qualquer sentido.

Questão 3: Antes de mais nada, por que temos fantasias sexuais?
Realmente não sabemos como e por que as fantasias sexuais se desenvolvem. Os psicólogos evolucionistas sugerem que elas contribuem para a facilitação da excitação sexual, o que, por sua vez, ajuda a procriação. Logo, as fantasias sexuais podem exercer um papel importante e previamente não reconhecido na propagação continuada da espécie humana. Os psicoterapeutas e psicanalistas freudianos, em contraste, afirmam que elas podem ter se desenvolvido como um meio de satisfação de desejos e de dominação de memórias intrusivas de experiências traumáticas na infância.

Questão 4: A que propósito ou propósitos servem nossas fantasias sexuais?
Já enumerei 14 razões distintas para fantasiarmos, abrangendo a satisfação de desejo, a dominação do trauma, a automedicação contra a dor e a elaboração do jogo infantil. Para muitos, as fantasias permanecem uma fonte infindável de divertimento e prazer; para outros, uma lembrança constante de feridas originadas na infância. Para uma grande porcentagem de indivíduos, nossas fantasias fornecem prazer e dor simultaneamente. Elas servem, sem dúvida, a uma multiplicidade de funções interrelacionadas.

Questão 5: Todo mundo tem fantasias sexuais?
De acordo com os psicanalistas, todas as pessoas têm estruturas de fantasia *inconscientes*; em outras palavras, tendências subterrâneas para ter certas preferências, ou para agir de certa forma previsível (seja sádica, masoquista, depressiva e assim por diante). Na maioria

dos adultos, essas estruturas inconscientes de fantasias encontram uma representação em suas fantasias sexuais conscientes, que ocorrem durante a masturbação ou a relação sexual. De acordo com o Projeto de Pesquisa das Fantasias Sexuais Britânicas, pelo menos, 90% de todos os adultos britânicos experimentam devaneios, que podem ou não ser de natureza sexual. Quanto às fantasias sexuais, os dados revelam que aproximadamente 96% dos homens adultos britânicos relatam ter fantasias sexuais e cerca de 90% das mulheres adultas britânicas também. Devemos observar que esses podem ser números conservadores, já que encontrei muitos indivíduos ao longo dos anos que professam, assim que são perguntados, não terem qualquer fantasia, porém, frequentemente durante o decorrer da psicoterapia, admitirão fantasiar de uma maneira sexual.

Questão 6: Devemos nos preocupar se não temos nenhuma fantasia?
Um outro estudo seria necessário para avaliar as características de personalidade daqueles que não fantasiam. No momento, não podemos fazer uma diferenciação confiável entre os que relatam fantasias sexuais e os que não o fazem. Com base em minha experiência clínica, no entanto, observei, embora informalmente, que muitos dos que afirmam não ter fantasias sexuais podem estar lutando com fortes sentimentos de vergonha e culpa relacionados a questões sexuais e podem utilizar o mecanismo defensivo da repressão como um meio de banir todos os pensamentos sexuais da mente.

Questão 7: Devemos compartilhar nossas fantasias com nossos companheiros?
Como já ressaltei, não posso fornecer uma resposta definitiva para a mais complexa das questões. Relatei casos em que os companheiros parecem ter se beneficiado da discussão de suas fantasias sexuais entre si; porém, da mesma forma, também identifiquei alguns casais que experimentaram grande sofrimento ao tomar conhecimento das mais verdadeiras fantasias do companheiro. Alguns casais afirmaram que arriscar revelações de tais assuntos íntimos promove maior confiança e união emocional. Muito depende, claro, da força do vínculo preexistente do casal. Acima de tudo, deve-se refletir bem antes de

decidir se compartilharemos ou não a maioria de nossas fantasias sexuais privadas.

Questão 8: Devemos compartilhar nossas fantasias com os amigos?
Frequentemente, pode ser menos expositivo e mais administrável compartilhar fantasias com amigos do que com companheiros. Conheço muitos homens, por exemplo, que não hesitariam em falar sobre casos extraconjugais ou fantasias de estupro com seus amigos em um jogo de pôquer sexta-feira à noite, mas que nunca sonhariam em discutir tais fantasias com as companheiras, por medo de causar dor ou ofensa. Da mesma forma, entrevistei várias mulheres que compartilharam fantasias com as amigas, sobretudo as que envolviam homens com órgãos genitais extremamente grandes, mas que não as revelariam a seus maridos ou namorados por medo de gerar sentimentos de inadequação. Embora a revelação das fantasias para um amigo possa ser um ato de grande confiança e servir para enriquecer a amizade, deve-se lembrar que as amizades podem desandar, e frequentemente desandam, promovendo, às vezes, angústias paranoicas de que as promessas de confidencialidade sejam quebradas com a amizade.

Questão 9: Seria recomendável encenar nossas fantasias sexuais com nossos amantes?
Encenar fantasias sexuais exige muita compaixão, criatividade e confiança por parte dos companheiros. Vi muitos casamentos acabarem quando tais encenações deram errado. Certamente, os psicoterapeutas recomendariam grande consideração antes da encenação de uma fantasia sexual, pois uma fantasia e uma realidade podem ser experimentadas muito diferentemente. Deve-se também estar preparado para algumas surpresas. Recentemente, entrevistei uma mulher que cedeu ao desejo do marido de estapeá-la e xingá-la de "puta". Quando o marido descreveu o cenário potencial, a mulher ficou excitada e consentiu. Porém, quando o casal realmente encenou a fantasia, a mulher se sentiu "desvalorizada", "revoltada" e profundamente arrependida de sua decisão. Para muitos de nós, a fantasia excita precisamente porque nunca será realizada.

Questão 10: Nossas fantasias podem ser prejudiciais ou perigosas?
Em alguns exemplos, as fantasias sádicas podem servir como degraus para ações sádicas. Meus colegas e eu, no campo de saúde mental forense, certamente conhecemos muitos casos de pacientes cujas carreiras criminosas começaram em suas mentes. Uma vez, há anos, tive a oportunidade de entrevistar um assassino em série psicótico em um ambiente de segurança máxima. Aprendi que, antes de sua prisão, esse homem conseguia fazer amor com a mulher apenas se fantasiasse que segurava um canivete. Alguns anos antes, ele realizara uma chacina, usando uma faca como arma, causando muita carnificina. Claro, nem todos os exemplos são tão dramáticos quanto esse, mas, em muitos outros, as fantasias podem ainda nos prejudicar, reforçando padrões de comportamento e pensamento autodestrutivos.

Questão 11: Se fantasiamos com o sexo "convencional", isso significa que somos chatos?
Continuo muito impressionado com o número de pessoas que encontrei que temiam ter fantasias "chatas", sobretudo as que envolviam fazer amor com o namorado ou a namorada, o marido ou a esposa. No entanto, não encontro nenhuma correlação formal e documentável entre a riqueza da vida de fantasia e a riqueza da vida exterior (conforme medida pela fluência conversacional, a realização acadêmica e muitas outras variáveis). Do ponto de vista clínico, no entanto, descobri que muitos entrevistados que compartilhavam fantasias sexuais simples e não elaboradas eram simplórios e não articulados em seu comportamento geral; logo, pesquisas subsequentes podem talvez estabelecer um elo entre a riqueza do conteúdo de nossas fantasias e a de nossa vida social, profissional e doméstica. Contudo, não posso oferecer uma conclusão definitiva a respeito desse assunto.

Questão 12: Se temos fantasias muito estranhas, isso significa que devemos ser mentalmente desequilibrados?
Aqueles indivíduos que apresentaram fantasias muito elaboradas e complexas pareciam ser de todos os tipos diferentes. Entre os entrevistados clínicos cujas fantasias podiam ser descritas como "estra-

nhas", não detectei nenhum traço de doença mental formal. Na verdade, o participante mais psicologicamente perturbado do grupo de entrevistas tinha, de fato, as fantasias menos complexas e intricadas de todos os vários participantes da pesquisa.

Questão 13: Se fantasiamos com nossos companheiros durante o sexo, ou durante a masturbação, isso significa que temos um bom relacionamento com eles?
Os homens e as mulheres que fornecem provas de ter um coeficiente alto de fidelidade — em outras palavras, aqueles que regularmente fantasiam com seus esposos ou companheiros costumeiros — frequentemente, embora não invariavelmente, têm um relacionamento bom e forte. Entretanto, conheço muitos casamentos bastante sólidos nos quais nenhum dos companheiros fantasia com o outro, oferecendo, portanto, prova de um coeficiente baixo de fidelidade. Da mesma forma, conheço casais com um coeficiente alto de fidelidade, que fantasiam frequentemente com os esposos, que também se envolvem em múltiplos casos extraconjugais e que relatam casamentos muito amargos e estressados.

Questão 14: Se fantasiamos com alguém que não nosso companheiro durante o sexo ou a masturbação, isso significa que nosso relacionamento pode estar com problemas?
Se nos encontramos envolvidos em um caso intraconjugal, isso não significa necessariamente que nosso relacionamento esteja com problemas. Contudo, o caso intraconjugal pode frequentemente ser um prenúncio de dificuldades conjugais subsequentes. Ao fantasiarmos com alguém que não nosso parceiro costumeiro, nosso inconsciente terá criado para nós uma oportunidade de examinar nosso relacionamento — uma oportunidade para indagar privada e honestamente se existem dificuldades que terão nos atirado nos braços de um amante fictício. Podemos concluir nosso autoexame satisfeitos com o conhecimento de que nosso relacionamento permanece intacto e que nosso caso intraconjugal representa nada mais que uma farra lúdica.

Questão 15: Se fantasiamos com algo "ilegal", isso significa que corremos o risco de encená-lo?
Felizmente, a fantasia com frequência exerce uma função refreadora extrema sobre a mente humana e, como resultado, conseguimos encapsular alguns dos aspectos mais agressivos e destrutivos de nossa personalidade no próprio conteúdo da fantasia. Falei com muitos médicos, padres, assistentes sociais, enfermeiras e outros membros das "profissões de assistência" que tiveram fantasias muito violentas, as quais nunca foram encenadas e nunca serão. Se, no entanto, a fantasia se tornar perversa, em outras palavras, sádica sem mitigação, compulsivamente repetitiva e contínua, então o indivíduo corre um risco maior de acabar encenando-a. Entretanto, felizmente, mesmo aqueles com fantasias pedófilas fortes e perversas, por exemplo, com frequência evitam qualquer dano a crianças na vida real. Se alguém está lutando com fantasias "ilegais" de crueldade e tortura, isso pode indicar uma dificuldade grave com a agressão, em virtude de um trauma infantil; e em tais exemplos, seria prudente consultar um profissional de saúde mental habilitado, sobretudo se essa pessoa se preocupa com a possibilidade de uma posterior encenação da fantasia.

Questão 16: Nossas fantasias representam apenas uma parte da diversão privada, ou elas têm mais implicações profundas na forma como lidamos com nossas vidas?
No Capítulo 25, em que foi relatado o fenômeno "quarto-escritório", levantei a hipótese de nossas fantasias poderem determinar não apenas como abordamos as relações íntimas, mas também as vidas profissionais. Suspeito de que o quarto invade o escritório mais perigosamente naqueles indivíduos com histórias de traumas que não foram processados ou tratados, mas isso pode não ser invariavelmente o caso. Para muitos, a fantasia permanece seguramente encapsulada ou integrada à mente, para que esta possa funcionar com um grau razoável de ausência de conflito.

Questão 17: Como explicamos a gama de fantasias experimentadas pelos seres humanos? Em outras palavras, por que algumas pessoas

preferem beijos e aconchegos enquanto outras gostam de sentir dor física agonizante?
Tenho duas respostas para esta pergunta específica. Grosso modo, o conteúdo e a estrutura de nossas fantasias dependem da natureza de nossas experiências infantis. Aqueles indivíduos que experimentaram um grande trauma na infância serão mais propensos a fantasias de sadismo regulares. No entanto, alguns indivíduos com histórias horrorosas de abuso têm fantasias muito ternas, mas apenas porque, em minha avaliação, eles encenam o abuso em atividades destrutivas na vida real. Entretanto, conheci muitas pessoas com histórias relativamente estáveis que têm fantasias muito assustadoras, e devemos admitir a possibilidade de que as fantasias com tons agressivos possam resultar não apenas de trauma primário, mas também da criatividade e da capacidade de se permitir regressar a um estado mental mais primitivo, sem se fixar em um nível infantil de funcionamento. Em outras palavras, as fantasias mais agressivas e destrutivas se originam de abuso na infância, mas, em alguns casos, elas podem realmente representar *uma ampliação do ser*, ao adquirir a capacidade de expandir a mente para incluir toda a variedade de experiências humanas sem realmente encená-las.

Questão 18: É possível trocarmos de fantasias?
Na maioria das vezes, meus dados clínicos indicam que as estruturas da fantasia permanecem razoavelmente constantes durante toda a vida adulta. No entanto, sei que mudanças no estado emocional do relacionamento íntimo de um indivíduo podem abastecer ou sufocar constelações de fantasias específicas. Um de meus pacientes, um cumpridor da lei, tinha muitas fantasias masturbatórias agressivas de estuprar mulheres; entretanto, essas fantasias ganhavam força somente quando ele brigava com a esposa. Durante os períodos de harmonia conjugal, o paciente parecia ter muito menos necessidade de se masturbar com fantasias de estupro. Deve-se também mencionar, talvez, aquilo que passei a chamar de "Complexo de Krakatoa", um fenômeno em que algum evento externo ou interno serve de gatilho, abrindo um mundo completamente novo de possibilidades de fantasias que estavam adormecidas, muitas vezes, por muitos anos. No

entanto, temos poucos casos reportados na literatura de psicoterapia clínica sobre mudanças estruturais na natureza das fantasias masturbatórias para tirarmos qualquer conclusão embasada. A maioria dos casos relatados de tratamento psicoanalítico duradouro não narra ou explora as mudanças no conteúdo ou na frequência, ao longo do tempo, das fantasias sexuais, porque, até aqui, a maior parte dos profissionais de saúde mental evitou investigar essa área de uma forma continuada.

Questão 19: Com que frequência mentimos sobre nossas fantasias sexuais?
Em retrospectiva, gostaria de ter incluído uma pergunta dessa natureza como parte da pesquisa administrada por computador para o Projeto de Pesquisa das Fantasias Sexuais Britânicas. Não sei a resposta para ela, embora, com base em meu trabalho clínico, desconfie de que os seres humanos mentem, com muita regularidade, sobre suas fantasias. Em um número muito grande de casos, tanto em minhas entrevistas psicodiagnósticas quanto em minha prática psicoterápica com pacientes, continuo impressionado com o número de vezes em que homens e mulheres prefaciaram suas discussões sobre fantasias sexuais com uma frase qualificativa: "Nunca contei isso para ninguém antes" ou "Não consigo acreditar que estou contando isso". Certamente, observei uma distinção entre as "fantasias verdadeiras" e as "fantasias de bar". Como mencionei anteriormente, um homem em um botequim compartilhando uma fantasia com amigos pode bem dizer a verdade quando relata um desejo de fazer sexo com Britney Spears, mas na maioria dos casos, seu relato parará nesse ponto, desprovido de mais detalhes reveladores de seus desejos do que fazer *na* Britney Spears, ou *com* a Britney Spears, ou vice-versa. A fantasia sexual ainda permanece uma área de discussão relativamente tabu e, por causa de ignorância, vergonha e sigilo que ainda cercam o tópico, muitas pessoas mentem sobre o conteúdo de suas fantasias, inseguros acerca do tipo de reação que uma revelação mais honesta provocaria.

Questão 20: Nossas fantasias sexuais diferem de nossos devaneios ou de nossos sonhos?
As fantasias sexuais diferem dos devaneios e sonhos porque as fantasias mais sexuais envolvem material sexual explícito e culminam no orgasmo, enquanto os devaneios e sonhos não envolvem assuntos tão abertamente sexuais e não resultam em clímax. Claro, a linha entre cognição diurna e noturna e entre consciente e inconsciente pode rapidamente ficar pouco nítida. Às vezes, muitos garotos adolescentes experimentam uma ejaculação ou "sonho molhado" à noite mais poderosamente do que durante o coito ou a masturbação de dia. Uma análise mais abrangente e comparativa das diferenças entre esses estados variados da mente seria uma contribuição muito bem-vinda para os estudos psicológicos.

Questão 21: Há diferenças entre as fantasias que temos durante o sexo com um parceiro e aquelas às quais nos entregamos durante a masturbação sozinhos?
Existe uma diferença surpreendente entre as fantasias coitais, na presença de um parceiro, e as masturbatórias, na ausência de um parceiro — sobretudo, o coeficiente de fidelidade. Em outras palavras, é muito mais provável que fantasiemos com nossos parceiros durante a relação sexual do que durante a masturbação. A complexidade de uma fantasia pode também depender da duração do ato sexual. Os que fazem sexo rapidamente podem não ter tempo suficiente para que uma fantasia detalhada se desenvolva, enquanto os que dedicam um período de tempo maior e mais voluptuoso à masturbação podem ser surpreendidos com o que pode surgir. Da mesma forma, o ato sexual prolongado pode produzir fantasias mais intrincadas e a masturbação rápida pode não exigir quase nenhuma estimulação de fantasia.

Questão 22: Controlamos nossas fantasias ou elas nos controlam?
De várias formas, isso pode ser descrito como a questão-chave, assunto de muita disputa e controvérsia entre psicólogos e sexólogos. Como psicoterapeuta, conheci muitas pessoas, ao longo dos anos, cujas fantasias as perturbavam (por causa de restrições religiosas, proibições parentais, repetições de abuso sexual no início da vida ou

qualquer combinação desses fatores) e que tentavam desesperadamente apagar essas fantasias sexuais de suas mentes. No entanto, em quase todos os casos, elas continuavam a irromper na consciência, estilo Krakatoa, e não podiam ser facilmente evitadas. Certamente, os indivíduos muito traumatizados têm muito pouco controle consciente sobre suas fantasias. Um outro paciente, que afirmava conseguir fantasiar com "qualquer e toda coisa", se descreveu como um "escultor erótico". Ele comentou: "Dê-me um tópico e eu o transformarei em uma fantasia, exatamente como um escultor faz com um bolo de argila." Sem dúvida, algumas pessoas conseguem controlar melhor a direção de suas fantasias. Contudo, descobri que, na maioria dos casos, não conseguimos ser os arquitetos finais de nossas fantasias sexuais, por mais que o desejemos. Como um jovem paciente gay me relatou: "Se eu pudesse ser hétero, eu seria. A vida seria muito mais fácil, e meus pais não me causariam tantos problemas. Mas não posso. Simplesmente não consigo fantasiar com mulheres. Então, é isso aí." Deve-se admitir a possibilidade de que, embora alguns britânicos consigam esculpir suas vidas eróticas, para muitos, são as inclinações eróticas que os esculpirão.

As dez dimensões fundamentais da fantasia sexual

Tendo já mapeado a panóplia das fantasias sexuais, fiquei extremamente impressionado tanto com nossas semelhanças quanto com nossas diversidades como seres humanos. Acho muito extraordinário que duas mulheres de duas partes diferentes do país possam ter exatamente a mesma fantasia detalhada e elaborada com Mel Gibson, ou que dois homens com histórias de vida completamente diferentes possam imaginar o mesmíssimo cenário de estupro até o último detalhe. Talvez todas essas pessoas tenham visto o mesmo filme pornográfico no mesmo momento, o qual embasou suas ideias para as fantasias; talvez não.

Após mergulhar nos dados das fantasias sexuais, identifiquei dez dimensões que as caracterizam todas e que indicam a gama e a amplitude da vida de fantasia.

Dimensão 1: Ternura — Sadismo
Todas as fantasias podem ser classificadas de acordo com uma escala contínua que vai da ternura extrema ao sadismo extremo. Ternura e sadismo se referem à forma como nosso parceiro trata nosso corpo e à forma como tratamos o corpo ou os corpos de nosso parceiros. Cada um de nós pode localizar a própria fantasia ou a preferida em algum lugar ao longo dessa linha.

Dimensão 2: Atividade — Passividade
Em cada fantasia sexual importante, nos encontramos realizando e orquestrando ativamente o cenário (seja por meio da força, bajulação, insistência, pressão ou pedido), ou como o recipiente passivo da encenação de alguém. Cada um de nós pode se localizar em algum lugar ao longo dessa dimensão.

Dimensão 3: Simplicidade — Complexidade
Algumas fantasias sexuais terão um conteúdo e um estilo muito simples enquanto outras serão intricadas e complexas, com base em uma narrativa detalhada, às vezes envolvendo um imenso elenco.

Dimensão 4: Aproximação — Afastamento
Em cada fantasia sexual, cada um de nós se posicionará em relação a nossos pares, seres humanos. Em outras, estaremos muito envolvidos e nos relacionaremos com nossos parceiros ou seremos retraídos, talvez temerosos do contato com outros seres humanos. Uma fantasia que envolve sexo com uma pessoa identificada pelo nome será muito mais indicadora de uma postura de aproximação, enquanto a que envolve sexo com uma pessoa morta, um animal ou um objeto revelará uma postura de afastamento.

Dimensão 5: Fluidez — Rigidez
Essa dimensão descreve a fixidez relativa de nossas fantasias. Temos a capacidade de explorar cenários e parceiros diferentes, o que indica, portanto, fluidez, ou a fantasia adota uma estrutura classicamente perversa e nunca varia ao longo da vida adulta, o que indica rigidez?

Dimensão 6: Constância de objeto — Diversidade de objeto
Cada um de nós difere no grau de fidelidade mental que mostramos em relação aos nossos companheiros. Uma pessoa com um alto grau de constância de objeto fantasiará predominantemente com seu parceiro costumeiro, enquanto um indivíduo com um alto grau de diversidade de objeto será muito mais eclético, substituindo os objetos amorosos muito liberalmente e, muitas vezes, com muita rapidez.

Dimensão 7: Consciência — Inconsciência
Essa dimensão se refere ao grau de permissão que uma pessoa estabelece para que o material de fantasia surja em sua consciência. Os clínicos frequentemente falam de "sádicos inconscientes"; em outras palavras, indivíduos que agem brutalmente em suas relações interpessoais, mas que realmente se consideram gentis. Os profissionais de saúde mental muitas vezes se preocupam com aqueles que não conseguem tolerar seu lado "sombrio", sendo esse aspecto de seu caráter "cindido" e incapaz de ser integrado à estrutura de sua personalidade.

Dimensão 8: Expansividade — Restrição
Embora aparentemente semelhante à dimensão simplicidade — complexidade, a expansividade — restrição se refere à capacidade de tolerar uma fantasia específica por um período mais prolongado. Algumas pessoas terão uma fantasia e depois se esforçarão para afastá-la de sua mente imediatamente, e nos referimos a esses indivíduos como restritos. Em comparação, uma pessoa expansiva demonstra a capacidade de ter constelações de fantasias diferentes, de explorá-las e brincar com elas.

Dimensão 9: Sintonicidade egoica — Distonicidade Egoica
Com frequência, nossas fantasias nos causam grande prazer e se instalam com conforto em nossa mente de forma relativamente livre de conflitos. Classificaríamos tais fantasias como egossintônicas. Em contrapartida, muitas pessoas sofrem de grande vergonha e culpa, como sabemos e, portanto, se tornam extremamente angustiadas por causa de suas fantasias sexuais. Classificaríamos estas como egodistônicas.

Dimensão 10: Alta intensidade de excitação — Baixa intensidade de excitação
Há alguns anos, conheci um homem que me contou: "Nunca tive um orgasmo *ruim.*" Isso pode bem ser verdade. No entanto, quando alguém fala sobre as intensidades diferentes de excitação que resultam de fantasias específicas, descobre-se que todas elas podem ser classificadas em um contínuo que abrange de "mais excitantes" a "menos excitantes". A alta intensidade de excitação se refere a fantasias que produzem um orgasmo explosivo, enquanto a baixa se refere àquelas que culminam em um orgasmo prazeroso e suavemente satisfatório.

Identifiquei essas dez dimensões como um meio de ajudar a organizar a riqueza de dados descritivos sobre fantasias sexuais e também como um auxílio para os futuros pesquisadores de psicologia e sexologia no estudo dos diferentes tipos de categorias. Por exemplo, se tivéssemos acesso às fantasias sexuais de pessoas e descobríssemos que todos aqueles com um alto índice de sadismo, combinado com um alto índice de "atividade" e um alto índice de egossintonicidade (em outras palavras, alguém que se sentisse confortável com seu sadismo) acabariam progredindo para uma vida de crimes sexuais, então poderíamos, mais tarde, usar esse tipo de informação sobre fantasias sexuais de maneira diagnóstico-preventiva. Conforme observei anteriormente neste livro, o assassino Dennis Nilsen provavelmente teria obtido uma classificação alta nessas três dimensões. Se ao menos as autoridades responsáveis soubessem acerca das fantasias sexuais dele com antecedência, ele poderia ter sido identificado como uma pessoa de alto risco, merecedora de escrutínio cuidadoso, ou mesmo de tratamento de saúde mental profilático.

Entretanto, cada um de nós pode se classificar ao longo dessas dez dimensões. Desconfio de que descobriríamos uma grande diferença entre as vidas sexuais dos que têm uma classificação alta em termos de ternura, aproximação, constância de objeto, consciência e expansividade, por um lado; e aqueles com classificação alta em sadismo, afastamento, diversidade de objeto, inconsciência e restritividade, por outro. Talvez um dia as agências de dados e serviços matrimoniais consigam combinar parceiros potenciais utilizando informações confidenciais sobre as fantasias sexuais de seus clientes. Isso pode se tornar muito mais pertinente, no que se refere à compatibilidade, do que se alguém gosta de filmes, comer fora e passear no campo.

Posfácio

Sherlock Holmes ou dr. Watson?
Que tipo de sexólogo você é?

Estudar a sexualidade humana exige uma combinação de tolerância, coragem, senso de humor e o que vim a considerar um "trato digestivo-psicológico" forte. Ao analisar tantas fantasias e experiências sexuais, tive de absorver muito material relacionado a abuso, em grande parte muito gráfico e extremamente perturbador também. E justamente quando eu pensava que tinha ouvido todas as histórias possíveis sobre a sexualidade humana que alguém pudesse imaginar, de repente outra aparecia. Quando comecei a escrever a conclusão deste trabalho, um colega me contou uma história especialmente incomum, que desafia a classificação fácil.

"Parker", um homossexual de 49 anos, de Manchester, costumava convidar homens para fazer sexo em sua casa. Após entrar no apartamento, os homens eram submetidos a barulhos muito estridentes e observavam que Parker mantinha dez ou 12 gaiolas de pássaros na sala de estar, cada uma com quatro ou cinco periquitos. Parker então ia rapidamente até seu quarto e voltava para a sala de estar nu, exceto por um par de botas de couro de caubói no estilo americano. Após mandar o convidado se despir, Parker fazia sexo anal com ele, penetrando-o. Quando estava quase atingindo o clímax, ele batia o pé com força no chão, e o convidado ouvia um som alto de algo sendo esmagado. Depois que os dois homens gozavam, Parker retirava as botas, revirava-as e delas caiam dois periquitos esmagados, o que provocava, com frequência, uma reação de náusea e medo no parceiro. Por não ter entrevistado Parker, nada sei sobre sua história de vida ou fantasias, mas concluí que sua história é, por enquanto, mais um exemplo das excentricidades extraordinárias e chocantes da vida sexual humana, seja ela inglesa ou não.

Ao discutir minha pesquisa com colegas de saúde mental e com amigos, conhecidos e colegas de outras disciplinas, fiquei verdadeiramente abismado com a gama de reações a algumas de minhas descobertas. Muitos colegas reagiram com curiosidade genuína e receptiva, surpresos com a diversidade dos dados, enquanto outros se tornaram moralistas da noite para o dia, atacando muitas das fantasias contidas nessa coleção, desprezando-as como "doentes", "distorcidas" e "insanas". Fiquei muito impressionado com a rapidez com que todos, apesar de sua formação, de repente viraram sexólogos em tempo integral, oferecendo opiniões "especializadas" sobre todos os aspectos dessa pesquisa.

Durante as primeiras etapas de minhas entrevistas, tive uma pequena satisfação clínica e intelectual por ter estabelecido algumas conexões entre os traumas infantis e as subsequentes fantasias sexuais adultas. Por um breve período de tempo, me senti um Sherlock Holmes, o detetive ágil que sempre desvenda o código secreto e prende o culpado. Mas, à medida que a pesquisa progredia, ficava cada vez menos do tipo Holmes e, agora, me moldo muito mais em seu auxiliar dr. Watson, sobretudo porque me tornei infinitamente mais consciente das complexidades dessa pesquisa e do fato de que muitas perguntas que surgiram nesse projeto ainda permanecem obscuras ou mesmo sem resposta. Por exemplo, em meu zelo para descobrir os conteúdos das fantasias sexuais ocultas dos britânicos, não me envolvi plenamente com um dos meus maiores mentores, o pediatra, psiquiatra infantil e psicanalista Donald Winnicott, que escreveu inteligentemente sobre a potencial importância do que ele denominou de "o incomunicado". Falando sobre o processo da associação livre, no qual o psicoterapeuta encoraja o paciente a articular todas as ideias ou imagens que passarem por sua mente sem restrições, Winnicott se perguntou se cada um de nós não possuía uma parte especial privada da mente — o incomunicado — que permaneceria privado e nunca compartilhado. Winnicott se preocupava com o fato de que, se o analista soubesse de cada um dos segredos e sonhos do paciente, este poderia se sentir nu e exposto demais. Outros clínicos, em contrapartida, endossariam a noção de que somente ao revelar *tudo* é que o paciente se sentiria verdadeiramente compreendido.

Ao praticar psicoterapia com meus pacientes e ao coletar os dados de pesquisa de meus entrevistados, comecei com a pressuposição de que seria útil saber o máximo possível sobre suas fantasias sexuais, para que os segredos conjugais pudessem ser revelados; as vidas sexuais, melhoradas e as arenas de culpa e vergonha privadas, verbalizadas, na esperança de amenizar o impacto. Ainda defendo a importância de falar sobre a experiência privada com um confidente ou profissional confiável, mas me pergunto se não subestimamos a valorização de Winnicott do incomunicado e se todos nós precisamos ter alguma arena de privacidade ou sigilo absolutos para nos sentirmos mais plenamente no controle de nossa mente. Essa polêmica permanece uma questão bem aberta no momento.

Tornei-me também consciente de que, embora muitas pessoas achem o tema das fantasias sexuais bastante fascinante — às vezes clínica, acadêmica e culturalmente interessante e às vezes interessante como fonte de excitação —, também encontrei um pequeno — mas expressivo — contingente que considera todo o assunto detestável, afirmando enfaticamente que quem fantasia, sobretudo com outro que não o parceiro, deve estar necessitando urgentemente de ajuda profissional. Claro, os dados revelam que as fantasias sexuais, mesmo as ostensivamente sensuais, são completamente normativas. Mas ainda há um forte elemento antissexual em nossa cultura, que prefere erradicar todas as menções a esse importante — embora frequentemente camuflado — aspecto da psicologia humana.

No interesse da inclusão, desejo oferecer mais um conjunto de respostas: alguns pontos de vista representativos daqueles que responderam a minha pergunta administrada por computador em uma forma um tanto diferente. Ao contrário dos muitos milhares de participantes que revelaram fantasias sobre cunhadas, vizinhos, filhas adolescentes, patrões ou certas celebridades hollywoodianas, os indivíduos a seguir afirmaram que não tinham fantasias ou, se tinham, certamente não as compartilhariam comigo. Além desses, outros não conseguiam decidir facilmente sobre uma em especial, e alguns, embora uma pequena minoria, pareciam estar zombando de mim, apesar de eu não ter certeza absoluta disso. A seguir, forneço algumas respostas dos potenciais escarnecedores, dos indecisos e dos que se recusaram terminantemente.

Possíveis escarnecedores

JARED
Eu e minha parceira: eu de terno, ela lambuzada de manteiga e um grande cone de trânsito na cabeça.

BELLA
Fazer geleia.

VAN
Masturbar sobre um livro de sexo.

ROTH
Ser sodomizado por um burro sifilítico.

BYRON
A não ser a Britney Spears vestida com calcinha rendada com fenda na frente e chinelos de pelúcia me estapeando para valer com um grande hadoque, nada me vem à cabeça!

Os indecisos

ELLEN
Ah, não; tenho de ir para o trabalho daqui a pouco, precisaria de um dia inteiro para isso.

ZOFIA
Não consigo realmente pensar sobre uma que realmente me excite a tal ponto.

CONSUELO
Não consigo escolher uma apenas.

LORCAN
Não tenho energia ou inclinação para ser excitado por qualquer fantasia.

BERND
Um número grande demais para só escolher uma.

CATE
Elas mudam o tempo todo.

IMOGEN
Nenhuma fantasia fixa — varia o tempo inteiro.

ENOCH
Minha mulher me mataria se eu respondesse a essa pergunta.

DON
Nenhuma fantasia, ou fantasia recorrente, embora sexo (vaginal, anal, oral) com duas jovens desinibidas e com muita força de vontade seja um grande tema!

CHERRY
Adormeço antes de ela ficar interessante.

ESTHER
Simplesmente não consigo pensar quando me pedem.

FRITZ
Não tenho uma. Acho que ler literatura erótica é minha principal fonte de excitação.

LOWELL
Droga, definitivamente você deve gostar de ler essa parte!!! Difícil demais para escolher, desculpe.

JULIA
Não conseguiria começar a colocar em palavras.

GENEROSA
Não tenho uma que seja mais excitante do que as outras.

Definitivamente não

ALOYSIUS
Não.

JADE
Nenhuma.

HAMILTON
Eu me recuso.

BEULAH
Não aplicável.

HARLAN
Como você deve ter reparado na minha resposta anterior, não entro em detalhes com ninguém sobre minhas fantasias.

CLAUS
Nenhuma.

PETULA
Como se eu fosse escrever tal coisa!

DEIRDRE
Nenhuma resposta.

JOSEFINA
É minha.

ENGELBERT
Verdadeiramente não tenho uma.

FRIEDA
Não, isso é demais..

AMELIA
Não.

FABIAN
Nada.

ORMOND
Prefiro não dizer.

NOLA
ECA, ECA, ECA.

HERSCHEL
Passo.

CELESTE
Desculpe, isso é particular!

IAIN
Sem comentários.

OTIS
Desculpe, isso é um pouco demais para mim.

JOHANNA
Prefiro não dizer.

KIKI
Não aplicável.

MICHIKO
Eu me nego a responder.

LEW
Sem chance.

JACOB
Prefiro não responder.

NED
Certamente que não.

CHRISTABELLE
Não consigo pensar.

PERNELL
Não tenho fantasias.

QUINBY
Você está brincando.

SELWYN
Vejo as fantasias apenas como um tapa-buraco. Simplesmente estar com alguém que amo é muito melhor.

URBANO
Nenhuma fantasia, não me excito.

TRINNY
Desculpe, não sei.

RUTH
Muito privado.

VESNA
Desculpe, você está cerca de dez anos atrasado.

XYLIA
Desculpe, deu um branco.

YOKO
Não quero escrever isso.

ORNA
Não vou contar a você isso.

ALDO
Aposto que sim, seu perverso.

CRISPIN
Isso será publicado?

ETTORE
Não fantasio já que agora estou na zona crepuscular da vida.

GYORGY
Para que fantasiar? É como sonhar em ser rico e tão útil quanto.

BENEDICT
Não tenho fantasias sexuais, faço sexo.

FLORA
Não aplicável. Não preciso fantasiar. Quando estou em uma relação, estou muito satisfeita com meu parceiro. Simplesmente não tenho uma relação com alguém que não me satisfaça.

JACKIE
Conforme afirmado anteriormente, somente contaria minhas fantasias sexuais para alguém em quem eu confiasse totalmente e você não é uma dessas pessoas.

DONAL
Foi a tanto tempo que não me lembro mais.

Fantasias finais

Espero que este estudo facilite de alguma forma o diálogo sobre as fantasias sexuais — um diálogo que possa ir além da excitação e da condenação potenciais que alguns dos conteúdos aqui presentes possam provocar. Pelo menos 90% de todos os adultos têm fantasias sexuais, possivelmente mais de 90%, na verdade, assim como as têm um número indeterminado de adolescentes e até crianças. Certamente espero que os profissionais de saúde mental se sensibilizem com a necessidade de trabalhar mais intensivamente com as fantasias sexuais durante o tratamento psicológico. Desejo seriamente também que um estudo dessa natureza nos permita ficar menos punitivos com relação às práticas sexuais e aos pensamentos que talvez não correspondam aos nossos. Embora vivamos em uma era pós-revolução sexual, como nação ainda lutamos contra o legado de muitos séculos de modéstia e inibição e, de acordo com os dados relatados neste livro, milhões de britânicos ainda têm vidas sexuais muito insatisfatórias. Isso pode ser remediado, e um estudo sobre as vicissitudes das fantasias sexuais pode exercer um importante papel na melhora do sexo britânico ao nos ajudar a superar traumas infantis e a reduzir a quantidade de culpa e vergonha ainda tão comum em nossa cultura.

Ao longo do livro, enfatizei o papel do abuso e do trauma. O fiz porque os dados me levaram a concluir que é bem possível que as primeiras experiências negativas exerçam um papel crucial na gênese das fantasias e dos comportamentos sexuais, assim como nos comportamentos em outras arenas de nossas vidas. Embora saibamos muito bem o impacto que os abusos na infância podem ter no desenvolvimento da depressão, da angústia, dos problemas alimentares e de uma gama de outras condições psicológicas, não penso que tenhamos uma avaliação completa do quanto o abuso pode penetrar no que muitos de nós desejam considerar o santuário privado de nossa vida de fantasia. Os efeitos do abuso se estendem por mais tempo e mais profundamente do que até mesmo muitos profissionais de saúde mental e os que lidam com traumas possam ter imaginado.

Embora defenda minhas descobertas por elas terem emergido diretamente da pesquisa cuidadosa e do testemunho em primeira mão de centenas de fantasistas britânicos, espero que esta pesquisa estimule mais investigações por parte de meus colegas de muitas disciplinas, na esperança de que, quando todos reunirmos nosso conhecimento, possamos fazer uma contribuição mais sólida para a erradicação do sofrimento psicológico, sobretudo o manifestado na arena sexual. Espero também que, ao compartilhar meu estilo psicológico de pensamento, tenha dado um passo para ajudar a desmistificar a forma como os psicoterapeutas abordam seu trabalho; e, além disso, acredito que, se uma pessoa que lute com dificuldades emocionais quiser saber como atua e pensa um psicoterapeuta e como a psicoterapia funciona, então os relatos em meu trabalho serão de algum valor.

Desejo deixar a penúltima palavra para "Moira", 48 anos, de Londres, que participou do projeto. De várias maneiras, as palavras de Moira capturam de forma muito tocante e concisa o que tentei transmitir nos capítulos precedentes. Essa mulher generosa compartilhou seus pensamentos e experiências com grande franqueza: "Penso que as fantasias sexuais na verdade são sua imaginação tentando ajudá-lo a ter uma melhor qualidade de orgasmo." Ao refletir sobre sua fantasia, Moira ficou preocupada: "Eu... não consigo entendê-la e adoraria mesmo saber se... sou a única?"

MOIRA
Há essa fantasia específica, que é como se eu estivesse presa nos recessos profundos e escuros de minha mente, e... tem a ver com algo... que aconteceu uma vez em minha vida, hum... e só aconteceu uma vez, mas foi obviamente suficiente para estimular ou dar à luz essa fantasia específica. Eu estava com minhas irmãs em um cinema e um... homem estava sentado a meu lado e, muito, muito sutilmente começou a... me tocar — eu tinha 10 anos na época — e, hum, ele não... bem... ele estava apenas explorando de uma forma... muito sutil, e eu sabia que o que ele estava fazendo era errado, não parecia certo, mas na época eu era envergonhada demais para dizer qualquer coisa. De qualquer forma, foi a única vez que aconteceu, e foi tudo esquecido até anos e anos mais tarde, quando

suponho que, bem, primeiro comecei a experimentar, orgasmos. E então pensei... e depois algo aconteceu, não sei o que exatamente, mas... algo em minha mente aconteceu e... para me ajudar a conseguir obter satisfação, eu usava o que aconteceu, e meio que criei uma fantasia em torno disso. Por anos, isso me atormentou um pouco e me fez sentir tão culpada. E era como um bolo em camadas. Sim, me fazia sentir culpada e sim, eu atingia o orgasmo através de minha culpa. Você sabe... por quê?

Durante anos, essa fantasia sexual deixou Moira confusa e atormentada e, no entanto, lhe trouxe prazer sexual também, uma combinação de fatores que convergiram para criar o que denominei paradoxo masturbatório. Felizmente, à medida que Moira envelheceu, ela encontrou aceitação de uma série de fontes diferentes em sua vida, tanto que agora ela tem a capacidade de compartilhar suas experiências de uma forma não sensacionalista e reflexiva, na esperança de que outros se beneficiem delas. Ela ofereceu um comentário final sobre sua fantasia problemática e antiga: "Tenho quase 50 anos, sou uma mulher madura e... penso que não há vergonha mais. Acho que é isso, deixar... deixar ela sair."

As fantasias causam dor, mas para muitos elas permanecem e continuarão sendo uma fonte de regozijo, criatividade e diversão. Concluo com talvez minhas duas fantasias favoritas, retiradas do conjunto de aproximadamente 19 mil. Escolhi uma de uma mulher chamada "Miriam" e outra de um homem chamado "Reuben".

MIRIAM
QUANDO MEU PARCEIRO CONSEGUE DEMORAR MAIS DE DOIS MINUTOS.

REUBEN
Minha fantasia sexual favorita?
Minha mulher se transformar em latas de cerveja e pizza depois do sexo.

Glossário

Abuso Intrafamiliar — o abuso de bebês, crianças, adolescentes e até mesmo adultos — físico, sexual ou emocional — perpetrado por uma ou mais pessoas da família. O abuso intrafamiliar de natureza sexual é também conhecido como "incesto".

Amnésia Infantil — a repressão frequente de quase todas as memórias conscientes dos primeiros anos de vida. Muitas pessoas não conseguem lembrar nada de sua infância, em geral o período em que as experiências traumáticas podem ter ocorrido, muitas das quais contribuirão para o desenvolvimento subsequente do conteúdo das fantasias sexuais.

Associação Livre — método desenvolvido no final do século XIX, por Sigmund Freud, por meio do qual ele encorajava seus pacientes a verbalizar todos os pensamentos que surgissem em suas mentes no decorrer de uma sessão, mesmo que fossem aparentemente triviais ou bizarros. Freud descobriu que, ao solicitar que seus pacientes em análise se envolvessem no processo de associação livre, conseguia subverter os mecanismos de defesa e, portanto, obter acesso aos contornos ocultos do mundo interno do paciente. A livre associação ainda permanece na condição *sine qua non* do trabalho psicoterápico psicanalítico. Durante o decorrer de minhas entrevistas de pesquisa, frequentemente encorajava os participantes a falarem com liberdade associativa.

Bestialidade — atração sexual por animais, em oposição a seres humanos, também conhecido como zoofilia. O praticante da bestialidade, ou zoofilia, é conhecido como um bestiófilo, ou como um zoófilo.

Caso Extraconjugal — ato de trair o parceiro sexual costumeiro, em geral sem seu conhecimento consciente ou seu consentimento. Um caso extraconjugal em geral inclui intimidade física entre dois ou mais indivíduos, mas pode também ser praticado apenas como experiência emocional, sem qualquer comportamento sexual explícito.

Caso Intraconjugal — termo que cunhei para descrever aquelas fantasias sexuais em que o fantasista obtém prazer especificamente de pensar em relações sexuais com alguém que não o parceiro costumeiro. O caso intraconjugal pode ser descrito como uma *versão psicológica do "caso extraconjugal"*. Frequentemente, um caso extraconjugal é acompanhado por casos intraconjugais dentro da mente, ou precedido por eles.

Cena Primal — conceito introduzido pela primeira vez por Sigmund Freud para se referir à experiência infantil de observar a relação sexual dos pais. Freud levantou a hipótese de que observar os pais fazendo sexo, ou fantasiar com a intimidade entre eles, tem um impacto forte sobre o desenvolvimento posterior da personalidade, e que muitos dos comportamentos adultos serão esculpidos pela cena primal, sobretudo o desejo de se inserir no quarto parental e obter acesso aos segredos parentais. As fantasias sexuais adultas com "trios", em particular, servem como vestígios da preocupação infantil com a cena primal da infância.

Cisão — mecanismo de defesa muito primitivo, em geral, inconsciente, no qual nos protegemos de pensamentos e ideias perturbadores ao expurgar os conteúdos nocivos da mente. Frequentemente, o material psicológico se torna cindido da consciência e depois fica enterrado nos recessos mais profundos da mente, ou é projetado em alguém ou alguma coisa. Em resumo, cindir se refere a uma forma de evacuação psicológica.

Coeficiente de Fidelidade — termo que passei a usar para descrever o grau no qual uma pessoa permanece fiel ao parceiro durante o processo de formulação da fantasia. Um indivíduo que gosta de fantasias sexuais com sua parceira ou parceiro durante as relações coitais ou a masturbação pode ser descrito como dotado de um alto grau de coeficiente de fidelidade. A pessoa que fantasia regularmente com outra pessoa ou com objetos durante as relações coitais ou a masturbação seria considerada com baixo coeficiente de fidelidade. Como aprendemos com o Projeto de Pesquisa das Fantasias Sexuais

Britânicas, uma porcentagem substancial de adultos tem um coeficiente baixo de fidelidade em relação às fantasias sexuais.

Complexo de Krakatoa — das observações de pacientes e clientes, falei do complexo de Krakatoa como a experiência não infrequente de um mundo rico e vívido de fantasias sexuais que, de repente, invadem a consciência de alguém da forma mais inesperada. Vários indivíduos que afirmaram nunca terem experimentado fantasias antes, um dia, são arrebatados, muito surpreendentemente, por algumas bem completas. Observei esse fenômeno principalmente em mulheres que se masturbaram pela primeira vez com um vibrador, experimentando um orgasmo extremamente prazeroso no processo, acompanhado por fantasias muito intensas. Os entrevistados descrevem muitas vezes a aparição repentina de material de fantasia na consciência como uma erupção vulcânica, daí o termo "complexo de Krakatoa".

Comportamento Sexual — manifestações externas da sexualidade de um indivíduo, em geral confinadas às atividades visíveis. O comportamento sexual inclui beijar, acariciar, fazer sexo oral, vaginal e anal, em outras palavras, atos sexuais. O comportamento sexual pode fornecer uma pista sobre a natureza das fantasias sexuais do sujeito, sua identidade e orientação sexual, mas aprendemos com o Projeto de Pesquisa das Fantasias Sexuais Britânicas que o comportamento sexual não é, frequentemente, um guia confiável para os conteúdos da mente do indivíduo.

Constância Objetal — a capacidade de permanecer estável e leal a um relacionamento psicológico ou físico. Aqueles indivíduos que possuem um alto grau de constância objetal — em contraste com a "diversidade objetal" — em geral têm muitas amizades estáveis. Aqueles com um alto grau de constância objetal em suas vidas de fantasia conseguem ficar excitados com um companheiro específico e permanecerem assim durante um longo período de tempo.

Contratransferência — termo psicanalítico clássico que indica os pensamentos, sentimentos e emoções privados que são suscitados no psicoterapeuta durante o trabalho clínico profissional com um paciente ou cliente. Tipicamente, o psicoterapeuta pode experimentar tédio, frustração ou sonolência enquanto trata um paciente muito doente. Na maioria das situações, esses sentimentos de contratransferência fornecem uma mensagem oculta para o psicoterapeuta, comunicando algo do que o paciente vem experimentando em sua mente durante muitos anos. A contratransferência também pode se referir àquelas partes não analisadas da personalidade do psicoterapeuta que ameaçam interferir no trabalho clínico (por exemplo, preconceito, imposição etc.). A maioria dos psicoterapeutas, bem-treinados e qualificados, se submetem a muitos anos de psicoterapia antes de exercer a profissão como parte de seu treinamento clínico, para minimizar o impacto dessa forma mais maligna de contratransferência.

Cropolalia — termo usado na psicopatologia clínica e na psicanálise para descrever a excitação sexual que tem origem na linguagem tradicionalmente imunda ou obscena; uma variante do termo mais amplamente usado "cropofilia", que indica excitação sexual por fezes de verdade.

Distonicidade Egoica — estado mental em que consideramos uma ideia ou realização específica como abominável. Mais frequentemente utilizada pela psicanálise clássica para se referir à homossexualidade egodistônica (isto é, os homossexuais que odeiam os próprios desejos homoeróticos), o termo pode também se referir a outros pensamentos desprazerosos.

Diversidade Objetal — termo que descreve uma certa promiscuidade psicológica, em que um indivíduo transfere seu afeto muito liberalmente de uma pessoa para outra, ou de um objeto para outro. Aqueles com um alto grau de diversidade objetal — em contraste com a "constância objetal" — raramente, ou nunca, se excitam com a mesma pessoa duas vezes. A diversidade objetal pode ser uma expressão de abertura e criatividade, mas pode, ao mesmo tempo, ser uma indicação de uma incapacidade de manter um compromisso íntimo.

Encenação — cada um de nós abriga uma multiplicidade de pensamentos e impulsos sexuais e agressivos, mas muitos evitam externá-los. Em uma encenação, o indivíduo envolvido progride de um estado de fantasia para um de ação. De acordo com o pensamento psicanalítico, elas são frequentemente motivadas por estados de angústia e consideradas perversas.

Erotização — mecanismo de defesa em que uma pessoa transforma uma experiência desprazerosa em uma sensual. Também conhecida como "sexualização", esse processo pode ser encontrado em várias circunstâncias. Por exemplo, dois jovens amantes podem ir ao cinema, assistir a um filme assustador e, depois, começar a se acariciar. Nesse exemplo, o medo gerado pelo filme se torna erotizado. Observamos um processo semelhante nas fantasias sexuais que se originam de fontes relacionadas com abuso.

Exibicionismo — a forma mais comum de ofensa sexual. Embora a maior parte dos praticantes do exibicionismo genital seja homem, um pequeno número de mulheres também é detido por exibir os seios ou a genitália em lugares públicos. O exibicionismo pode ocorrer não apenas no nível da genitália, mas também se manifestar no plano psicológico (por exemplo, monopolizar a conversa em um jantar, ou precisar sempre ser notado em meio à multidão).

Experimentação — noção psicanalítica que descreve nossas tentativas iniciais de experimentar novos pensamentos ou um novo comportamento. As fantasias sexuais frequentemente servem como forma de experimentação, permitindo-nos experimentar em nossa mente antes de realizar o comportamento na realidade externa.

Exposição Genital — termo popular que descreve o exibicionismo genital, sobretudo o masculino. O exibicionista expõe comumente sua genitália para passantes desprevenidos — em geral mulheres — frequentemente na esperança de provocar um sentimento de medo ou choque no observador, se defendendo, portanto, contra um grande medo da angústia de castração. A maioria dos exibicionistas não machuca fisicamente suas vítimas, mas muitas mulheres apresentaram sintomas de estresse pós-trauma após se deparar com um exibicionista.

Fantasia Coital — a fantasia ou as fantasias sexuais que ocorrem durante a relação sexual ou a troca sexual com outra pessoa, em contraste com a fantasia masturbatória, que ocorre principalmente durante a masturbação solitária.

Fantasia de Bar — meu termo para descrever as fantasias sexuais mais seguras, superficiais e menos reveladoras que muitos admitem ter em ambientes de grupo. Muitos homens e mulheres se apropriam de ícones culturais comuns, tais como um ator cinematográfico ou cantor famoso e confessam que fantasiam com esse indivíduo, nada revelando a respeito dos aspectos frequentemente mais perversos e sádicos da fantasia. Os envolvidos em relacionamentos conjugais de longa data muitas vezes mentem para seus parceiros ao discutirem suas fantasias, preferindo compartilhar uma fantasia de bar, em vez de uma mais verdadeira e potencialmente mais incriminadora.

Fantasia Inconsciente — conceito psicanalítico tradicional — esboçado primeiramente por Sigmund Freud e mais tarde desenvolvido por sua discípula austro-britânica Melanie Klein —, que se refere a estruturas, pensamentos ou constelações na mente que governam nossos comportamentos, fora de nossa percepção consciente. Elas podem ser de natureza francamente sexual, mas não necessariamente. É possível abrigar, por exemplo, uma fantasia inconsciente de que se é especial ou excepcional — uma assim chamada "fantasia grandiosa" —, o que então leva o sujeito a agir de uma forma régia, frequentemente alienando muitas outras pessoas no processo.

Fantasia Masoquista — pensamentos, imagens ou sons profundamente privados, que aparecem na mente humana durante a prática da masturbação. Elas frequentemente revelam um importante e constante componente cindido da função psicológica e, portanto, podem causar muita vergonha, confusão e sofrimento para o fantasista masturbador. Elas podem ser semelhantes às fantasias coitais, mas frequentemente haverá uma diferença: as mais "proibidas" emergem mais facilmente durante a masturbação solitária.

Fantasia Masturbatória Central — um conceito psicanalítico usado pelos participantes do círculo de Anna Freud, atualmente conhecidos como Freudianos Contemporâneos, para descrever a fantasia sexual predominante que povoa a consciência e o inconsciente. Enquanto a maioria das pessoas tem várias fantasias sexuais diferentes, os psicanalistas e os psicoterapeutas freudianos frequentemente procuraram por um conjunto de fantasias ou pela estrutura da fantasia principal (por exemplo, dominação, submissão etc.) que fornece a maior percepção interna da natureza mais profunda da mente humana.

Fantasia Sexual — amálgama de pensamentos, imagens e sons que aparecem na mente do indivíduo, promovendo a excitação sexual. Elas podem ser passageiras ou elaboradas, ternas ou sádicas, prazerosas ou constrangedoras, conscientes ou inconscientes, masturbatórias ou coitais. A maioria dos seres humanos tem uma ou mais fantasias sexuais ao longo de toda a vida adulta, e grande parte experimenta uma variedade delas, embora as mais excitantes frequentemente sejam variações sobre um tema masturbatório central.

Fetichismo — forma de comportamento ou excitação sexual na qual o fetichista fica excitado com um objeto, em vez de uma pessoa. Um homem que fica ereto ao ver sua parceira em um vestido decotado ou em camisola de seda não será automaticamente classificado como um fetichista, mas um homem que só consegue atingir uma ereção fantasiando com o vestido, ou a camisola em si, ou tocando o pedaço de tecido, por exemplo, seria considerado um fetichista pelos psicoterapeutas. Outros itens clássicos de excitação fetichista podem incluir sapatos, saltos, peles, borracha, couro e muitos outros objetos ou texturas.

Homossexualidade Circunstancial — a prática da homossexualidade por homens e mulheres que, em circunstâncias comuns, prefeririam parceiros heterossexuais. A homossexualidade circunstancial em geral ocorre em prisões ou entre marinheiros em alto-mar, por exemplo, que se voltam para outros homens para obter alívio sexual na ausência de parceiras disponíveis. Claro que a homossexualidade circunstancial pode servir como uma racionalização da expressão de desejos homossexuais preexistentes.

Homotravestismo — diferentemente do travestismo — o desejo de se vestir com roupas do gênero oposto —, o homovestismo se refere à excitação obtida no ato de se vestir com roupas de pessoas do mesmo gênero. Com frequência, mas não exclusivamente, praticado por gays e lésbicas, o homovestismo muitas vezes serve para aumentar o sentimento de perda da masculinidade no homem e feminilidade na mulher. Uma pessoa que pratica o homovestismo é conhecida clinicamente como um homovestita.

Identidade Sexual — descritor de autoidentidade, frequentemente usado como sinônimo de "orientação sexual" para indicar a preferência sexual da pessoa, seja hétero, gay ou bissexual, ou, cada vez mais, "outro", um item marcado por aqueles que não desejam ser classificados de maneira aparentemente tão rígida.

Identificação com o Agressor — mecanismo de defesa clássico, primeiro descrito em profundidade pela psicanalista infantil Anna Freud, em 1936, em que uma pessoa que sofreu abuso também se torna abusiva, na fantasia ou na realidade, na tentativa de reduzir a dor da ameaça ou da punição. Por exemplo, nos campos de concentração nazista, alguns dos prisioneiros se envolviam numa forma muito concreta de identificação com o agressor ao se tornarem "kapos", batendo em seus camaradas presos, como uma maneira de evitar sentir a dor de realmente ser um preso também. O mecanismo de identificação com o agressor acabou sendo um ponto central das fantasias sexuais britânicas. As origens das fantasias de perpetração de abuso e humilhação em muitos indivíduos podem ser rastreadas até as primeiras experiências de abuso e humilhação que os perpetradores sofreram. Por meio da identificação com o abusador, o indivíduo reduz o sofrimento mental, pelo menos no curto prazo.

Impressões Digitais Psicológicas — termo que uso com frequência como sinônimo de fantasia sexual, que se refere àquelas ideias profundas e privadas que entram em nossas mentes muito inesperadamente e que nos diferenciam de quase todos os outros seres humanos. Embora muitos britânicos se excitem com os mesmos temas gerais (o lesbianismo, por exemplo), dois fantasistas não se excitam com exatamente a mesma fantasia. Os detalhes precisos e individuais de nossas fantasias servem como impressões digitais psicológicas.

Incesto — pode ser definido como qualquer atividade sexual com alguém da família que não o esposo adulto de idade apropriada. A maioria dos profissionais de saúde mental considera o incesto uma forma de abuso sexual. Certamente, qualquer contato sexual incestuoso, entre gerações, com uma criança pequena (por exemplo, um pai com a filha ou filho, a tia ou tio com a sobrinha ou sobrinho, o avô com o neto ou neta, a irmã ou irmão mais velho com o irmão ou irmã mais novo) constitui abuso sexual. As relações sexuais entre pessoas de mais idade da família (por exemplo, incesto entre irmãos adultos) frequentemente, se não invariavelmente, serão consideradas por profissionais da saúde mental como um comportamento que provoca grande preocupação.

Incesto Deslocado — termo criado por mim, usado para descrever a fascinação sexual por figuras de autoridade, como os chefes, professores, médicos e enfermeiras. Essas profissões aparecem muito fortemente no conteúdo de uma grande parte das fantasias sexuais britânicas, e em minha experiência, essas figuras de autoridade servem como substitutos simbólicos para os elementos reais de autoridade de nossa infância, ou seja, nossos pais. Embora se possa desfrutar de uma fantasia de ser examinado por um médico, ou de ser disciplinado por um chefe, passei a entender que, na grande maioria dos exemplos, essas fantasias contêm uma qualidade incestuosa sublimada porque estão baseadas em nosso primeiro amor, pela mãe e pelo pai.

Infanticídio Psicológico — termo que descrevi e publiquei pela primeira vez em 1993 e que defini como o *desejo* parental mandatório de matar o filho. O infanticídio *propriamente dito* poderia ser definido como o assassinato do filho bebê. O infanticídio *psicológico*, ao contrário, envolve a transmissão do desejo de morte do bebê como uma expressão de extremo ódio parental. O infanticídio psicológico pode ser expresso de muitas formas, inclusive pela verbalização de uma ameaça de morte real à criança ou pela articulação de um desejo de que a criança nunca tivesse nascido. As vítimas de infanticídio psicológico não morrem no sentido físico, mas muitas descrevem suas almas como mortas, e tais indivíduos frequentemente sofrem de neurose grave ou psicose.

Infidelidade Masturbatória — um sinônimo para caso intraconjugal e "baixo coeficiente de fidelidade", esse termo se refere à prática muito difundida de gerar fantasias sexuais com algo ou alguém que não o parceiro sexual costumeiro, durante a ação masturbatória solitária.

Masoquismo — estado mental do qual se obtém prazer, muitas vezes de natureza sexual, de uma experiência dolorosa. Um masoquista sexual atinge a satisfação ao apanhar ou ser punido ou humilhado. No vocabulário psicanalítico clássico, o masoquismo não precisa ser confinado ao quarto. Um masoquista moral seria definido como uma pessoa que busca prazer em ser machucada ou ferida emocionalmente (por exemplo, ser tratado como um capacho). Os temas masoquistas aparecem com frequência nas fantasias sexuais britânicas.

Mecanismo de Defesa — para proteger nossas mentes de memórias, impressões ou percepções internas dolorosas, cada um de nós utiliza uma variedade de mecanismos de defesa — a maioria de natureza inconsciente — que nos oferece um refúgio das realidades difíceis. Eles podem incluir "repressão" (jogar sentimentos horríveis para um canto), "projeção" (atribuir pensamentos ou impulsos terríveis a outra pessoa), "formação reativa" (transformar algo em seu oposto, tal como alguma coisa horrível em prazerosa) e "regressão" (se comportar de maneira infantil como meio de evitar tarefas e responsabilidades adultas).

Neovirgens — termo que passei a usar para descrever a tendência cada vez maior entre os homens e mulheres britânicos de abrir mão de suas vidas de sexo e se tornar "virginal" outra vez. Os neovirgens tiveram experiências sexuais em algum momento durante a vida adulta, mas, por uma série de razões, agora renunciam ao contato sexual com outras pessoas. O uso das fantasias masturbatórias é particularmente comum entre muitos neovirgens.

Objeto de Amor — conceito psicanalítico clássico que significa o objeto da afeição de um indivíduo. Um objeto de amor pode ser outra pessoa, um "objeto parcial" (por exemplo, seio, pênis, vagina), *ou* até o *self* do próprio sujeito.

Objeto Parcial — conceito popularizado pelo discípulo alemão de Freud, dr. Karl Abraham, e por uma aluna deste, a psicanalista austro-britânica, Melanie Klein, para indicar as formas pelas quais, frequentemente, nos relacionamos e interagimos muito primitivamente, não com a pessoa inteira, mas com partes dela. Um homem necessitado, desprovido, por exemplo, pode se relacionar com sua mulher não como uma companheira completa, mas apenas como um seio que lhe oferece comida e conforto. Essa interação pode ser descrita como uma relação de "objeto parcial". Em nossas fantasias sexuais, sobretudo nossas fantasias masturbatórias, frequentemente tratamos os "companheiros" de uma forma pseudomadura, como "objetos parciais", ou como orifícios, em vez de como pessoas com necessidades e desejos próprios.

Objetos e Fenômenos Transicionais — termos técnicos introduzidos na década de 1950 pelo famoso pediatra e psicanalista inglês dr. Donald Winnicott para descrever o uso, pela criança, de objetos, sons ou imagens específicos que facilitam a separação da criança da mãe. Mais excepcionalmente, as crianças utilizam travesseiros ou ursos de pelúcia como *objetos transicionais*, que lhes fornecem conforto como substitutos da mãe. Em contrapartida, um *fenômeno* transicional seria algo menos tangível fisicamente, tal como o som da voz da mãe chamando de um cômodo próximo, o que dá à criança a sensação de segurança. Esses objetos e fenômenos auxiliam a criança a passar pela transição de um estado de dependência absoluta infantil para um estado de funcionamento mais maduro.

Objeto Total — no vocabulário psicanalítico, um relacionamento de objeto total significa uma interação madura com outra pessoa. Em contraste com as relações com um objeto parcial — em que um indivíduo vê outra pessoa de uma forma mais infantil, somente ou predominantemente como uma fonte de segurança financeira, alívio sexual ou seja lá o que for —, as de objeto total são baseadas no reconhecimento da outra pessoa como uma pessoa *completa*, com sentimentos, com quem temos empatia e tratamos com ternura, compaixão e consideração.

O Incomunicado — conceito criado pelo pediatra, psiquiatra e psicanalista britânico, dr. Donald Winnicott, para descrever aquela área muito preciosa da mente que muitos desejam manter privada, livre do olhar do parceiro, dos amigos, dos confidentes ou até mesmo do psicoterapeuta. Winnicott ousou pensar se não seria bastante saudável ou mesmo essencial para alguns indivíduos reter uma parte da mente incomunicada, apesar de que muitos tratamentos psicoterápicos se baseiam na necessidade de revelar os segredos do sujeito no ambiente sigiloso do consultório. Para alguns homens e mulheres, o ato de compartilhar fantasias sexuais representa um grande alívio, mas outros podem experimentar tal verbalização como um estupro psicológico, que ameaça o componente incomunicado da mente.

Onanismo — sinônimo antiquado para "masturbação", que ainda pode ser encontrado na literatura psiquiátrica ou psicanalítica.

Orgasmocêntrico — abordagem da atividade sexual que preza o orgasmo como o objetivo principal. Os praticantes da "orgasmocentricidade" são frequentemente criticados por seus parceiros se eles também não os ajudarem a atingir o orgasmo. Aqueles que dependem muito das fantasias coitais durante o ato sexual muitas vezes são orgasmocêntricos e utilizam a fantasia privada para o propósito de excitação pessoal, em vez de mútua.

Orientação Sexual — termo amplo, no entanto, complicado, usado para descrever a totalidade da preferência sexual de um indivíduo. A orientação sexual pode se referir à identidade sexual autoatribuída de uma pessoa (por exemplo, "Sou heterossexual", "Sou homossexual" ou "Sou bissexual"), mas, alternativamente, com frequência, é usado como termo da ciência comportamental, ou como um termo psicopatológico clínico, indicando uma avaliação ou diagnóstico feito de um outro indivíduo por um profissional, que pode ou não corresponder àquela identidade sexual autoatribuída pelo indivíduo.

Paradoxo Masturbatório — termo que criei para indicar a combinação curiosa de prazer e vergonha experimentada por grande proporção dos britânicos em relação às suas fantasias sexuais. Para muitos, tanto a fantasia masturbatória quanto a coital produzem excitação. No entanto, nossos sentimentos tabus frequentemente interferem, engendrando um sentimento correspondente de perversidade, culpa e desagrado. Essa mistura de sentimentos concorrentes constitui o paradoxo masturbatório.

Pedofilia — uma das formas mais severas de perversão e psicopatologia sexual — a perpetração de agressões sexuais a uma criança. As consequências das práticas pedófilas são invariavelmente horrendas, causando grande sofrimento psicológico à vítima.

Perversão — no discurso psicoterápico, perversão se refere especificamente à prática sexual na qual a excitação erótica e o sadismo se tornam inextricáveis. O psicanalista americano e professor Robert Stoller se referiu à perversão como o desejo de ferir o objeto; em outras palavras, o desejo de infligir dano ao amante. Pela mudança das atitudes culturais nas décadas recentes, os psicoterapeutas e psicanalistas não consideram mais a homossexualidade uma perversão, embora esse tenha sido o caso por muitos anos. Os profissionais da saúde mental, no entanto, ainda consideram a pedofilia, o estupro e muitas formas diferentes de sadomasoquismo como perversões sexuais.

Psicanalista — profissional especialista em saúde mental, treinado na arte de fornecer tratamento intensivo e profundo aos indivíduos que experimentam sofrimento. A maioria dos psicanalistas contemporâneos mantém profunda lealdade às ideias de Sigmund Freud e, frequentemente, trabalha com os pacientes por três, quatro ou cinco vezes por semana, encorajando a livre associação de ideias.

Psicoterapeuta — profissional da saúde mental treinado e qualificado que se especializa na "cura pela fala", fornecendo terapia psicológica a clientes ou pacientes que experimentam doença mental ou sofrimento emocional. A maioria dos psicoterapeutas britânicos pratica dentro de uma orientação freudiana. No entanto, muitos não o fazem, preferindo se orientar por outros modelos teóricos. De todo modo, quase todos os psicoterapeutas modernos reconhecem a imensa importância das primeiras experiências infantis na formação da personalidade, assim como o impacto devastador e tóxico do abuso e do trauma.

Psicoterapeuta Conjugal — profissional de saúde mental que teve treinamento especializado e extensivo no tratamento de relacionamentos e de dificuldades conjugais e sexuais. Conhecido também como "psicoterapeuta de casais", todos os psicoterapeutas apropriadamente credenciados trabalham dentro da ampla tradição psicanalítica freudiana. Na Grã-Bretanha, os psicoterapeutas conjugais registrados pertencem à Sociedade de Psicoterapeutas Psicanalíticos de Casais, embora muitos outros conselheiros matrimoniais e psicoterapeutas do relacionamento também possam fornecer tratamento dentro dessa área. Os psicoterapeutas conjugais, diferentemente da maioria dos conselheiros matrimonais, tendem a oferecer um tratamento de longo prazo, de pelo menos um ano (às vezes mais) para ajudar os casais a transformarem e fortalecerem seus relacionamentos e casamentos, além de resolverem suas dificuldades sexuais profundamente arraigadas.

Psicoterapia Forense — ramo da psicoterapia especializada no tratamento psicológico de pacientes perigosos ou que sofrem de perversões sexuais pronunciadas (como estupro, pedofilia e desejo de matar). Os psicoterapeutas forenses tentam oferecer tratamento em geral na forma de "terapia da fala", ao contrário da maioria das instituições que recomendam punição. Em virtude da energia e da criatividade de colegas, tais como a dra. Estela Welldon, presidente honorária e vitalícia da Associação Internacional de Psicoterapia Forense, esse tipo de trabalho psicoterápico agora se tornou cada vez mais popular e respeitado no campo da saúde mental.

Relacionamento Objetal — expressão psicanalítica usada para se referir à interconexão entre dois objetos totais, entre dois objetos parciais ou entre um objeto total e um parcial. Grosso modo, as relações objetais de um indivíduo caracterizam a qualidade de suas interações. Se um psicoterapeuta descreve um paciente como sofrendo de uma escassez de relações objetais, isso implica que o paciente vive em um mundo emocional frio e desolado, com poucas fontes de criatividade, consolo, envolvimento e apoio.

Repressão — um dos mecanismos de defesa mais importantes, no qual um pensamento ou ideia perturbadora é banida da consciência do indivíduo. Às vezes, uma parte reprimida dos dados psicológicos entra novamente na consciência do sujeito após a psicoterapia ("retorno do recalcado"), mas, muitas vezes, o material reprimido permanece oculto para sempre.

Reversão — embora não normalmente classificado como um mecanismo de defesa, uma reversão pode ser definida como uma estratégia psicológica para reduzir a angústia por meio da troca de posição com um perpetrador, sobretudo na fantasia. Observamos o mecanismo de reversão no caso de Lucian, o homem cujos colegas o flagraram urinando quando criança. Em sua fantasia sexual, Lucian imaginou observar outros urinarem e defecarem, colocando-se na posição do observador, por meio do processo de reversão.

Sadismo — ânsia por perpetrar violência em outra pessoa. Em sua forma clínica mais extrema, o sadismo implica a inflicção de crueldade física em outra pessoa. No entanto, o sadismo pode também ser voltado para a própria pessoa e, em tais situações, é conhecido como masoquismo. O sadismo pode ocorrer de uma forma psicológica sublimada. Logo, atos de crueldade verbal ou mental seriam considerados sequelas de um impulso ou instinto sádico.

Sadismo Psíquico — desejo privado de ferir alguém. Diferentemente do sadismo clínico que encena sentimentos hostis, o sadismo psíquico evita fazê-lo, abrigando o ódio internamente. Muitas fantasias britânicas adultas fornecem indícios fortes de sadismo psíquico.

Sexualização — um sinônimo popular para "erotização", em que transformamos uma experiência desprazerosa ou aterrorizante em uma sexual.

Sintonicidade Egoica — estado mental que se encaixa confortavelmente em nosso sentimento de *self*. Em outras palavras, um travesti assumido que gosta de se vestir com roupas do sexo oposto sem vergonha ou culpa poderia ser descrito como um travesti egossintônico.

Teoria da Dupla Pulsão — na psicanálise clássica, Freud sugeriu que cada ser humano seria governado por duas pulsões ou impulsos muito poderosos (às vezes conhecido como "instintos"): a sexualidade e a agressividade, que se tornam as forças prioritárias em nossas vidas. Uma das tarefas da maturação psicológica é a domesticação dos desejos e anseios frequentemente selvagens e incontroláveis. O conteúdo de qualquer jornal sensacionalista fornece prova imediata da obsessão nacional por temas de sexualidade e agressividade.

Teledildônicos — uma variante muito recente de cibersexo praticada por conhecedores de pornografia na internet. Essencialmente, um usuário se conecta a um site no qual é possível observar uma pessoa, ao vivo, em outro local, conectada por meio de uma câmera de vídeo. O usuário da internet então utiliza uma série de controles de computador, que lhe permitem manipular o pênis virtual pertencente à outra pessoa. Logo, por intermédio dos teledildônicos, um consumidor de pornografia proficiente pode masturbar alguém à força, em outra sala, ao operar uma série de controles e comandos, usando um pênis virtual conectado eletronicamente.

Transexualismo — estado mental em que um homem se convence de que ele é, ou deveria ser, uma mulher, ou no qual uma mulher se convence de que é, ou deveria ser, um homem. O transexual frequentemente embarca no processo longo, exigente e complexo de cirurgia de transformação de gênero, na qual um homem transexual terá pênis e testículos removidos cirurgicamente, e uma mulher sofrerá uma faloplastia, substituindo a genitália feminina pela construção de um substituto do pênis. Os transexuais se tornaram figuras de fantasia nas mentes de muitos britânicos e, na prática, muitos homens que se autoidentificam como heterossexuais buscam transexuais masculino-para-feminino, como objetos de fantasia ou como prostitutas.

Travestismo — forma de comportamento na qual um indivíduo se torna compelido a se vestir com roupas tradicionalmente usadas pelo gênero oposto. Embora muitos homens possam colocar um vestido ou peruca quando bêbedos em uma festa no trabalho, ou numa pantomima natalina, o travesti praticante o fará de uma forma mais compulsiva, com frequência como um meio de aliviar angústias mais profundamente enraizadas. Para muitos indivíduos, o travestismo se torna um estilo de vida muito procurado. Para outros, serve como uma figura poderosa nas fantasias sexuais, e muitos homens e mulheres só ficam excitados ao vestirem seus amantes nas roupas do sexo oposto.

Zoofilia — prática de relacionamento sexual com animais. Essa forma de atividade sexual é também conhecida como "bestialidade".

Apêndice 1: Um índice temático das preferências de fantasias sexuais britânicas

(As porcentagens a seguir indicam as proporções dos britânicos adultos que têm, ou tiveram, uma fantasia sexual, para cada uma das várias possibilidades. Esses números não indicam o conjunto de fantasias favoritas de um indivíduo.)

Grupo I

Porcentagem total	Fantasia
58%	Sexo com meu (minha) companheiro(a) costumeiro(a)
25%	Sexo com alguém do mesmo sexo que eu
41%	Sexo com alguém que não meu (minha) companheiro(a)
32%	Sexo com um(a) amigo(a)
23%	Sexo com o(a) companheiro(a) do(a) amigo(a)
39%	Sexo com um(a) colega de trabalho
11%	Sexo com o(a) chefe
37%	Sexo com um(a) desconhecido(a)
15%	Sexo com um homem e uma mulher ao mesmo tempo
18%	Sexo com dois ou mais homens
35%	Sexo com duas ou mais mulheres
30%	Um trio
20%	Uma orgia

21%	Ver um homem e uma mulher fazendo sexo
7%	Ver dois ou mais homens fazendo sexo
23%	Ver duas ou mais mulheres fazendo sexo
19%	Ser observado fazendo sexo
5%	Exibir os seios em público
5%	Exibir os genitais em público
11%	Troca de casais
5%	Despir-se em público
13%	Espiar alguém se despindo
10%	Despir-me na frente de alguém
30%	Assistir a filmes pornográficos
20%	Ler pornografia
11%	Participar de um filme pornográfico
16%	Ser filmado durante o ato sexual
11%	Em minhas fantasias, assumo a identidade de outra pessoa
9%	Nunca fantasiei com qualquer um dos citados
2%	Prefiro não responder

Grupo 2

Porcentagem total	Fantasia
29%	Ter um papel dominante ou agressivo durante o ato sexual
33%	Ter um papel submisso ou passivo durante o ato sexual
4%	Ser violento com outra pessoa
6%	Sofrer violência praticada por outra pessoa
11%	Forçar alguém a se despir
13%	Ser forçado a me despir
9%	Forçar alguém a se masturbar
10%	Ser forçado a me masturbar
13%	Bater em alguém
12%	Apanhar
7%	Usar um chicote, uma palmatória, uma vara, um chinelo ou um cinto
17%	Vendar alguém
17%	Ser vendado

23%	Amarrar alguém
25%	Ser amarrado
15%	Usar algemas, amarras ou coleiras em alguém
14%	Ser algemado, amarrado ou encoleirado
4%	Amordaçar alguém
4%	Ser amordaçado
38%	Nunca fantasiei com qualquer um dos citados
3%	Prefiro não responder

Grupo 3

Porcentagem total	Fantasia
6%	Vestir roupas do sexo oposto
2%	Vestir roupas do mesmo sexo
3%	Sexo com um travesti (alguém que se veste como o sexo oposto)
3%	Sexo com um transexual (alguém que sofreu uma cirurgia para mudança de sexo)
1%	Cuspir em alguém
1%	Ser cuspido
6%	Urinar em alguém
6%	Ser urinado
1%	Defecar em alguém
1%	Alguém defecar em você
18%	Sexo com um(a) adolescente com idade igual ou superior a 16 anos
5%	Sexo com um(a) adolescente menor de 16 anos
1%	Sexo com uma criança
0%*	Sexo com um bebê
1%	Sexo com um irmão
1%	Sexo com uma irmã
1%	Sexo com a mãe
0%*	Sexo com o pai
2%	Sexo com o cunhado
7%	Sexo com a cunhada
2%	Sexo com a sogra
0%*	Sexo com o sogro
4%	Sexo com outro parente consanguíneo
7%	Sexo com outro parente (não um parente consanguíneo)

64%   Nunca fantasiei com qualquer um dos citados
2%   Prefiro não responder

Grupo 4

Porcentagem total	Fantasia
0%*	Necrofilia (sexo com um morto)
35%	Vibrador (ou outro dispositivo elétrico)
22%	Pênis de borracha (ou pênis artificial, ou outro brinquedo sexual semelhante)
9%	Pênis de borracha com cinta
6%	Grampos de mamilos
24%	Roupas íntimas
16%	Itens alimentícios
14%	Raspagem dos pelos
1%	Asfixia autoerótica (restrição da respiração através do estrangulamento)
3%	Sexo com animais
5%	Fetichismo
0%*	Infantilismo (por exemplo, ser vestido(a) com fraldas/ser alimentado(a) com mamadeira)
3%	Humilhar alguém
3%	Ser humilhado
31%	Falar obscenidades
23%	Encenações
2%	Odores corporais
5%	Fluidos corporais
43%	Beijar
37%	Cenas românticas
23%	Nunca fantasiei com qualquer um dos citados
2%	Prefiro não responde

* As porcentagens de 0% indicam que menos de 0,5% da população respondeu afirmativamente a cada uma das categorias marcadas com asterisco. Isso não indica a ausência completa de respostas positivas. Por exemplo, embora quase nenhuma mulher na Grã-Bretanha tenha relatado fantasias necrofílicas, um total de 1% de homens o fizeram. Isso indica aproximadamente 250 mil homens que fantasiam com necrofilia ou temas necrófilos (em outras palavras, sexo com cadáveres).

Apêndice 2: O questionário de pesquisa das fantasias sexuais

Aqui está a versão completa do questionário enviado a 15 mil membros do cadastro YouGov na Grã-Bretanha.

O questionário a seguir contém detalhes e perguntas explícitas sobre fantasias e comportamentos sexuais. Algumas das perguntas são extremamente íntimas e pessoais. Suas respostas não serão analisadas individualmente, mas combinadas com as de outros que estão participando da pesquisa. Elas contribuirão para um projeto de pesquisa sobre a natureza das fantasias sexuais, que nos fornecerá um melhor entendimento da sexualidade humana. Todas as suas respostas serão tratadas com extremo sigilo, e sua identidade não poderá ser encontrada de nenhuma forma pelas pessoas que encomendaram esta pesquisa ou por quaisquer outras. Garantimos, e nos guiamos por um código profissional de conduta, que apenas as suas respostas serão usadas pelos pesquisadores e que seu nome, endereço físico e eletrônico privados nunca serão revelados ou usados em relação a este estudo.

Este questionário é dividido em seções e no início de cada uma você poderá escolher entre responder as perguntas daquela seção ou pular a seção e seguir adiante.

Estamos conscientes de que algumas perguntas nesta pesquisa são de natureza muito pessoal. É muito importante que você pense cuidadosamente sobre as perguntas e que sua resposta para cada uma delas seja a mais honesta possível. Se houver alguma pergunta que prefira não responder, você não precisa fazê-lo. No entanto, seria extremamente útil para o projeto de pesquisa se você pudesse responder o máximo de perguntas possível.

Você deseja continuar com o questionário?
— Sim.
— Não.

Em que faixa etária você se enquadra?
— Tenho menos de 18 anos.
— Tenho 18 anos ou mais.

(Qualquer pessoa que acessar este questionário e marcar a opção "Tenho menos de 18 anos" verá surgir um texto na tela do computador, no qual se lê: *A todos aqueles que tiverem menos de 18 anos, muito obrigado por concordar em preencher este questionário sobre fantasias sexuais. Infelizmente, em função da natureza das perguntas desta pesquisa, insistimos que os respondentes sejam maiores de 18 anos.* Em princípio, essa opção acabou sendo acadêmica, mas desejávamos acrescentar mais uma ressalva caso potenciais respondentes fossem pessoas jovens que tivessem acessado o questionário no computador de um de seus pais, por exemplo.)

(Todos aqueles que marcaram "Tenho 18 anos ou mais" verão surgir um texto na tela do computador, no qual se lê: *Muito obrigado por concordar em preencher este questionário sobre fantasias sexuais. Esses dados ajudarão a fornecer informações a um projeto de pesquisa sobre a natureza das fantasias sexuais e serão de extrema utilidade para os pesquisadores do campo da sexualidade humana. Antes de você começar a preenchê-lo, por favor, leia as seguintes definições de termos, que podem ser úteis.*)

DEFINIÇÃO DE TERMOS

O que queremos dizer com o termo "SEXO"?

Por "sexo", queremos dizer qualquer tipo de contato físico íntimo entre duas ou mais pessoas. Isso inclui: contato entre o pênis e a vagina, entre o pênis e o ânus (ou traseiro), entre o pênis e a boca, entre a vagina e a boca, ou entre o ânus (ou traseiro) e a boca. Para os propósitos desta pesquisa, "sexo" NÃO se refere a beijos na boca ou a carícias.

O que queremos dizer com o termo "FANTASIA SEXUAL"?
Por "fantasia sexual", queremos dizer qualquer pensamento que passe por sua cabeça durante a masturbação, ou durante a atividade sexual com um(a) parceiro(a). As pessoas podem também ter fantasias sexuais enquanto assis-

tem ou leem pornografia ou outros tipos de literatura. Uma fantasia sexual NÃO se refere a um sonho que ocorre à noite, enquanto dormimos. Algumas pessoas se referiram às fantasias sexuais como "sonhos diurnos" — eles tendem a ocorrer enquanto estamos acordados e frequentemente levam à excitação sexual.

SEÇÃO 1 INFORMAÇÕES HISTÓRICAS

Esta seção aborda suas circunstâncias pessoais e experiência sexual geral.

Se você preferir pular essas questões e passar para a seção seguinte, por favor marque a opção apropriada.

— Desejo continuar.
— Gostaria de pular essas perguntas e passar para a próxima seção.

Todos que concordaram em continuar nesta seção:

Qual é seu estado civil atual?
— Sou casado(a) e vivo com meu (minha) esposo(a).
— Tenho um(a) parceiro(a) sexual costumeiro(a) com quem não sou casado(a), mas com quem vivo.
— Tenho um(a) parceiro(a) sexual costumeiro(a), com quem não sou casado(a) e com quem não vivo.
— Não tenho um(a) parceiro(a) sexual costumeiro(a).
— Outros.

Na grade a seguir, por favor, indique, se houver algum, quantos filhos você tem nas seguintes faixas etárias vivendo em sua casa.
[Participantes são solicitados a preencher a grade]

IDADE	NÚMERO DE FILHOS
— Menos de 1 ano de idade	Nenhum.
— Entre 1 e 3 anos de idade	1.
— Entre 3 e 5 anos de idade	2.
— Entre 5 e 9 anos de idade	3.
— Entre 10 e 12 anos de idade	4.

— Entre 13 e 17 anos de idade   5.
— Filhos adultos — 18 anos ou mais.   6.
                                         7 ou mais.

Se você tem um relacionamento, por favor, diga há quanto tempo você está nele. [Por favor, digite o número do(s) ano(s) mais aproximado(s). Se você tem um relacionamento a menos de um ano, por favor, digite apenas 1 (não "um"). Se você não tem um relacionamento, por favor, digite N/A, e se preferir não responder, por favor, digite PNR.]

Por favor, pense mais uma vez sobre a definição previamente apresentada sobre "SEXO" como qualquer contato físico íntimo entre duas ou mais pessoas, exceto beijos na boca ou carícias.

Agora, por favor, diga-nos, na média, com que frequência você tem relações sexuais?

— Nunca fiz sexo.
— Fiz sexo no passado, mas não faço no presente.
— Faço sexo menos de uma vez ao ano.
— Faço sexo aproximadamente uma vez ao ano.
— Faço sexo poucas vezes ao ano.
— Faço sexo uma vez ao mês.
— Faço sexo uma vez por quinzena.
— Faço sexo uma vez por semana.
— Faço sexo duas vezes por semana.
— Faço sexo três vezes por semana.
— Faço sexo quatro ou cinco vezes por semana.
— Faço sexo todos os dias.
— Faço sexo mais de uma vez por dia.
— Prefiro não responder.

Todos, exceto os que disseram que nunca fizeram sexo.

Com quantas MULHERES você teve contato sexual em sua vida? (Por contato sexual queremos dizer sexo oral, vaginal, anal, ou qualquer combinação destes.) [Por favor, digite números, por exemplo, 1, 2, 500. Se você nãosabe, por favor, dê-nos a melhor estimativa *possível. Se preferir não responder, por favor, digite apenas PNR.]*

———

Com quantos HOMENS *você teve contato sexual em sua vida?* [*Novamente, por favor, digite números, por exemplo, 1, 2, 500. Se não souber, por favor, dê-nos a melhor estimativa possível. Se preferir não responder, por favor digite apenas PNR.]*

———

As pessoas começam a ter relações sexuais em idades diferentes. Com que idade você teve seu primeiro encontro sexual? [*Por favor, digite números, por exemplo, 16, 21, 35. Se não se lembrar, por favor, dê-nos a melhor estimativa possível. Se preferir não responder, por favor digite apenas PNR.]*

———

Todos. *Qual o grau de sua satisfação com sua vida sexual?*

— Estou extremamente satisfeito com minha vida sexual.
— Minha vida sexual é muito satisfatória.
— Minha vida sexual é razoável.
— Minha vida sexual é medíocre.
— Minha vida sexual é muito insatisfatória.
— Minha vida sexual é inteiramente insatisfatória.
— Prefiro não responder.

Todos, exceto os que disseram que nunca fizeram sexo. *Das vezes em que você fez sexo, com que frequência, na média, você teve um orgasmo, ou atingiu o clímax ("gozou")?*

— Todas as vezes.
— Mais da metade das vezes.
— Cerca de metade das vezes.
— Menos de metade das vezes.
— Nunca.
— Prefiro não responder.

SEÇÃO 2 FANTASIAS SEXUAIS I

Todos.   Esta seção aborda suas experiências com fantasias sexuais. Se você preferir pular essas questões e passar para a seção seguinte, por favor marque a opção apropriada.

— Desejo continuar.
— Gostaria de pular essas perguntas e passar para a próxima seção.

Todos que desejam continuar.   Um pensamento sexual pode ser uma imagem fugaz que surge em sua mente, ou pode ser um longo devaneio. Por favor, estime o número de pensamentos sexuais que você tem por dia. [Por favor, faça uma estimativa aproximada e digite números, por exemplo, 1, 20, 200. Se você não sabe, por favor, dê-nos a melhor estimativa possível. Se preferir não responder, por favor, digite apenas PNR].

―――

Todos.   Com que frequência você fantasia COM O(A) PARCEIRO(A) enquanto faz sexo COM ELE(ELA)? [Se você FANTASIA durante o sexo com o(a) seu(sua) parceiro(a), mas NÃO com ele(a), por favor, selecione essa opção. Se você não tem companheiro(a), por favor, selecione essa opção.]

— Todas as vezes.
— Com muita frequência.
— Não muito frequentemente.
— Fantasio durante o sexo com o(a) parceiro(a), mas nunca com ele(a).
— Não tenho parceiro(a).
— Não fantasio.
— Prefiro não responder.

Com que frequência você fantasia COM OUTRA PESSOA que não o(a) parceiro(a) enquanto faz sexo COM O(A) PARCEIRO(A)? [Se você FANTASIA durante o sexo com o(a) parceiro(a), mas APENAS com o(a) parceiro(a), por favor, selecione essa opção. Se você não tem parceiro(a), por favor, selecione essa opção.]

— Todas as vezes.
— Muito frequentemente.
— Frequentemente.
— Não muito frequentemente.
— Fantasio durante o sexo com o(a) parceiro(a) e somente com ele(a).
— Não tenho parceiro(a).
— Não fantasio.
— Prefiro não responder.

Com que frequência você fantasia COM SEU(SUA) PARCEIRO(A) enquanto se MASTURBA? [Se você FANTASIA enquanto se masturba, mas NÃO com o(a) parceiro(a), por favor, selecione essa opção. Se você não se masturba ou não tem parceiro(a), por favor, selecione as opções apropriadas.]

— Todas as vezes.
— Muito frequentemente.
— Frequentemente.
— Não muito frequentemente.
— Fantasio durante o sexo com o(a) parceiro(a) e somente com ele(a).
— Não tenho parceiro(a).
— Não fantasio.
— Não me masturbo.
— Prefiro não responder.

Com que frequência você fantasia COM OUTRA PESSOA (outra que não o(a) parceiro(a)) enquanto SE MASTURBA? [Se você FANTASIA enquanto se masturba e fantasia APENAS com o(a) parceiro(a), por favor, selecione essa opção. Se você não se masturba ou não tem parceiro(a), por favor, selecione a opção apropriada.]

— Todas as vezes.
— Muito frequentemente.
— Frequentemente.

— Não muito frequentemente.
— Fantasio durante o sexo com o(a) parceiro(a) e somente com ele(a).
— Não tenho um parceiro.
— Não fantasio.
— Não me masturbo.
— Prefiro não responder.

Todos. *Por favor, marque quais das opções apresentadas a seguir, se houver alguma, são razões para você ter uma fantasia sexual. [Por favor, marque todas as que se aplicam a você.]*

— As fantasias me ajudam a diminuir o tédio.
— As fantasias me animam quando estou deprimido(a).
— As fantasias me ajudam a realizar atos que não posso realizar na vida real.
— As fantasias me permitem fazer sexo com pessoas com quem não faria ou não conseguiria fazer na vida real.
— As fantasias me permitem explorar pensamentos e atividades sexuais diferentes.
— Meu parceiro se torna mais atraente para mim em minhas fantasias.
— As fantasias me ajudam a ficar mais excitado(a) com meu (minha) parceiro(a) ou parceiros(as).
— Não consigo evitar. As fantasias simplesmente surgem em minha mente.
— Prefiro fantasiar a viver experiências sexuais reais.
— As fantasias fazem o mundo externo desaparecer.
— Não se aplica/Nunca fantasio.
— Outros.
— Prefiro não responder.

Quais afirmações abaixo MELHOR descrevem como você realmente se sente com relação às suas fantasias sexuais mais privadas?

— Estou totalmente à vontade com minhas fantasias sexuais e me sinto confortável ao falar sobre elas.
— Gosto de minhas fantasias sexuais e as discutiria com certas pessoas.
— Gosto de minhas fantasias, mas não falo sobre elas com ninguém.

— Minhas fantasias me deixam um pouco desconfortável, mas sei que todo mundo fantasia.
— Minhas fantasias me preocupam um pouco.
— Minhas fantasias me fazem sentir culpa ou vergonha.
— Minhas fantasias me deixam horrorizado ou me atormentam.
— Não se aplica/Nunca fantasio.
— Outros.
— Prefiro não responder.

SEÇÃO 3 FANTASIAS SEXUAIS II

Todos. *Esta seção tem apenas uma pergunta que pede que você descreva sua fantasia sexual mais excitante. Por favor, lembre-se de que todas as suas respostas serão tratadas com total sigilo e que sua identidade não pode ser violada de forma alguma pelas pessoas envolvidas nesta pesquisa ou por qualquer outra parte. Garantimos, e estamos vinculados a um código de conduta profissional, que apenas as suas respostas às perguntas serão usadas pelos pesquisadores e que seu nome, endereço físico e eletrônico nunca serão revelados ou usados com relação a este estudo.*

Se você preferir pular essa pergunta e passar para a seção seguinte, por favor, marque a opção apropriada.

— Desejo continuar.
— Gostaria de pular essa pergunta e passar para a próxima seção.

Todos que responderam que desejam continuar. *No espaço reservado a seguir, por favor, escreva sua fantasia sexual mais excitante. Isto é, escreva, com o máximo de detalhes possível a fantasia que o excita mais que qualquer outra. Suas respostas contribuirão para um projeto de pesquisa sobre a natureza das fantasias sexuais, que nos dará um melhor entendimento sobre a sexualidade humana. Portanto, seria útil se você pudesse detalhar, na máxima medida possível, sua fantasia.*

[Os participantes escrevem suas respostas em texto aberto. Os participantes têm a oportunidade de escrever no nível de detalhes que desejarem.]

SEÇÃO 4 FANTASIAS SEXUAIS III

Todos. *Esta seção continua a explorar o conteúdo de suas fantasias sexuais. Por favor, observe que as perguntas contêm algumas fantasias muito explícitas.*

Se você preferir pular essas perguntas e passar para a seção seguinte, por favor, marque a opção apropriada.

— Desejo continuar.
— Gostaria de pular essas perguntas e passar para a próxima seção.

Todos que desejam continuar. *Com qual dos itens a seguir, se houver algum, você já teve FANTASIAS sexuais? [Por favor, marque todas as opções que se aplicarem a você.]*

— Sexo com meu (minha) parceiro(a) costumeiro(a).
— Sexo com alguém do mesmo sexo que eu.
— Sexo com um(a) amigo(a).
— Sexo com o(a) parceiro(a) de um(a) amigo(a).
— Sexo com um(a) colega de trabalho.
— Sexo com um(a) chefe.
— Sexo com um(a) desconhecido(a).
— Sexo com um homem e uma mulher ao mesmo tempo.
— Sexo com dois ou mais homens.
— Sexo com duas ou mais mulheres.
— Um trio.
— Uma orgia.
— Ver um homem e uma mulher fazendo sexo.
— Ver dois ou mais homens fazendo sexo.
— Ver duas ou mais mulheres fazendo sexo.
— Ser observado fazendo sexo.
— Mostrar os seios em público.
— Mostrar os genitais em público.
— Troca de casais.

— Despir-me em público.
— Espiar alguém se despindo.
— Despir-me na frente de alguém.
— Assistir a filmes pornográficos.
— Ler pornografia.
— Participar de um filme pornográfico.
— Ser filmado durante o sexo.
— Em minhas fantasias, assumo a identidade de outra pessoa.
— Nunca fantasiei com qualquer um dos itens citados.
— Prefiro não responder.

Com qual dos itens a seguir, se houver algum, você já teve FANTASIAS sexuais? [Por favor, marque todas as opções que se aplicam a você.]

— Ter um papel dominante ou agressivo durante o sexo.
— Ter um papel submisso ou passivo durante o sexo.
— Ser violento com alguém.
— Sofrer violência.
— Forçar alguém a se despir.
— Ser forçado a me despir.
— Forçar alguém a se masturbar.
— Ser forçado a me masturbar.
— Bater em alguém.
— Apanhar.
— Usar um chicote, uma palmatória, uma vara, um chinelo ou um cinto.
— Vendar alguém.
— Ser vendado.
— Amarrar alguém.
— Ser amarrado.
— Usar algemas, amarras ou coleiras em alguém.
— Ser algemado, amarrado ou encoleirado.
— Amordaçar alguém.
— Ser amordaçado.
— Nunca fantasiei com qualquer um dos itens citados.
— Prefiro não responder.

Com qual dos itens a seguir, se houver algum, você já teve FANTASIAS sexuais? [*Por favor, marque todas as opções que se aplicam a você.*]

— Vestir roupas do sexo oposto.
— Vestir roupas do mesmo sexo.
— Sexo com um travesti (alguém que se veste como o sexo oposto).
— Sexo com um transexual (alguém que fez uma cirurgia para mudança de sexo).
— Cuspir em alguém.
— Ser cuspido.
— Urinar em alguém.
— Ser urinado.
— Defecar em alguém.
— Alguém defecar em você.
— Sexo com um(a) adolescente com idade igual ou superior a 16 anos.
— Sexo com um(a) adolescente menor de 16 anos.
— Sexo com criança.
— Sexo com bebê.
— Sexo com o irmão.
— Sexo com a irmã.
— Sexo com a mãe.
— Sexo com o pai.
— Sexo com o cunhado.
— Sexo com a cunhada.
— Sexo com a sogra.
— Sexo com o sogro.
— Sexo com um parente consanguíneo.
— Sexo com outro parente (não um parente consanguíneo).
— Nunca fantasiei com qualquer um dos itens citados.
— Prefiro não responder.

Com qual dos itens a seguir, se houver algum, você já teve FANTASIAS sexuais? [*Por favor, marque todas as opções que se aplicam a você.*]

— Necrofilia (sexo com um morto).
— Vibrador (ou outro dispositivo elétrico).

- Pênis de borracha (ou pênis artificial, ou outro brinquedo sexual semelhante).
- Pênis de borracha com cinta.
- Grampos de mamilos.
- Roupas íntimas.
- Itens alimentícios.
- Raspagem de pelos.
- Asfixia autoerótica (restrição da respiração através de estrangulamento).
- Sexo com animais.
- Fetichismo.
- Infantilismo (por exemplo, ser vestido(a) com fraldas/ser alimentado(a) com mamadeira).
- Humilhar alguém.
- Ser humilhado(a).
- Falar palavrões.
- Encenações.
- Odores corporais.
- Fluidos corporais.
- Beijos.
- Cenas românticas.
- Nunca fantasiei com qualquer um dos itens citados.
- Prefiro não responder.

SEÇÃO 5 OUTRAS EXPERIÊNCIAS SEXUAIS

Todos. *Esta seção aborda outros tipos de experiências sexuais que você possa ter tido.*

Se você preferir pular essas perguntas e passar para a seção seguinte, por favor, marque a opção apropriada.

- Desejo continuar.
- Gostaria de pular essas perguntas e passar para a próxima seção.

Todos que desejam continuar. *Com que frequência, em média, você se masturba sozinho(a)? Isto é, com que frequência você se masturba sem a presença do(a) parceiro(a)?*

- Nunca me masturbei sozinho(a).

— Me masturbei no passado, mas não me masturbo mais.
— Me masturbo sozinho(a) menos de uma vez ao ano.
— Me masturbo sozinho(a) cerca de uma vez ao ano.
— Me masturbo sozinho(a) algumas vezes por ano.
— Me masturbo sozinho(a) uma vez ao mês.
— Me masturbo sozinho(a) uma vez por quinzena.
— Me masturbo sozinho(a) uma vez por semana.
— Me masturbo sozinho(a) duas ou três vezes por semana.
— Me masturbo sozinho(a) quatro a cinco vezes por semana.
— Me masturbo sozinho(a) uma vez ao dia.
— Me masturbo sozinho(a) duas vezes ao dia.
— Me masturbo sozinho(a) três ou mais vezes ao dia.
— Prefiro não responder.

Com que frequência, se houver alguma, você fez sexo com um prostituto ou uma prostituta, ou outro profissional do sexo?

— Nunca.
— Uma vez.
— Duas vezes.
— 3 a 5 vezes.
— 6 a 10 vezes.
— 11 a 20 vezes.
— 21 a 30 vezes.
— 31 a 50 vezes.
— 51 a 100 vezes.
— 101 a 200 vezes.
— Mais de 200 vezes.
— Prefiro não responder.

Que tipos de pornografia, se houver algum, listados a seguir você usa ou já usou? [Por favor, marque todas as alternativas que se aplicam a você.]

— Não uso/nunca usei pornografia.
— Vídeos/DVDs.
— Revistas "sensuais".
— Revistas explícitas.
— Literatura erótica/histórias.

— Imagens estáticas da internet.
— Imagens em movimento da internet.
— Apenas som — por exemplo, telessexo.
— Shows eróticos ao vivo/clubes de strip-tease.
— Dança erótica no colo/em cima da mesa.
— Outros.
— Prefiro não responder.

Por favor, indique com que frequência, se houver alguma, você usa a internet para cada propósito a seguir.
[Os participantes foram solicitados a completar a grade]

ATIVIDADE	FREQUÊNCIA
Salas de bate-papo de natureza sexual.	Nunca.
— Namoro on-line.	Mensalmente.
— Fotografias/imagens estáticas pornográficas sensuais.	Semanalmente.
— Fotografias/imagens estáticas pornográficas explícitas.	Várias vezes por semana
— Filmes ou clipes de filmes pornográficos explícitos.	Diariamente.
— Filmes ou clipes de filmes pornográficos sensuais.	Mais de uma vez ao dia.
— Histórias pornográficas sensuais.	Prefiro não responder
— Histórias pornográficas explícitas.	
— Atividades com câmera na internet (de natureza sexual).	

SEÇÃO 6 SAÚDE EMOCIONAL E SEXUAL

Todos. *Esta seção aborda sua saúde e bem-estar emocional e sexual Algumas das perguntas abordam questões muito sensíveis. Se você preferir pular essas perguntas e passar para a seção seguinte, por favor, marque a opção apropriada.*

— Desejo continuar.
— Gostaria de pular essas perguntas e passar para a próxima seção.

Todos que desejam continuar.	*Ao longo das últimas duas semanas, com que frequência você se sentiu para baixo, deprimido ou desesperançado?*

— Nenhuma vez.
— Alguns dias.
— Mais de metade dos dias.
— Todos os dias.
— Prefiro não responder.

Ao longo das duas últimas semanas, com que frequência você teve pouco interesse ou prazer em fazer coisas (por exemplo, parou de ter prazer com atividades que costumavam lhe dar prazer?)

— Nenhuma vez.
— Alguns dias.
— Mais da metade dos dias.
— Todos os dias.
— Prefiro não responder.

Ao longo dos último dois meses, você bebeu ou usou remédios (sem receita médica) mais do que pretendia?

— Sim.
— Não.
— Prefiro não responder.

Ao longo dos últimos dois meses, você sentiu necessidade de diminuir a bebida ou o uso de drogas (sem receita médica)?

— Sim.
— Não.
— Prefiro não responder.

Com que frequência você tem devaneios? [Por favor, observe que os devaneios NÃO precisam SER de natureza sexual.]

— Nunca.
— Uma vez ao dia.

— Duas vezes ao dia.
— 3 ou 4 vezes ao dia.
— 5 ou 6 vezes ao dia.
— 7 ou 8 vezes ao dia.
— 9 ou 10 vezes ao dia.
— Entre 11 e 15 vezes ao dia.
— Entre 16 e 20 vezes ao dia.
— Mais de 20 vezes ao dia.
— Não sei.

Todos. Atualmente, você está fazendo uso de alguma medicação receitada por médico para algum problema de saúde?

— Sim.
— Não.
— Prefiro não responder.

Todos os que estão fazendo uso de medicação(ões) receitada(s) por médico para alguém com problema de saúde. Qual, se houver algum, dos seguintes medicamentos você está fazendo uso atualmente? [Por favor, marque todas as opções que se aplicam a você.]

— Viagra.
— Terapia de reposição hormonal.
— Antidepressivos.
— Tranquilizantes.
— Outros medicamentos, não listados.
— Prefiro não responder.

Todos Muitas pessoas que vivem na Grã-Bretanha contraem doenças sexualmente transmissíveis, conhecidas também como DSTs, embora nem todos sejam diagnosticados. Alguma vez um profissional de saúde já lhe disse que você estava contaminado com uma doença sexualmente transmissível?

— Sim, foi-me dito.
— Não, nunca me disseram.
— Prefiro não responder.

Todos que souberam ou tiveram. Qual, se houver alguma, das doenças a seguir você já teve? [Por favor, marque todas que se aplicarem a você.]

              — Clamídia.
              — Gonorreia.
              — Sífilis.
              — Herpes genital.
              — Vírus HPV.
              — Hepatite B.
              — Hepatite C.
              — HIV.
              — Outros.
              — Prefiro não responder.

Todos.   As perguntas a seguir abordam seu passado. Elas são de
              natureza muito sensível, mas por favor tente ser o mais
              honesto possível.

              Em algum momento de sua vida, alguma vez, você esteve
              sujeito a qualquer tipo de abuso físico, sexual ou
              emocional? Por favor, seja o mais honesto possível e
              inclua tudo que você experimentou, tenha você ou não
              contado ou relatado isso para alguém.

              — Sim, quando eu tinha menos de 16 anos.
              — Sim, quando eu tinha 16 anos ou mais.
              — Não — nunca.
              — Não sei.
              — Prefiro não responder.

Todos que   Por favor, conte-nos com que idade você foi assujeitado
marcaram a   pela primeira vez a esse tipo de abuso.
opção "Sim,
quando eu   — Com 5 anos ou menos.
tinha menos   — Entre 6 e 9 anos.
de 16 anos.   — Entre 10 e 12 anos.
              — Entre 13 e 15 anos.
              — Não sei.
              — Prefiro não responder.

Todos.   Alguma vez alguém já o forçou ou convenceu a fazer sexo
              contra a sua vontade? [Por favor, marque todas as opções
              que se aplicam a você.]

— Sim, quando eu tinha menos de 16 anos de idade.
— Sim, quando eu tinha 16 anos ou mais.
— Não, nunca.
— Não sei.
— Prefiro não responder.

Todos que marcaram na pergunta anterior a opção "Sim, quando eu tinha menos de 16 anos de idade.

Por favor, conte-nos em que idade, pela primeira vez, você foi forçado ou convencido a fazer sexo contra sua vontade?

— Com 5 anos ou menos.
— Entre 6 e 9 anos.
— Entre 10 e 12 anos.
— Entre 13 e 15 anos.
— Não sei.
— Prefiro não responder.

Todos. Com quais, se houver algum, dos seguintes profissionais listados a seguir você já teve contato, por qualquer razão que seja? [Por favor, marque todas as opções que se aplicarem a você.]

— Psicólogo.
— Psicoterapeuta.
— Conselheiro.
— Psiquiatra.
— Psicanalista.
— Enfermeira psiquiátrica.
— Enfermeira psiquiátrica comunitária.
— Terapeuta ocupacional.
— Terapeuta de arte.
— Terapeuta musical.
— Terapeuta de drama.
— Terapeuta lúdico.
— Conselheiro de orientação matrimonial.
— Psicoterapeuta conjugal.
— Analista de grupo.
— Terapeuta de grupo.
— Assistente social.
— Nenhum deles.
— Prefiro não responder.

SEÇÃO 7 MAIS INFORMAÇÕES HISTÓRICAS

Esta última seção contém mais algumas perguntas gerais sobre você.

Todos. *Se você preferir pular essas perguntas e passar para a seção seguinte, por favor, marque a opção apropriada.*

— Desejo continuar.
— Gostaria de pular essas perguntas e passar para a próxima seção.

Todos os que desejam continuar. *Algumas pessoas têm contato sexual com homens, algumas com mulheres e outras com ambos os sexos. Em termos de sua identidade sexual, você se considera...*

— Heterossexual.
— Gay (homossexual).
— Bissexual.
— Não sei dizer.
— Prefiro não responder.

Muitas pessoas pensam em fazer sexo com outra pessoa que não seu(sua) parceiro(a) costumeiro(a), e muitas realmente fazem sexo com outra pessoa que não seu(sua) parceiro(a) costumeiro(a). Qual, se houver alguma, das situações a seguir você já experimentou?[Por favor, marque todas as opções que se aplicam a você.]

— Fantasiei com outras pessoas durante meu relacionamento com meu(minha) parceiro(a) costumeiro(a).
— Beijei outra pessoa durante o relacionamento com meu(minha) parceiro(a) costumeiro(a).
— Troquei carícias com outra pessoa durante meu relacionamento com meu(minha) parceiro(a) costumeiro(a).
— Fiz sexo oral com outra pessoa durante meu relacionamento com meu(minha) parceiro(a) costumeiro(a).

— Fiz sexo vaginal com outra pessoa durante meu relacionamento com meu(minha) parceiro(a) costumeiro(a).
— Fiz sexo anal com outra pessoa durante meu relacionamento com meu(minha) parceiro(a) costumeiro(a).
— Nenhuma das situações acima/Não tenho um(a) parceiro(a).
— Prefiro não responder.

Todos. *Como você descreveria a educação que recebeu de seus pais?*

— Extremamente rígida.
— Muito rígida.
— Rígida.
— Não muito rígida.
— Permissiva.
— Muito permissiva.
— Prefiro não responder.

Numa escala de 0 a 10, na qual 0 significa "muito importante" e 10 significa "não muito importante", qual a importância que você atribui à religião em sua vida?

— 0.
— 1.
— 2.
— 3.
— 4.
— 5.
— 6.
— 7.
— 8.
— 9.
— 10.
— Não sei.

Algumas pessoas apoiam, de maneira geral, um determinado partido político. Você, de uma maneira geral, apoia algum partido político?

— Sim, Conservador.
— Sim, Trabalhista.
— Sim, Liberal Democrata.
— Sim, Nacionalista Escocês ou Galês.
— Sim, Partido Independente do-Reino Unido (UKIP).
— Sim, Partido Verde.
— Sim, Partido Nacional Inglês.
— Sim, algum outro partido.
— Não, não tenho afiliação política.

Numa escala de 0 a 10, na qual significa "não muito forte' e 10 significa "muito forte", como você classifica suas visões políticas?

— 0.
— 1.
— 2.
— 3.
— 4.
— 5.
— 6.
— 7.
— 8.
— 9.
— 10.

Todos. Alguma vez você já teve uma fantasia com uma celebridade/personalidade famosa? Se positivo, por favor, digite o(s) nome(s) dele(a)(s) a seguir e dê-nos o máximo de detalhes possível sobre o conteúdo de sua fantasia. Se negativo, por favor, deixe esta pergunta em branco ou digite PNR.]

[Os participantes escrevem suas respostas em texto aberto. Os participantes têm a oportunidade de escrever no nível de detalhe que desejarem.]

Este livro foi composto na tipologia Sabon,
em corpo 10.5/14.6, e impresso em papel off white 80g/m²
no Sistema Cameron da Divisão Gráfica da Distribuidora Record.